U0386274

西方心理学大师经典译丛
主编 郭本禹

当事人中心治疗
实践、运用和理论

Client-Centered Therapy

It's Current Practice, Implications and Theory

[美] 卡尔·罗杰斯 等 著
Carl R. Rogers etc.

李孟潮 李迎潮 译
李孟潮 校

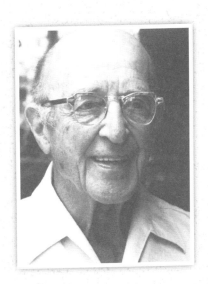

中国人民大学出版社
·北京·

总译序

感悟大师无穷魅力　品味经典隽永意蕴

美国心理学家查普林与克拉威克在其名著《心理学的体系和理论》中开宗明义地写道:"科学的历史是男女科学家及其思想、贡献的故事和留给后世的记录。"这句话明确地指出了推动科学发展的两大动力源头:大师与经典。

一

何谓"大师"? 大师乃是"有巨大成就而为人所宗仰的学者"①。大师能够担当大师范、大导师的角色,大师总是导时代之潮流、开风气之先河、奠学科之始基、创一派之学说,大师必须具有伟大的创造、伟大的主张、伟大的思想乃至伟大的情怀。同时,作为卓越的大家,他们的成就和命运通常都与其时代相互激荡。

作为心理学大师还须具备两个特质。首先,心理学大师是"心理世界"的立法者。心理学大师之所以成为大师,在于他们对心理现象背后规律的系统思考与科学论证。诚然,人类是理性的存在,是具有思维能力的高等动物,千百年来无论是习以为常的简单生理心理现象,还是诡谲多变的复杂社会心理现象,都会引发一般大众的思考。但心理学大师与一般人不同,他们的思考关涉到心理现象背后深层次的、普遍性的与高度抽象的规律。这些思考成果或试图揭示出寓于自然与社会情境中的心理现象的本质内涵与发生方式;或企图诠释某一心理现象对人类自身发展与未来命运的意义和影响;抑或旨在剥离出心理现象背后的特殊运作机制,并将其有意识地推广应用到日常生活的方方面面。他们把普通人对心理现象的认识与反思进行提炼和升华,形成高度凝练且具有内在逻辑联系的思想体系。因此,他们的真知灼见和理论观点,不仅深深地影响了心理科学发展的命

---

① 《辞海(缩印本)》,275 页,上海,上海辞书出版社,2002。

运，而且更是影响到人类对自身的认识。当然，心理学大师的思考又是具有独特性与创造性的。大师在面对各种复杂心理现象时，他们的脑海里肯定存在"某种东西"。他们显然不能在心智"白板"状态下去观察或发现心理现象背后蕴藏的规律。我们不得不承认，所谓的心理学规律其实就是心理学大师作为观察主体而"建构"的结果。比如，对于同一种心理现象，心理学大师们往往会做出不同的甚至截然相反的解释与论证。这绝不是纯粹认识论与方法论的分歧，而是对心灵本体论的承诺与信仰的不同，是他们所理解的心理世界本质的不同。我们在此借用康德的名言"人的理性为自然立法"，同样，心理学大师是用理性为心理世界立法。

其次，心理学大师是"在世之在"的思想家。在许多人看来，心理学大师可能是冷傲、孤僻、神秘、不合流俗、远离尘世的代名词，他们仿佛背负着真理的十字架，与现实格格不入，不食人间烟火。的确，大师们志趣不俗，能够在一定程度上超脱日常柴米油盐的束缚，远离俗世功名利禄的诱惑，在以宏伟博大的人文情怀与永不枯竭的精神力量投身于实现古希腊德尔菲神庙上"认识你自己"之伟大箴言的同时，也凸显出其不拘一格的真性情、真风骨与真人格。大凡心理学大师，其身心往往有过独特的经历和感受，使之处于一种特别的精神状态之中，由此而产生的灵感和顿悟，往往成为其心理学理论与实践的源头活水。然而，心理学大师毕竟不是超人，也不是神人。他们无不成长于特定历史的社会与文化背景之下，生活在人群之中，并感受着平常人的喜怒哀乐，体验着人间的世态炎凉。他们中的大多数人或许就像牛顿描绘的那般："我不知道世上的人对我怎样评价。我却这样认为：我好像是在海上玩耍，时而发现了一个光滑的石子儿，时而发现一个美丽的贝壳而为之高兴的孩子。尽管如此，那真理的海洋还神秘地展现在我们面前。"因此，心理学大师虽然是一群在日常生活中特立独行的思想家，但套用哲学家海德格尔的话，他们依旧都是"活生生"的"在世之在"。

<h1 style="text-align:center">二</h1>

那么，又何谓"经典"呢？经典乃指古今中外各个知识领域中"最重要的、有指导作用的权威著作"[①]。经典是具有原创性和典范性的经久不衰的传世之作，是经过历史筛选出来的最有价值性、最具代表性和最富完美性的作品。经典通常经历了时间的考验，超越了时代的界限，具有永恒的

---

① 《辞海（缩印本）》，852 页。

魅力，其价值历久而弥新。对经典的传承，是一个民族、一种文化、一门学科长盛不衰、继往开来之根本，是其推陈出新、开拓创新之源头。只有在经典的引领下，一个民族、一种文化、一门学科才能焕发出无限活力，不断发展壮大。

心理学经典在学术性与思想性上还应具有如下三个特征。首先，从本体特征上看，心理学经典是原创性文本与独特性阐释的结合。经典通过个人独特的世界观和不可重复的创造，凸显出深厚的文化积淀和理论内涵，提出一些心理与行为的根本性问题。它们与特定历史时期鲜活的时代感以及当下意识交融在一起，富有原创性和持久的震撼力，从而形成重要的思想文化传统。同时，心理学经典是心理学大师与他们所阐释的文本之间互动的产物。其次，从存在形态上看，心理学经典具有开放性、超越性和多元性的特征。经典作为心理学大师的精神个体和学术原创世界的结晶，诉诸心理学大师主体性的发挥，是公众话语与个人言说、理性与感性、意识与无意识相结合的产物。最后，从价值定位上看，心理学经典一定是某个心理学流派、分支学科或研究取向的象征符号。诸如冯特之于实验心理学，布伦塔诺之于意动心理学，弗洛伊德之于精神分析，杜威之于机能主义，华生之于行为主义，苛勒之于格式塔心理学，马斯洛之于人本主义，桑代克之于教育心理学，乔姆斯基之于语言心理学，奥尔波特之于人格心理学，吉布森之于生态心理学，等等，他们的经典作品都远远超越了其个人意义，上升成为一个学派、分支或取向，甚至是整个心理科学的共同经典。

三

这套"西方心理学大师经典译丛"遵循如下选书原则：第一，选择每位心理学大师的原创之作；第二，选择每位心理学大师的奠基、成熟或最具代表性之作；第三，选择在心理学史上产生过重要影响的一派、一说、一家之作；第四，兼顾选择心理学大师的理论研究和应用研究之作。我们策划这套"西方心理学大师经典译丛"，旨在推动学科自身发展和促进个人成长。

1879 年，冯特在德国莱比锡大学创立了世界上第一个心理学实验室，标志着心理学成为一门独立的学科。在此后的 130 多年中，心理学得到迅速发展和广泛传播。我国心理学从西方移植而来，这种移植过程延续已达百年之久[①]，至今仍未结束。尽管我国心理学近年取得了长足发展，但一

---

① 在 20 世纪五六十年代，我国心理学曾一度移植苏联心理学。

个不争的事实是，我国心理学在总体上还是西方取向的，尚未取得突破性的创新成果，还不能解决社会发展中遇到的重大问题，还未形成系统化的中国本土心理学体系。我国心理学在这个方面远没有赶上苏联心理学，苏联心理学家曾创建了不同于西方国家的心理学体系，至今仍有一定的影响。我国心理学的发展究竟何去何从？如何结合中国文化推进心理学本土化的进程？又该如何进行具体研究？当然，这些问题的解决绝非一朝一夕能够做到。但我们可以重读西方心理学大师们的经典作品，以强化我国心理学研究的理论自觉。"他山之石，可以攻玉。"大师们的经典作品都是对一个时代学科成果的系统总结，是创立思想学派或提出理论学说的扛鼎之作，我们可以从中汲取大师们的学术智慧和创新精神，做到冯友兰先生所说的，在"照着讲"的基础上"接着讲"。

心理学是研究人自身的科学，可以提供帮助人们合理调节身心的科学知识。在日常生活中，即使最坚强的人也会遇到难以解决的心理问题。用存在主义的话来说，我们每个人都存在本体论焦虑。"我是谁，我从哪里来，我将向何处去？"这一哈姆雷特式的命题无时无刻不在困扰着人们。特别是在社会飞速发展的今天，生活节奏日益加快，新的人生观与价值观不断涌现，各种压力和冲突持续而严重地撞击着人们脆弱的心灵，人们比以往任何时候都更迫切地需要心理学知识。可幸的是，心理学大师们在其经典著作中直接或间接地给出了对这些生存困境的回答。古人云："读万卷书，行万里路。"通过对话大师与解读经典，我们可以参悟大师们的人生智慧，激扬自己的思绪，逐步找寻到自我的人生价值。这套"西方心理学大师经典译丛"可以让我们获得两方面的心理成长：一是调适性成长，即学会如何正确看待周围世界，悦纳自己，化解情绪冲突，减轻沉重的心理负荷，实现内心世界的和谐；二是发展性成长，即能够客观认识自己的能力和特长，确立明确的生活目标，发挥主动性和创造性，快乐而有效地学习、工作和生活。

我们相信，通过阅读大师经典，广大读者能够与心理学大师进行亲密接触和直接对话，体验大师的心路历程，领会大师的创新精神，与大师的成长并肩同行！

郭本禹

2013 年 7 月 30 日

于南京师范大学

译者前言

一、本书的主要观点与学术价值

人本主义疗法，是所有临床心理学者入门必学之课程。

回顾起十多年前，自己初入李绍昆、张宝蕊老师的班级修学人本主义时，可谓豁然开朗——终于明白，什么叫"聆听"，什么叫"共情"了。当年学人本主义，主要教材之一就是这本《当事人中心治疗：实践、运用和理论》(Client-Centered Therapy：It's Current Practice，Implications and Theory)

这本书能够被选入"西方心理学大师经典译丛"让我稍微有些吃惊。在罗杰斯的十多部著作中，算起来有四部都是其代表作，除了这部外，其他三部是 1961 年的《个人形成论》(On Becoming a Person)，1977 年的《罗杰斯论个人的力量：内在强度及其革命性冲击力》(Carl Rogers on Personal Power：Inner Strength and Its Revolutionary Impact) 和 1980 年的《存在的方式》(A Way of Being)。

当然，后两本离罗杰斯的老本行——临床心理学——有点远，未选入理所当然。

但《个人形成论》是罗杰斯最畅销的著作，正是这本书，让罗杰斯成了家喻户晓的心理学明星，也让他得以有自信和决心，脱离大学体制的管理，走上自己发展的道路。我的很多同行也更喜欢《个人形成论》些，因为那里面的文字激越，鼓舞人心。所以，如果从公众影响力和畅销可能性来考虑，的确首先应该是《个人形成论》，而不是《当事人中心治疗：实践、运用和理论》。

不过话说回来，我个人，还有一些经验老到的同行，却更喜欢《当事人中心治疗：实践、运用和理论》些。如果我们来选，可能也会和丛书主编一样，选择这本书的。

这是为什么呢？在这里花一些篇幅讨论一下这本书的结构、创作背景及其在罗杰斯临床思想中的地位，也许是有必要的。

这本书总共有十一个章节，其中第六、七、八章是罗杰斯的同事写的，其他章节则是罗杰斯自己亲自撰写。

前五章是写个别治疗的，分别阐述了五个问题：第一，当时当事人中心疗法的发展（第一章）；第二，当事人中心疗法中的咨询员应具备的态度，也就是理想人格修养（第二章）；第三，治疗关系是如何被来访者体验的（第三章）；第四，治疗过程的变化特征（第四章）；第五，辨明三个临床者经常可能会遇到的疑惑——移情、诊断和适用性（第五章）。

现在看来，第一章基本上只有历史研究意义了。第二、三、四、五章则对临床工作者特别有意义，因为它们非常具体详细地说明了当事人中心疗法是如何操作的，这就是最吸引我们临床者的地方，哪怕是 60 年后的今天。

美妙的话语让你热泪盈眶，热血沸腾，这固然很好，可是这些美妙的词句对应的是什么临床现象呢？在临床中你先是怎么说话的，然后你所描述的这个过程就出现了呢？这就是临床者看书时经常要提出的问题。而在这四章中，罗杰斯用一个个令人信服的个案，回答了这些问题。这四个章节就标志着当事人中心疗法在理论阐述和临床实证方面的成熟。

接下来的六个章节，预示着当事人中心疗法在 1950 年代之后的发展方向。

第六章说的是游戏治疗，这个领域罗杰斯本人并没有继续发展，目前在中国，最风行的游戏治疗应该是沙盘游戏，其中当然也必备人本主义的态度，而这种人本主义态度是荣格的人本主义，和罗杰斯颇有相似之处。

第七章讲的是团体（即集体）治疗，罗杰斯在 62 岁之后，大部分时间用于在各地巡讲，举办各种工作坊，做团体治疗。这些经验的累积形成他 1970 年的著作《卡尔·罗杰斯论会心团体》(*Carl Rogers on Encounter Groups*)，这也算是在其实践生涯后期对这一章内容的延伸。

第八章其实是管理心理学的研究，罗杰斯的这种团体管理风格，让当时的芝加哥大学颇为头痛。这种管理风格起源于罗杰斯大学读书时期，当时有个教授就是这样管理他们一群学生的。这部分实践在罗杰斯晚年甚至扩展到了政治领域，为此他获得了诺贝尔奖提名，这部分经验集中于他 1977 年的著作《罗杰斯论个人的力量：内在强度及其革命性冲击力》，这也是其代表作之一。

第九章是教育心理学研究，这部分的后续发展是他 1969 年的著作《自由学习：教育可以成为什么的观点》(*Freedom to Learn：a View of What Education Might Become*) 和 1983 年的著作《关于 1980 年代之后的自由学习》(*Freedom to Learn for the '80s*)。我是教育心理学外行，不过今天中国教育的弊端重重，大概让任何有常识的人都瞠目结舌，罗杰斯这两本书应该免费发放给所有家长和老师，也许有助于"拯救"孩子们。

第十章讨论的是当事人中心理念在培训领域的经验，其实也是教育心理学研究，不过是对成人的教育，尤其是对心理咨询员的培训。罗杰斯当初率先使用的录音、录像教学，在今天几乎已经成了心理治疗行业所有流派的培训方法。

第十一章是罗杰斯的元心理学理论。这一章的 19 个超长小标题就是这一章的内容总结。看了这 19 个标题，你就知道何以有人说他是人本主义者，何以有人拿他和精神分析中的自体心理学（self psychology）相提并论。因为他所阐述的就是：一个人最基本的需要就是发展一个凝聚的、统一的自体，若自体在人本主义式的被理解、被接纳的环境中，就可以健康发展，否则，就会产生自体的异化，带来很多的困扰甚至灾难。

罗杰斯并不是一个发展元心理学的高手，虽然他 1980 年的著作《存在的方式》看起来颇具存在主义和道家之风骨。

《当事人中心治疗：实践、运用和理论》最吸引临床者的是第二、三、四、五章，前承他的《问题儿童的临床治疗》（*The Clinical Treatment of the Problem Child*，1939）和《咨询与心理治疗》（*Counseling and Psychotherapy*，1942），后启他的《心理治疗与人格变化》（*Psychotherapy and Personality Change*，1954）、《个人形成论》（1961）和《治疗关系及其冲击：心理治疗对精神分裂症的研究》（*The Therapeutic Relationship and Its Impact：a Study of Psychotherapy with Schizophrenics*，1967）。对精神分裂症的研究让罗杰斯遭遇临床生涯的滑铁卢，此后，他的注意力就基本不在临床上了。

所以，《当事人中心治疗：实践、运用和理论》实际上是罗杰斯职业生涯中最具有研究价值的著作。它覆盖了罗杰斯整个职业生涯的所有主题，其代表性超过他的其他著作。

二、罗杰斯的学术历程

《当事人中心治疗：实践、运用和理论》的产生和结构形成，还要从罗杰斯的职业生涯谈起。

1945 年，43 岁的罗杰斯来到了心理治疗重镇芝加哥大学，受邀为该大学建立一所咨询中心。《当事人中心治疗：实践、运用和理论》就是罗杰斯及其团队在芝加哥大学工作的总结报告。他们在芝加哥大学做个别心理治疗、游戏治疗、团体治疗、管理心理学、教育心理学的实践，并提出了元心理学假设。

在此之前的 43 年中，罗杰斯遭受了不少磨难和变动，每次磨难都让他更进一步。

他年轻时的志向是做农业科学家，在 22 岁那年却转向神学研究，在神学院上课的时候，跑到隔壁的哥伦比亚大学蹭课，产生了转行临床心理学的念头，得到了他的妻子海伦·埃利奥特（Helen Elliot）的大力支持。终于，25 岁那年，在他大儿子 1 岁的时候，他拿到了芝加哥大学的硕士学位。

然后，他一边在被虐待儿童帮助中心做着艰苦而低薪的工作，一边继续攻读博士学位。四年后，他又生了一个女儿，同时拿到了临床心理学博士学位。又过了八年，37 岁的罗杰斯出版了他的第一本著作《问题儿童的临床治疗》。

有人说罗杰斯只知道治疗中产阶层的大学生，其实情况并非如此。在被虐待儿童帮助中心工作的罗杰斯，面对的都是社会底层，案例极其困难，在临床中他逐渐受到了奥托·兰克（Otto Rank）和卡伦·霍妮（Karen Horney）等人精神分析与人本主义思潮的影响。有些困难的案例让他发现，原来精神分析的解释有时候是不必要的，这就是罗杰斯后来临床思想的萌芽。真正优秀的临床工作者，其创新思想总是来自临床，尤其是临床困难个案和失败个案，而不是为了创新而创新。

第一本著作的出版和多年的工作经验让罗杰斯在 38 岁时就可以到俄亥俄州立大学作为临床心理学家和全职教授工作。

40 岁时，他的《咨询与心理治疗》一书出版，这本书虽然算不上他的杰出著作，但是也有些心理学家认为这是他最有历史意义的著作，因为在其中他首次全程句对句地报告了一个个案，而且对自己的错误毫不掩饰。

5 年后，他到了芝加哥大学。46 岁时，他当选为美国心理学会主席。49 岁时，本书出版，罗杰斯达到了职业生涯的顶峰。当年的艰苦已经一去不复返，可是一个新的危险也逼近了罗杰斯。

6 年之后，顺风顺水的罗杰斯却要离开芝加哥大学，去威斯康星大学任教，因为他有一个远大的梦想：让精神病学家和临床心理学家合作，用当事人中心疗法治疗精神分裂症。结果，这个远大的梦想却变成了巨大的陷阱，罗杰斯跌入黑暗的深渊。当事人中心疗法对精神分裂症的疗效和安慰剂相差无几。他的整个团队也几乎崩溃，当初，他过去的时候威斯康星心理学系和精神病学系都欢迎他，现在心理学系把他拒之门外，只有精神病学系收留了他。

就在这低谷中,《个人形成论》出版了,其畅销程度让任何人都没有想到。罗杰斯没有征服精神分裂症,却征服了普通大众(Thorne,2003),他再次从黑暗的山谷中升起。

三、对罗杰斯治疗理论的评价

我认为,罗杰斯对心理咨询界的最突出贡献,不在于他提出了一些治疗的思想和理念,这些理念早在他之前就有人以其他的方式提出过,比如荣格、兰克等人,而在于他呈现自己理论的方法——通过句对句的个案片段,来说明自己的理论和操作。当年我一遍遍阅读这些句子,幻想自己就是罗杰斯,对面坐着来访者(即当事人),对我的专业成长助益无比。故也推荐各位读者如此阅读此书。此外,更重要的是,你可以幻想罗杰斯走入你的治疗室,附身于你自己之上,看看如果是他,会怎样和你面对的来访者甲或来访者乙对话。这样,你逐渐就会发现罗杰斯的精妙之处和不足之处。

这些年来心理治疗界对于罗杰斯的精妙和不足之处的总结,大概有以下几方面。

第一,罗杰斯提出的治疗关系中的各种条件基本上已经得到了所有心理疗法的一致赞同,被认为是治疗的必备要素。但是其不足之处在于,这些条件虽然是必要条件,但往往并非充分条件,而且这些条件有一定的适用范围。它适用的人群主要是奥托·克恩伯格(Otto Kernberg)所说的正常人格结构者和神经症性人格结构者,而不是边缘性人格结构和精神病性人格结构者,尤其不适用于后两者的早期治疗上。

第二,罗杰斯尤其强调了咨询师的人格修养是来访者发生改变的环境。这一点一部分已经被纳入咨询师的伦理体系中,另外一些部分转换到了咨询师的自我关怀(self-care)训练中。罗杰斯在这方面的不足之处是,他仅仅强调了咨询师要具备这些态度和人格特质,比如在此书中,他说咨询师在咨询中要让自己的知觉域,仅仅呈现来访者的心理内容,但是咨询师怎么做到这一点呢?有什么样的培训体系和方法帮助咨询师做到这一点吗?今天我们知道,这是通过正念训练(mindfulness)来培养纯粹观察能力达到的,可是60年前的罗杰斯显然对此不太明了。

第三,罗杰斯对于治疗过程研究的开创性工作,至今仍然影响深远。尤其是他使用 Q 分类技术来研究治疗过程,已经成为治疗过程研究的经典范式。

第四，当事人中心疗法在面世后也遭受到不少批评，比如有人认为它过于美化生活，对负性的心理内容视而不见，治疗师不表露自己的真实状态，只是个共情机器等，罗杰斯在世的时候就对这些批评有所回应和接受，所以后期其治疗风格有所改变。在阅读罗杰斯列举的案例时，要注意前后对照。

对当事人中心疗法最致命的打击大概就是罗杰斯在威斯康星大学所做的精神分裂症研究，从那以后，关于当事人中心疗法无效的研究越来越多，一直到后来有几个元分析（meta-analysis）发现它只比安慰剂稍微好点，还不如认知—行为疗法，这造成了当事人中心疗法在美国的衰落。当然，研究结果往往与研究技术和研究设计有关，当事人中心疗法肯定是有效的，否则它也不可能在欧美立足，关键是分清楚它的适用人群，而且，认知—行为疗法之所以能够超过精神分析和人本主义，就在于它已经吸收了这两个流派的精华，在认知—行为疗法的手册中，往往都强调要建立人本主义的治疗关系。（Thorne，2003；Prochaska & Norcross，2007；Kirschenbaum & Jourdan，2005；Elkins，2009）

阅读罗杰斯这本书还要注意的是，该书的写作对象是 1950 年代的美国心理咨询和心理治疗界，故而了解当时的临床背景是颇有意义的。

二战前，美国心理治疗界是精神科医生一支独大，几乎垄断了整个心理治疗市场，精神科当时还没有什么很有效的药物，医生们热衷于使用经典精神分析法治疗病人，也就是让病人一周见分析师 4～5 次，在躺椅上自由联想，而精神科使用的诊断体系也极其混乱和随意，没有今天的DSM-V 这样严谨的诊断系统供大家使用。

二战后，美国民众庞大的心理治疗需求让精神科医生应接不暇。而当时担任精神科医生主要培训任务的美国精神分析界，却存在颇多问题，如精英主义和内耗严重。精英主义表现为排斥非医学背景的人接受精神分析培训，这种精英主义一直到 1980 年代某精神分析学院被心理学家以"歧视"之名告上法庭才有所缓解。内耗严重表现为把许多精神分析的变种，如人本主义精神分析、短程精神分析等都驱逐出境，和罗杰斯有颇多类似之处的自体心理学也差点被"流放充军"。

这就形成了我们看到的心理治疗史上奇特的一幕：凡是功成名就的心理治疗流派，都是在被精神分析者批评、蔑视、排斥中成长起来的，从早期的荣格分析心理学、阿德勒个体心理学开始，到后来的人本主义和认知疗法。

有传记作家后来采访罗杰斯，问他：当时在芝加哥大学，何以没有和同在本校的精神病学系的海因茨·科胡特（Heinz Kohut）取得联系，既然他们的主张如此类似？罗杰斯的回答是，当时精神病学系的人认为罗杰斯等人是没有医师执照就行医。由此，大家可以参透罗杰斯当时为何会强烈反对精神病学和精神分析了。（Kahn & Rachman, 2000）

四、结语

时光匆匆，60年过去，如今在美国心理治疗和心理咨询界，唱主角的已经不再是精神科医生，而是临床心理学家和社会工作者。

人本主义几经沉浮，当年过度扩张，乃至扩张到要用人本主义治疗精神分裂症而受到了不小的挫折，随着认知—行为治疗的兴起，人本主义在美国也处于衰落之势。（Kirschenbaum & Jourdan, 2005；Elkins, 2009）人本主义逐渐走出当初的天真幼稚和过度夸大，以及对认知—行为的非理性排斥，几个整合式的人本主义疗法再次受到临床工作者的青睐，如情绪聚焦疗法（emotion focused therapy）和动机访谈（motivational interviewing）。

人本主义的成功向我们证明：任何学派只要站在"人"的一边，不管这个人被称为"病人"还是"当事人"，不管遇到什么样的干扰和阻挡，它都必然会兴旺。

精神分析保守流派和人本主义的衰落，也向我们表明：任何学派想要拉山头，称霸江湖，而不是为"来访者"提供更好的服务，或者不想为了某些"来访者"彻底改变自己的工作方式，甚至拿"来访者"乱作实验，明明其他学派有更加适合"来访者"的方法而不肯虚心求教，只想拿着"来访者"证明自己的价值，那么，这个学派必然会走向失败。

《易经》上说，一个君子，面临路途塞塞，要学会"反身修德"。我想，这就是罗杰斯和整个人本主义学派的历史，留给我们今天的咨询师最有价值的启示。

李孟潮
2013年5月12日

参考文献
Elkins, D. N. (2009). Why Humanistic Psychology Lost Its Power and Influence in American Psychology: Implications for Advancing Humanistic Psychology. *Journal*

of Humanistic Psychology，Vol. 49，No. 3. pp. 267 - 291.

Kahn，E. &. Rachman，A. W. (2000). Carl Rogers and Heinz Kohut: A Historical Perspective. *Psychoanal. Psychol.*，Vol. 17. pp. 294 - 312.

Kirschenbaum，H. &. Jourdan，A. (2005). The Current Status of Carl Rogers and the Person-Centered Approach，Psychotherapy: Theory， Research， Practice. Vol. 42，No. 1. pp. 37 - 51.

Prochaska，J. O. &. Norcross，J. C. (2007). *Systems of Psychotherapy: A Trans-theoretical Analysis*. Thompson Books/Cole.

Thorne，B. (2003). *Carl Roger*. 2nd. Sage Publications.

我们用光照亮那几次访谈的回忆，在日常和罪恶的沉闷岁月，与让我们灵魂更加明智的灵魂在一起。他们告诉我们我们所想，告诉我们我们所知，让我们成为我们内心所是。

——爱默生
《神学院致辞》，1838 年

目 录

原书编者序 / 1
前言 / 3

第一部分　当今的当事人中心治疗 / 1
第一章　当事人中心治疗的发展特性 / 3
第二章　咨询员的态度和取向 / 14
第三章　当事人体验到的治疗关系 / 46
第四章　治疗过程 / 97
第五章　三个其他问题：移情、诊断、适用性 / 144

第二部分　当事人中心疗法的运用 / 169
第六章　游戏疗法 / 171
第七章　以集体为中心的心理治疗 / 207
第八章　以集体为中心的领导及管理 / 240
第九章　以学生为中心的教学 / 290
第十章　咨询员与治疗师的培训 / 322

第三部分　心理学理论的启示 / 353
第十一章　人格和行为的理论 / 355

参考文献 / 388
主题词中英文对照 / 402

原书编者序

在本书中，罗杰斯博士和他的同事们明确总结了过去几十年心理咨询的基本理念和技术的重大发展。

本书有一个鲜明的特点就是提出在治疗过程中要依靠前来咨询的个体，达到他们自己新的和更加有效的人格调整。这涉及重要和微妙的治疗过程的本质，以及相关的咨询的问题。

这本书不是陈旧思想遗迹的指南手册，而是对一般咨询和特殊情况下咨询过程的成功技术的最新总结和动力性整合。翻开书页，字里行间都是最吸引人的新的研究，读者可以从中获益从而进行进一步的试验和调查。

本书中阐述的有关心理治疗和咨询的观点乐于接受科学和实验的方法对其结果进行分析。在书中报告的这类研究的数量会让不是这个研究专业领域的人大吃一惊。头脑开放的态度和欢迎通过科学方法发展来寻找根据的新观点，这绝不是所有（此疗法）以前的心理治疗体系的特点。

非指导咨询在很多新的领域的广泛运用，（其作出的）新的和重要的贡献在本书中有所呈现。有专门一章探索了游戏治疗对儿童的使用。同时，也对集体治疗进行了新的、有趣的思索。书中讨论的治疗原则的重要性被认为与集体领导和管理的问题有关系。非指导当事人中心治疗在教学上的运用也得到了评价。专门讨论学校情况的一章不能不被认为是对那些希望仅仅通过提高常规培训水平来提高教育质量的人的思想的明显的挑战。有一章论述了在咨询领域新从业者的准备工作，就此提出了特殊的观点，涉及作者认识到的某些最深刻的人类人格部分。

在这本书中，每一章都指向了有关人格本质的一种活泼的、正在成长的理论，以及潜在的决定人类行为的机制。但是，本书的最后一章提出了一种正式的心理理论，这是整个当事人中心观点的基础，不仅仅是在咨询中，而且也是在所有人际关系中。这个理论本身关注的是对自我的现代心理学的理解。它提出了一种新的观点，认为现代人的失调的本质在于自然和社会的环境。并在此处详细列出了治疗过程，这个过程不仅仅处理明显的表面的失调，更要寻求达到人格的深层部分。

这本书从本质上丰富了作者以前在《咨询与心理治疗》中已很好表达

了的观点。本书并不是要取代前一本书。刚刚熟悉这种当代心理学观点的学生们也许希望同时使用两本书。在某些方面，原来的书提供了对现代心理咨询的基本概念的某些关键部分的介绍，而在本书中不是以相同的细致程度重复的。

《当事人中心治疗：实践、运用和理论》成熟地展现了非指导和相关的咨询和治疗的观点。对编辑者来说，这本书对那些处理人类失调问题的专业人士，或以充分的、有价值的方式支持其他面对现代生活问题的人有特别的价值。

这本书没有僵化地呈现一个封闭的体系。作者和他的合作者们具有吸引读者的天赋，让读者感觉到在他翻阅书页的时候，他已经参与了建设性的、超前的思想，这是本书的基本观点所具有的特性。

列奥纳多·卡迈克尔
塔夫茨学院

前　言

　　这本书是很多思想汇集的产物，是集体互动的结果。首先，这本书绝大部分来自于芝加哥大学咨询中心的工作人员们的心理治疗工作和研究。这个小组的很多思想和经验都深深地渗入了此书，所以任何一个工作者都可以把本书中有关心理治疗的理论看做是他自己的。这本书也充满了分散在美国各地的治疗领域的心理学家和工作者的观点和经验。作者希望能指出这些影响到他的观点的人，列出那些可能在这本书中会发现他们自己的思想片段的人的名字。这些人是：阿科什莱恩（Virginia M. Axline），布洛克斯玛（Douglas D. Blocksma），鲍尔（Oliver H. Bown），布特勒（John M. Butler），科姆伯斯（Arthur W. Combs），埃舍勒（Paul E. Eiserer），托马斯·乔丹（Thomas Gordon），格鲁门（Danold L. Grummon），海（Gerard V. Haigh），尼古拉斯·霍布斯（Nicholas Hobbs），霍根（Richard A. Hogan），科尔（Bill L. Kell），小 E.H. 波特（E. H. Porter, Jr.），维克多·雷米（Victor C. Raimy），纳撒里尔·拉斯金（Nathaniel J. Raskin），埃瑟琳·鲁迪科夫（Esselyn C. Rudikoff），伊莉莎白·西尔（Elizabeth T. Sheerer），朱勒斯·希曼（Jules Seeman），阿瑟·雪德林（Arthur J. Shedlin），威廉姆·史耐德（William U. Snyder），唐纳德·斯里格（Donald Snygg），伯纳德·斯坦佐（Bernard Steinzor），瓦尔特·约德（H. Walter Yoder）。这个名单中可能遗漏了那些与列出的人一样有意义的人的名字，但是我相信，它基本包括了那些对本书内容影响最大的人。另外，著者深深感谢伊莱恩·多夫曼（Elaine Dorfman），尼古拉斯·赫伯斯（Nicholas Hobbs），托马斯·乔丹，他们为这本书奉献了独立的章节，这些章节所涉及的领域是作者不太能熟悉的。

　　在写这本书的过程中，我经常想起一位语义学家的观点，他认为一个字真正的、真实的意义永远不可能用词语表达出来，因为真正的意义是事物本身。如果一个人要给出一个真正的意义，他应该把手举起并指出去。这就是我想要做的。如果能够的话我想抛开这本书里的所有话语，而指向治疗中的体验。这是一个过程，一个自在的事物（thing-in-itself），一种体验，一种关系，一种动力。它不是这本书所说的它，也不是其他的书所说到的它，比一个植物学家对一朵花的描述或者一个诗人对一朵花的狂喜还要丰富一些。如果这本书能够作为一个指向体验的，对我们的听觉、视觉和情感体验的能力开放的信号指标，如果它能够抓住某些人的兴趣并让他们更深地探索这个自在之物，它就完成了其目的。如果，在另一方面，这本书加剧了词语交错纷杂的堆积情况，如果其读者得到了这样的观念——真理就是话语，就是铅字，那么不幸的是这本书没有达到它的目的。如果它居然堕落到变成"教室里的知识"——作者死气沉沉的话语被分割并且灌输到学生们的头脑里，使生机勃勃的个体得以推行这些一度富有生气现在却变得死板和支离的思想和体验，甚至根本意识不到它们曾经是富有生气的——那么这本书最好没有被写出来。治疗的本质是生活，是要被理解的。可悲的是，人类的沟通能力的不足以让治疗有必要冒风险把活生生的体验转化为词语。

那么，如果这本书的目的不是简单地在纸张上堆砌死板的词语，它的目的又是什么呢？这本书意图传达的是什么？这本书是关于什么的？请让我试着给出一个答案，这个答案也许在某种程度上是这本书意图传达的真切的体验。

这本书是关于苦楚和希望、焦虑和满足的，这些东西充满了每位治疗师的咨询室。关于治疗师和每位当事人建立的独特的关系，也是我们在所有关系中发现的共同因素。比如我办公室里坐在桌子角那里的一位当事人，他正努力要成为他自己，然而对成为他自己又怕得要死——努力要看到他的体验的本来面目，希望成为那种体验，而又深深害怕这种前景。这本书是关于我的，我坐在那里和那位当事人一起，面对着他，尽我所能深刻、敏锐地加入他的内心斗争。这本书是关于我的，我试图察觉他所有的体验、意义、感觉、味觉、气味。这本书是关于我的，在理解那位当事人时，我为我的人性易犯的错误而哀叹：错误地看待他所看到的生活，这种错误就像沉重的物体下落穿过错综复杂、精巧细密的正在形成的成长之网。这本书是关于我的，我为自己能成为新的人格的助产士而欣喜——当我满怀敬畏地站在一个正在形成的自我、一个正在出生的人的旁边，我看到在这个出生的过程中我有重要的、促进的作用在其中。这本书既是关于当事人的，也是关于我的，我们带着惊奇关注着整个体验中的强壮的、有序的力量，这种力量在我们眼里是深深扎根在整个宇宙中的。我相信，这本书是关于生命的，因为生命在治疗过程中生动地展示了它自己——带着它惊人的能量和巨大的摧毁能力，但也带着它令人失衡的推力向着成长前进（如果提供了成长的机会的话）。

但是这本书也是关于我的同事们和我的，我们承担起了对这种生动的、充满情绪的体验进行科学分析的开创工作。这是关于我们在这方面的矛盾冲突的——我们强烈地感觉到治疗过程丰富的变化性、复杂性、微妙性，我们同样强烈地感觉到科学发现、分化是冷酷的、无生气的、缺乏体验的。然而我确信，虽然科学永远不能制造出治疗师，但是它对治疗是有帮助的；虽然科学发现是冷酷和抽象的，但是它能帮助我们释放出温暖的、个人的、复杂的力量；而且，虽然科学发展是缓慢的、曲折前进的，但是它提供了我们所知的达到真理的最好途径，即便是在像人类关系这样精妙复杂的领域。

这本书也是关于其他人和我的，当我们进行日常工作，发现我们受到了我们参与的治疗体验的影响。这本书是关于我们每一个人的，当我们试图进行教学、领导小组工作、给工厂做咨询、作为督导者和管理者提供服务，发现我们不能像我们以前那样行事时。这本书是关于我们每个人的，当我们试图面对治疗给我们带来的内在的进化时：如果我们的行为不被作为所有人的共同基础的体验所深刻影响，我们就永远无法在课堂上讲课，或成为一个委员，或者建立一个家庭。

最后，这本书是关于我们所有人的，因为我们对这种体验感到困惑——我们尽力把它纳入一种智力框架，试图建立起能包含它的概念。这本书在最深的程度上与我们有关，我们意识到词语、形式、构架的不足，于是就和我们的当事人一起努力吸收这些我们体验到的生动过程的所有因素。这本书是关于我们短暂的感受的，我们发展这些理论，希望能在这里那里擦出一些火花，能够对整个治疗领域有所启发，对此领域的进步有所帮助。

也许这些已经传达出了这本书是关于什么的某些观念。但是这个前言还不能结束，因为还没有说一句对那些真正写作这本书的人们表示感谢的话。他们，这本书主要的作者拥有最天才的感觉——他们是和我们工作过的当事人们。对这些把他们自己和他们的冲突带来给我们的男人、女人、孩子们，对这些带着如此自然的善意，让我们从他们那里学习的人们，对这些向我们袒露他们的心灵和灵魂力量的人们，致以我们最深刻的感激。我们希望这本书配得上他们。

卡尔·R·罗杰斯

芝加哥，伊利诺伊

第一部分

当今的当事人中心治疗

第一章
当事人中心治疗的发展特性

　　心理治疗的专业研究也许是今日社会科学中增长最快的领域。临床心理学和精神病学中，此领域的发展速度令人惊叹。美国心理协会会员中大约20％的人都以心理治疗——或曰改良的咨询，或曰其他类似术语——作为他们主要的专业领域，而十数年前这样的人还屈指可数。心理治疗的培训项目在数量、广度、深度上都与日俱进，我们希望其效果也会如此。此外，我们发现教育工作者也渴望跟上心理治疗的发展步伐，以便他们能在管理学院当事人和调整教员（adjustment teachers）工作职位上获得成果。牧师和宗教工作者在寻求接受咨询和心理治疗的训练，以提高他们处理教民个人问题的技能。社会学家和社会心理学家对此领域兴趣盎然，因为心理治疗有可能改变集体的适应性，也因为心理治疗可呈现集体的动力，正如其对个体动力的呈现一样。最后，但远非心理治疗最小意义在于，老百姓支持心理治疗工作的快速发展，以让他们在上学的孩子，让成千上万的退役军人，让工厂里的工人，让大学生、父母亲及其他成人得到心理援助。

　　简言之，看起来出现了一股潮流，即研究、发展、应用心理治疗中帮助现代人提升心灵、获得宁静的方法得到了大众的一致认同。我们的文化似乎未发展出较大的一致性，故给个人支持过少。个人不能简单而舒适地依靠文化提供的传统和规则，其生活之根基又充满了问题和冲突。每个人都必须自己解决很多问题，而这些问题以前完全是由社会负责解决的。由于心理治疗承诺能解决某些冲突，承诺能给个人带来较满意的自我调整，同时也带来较满意的与他人及环境的关系，故成为了公众和专业者的关注焦点。

　　在这股发展心理治疗的潮流中，非指导或当事人中心（client-centered）咨询自身也得到了发展，它是其时代和文化设定的产物。如果没有对人类无意识的挣扎和情结本质的关注——这是弗洛伊德对我们文化的贡献——当事人中心治疗的发展是不可能实现的。

现代精神性分析思维模式有很多内在线索联系，虽然其发展过程中霍尼、沙利文、亚历山大、弗伦奇对心理治疗的看法稍有不同。尤其是兰克的治疗和把兰克的观点整合到自己治疗中的费城小组，他们是当事人中心疗法的根源。更深刻的是，当事人中心疗法受到了美国心理学发展的影响，这体现在其操作性定义、客观测量的特征、坚持科学的方法和使所有假设遵循客观确证和反证过程的必要性。对此书读者将会渐次明了的是，当事人中心疗法也受到了格式塔心理学的影响，特别是其对整体性的强调和对我们看似独立的各种现象的内在联系的发现。当事人中心疗法的根脉甚至可以延展至教育观、社会观、政治观，而这些观念恰是美国文化的核心。这一点是如此真实，以至于某本书的某些段落——如利连撒尔（Lilienthal）有关 TVA 的小册子——①如不考虑其语境的话——也可以被看做当事人中心疗法治疗师基本取向的很好的诠释。

可以参见 David E. Lilienthal，*TVA—Democracy on the March* 中有关农业区民主及人类能量释放的讨论。

因而当事人中心疗法既有意又无意地呈现了我们文化中的临床、科学、哲学的各种思潮。

然而，如果仅把当事人中心疗法看做是文化影响的产物，很可能是错误的。当事人中心疗法中最深刻的基础是，它是建立在对人类关系行为近距的、亲临的、特殊的观察上的，这些观察被认为是超越了某个固有文化的限定或影响。同样地，在试图发现治疗关系中起显著作用的法则的研究中，当事人中心疗法尽力达到的，不仅是对某个时期或某种文化来说很真实的固定性和行为结果，而且是能描述人性本质操作的方法。

---

① Lilienthal（1899—1981），美国律师和政府官员，曾任田纳西河流域管理局董事和主席和美国原子能委员会领袖；TVA，Tennessee Valley Authority，田纳西河流域管理局。——译者注，全书同

虽然十年前还没有人把"非指导"或"当事人中心"看做是一种标志，但现在由这些术语所描述的领域已经取得了飞速的发展。当事人中心疗法已经获得心理学家和其他学者的极大关注。人们拿起一本心理学杂志或书籍，都极有可能发现一些有关当事人中心疗法的文献的引用，无论是正面的或负面的，可以看出有些人有这么一种需要，渴望更充分地了解这种针对个人问题和人际关系的特殊的治疗方法。希望这本书能够在某种程度上满足这种需要。

◈ 灵动的方法

如今有一种把非指导或当事人中心疗法看做是某种呆板东西的倾向——认为它只是一种方法，一种技术，一种相当僵化的体系。这实在是谬误。此领域专业工作者们是带着灵动观念工作的，他们总是根据新的临床经验和研究结果不断更新自己的观念。这是一幅使针对人际关系的普遍问题灵活改变方法的图景，而不是某种僵化的技术，不是或多或少机械应用的情景。

在当事人中心疗法灵动思考的川流中，有些核心假设提供了一种一贯性，让人们能找到更深入的信息。也许当事人中心疗法之所以有较高的激励价值，其原因之一就是这些假设实际上是可以检验的，可以确证或反证的，由此它提供了改进的希望，而不是一种停滞不前的教条。看起来通过工作者们的努力，把心理治疗带出神秘的、直觉的、个人化的、不可定义的领域，进入客观监察的光明中，已不仅仅是一种可能性了。灵动而不僵化是当事人中心疗法必然的方法，这已经成为此疗法的特质。对实践当事人中心疗法的人而言，这种发展、改革、灵动的特点，是其最显著的性质之一。

◈ 此书目的

此书的目的不是呈现固定和僵化的观点，而是呈现治疗领域发展的一个横断面，呈现此领域的实践和发展，指出明显的变化和倾向，指出其与早期的理论模式相比较有哪些大的进步，并且有限地展示了其他治疗取向的观点。

在做这些事情的时候，作者的一个目的是综合实践当事人中心疗法者的临床思考。书中将会呈现他们持有的假说，他们治疗过程的模式。录音访谈将作为说明材料，希望能阐明在咨询时间内处理问题的方法。来自当事人自己的对治疗体验的陈述也会发表出来，因为这样的材料对治疗师的思想有明显的影响，从而希望读者们能够了解当今有共同取向、范围广泛的临床治疗师的思考和实践。

用什么词来称呼治疗师治疗的人呢？"病人"（patient）、"主体"（subject）、"咨客"（counselee）、"被分析者"（analysand）这些词都曾经用过。我们越来越多地使用"当事人"（client）这个词，以至于我们用它来称呼"当事人中心疗法"。选择这个词是因为，虽然据字典的定义和词源来看它还不够完美，但是它最接近我们要传达的来咨询的人的情景。当事人，正如这个词所具备的意义一样，是一个主动自愿前来寻求帮助以解决问题的人，却丝毫没有放弃他在问题情景中的责任的意思。正因为这个词有这些含义，所以我们选择了它，它避免了这样一些含义——他是有病的，或他是试验的样本等等。当事人这个词有些法律的意味①，这是不幸的，如果有更好的词出现的话，我们很乐意使用它。然而，目前来说，还是当事人这个术语看起来最适合我们用来指称的那个前来寻求帮助的人的概念。

这本书进一步的目的是回顾治疗内外已经或正在获得的相关假设的研究结果。随着时间的推移，关于治疗各阶段的客观证据会增加，而且据此得到的研究结果会得到分析和反思。

此书的另外一个目的，是杂志上的文章很少包括的，即展现治疗和人格的理论，既为了试图解释治疗的过程，又为了期望让读者能理解使治疗能够进行的基本人格结构。理论是在不断的建构和修订中的，其衍生的结果也将会呈现不同之处，同时会强调其流变的特性。

≫ "思想学派"的呈示

显然本书的目的是仅仅呈现一种观点，而对其他治疗取向的发展的介绍是留给其他人去做。这里对这种"单边"的呈示没有辩解。作者看来，对任何可被称做"思想学派"（school of thought）的那种常见的有些挑剔的态度，产生于对科学产生方式的鉴别力的缺乏。

在一个对客观研究开放的新领域的调查中，思想学派的存在是文化上必经的一步。在客观证据有限的时候，不可避免会出现各种不同假设，这些假设提供了对观察现象的解释。这些假设的推论和结果中的任意一个构成了一个系统，此系统即一个思想学派。这些思想学派不会因人们的意愿

---

① 在美国找律师打官司的当事人，也被称为 client，故有此语。

而废除。那些想调和这些思想学派的人会被看做是肤浅的折中主义者，折中主义不会提高客观性，也不会有什么结果。真理不是通过在各种思想学派中让步得到的。这些学派间冲突的最终消失，或者是通过研究证据解决问题，或者是两种冲突学说被吸收进新的、更具洞察力的学说中，而这种新观点能从新的制高点观察问题，从而可以用至今未发现的方式来重新定义事件。

使用一种单一的取向或思想是有缺点的，但如果我们能意识到这一点，这些缺陷就会减到最小。假设有可能被当做教条。存在这样的可能性，对某种观点的情感卷入会让人们使用未必可靠的反驳证据。与这些缺点相对的是能促进进步的优点。如果我们有一个稳定的、正在接受我们检验的假设系统，如果我们能根据客观经验来抛弃、修订、重构这些假设，我们就有了一个有价值的工具，一支特遣部队，通过它，新的知识领域的大门将对我们敞开。

因此人们会在这本书中发现观念的发展，对假设相关系统的陈述，且没有呈现其他的理论系统，因为由它们的提倡者来做这件事情更好。收集到的与我们这些假设相关的研究证据也将被呈现，就像临床证据以录音这种最客观的方式呈现一样。虽然本书已尽力消除情感偏见，但可能读者们还是会发现没有做到这一点的地方，故读者可以做出自己的更正。如果一种理论假设的各部分及其对各种人际关系和集体关系的提示作用，能够促发更多的研究，更多的对临床实践的批评性评价，更多的理论思考，那么，这种理论呈示就达到了目的。

当事人中心疗法近来的发展

那是在 1940 年，笔者第一次试图以书面的形式使一种较新疗法的原则和技术具体化，这种疗法很快被称做"非指导咨询"。

> 1940 年 11 月的明尼苏达《心气》（*Psi Chi*）中，有一篇名为《心理治疗新想》的文章，该文作了改动后，成了《咨询与心理治疗》的第二章，1942 年出版。

两年之后，《咨询与心理治疗：实践新观》一书出版（166，此插入数字指书末参考文献号，下同）。在那本书中介绍了咨询领域的原则，那些原则的目标是释放个人的整合能力。对读者而言，简短地回顾此领域近十年来发生的变化或自这些观念首次形成后的发展是有用的，这会让为何此时需要出现另外的陈述显得更加明了。

》 实践范围的扩展

在写《咨询与心理治疗》的时候，俄亥俄州立大学心理门诊的部分工作就是以非指导的观点进行的，这是基于早期笔者领导下的罗彻斯特指导中心（Rochester Guidance Center）同事们的工作。另外，罗伊斯里斯伯格（Roethlisberger），迪克森（Dickson）及他们在西部电厂的同事也独立地发展出了类似的观点并付诸实践。一种直接从奥托·兰克（Otto Rank）的工作中发展起来的（也受到了笔者的影响）与非指导咨询很相似的治疗方法也为社会工作者、精神科医生及心理学家的实践所用，这些专业工作者多在费城接受了塔夫特（Jessie Taft）、艾伦（Frederick Allen）及罗宾森（Virginia Robinson）的培训。这些带有治疗倾向的实践经验都涉及了一点——最重要的是依靠当事人的能力。

现在，学院和退伍军人管理局都拥有成百上千的咨询员，他们和咨询中心、精神卫生门诊及精神病院里的心理学家，及学校、工厂、社会机构、宗教机构里的工作者，都在尝试着验证非指导方法的假设，只是他们接受的训练和技能水平不同。范围广泛的专业工作者业已有了关于学生、其他成人、适应不良的孩子及其父母的咨询经验。他们正确地处理了很多特殊领域的问题，如婚姻问题、职业问题、言语困难、身心障碍如过敏以及广泛的神经症问题和某些精神病问题。现在还没有足够时间来研究这些工作小组的治疗过程和结果，但这些工作者的经验给当事人中心疗法带来了思考和回馈。

在这 10 年中，当事人中心疗法取向的治疗师欣喜地发现，他们的当事人咨询的时间越来越长，当事人投入程度和人格重组的水平越来越高。10 年前一个非指导的咨询员会发觉他的咨询只有平均 5～6 次会面，极少数会到 15 次以上；而同样是这个咨询员，现在会发觉他的咨询一般都会有 15 或 20 次的会面，50 或 100 次的会面也非罕见。这种现象的发生是因为咨询员建立理解性关系的技能进展了吗？或者是因为这样的事实，随着咨询员变得更加优秀，更多严重适应不良的人都来找他？还是因为在观念和技术上出现了深刻的变化？无论是什么原因，当事人中心疗法的思想因这些深入的经验而丰富。

故我们现在可以说，当事人中心疗法的临床思想得到了这些广泛问题及其工作方式的巨大变革的滋养。从中度行为偏差的孩子到精神病患者，从那些两次会谈就得到帮助的人到那些在 150 次会谈中经历了广泛人格重组的人——这些都标志着目前当事人中心疗法实践范围的巨大拓展。

⫸ 不同领域的发展

10 年前，非指导咨询被认为是一个言语互动过程，主要对青少年和成年人的咨询有用。从那时起，这种咨询的基本原则就被认为对其他不同领域同样有用，有些领域和心理治疗实在相去甚远，有些领域将在此书中充分讨论，其中会简短地提及当事人中心疗法对这些领域的启示作用。

业已发现，以当事人中心为指导的、对问题儿童的游戏治疗是有效的。阿科什莱恩的书（14）对此做出了彻底和有说服力的解释，在游戏治疗中，言语交流常常是很少的，甚至完全没有。

既对孩子也对成人的小组治疗已经有效进行，小组治疗和个别咨询的理论基础是相同的。目前小组治疗已经对适应不良的成人、问题学生、考前学生、退伍军人、杂居种族人群、儿童、父母开展工作。

小组治疗的经验中有很有意义的试验，以当事人中心——更具体地说是以学生中心——的风格对大学的班级进行指导，我们努力让这个成功心理治疗的原则和程式能够适应教育，这些尝试中彻头彻尾的失败和生机勃勃的成功让我们学到很多。

这些就是主要受到当事人中心疗法启示的领域。但是相应的，我们也从其他领域获益不浅，在此不一一赘述。那些摩擦很大或士气低落的小组运用当事人中心疗法取得很好疗效的有益经验让我们确信，这种方法对工厂、军队和其他集体有用。特别有意思的是，我们运用这种方法来管理我们自己的组织、委员会工作、人员评定和选拔。这些领域要学习的还有很多，但是目前的进步的确是已经够鼓舞人心的。

从而我们看到，在 10 年内当事人中心疗法已经由一种咨询方法变成了一种促进人际关系的途径。我们也感到这种方法对聘用新员工及决定谁能升迁同样有巨大的意义，正如它能帮助那些无力处理社会关系的当事人一样。

⫸ 研究进展

没有什么比心理治疗领域的进展更令人吃惊的，正如没有什么比研究领域的呆板让人吃惊一样。10 年前，与心理治疗有关的客观研究屈指可数。而就在过去的 10 年内，当事人中心疗法取向的工作者们已经发表 40

多项这样的研究结果；而且，有很多的研究还没有发表，还有 20 多个重要的研究计划正在进行中。想要夸大这些研究的影响是很难的，研究者们已经对研究进行了绝对地、常规的严格限制，每个研究使用的工具都有明确、可靠的可信度，并且研究方法已经进行了有效的细节描述，以便于有资格的工作者通过重新进行相同的治疗，或者是通过对新材料使用相同方法检验结论。两项早期研究已经在目前的案例上反复得到了确证。所有这些发展的结果意味着，要想通过纯粹教条化的术语来讨论心理治疗的任何成分都会变得越来越难。逐渐地我们明白，我们可以客观的调查想知道的心理治疗的任何结果，从最深层的当事人—咨询员关系到行为改变的测量。

研究发展中最基础和最重要的手段是积累案例治疗的完整录音。《咨询与心理治疗》提供了首个完整的、逐字逐句的、以印刷形式出现的案例，随之而来的就是《非指导咨询的案例》（199），这本书提供了五个案例，大部分都是逐字逐句地刊登出来的。目前芝加哥大学的咨询中心已经有了 30 个完整录音并转抄的案例，可供高素质的研究工作者使用。该中心希望至少还能增加 50 个这样既录音又转抄的案例。这将为研究调查提供大量的基本资料，而这是以前未曾有过的。成功的案例、失败的案例、专业当事人做的案例，受训者做的案例，短期案例，长期案例——所有的都将成为范例。

为了在治疗中积累案例的录音资料和执行研究计划，当事人中心疗法的治疗师肩上的担子很重。然而鼓舞人心的事情是，其他流派的治疗师们现在也开始对案例录音，而弗洛伊德派的分析师、催眠师以及阿德勒学派的治疗师、折中主义的治疗师开始进行这样的研究不过是时间早晚的问题。正是这些未来的研究将会帮助大家撕去学派的标签，把心理治疗这个领域统一起来。

≫ 培训项目的发展

1942 年《咨询与心理治疗》出版发行的时候，出版商希望知道在大学咨询课程中这本书的市场如何。那时候的情况是，看起来全国有这样课程的大学不超过两到三所。由于受最近心理治疗业变化的影响，这幅图景已经有了令人惊讶的改观。超过 20 所大学都提供某种毕业后的心理治疗培训，或多或少地都强调以当事人为中心的观点。有些大学还有完整的培训课程，学生在督导下进行治疗实习，这种实习是培训经历的一个核心部分。这样的治疗培训不是零星的发展，它是受到美国心理学会（APA）的正式认可的，APA 现在已经提出：临床心理学家的培训如果没有心理治疗的培训是不完整的，而且，为了达到 APA 最高的认证水平，临床心理学的毕业项目必须包括计划良好的心理治疗项目（160）。在精神病学领域中也出现了这样的重大发展，而以前治疗领域中曾经很普遍的、零星的为了找工作而进行的培训，也迅速在很多中心建立起整合良好的项目。

在治疗领域中的培训项目发展的背景下，当事人中心疗法的培训保持了稳定进步，我们的方法和程式改变了很多，这在以后的章节中会专门讨论。在培训中依靠当事人的原则同样在治疗中得到执行。我们的关注点已经从咨询员（counselor）的技术转移到当事人的态度和观念，同时对技术的重要性是从更加练达的层次上来重新认识。这是对临床心理学博士候选人长期、逐渐的培训的经验所得。另外极有价值的经验是 1946 年到 1947年间，100 多名成熟的、高素质的心理学家经过短期强化培训，准备成为退伍军人管理局的个人咨询员（Personal Counselors）。在为心理治疗界进行人员培训的过程中，我们自然在心理治疗方面学习到很多。

》》 理论的发展

如前所述，因为我们承担了越来越多不同的工作，所以强烈感觉到有必要把理论统一起来，对理论的简洁陈述是当事人中心疗法治疗师的当务之急。我们自己的经验已经证明了科特·勒温（Kurt Lewin）时常引用的名言："没什么比一个好理论更实用。"我们理论的大部分是围绕着"自我"（self）建构，这将在后文证明。然而，我们也尝试运用学习理论的术语和人际关系动力学的术语。在这个过程中，我们对理论进行了扬弃或者重大的调整，当然还有发展。数年前，治疗的理论看起来最好是用可视的观察来描述，这种模式今天对我们来说似乎不足以解释治疗中的所有现象，因此在我们当今的思考中它只占很小的一部分。

从我们这个集体内部看到的是理论的稳定性和迅速的开花结果的景象，同时我们饶有兴致的听到当事人中心疗法时常被人批评为"没有一致的人格理论"。这种批评是对科学发展中理论定位的单方面歪曲，更像是预先准备好的抗议书。

除非有需要解释的现象，否则是不需要理论的。就我们对心理治疗所知而言，直到有明显的变化呼唤解释时，才需要有治疗的理论。因此，一种统一的理论要有助于解释所发生的事情，且要为将来的经验提供可检验的假设。因而，治疗中首先需要的是能产生有效结果的技能。通过对治疗过程和结果的观察，可能会发展成一种简约的理论，这种理论要能指导新的经验以便对其适用性进行检验。这种理论要可以修订和调整，目的是——这个目标永远不会完全达到——提供一个完整的理论构架，能够充分地容纳所有可观测的现象。现象，而不是理论，是重要的。

梅奥（Elton Mayo）对这种观念进行过简洁的陈述，开始时是用他自己的话，后来是用他一位同事的话。这段引文可以让人领略其思想要旨：

从历史上看，我认为可确定的是，科学一般产生于特定领域，并且该领域技能发展良好。某人，某个熟练的劳动者，在反思时试图把内含于技能中的假设外化，这就是逻辑经验方法的开端。假设一旦被外化就可以逻辑性地发展，发展导致了实践经验的改变，故产生了科学。要强调的一点是，科学抽象不是产生于浓雾中或无边的反思中，它一开始就深深扎根于以前存在的技能中。

在这一点上，引自我同事，已故著名化学家劳伦斯·亨德森（Lawrence Henderson）的演讲可能是正确的：

……在纷繁的生命科学中，比如说在医学中，理论和实践都是理解的必要条件，而且只有希波克拉底的方法是唯一广泛适用的。这种方法的首要因素是艰苦的、长期的、明智的、负责的、不懈的病房里的工作，而不是图书馆里的工作：这是医生工作的完全职责，这种职责不仅仅只是智力工作。这种方法的第二个要素是精确地观察事物、事件，根据推断进行选择，推断源自相似性和经验，源自显著的、重复的现象，还有对事物的分类和方法学的探索。第三个要素是明智地建构理论。不是一种哲学理论，也不是无边的幻想，更不是准宗教的教条，而是一种温和的、平凡的东西……就像辅助步行的手杖一样……所有这些可以用一句话总结：医生必须，首先，具有对事物有紧密的、习惯性的、直觉的亲切感；其次，具有关于事物的系统的知识；再次，其有效思考事物的方法。（130，pp. 17～18）

从这个角度看来，我们自然可以说理论脆弱的花朵生长于经验这块坚实的土壤中。反对这种自然次序看起来是荒谬的。所以，读者们会在本书中发现一组有统一性的不同理论建构，并感受到它们提供了思考治疗改变的丰富方式，还有个体人格观，这种人格观是建立在对人格改变的观察的基础上的。但是理论的变换和不固定性不能被太多地强调。理论试图解释的现象保持事实的坚固性。也许明年或后年我们会提出一种更加全面的理论模式，能够更广泛地包容这些基本的事实。如此的话，这种新理论会提出更多更好的假设以供检验，却更进一步促进对真理的探索。

》 总结

这介绍性的一章简要回顾了过去 8 年或 10 年内对当事人中心疗法有影响的因素。但是，治疗师们得出了什么样的结论？当面对各式各样的案例时他们是怎样调整他们的方法？他们认为在帮助有问题的人的时候什么是最基本的？在他们聆听个别或集体治疗的典型访谈的录音时，他们对治疗过程有什么新的理解？他们怎么解释自己的失败，当他们试图减少失败的可能性时，他们的思维发生了什么样的改变？这些治疗师持有什么样的理论，为什么他们认为这些理论是合理的？是否有什么模式能够帮助他们给工作和个人经验的迷惑赋予意义？后文呈现了一个人对这些问题的回答，这些答案在没有写下来的时候至少有一部分已经过时了。

推荐阅读

当事人中心疗法的发展历史，见拉斯金的著作（158）。作者自己心理治疗思想的发展，见《问题儿童的临床治疗》（164），《人格问题的临床心理方法》（165），《咨询和心理治疗》（166），《当事人中心疗法要略》（170），及本书。其他人关于当事人中心疗法的理论，见科姆伯斯（42）和史耐德的书（194）。

当事人中心疗法与其他治疗方法的关系，史耐德（198）根据现有文献做出了详尽的综述。还有一篇当事人中心疗法立场的短文，《当前心理治疗倾向》（167）。

格鲁门和乔丹（75）描述了一组当事人中心疗法治疗师的实践功能。

当事人中心疗法有关游戏治疗、小组治疗、教育及人格理论的文献可在相关主题章节中找到。

第二章
咨询员的态度和取向

本章是一篇首先发表在《咨询心理学杂志》[*Journal of Consulting Psychology*（April, 1949），13，82～94]文章的修订和补充后的版本。

任何治疗中，治疗师自己都是人本因素非常重要的部分。他的所作所为，他的态度，他对自己角色的基本观念，都会显著地影响治疗。不同治疗取向对这些问题有不同的观点。所以在我们的谈论开始前，来探究一下治疗师在当事人中心疗法中的作用是恰当的。

普遍观点

说到当事人中心疗法，一般的观点是，这是一种供咨询员使用的简单的方法或技术。无可置疑，这种观念部分来自于这样的事实，即比较容易的东西都倾向于过分强调技术。更准确的说法是，有效率的当事人中心疗法的咨询员具备一致的、发展的态度，这种态度深深植根于他的人格组织中，这种系统的态度由与其相一致的技术或方法来实现。根据我们的经验，试图运用一种"技术"的咨询员不可避免地会失败，除非这种技术真正与他自己的态度相一致。另一方面，抱着只是为治疗而治疗态度的咨询员也只可能取得部分成功，因为他的态度还不足以让正确的方法或技术得到发挥。

让我们接着考虑一下这些促进了当事人中心疗法的态度。人们必须持有这些态度才能成为咨询员吗？这些态度可以通过培训获得吗？

咨询员的哲学取向

我们有些工作者不愿意对科学工作和哲学观的联系进行考虑。然而在治疗活动中，这种联系是不可避免的、明显的、科学观测到的事实。我们培训咨询员的经验表明，个人基本的实践哲学观——有可能和他口头的哲学一致或不一致——在相当程度上决定了他成为一个熟练咨询员的时间。

这里基本的、重要的是咨询员所持有的对个人价值和意义的态度。我们怎么看待别人？我们是否认为每个人都有权享有其价值和尊严？如果我们的确在言语水平上持有这样的态度，那么这种观念在行为水平上的表现是什么？我们是否倾向于认为人是有价值的，或者我们暗中根据他们的态度或行为贬低他们？我们的哲学是否只尊重那些高高在上者？我们是否尊重一个人的能力和他自我指导的权利，或者我们基本上是相信其生活最好应该由我们来引导？在什么范围内我们会有操纵他人的需要和欲望？我们愿意让个人选择他自己的价值吗，或者我们的行为是根据这一点（通常是没说出来的）——如果他允许我们为其选择价值、标准、目标，他将会是最快乐的——来引导的？

对此类问题的回答是重要的，因为它们是治疗师取向的基本决定因素。我们的经验是，那些已经在努力为强调每个人的意义和价值的观念奋斗的人，能够比较容易地学会贯彻这种观念的当事人中心疗法。这对那些接受以孩子为中心的教育的人来说尤其如此。宗教工作者具有人道主义的取向也非罕见。心理学家和精神病学家中也有类似的观点，但是也有很多人认为个体是供解剖、诊断、处理的对象。这些专业人员会发觉，学习或实践当事人中心疗法是很困难的。无论如何，这方面的差异决定了专业人员学习当事人中心疗法的难易程度。

即使对此情景如此描述，仍会给读者一种模糊、呆板的印象。一个人的实践哲学，一个人的目标，不是固定不变的东西，而是流动、发展的组织。也许这样说更精确些，那些哲学观倾向于更尊重个人价值的人，会发现当事人中心疗法是对其观念的挑战和贯彻。他会发觉这是一种关于人际关系的、迄今为止比他所涉足的领域更加哲理化的观点，并提供了一种可操作性的、对得到别人的尊敬有效的方法。希望努力学会运用这种疗法的治疗师会很快发现，潜伏在治疗下对人看法的发展是一个持续的过程，与治疗师努力让自己人格成长和整合的过程是密切相关的。只有在他自己人格组织中达到了对别人的尊敬时，他才能做到非指导。

总结一下上述观点，我们可以说，在运用当事人中心疗法时，一个人只有把对别人的尊重整合成其人格特性的一部分，才能够贯彻他对别人的尊重，从而这个人——其实践哲学已经向深深**感受**到个人意义和价值尊重转化的人——更容易吸收当事人中心疗法的技术，以帮助他表达出这种感受。

> 这个主题继续往深层探寻的话可能会更有帮助。是什么让治疗师对他人有深切的尊重和接纳？我们的经验是，持有这样观念的人最可能是对自己的价值和意义保持基本尊重的人。除非一个人首先接纳自己，否则他不可能，无论如何也不可能，接受别人。这可以让我们从包括治疗在内的多条途径开始考虑这些经验，这些经验和治疗让治疗师获得了持久的、基于现实的自尊感。我们会把这样的讨论留到第十章，在这里仅限于简单地描述这个对当事人中心疗法来说最有效的、基础的哲学结构。

》 咨询员的假设

看完上述章节，读者们难免提出问题：是否当事人中心疗法不过仅仅是一种教派或一种玄思哲学，其中某种特定的信仰或观念达到了特殊的效果，而缺乏这种信仰的话就不会有相应的效果。换言之，是否它不过是产生更多幻觉的幻觉罢了？

这个问题值得认真考虑。迄今为止的研究对上述问题的回答是否定的，各类咨询员的经验强烈表明，那些一开始哲学观与上述哲学观相去甚远的咨询员，是适宜使用当事人中心疗法技术的。这些咨询员的培训经验似乎跟随着某种模式。最初他们对当事人的达到领悟或建设性自我指导的能力只有很小的信任，这些咨询员已经在理智上对非指导疗法的运用可能性发生了兴趣并学习了一些技术。他开始带着非常有限的尊重的观念进行咨询，可以用以下的话来描述："我会假定人们在某些情况下具备有限的能力来理解和认识他自己。在很多情况下，对很多当事人来说，我，作为一个更加客观的旁观者，对情况的认识更好，能更好地指导。"正是在这样有限的、分离的基础上他开始工作。他常常不是十分成功的。但是当他观察到他的咨询结果时，他发现当事人确实能够接受和建设性地使用责任，当然他也是真心希望他们这样做的。他时常会为当事人们处理这种责任感的效能感到惊讶。还有一点，在咨询员尽力解释、评定、指导的情况下，他不能提供帮助，与此情景的经验相反的情况是，当事人学到了自己的意义。从而，他发觉他假设的第一部分被证明是超出了他的预料，而第二部分却是让人失望的。所以，一步步地，他所有治疗工作所依赖的假设基础转移到当事人中心的基础上来。

这个过程，我们已经重复了很多次，可以简化为：作为当事人中心疗法必要基础的态度取向和人际关系的哲学不是什么必须信奉的信仰或者要马上完全达到的目标。它是一种可以部分地或尝试性地吸收的观点，并时刻准备接受检验。实际上它是一种关于人际关系的假设，并将总是保持这种状态。即便对有经验的当事人来说，他已经在很多案例中观察到了支持这种假设的证据，这一点也是真实的，就是说新来的当事人的自我理解和理智地自我指导的能力是完全没有得到证实的假设。

公正地说，一个人处理自己的心理问题的信仰或信念和科学假设是同样的地位。这是一种便于行动的积极假设，但是它对验证或反证是开放的。举例来说，如果，我们有这样的信仰，每个人都可以为自己决定是否患早期癌症，我们的经验会很快让我们更正这种假设。另一方面，如果我们有这样的信念，温暖的、母性的情感可能造成婴儿有欲望的个人反应和人格成长，我们会发觉我们的经验支持——至少是暂时的——这种假设。

因此，为了给当事人中心疗法的咨询员最佳的总结或使之确定态度取向，我们可以说，咨询员必须坚持选择根据这样的假设行动，即个人有充足的能力来建设性地处理他生活中各种有可能被意识察觉的部分。这意味着要创造一种人际环境，在这种环境中当事人可以意识到各种材料，最重要的是要流露出咨询员对当事人有能力指导他自己表示信赖。咨询员用特殊的可操作的方式实践这种假设，并总是对有关的经验（不论是反对的还是支持的）保持警觉。

虽然他对所有证据都保持警觉，这并不意味着他在咨询情景中的基本假设游移不定。如果咨询员在访谈中途觉得，这个当事人可能没有重新组织他自己的能力，并把假设转换成咨询员必须重新组织的责任，他会让当事人迷惑，并打败自己；他对证明或反证任何一种假设关闭了大门。这种在心理治疗领域流行的混乱的折中主义阻碍了此领域的科学发展。实际上只有坚持实践一种进行选择的假设，才可以分清其真理部分和非真理部分。

》 咨询员态度的特殊实践

到此为止我们关于咨询员对他人的态度的讨论都是普遍化的。如何在治疗中实践这些原则？如果咨询员持有我们所描述这些态度，是否就足够了，是不是这种态度倾向会无可置疑地推动治疗向前发展？可以说这是不够的。这就像19世纪坚信细菌是导致感染的医生一样，这种态度也许会最终让他获得比那些只是对这种假设抱着尝试态度的同行更好的结果。但是只有他通过技术完全贯彻他的态度，他才可以体验到其假设的正确性。

只有当他对切口、器械、手术巾、绷带、他自己的手、助手的手进行消毒后，他才能体会到这种暂定假设的完全意义和效果，而这种假设是他一直坚持的。

咨询员也一样。他发现新的或更深入的方法来实践他的当事人中心假设，通过经验给这种假设新的意义，而其深度也比一开始的时候增加了。就像一个受训的咨询员所说："我保留我一年前所有的观点，但是它们现在对我更有意义了。"

也许当事人中心疗法最显著、最普遍的特点是，它坚持通过访谈本身来调查咨询员的态度（很多其他流派的治疗师用类似的术语来表明他们普遍的目的）。只有通过对录音访谈的细致研究——最好是既有录音材料又有文字材料——才可以确定在访谈中要实现的真实目的是什么。"我真是在做我以为我在做的事情吗？我是不是在实现我声称要达到的目的？"这是每个咨询员都必须不断问自己的问题。我们的研究中有足够的证据说明咨询员自己的主观判断是不够的，只有对句子、声音、音调进行客观分析才能充分地确定治疗师要达到的真正目的是什么。就我们所知的很多治疗师对他们的录音材料的反应的经验以及布洛克斯玛（Blocksma，33）的研究分析看来，治疗师并不是很少为发现他们实际在访谈中要实现的目的而惊奇。

要表明一点是，在这里的讨论我们更喜欢使用"实践"（implementation），而抛弃了"技术"（technique）这个术语。当事人会很快察觉咨询员是在应用一种技术，一种智能选择的、为达到目的而使用的工具。另一方面，咨询员总在实践着他对当事人的态度，既是潜意识的又是无意识的①。从他们的操作实践中可以推断或发现这些态度。一个根本不具有"人们有自我整合能力"的假设的咨询员也许以为他在使用非指导方法和技术，并通过证明这些技术是失败的来让他自己满意②。然而，对这些材料的录音分析表明，在他的声调中，在他处理预料之外的事情时，在访谈的外围活动中，他实践的是他自己的假设，而不是他想象的当事人中心疗法的假设。

看起来没有什么可以代替在目的（或假设）及技术（或实践）间的反复查验。咨询员声称的这种分析性的自我查验有点类似如下情景：当我愈发清晰、充分地发展对我试图处理的当事人的态度和假设时，我必须在访

---

① 潜意识和无意识分别为精神病学的历史性术语，前者来自让内，后者来自弗洛伊德。
② 此为心理治疗领域中常见现象。

谈治疗中检查这种假设的实践。但是当我研究我在访谈中的特殊行为时，我发现了以前没有察觉到的暗藏目的，我发觉在有些地方我没有运用假设；另外我认识到对我来说是一种假设的实践行为，却被当事人认为是另外一种假设的实践。这样，对我的行为的彻底研究可以塑造、调整、干预我进入下一次访谈的态度和假设。假设变成实践的有效方法是持续和反复的体验。

》 咨询员角色的某些陈述

当我们回顾当事人中心疗法观念的发展历程时，我们看到的是一个稳定的、试图陈述在访谈情景中使基本假设得以实践的东西的过程。其中一些是个别咨询员的陈述，然而大部分是得到广泛接受的。让我们看看这些观念并检查它们，把它们完全作为在今天这个流派的治疗师普遍遵守的公理提出。

首先，有些咨询员——通常是那些缺乏特别培训的——假定咨询员在进行非指导咨询中的角色仅仅就是被动的且采取放任自流的方针。这样的咨询员有让当事人自我指导的愿望，他更倾向于听而不是引导，他试图避免把自己的评价强加给当事人，他发现他的很多当事人可以自救。他感觉他对当事人能力的信念最好是通过被动性体现出来，他采取最少的主动性，最少的情感反应，试图"置身事外"。

这种对当事人中心疗法的错误观念导致了不少的咨询失败——而且好像还理由充足。首先，被动性与表现出来的兴趣缺乏和非卷入会被当事人感觉到被抛弃，因为不关心和接受完全是泾渭分明的。其次，放任自流的态度无论如何不会提示当事人，他被当做一个有价值的人看待。因此，咨询员如果仅仅扮演一个被动的角色，一个倾听的角色，也许对有些迫切需要情感宣泄的当事人有支持作用，但是大体上他的治疗效果会是最小的，且很多当事人会离开，既是因为他们为自己不能接受帮助而沮丧，又是因为咨询员没有什么东西提供给他们而烦闷。

另一种对咨询员角色的陈述是认为咨询员的任务就是使当事人的感受得到澄清和客观化。本书作者在 1940 年的一篇论文中说道："在当事人给出材料后，治疗师的任务就是帮助他认识和澄清这些他感觉到的情感。"（169，p.162）这曾经是一个有用的概念，而且部分地描述了治疗情景中所发生的事件。然而，这种观念太理智了，且如果仅从字面上理解，它似乎只关注咨询员的过程。它可以意味着只有咨询员知道当事人的感受是什么，这样也对当事人缺乏深层的尊重。

不幸的是，我们关于传达微妙情绪的经验是如此有限，而表达情感的符号又不足，以至于很难准确地传达给读者治疗师工作中的精细态度。我们已经知道，或者说让我们惊恐不安的是，即使是录音案例的手稿也可能给读者关于这种治疗关系完全错误的印象。通过不断地错误理解咨询员的反应，读者们有可能歪曲整个治疗关系的图景。这些读者第一次听到录音片断的一小截时，时常会说："哦，这与我理解的完全不一样。"

也许咨询员的宣告式态度和同理式态度的深层区别可以通过一个例子得到部分说明。这是一个当事人的陈述："我好像感觉到她总在观察并批评我做的一切。这让我内心激愤不已。我试着不让这种事情发生，但是你知道，当我感觉她的老鹰眼看着我的时候，我就立即心烦意乱。"

咨询员的一种反应可以是："你对她的批评感到愤恨。"也可以同理地给出这种反应，配合与这些话相应的声调："如果我正确地理解你的话，你对她的批评感觉相当愤恨，是不是？"如果使用这种态度和声调，当事人可能感觉到是帮助他进一步地表达。我们已经从受训的咨询员的摸索中知道，用同样的态度和声调说："你对她的批评感到愤恨。"而让人感到的是在宣称："是你惹的祸。"甚至同样的态度和声调可以表示："你侵犯了我！"如果读者们从不同角度重复咨询员的反应的话，就可以认识到，当同理地、理解地陈述时，当事人的可能的反应是："是的，我就是这样感觉的，而现在我对这种感觉的察觉更清晰了一点，因为你用稍微不同的词来描述。"但是如果咨询员的陈述是宣告性的，这种陈述就变成了咨询员做出的一种评价、一种判断，咨询员现在在告诉当事人他的情绪是什么。这个过程的中心是咨询员，而当事人的感受可能是："我在被诊断。"

为了避免后一种处理类型，我们倾向于放弃把咨询员的角色描述为澄清当事人的态度。

现阶段的当事人中心疗法的思想中，有另一种尝试是描述在最满意的治疗关系中发生了什么，描述基本假设是通过什么方式得以实践的。这种思想的观点是，咨询员的功能是尽可能地设想当事人的内在含义，像当事人一样观察世界，像当事人一样看自己，并在这么做的时候排除所有来自外在世界的概念，且和当事人进行同理的交流。

拉斯金在一篇未发表的文章（159）中对咨询员的这种功能进行过生动的描述：

　　有另一种水平的非指导咨询员的反应，这种反应对作者来说呈现了非指导的态度。在某种意义上，它是一种目标而不是咨询员的实践。但是，在有些人的经验中，这是一个很高但可达到的目标，它从根本上改变了咨询过程的本质。在这个水平上咨询员的参与变成了一种活跃当事人要表达的情绪的经验，咨询员尽最大努力深入与他沟通的人的内心，他试图和要表达的态度同生共存而不是仅仅观察它们；他试图抓住这些变化多端的态度的每一点细微变化，换言之，试图把自己完全纳入对方的态度中。在这种努力过程中，咨询员当然没有任何其他种类的活动或态度的余地，因为如果他试图和其他人的态度共存的话，他不可能诊断他人，他不可能想着让治疗过程走快些。他是另一个人，但也不是当事人，理解不是自发的，但是必须达到的，而这是通过最深层的、持续的、主动的对他人情绪的关注，排除了任何其他种类的关注达到的。

即使这样的描述仍然很容易被误解，因为当事人的体验与他的态度共存，不是根据咨询员方面的情感认同，这是一种同理性认同。通过沉浸到同理过程中，此时咨询员察觉到当事人的愤恨、希望和恐惧，而不是他自己作为咨询员体验到这些愤恨、希望和恐惧。

另一种对这个观点的表达是笔者做出的，如下：

随着时间流逝，我们开始日益重视对治疗关系中"当事人中心"的强调，因为咨询员越是更多地完全从当事人本身的角度去理解他，这种疗法越有效。当我回顾我们早期发表的一些案例时——我书中的赫伯特·布莱恩（Herbert Bryan）或史耐德（Snyder）的 M 先生——我意识到在这些案例中显然我们正在逐步地投下深藏的指导线索。我们现在已经认识到，如果我们能够在那时提供一种理解，就像当事人自己理解自己一样，他就可以完成其他的事情。咨询员必须放下他的诊断和诊断思维这些当务之急，必须抛弃他做专业评价的倾向，必须停止他做出精确判断的企图，必须抵御深藏的指导他人的诱惑，而且必须只集中于一个目标，这个目标就是对当事人目前意识层面所具有的态度提供深刻的理解和接纳，在此时，当事人正在一步步地探索那些被他的意识否认的危险领域。

这种描述阐明的是在这种关系中仅只有在咨询员能深刻地、真诚地采纳当事人的态度时才存在。当事人中心治疗，如果有效的话，就不可能是一种花招或工具。它是一种通过转让当事人自我指导来巧妙地指导当事人的方法。要达到治疗目的的话，必须要真诚地接纳。正是这种治疗关系中敏感的、真诚的"当事人中心"是我认为的非指导

疗法和其他疗法的区别的第三个特性。(170，pp. 420～421)

》》当今的研究证据

最近完成的一项研究似可证明前述假设（180）。1947—1948年间非指导咨询员在案例访谈中的技巧使用了史耐德在1940—1942年间分析案例所用的聚类（categories）分析（196），这提供了直接比较咨询员方法和标明任何可观察方向的机会。研究发现，早期当事人使用的很多方法包括了提问、解释、安慰、鼓励、建议。这些反应，虽然通常只占总体的一小部分，但是提示了在咨询员这方面对当事人理解和应对其困难能力的有限信任。咨询员仍然觉得他有必要不时地对当事人指导、解释、支持，并指出对咨询员来说什么是期望看到的行为。随着临床治疗经验的增加，所有这些反应都会锐减。在后期案例中，任何此类反应都可忽略不计。85%的咨询员的反应都是试图传达出对当事人态度和感受的理解。很明显，非指导咨询员在长期治疗经验积累的基础上，已经比6年前更多地依靠这种方法的基本假设；越来越多的非指导治疗师看到理解和接纳是有效的，并竭尽全力来深刻理解当事人的个人世界。

正如已完成的第二项研究提到的，治疗师的技术有了更广泛、更丰富的延伸。然而，在极大程度上，这意味着要寻找让治疗师和当事人的思索、感受、探索更加明晰的新方法。人们自然会期望，随着临床经验可靠性的增加，也会有更多的沟通方法出现，能让治疗师努力察觉当事人内心深处，并试图像当事人那样来看世界，甚至比后者察觉更深。随着更多地使用这些反应，很有可能目前对咨询员角色的描述会被抛弃，就像以前的描述一样。然而，迄今为止，这种情况好像还没有发生。

》》想当事人所想的困难

这种要到达当事人内心的努力，获得当事人自己知觉域（perceptual field）的中心，作为一个理解他的人和他一起看待事物，相当类似于某些格式塔现象。就像在主动集中注意时，人们可以突然从心理学教科书中的连体字中看出它表现的是向下的而不是向上的阶梯或能看出一幅图画实际上是两个人的脸而不是烛台。所以通过积极努力，咨询员可以让自己进入当事人的内心。但是正如视觉的例子一样，人物是不时变化的，所以有时候咨询员会觉得自己站在当事人的观点之外，而以一个外在察觉者的身份注视当事人。这种情况总发生在当事人长期停顿或沉默时，咨询员此时可能会得到一些线索，让他能够准确地同理，但多少有一点他是被迫地以一个观察者的角度来看当事人，而且只能在某些情感开始再次表达的时候主动地设想当事人的知觉域。

读者们可以以多种方式尝试这种角色，可以在公车上倾听对话或听朋友描述情感经历的时候练习一下如何设想他人的内心活动，某些体验甚至可以写下来。

为了试着给你们——读者们——一点关于我们所讨论的态度设置的稍微真实和生动的体验，建议你们把自己放在咨询员的角度上，并考虑一下下面的材料。材料来自对一个 30 岁男子的初始访谈的咨询员记录，读完材料后，坐下来想一想当你读材料时你脑海中的各种态度和想法。

当事人： 我感觉不太正常，而我想感觉正常一点……我想我有些事可以说说——但总是欲言又止。我试着想一下我想说的是什么。所以来这里希望能解决这个问题……我和你说，现在比我来之前更容易些了。我和你说，我无法做出决定，我不知道我想要什么。我试着有逻辑地把这事理清楚。——试着发现什么对我来说是重要的。我认为男人有两件事要做的：他要结婚并建立家庭。但如果他只是个学士的话，在谋生的话——那就不太好。我发觉我自己和我的思想回到了我是个孩子并且容易哭的那些日子。这个障碍跨不过去。我已经参军四年半了。我那时候没问题、没希望、没愿望。我唯一的想法就是和平到来时能退伍。我的问题，现在我退伍了，还是一样。我和你说，这些问题要回到很久以前我还没参军的时候……我爱孩子。当我在菲律宾的时候——我和你说，我年轻的时候曾经发誓我永远不会忘记我不快乐的童年——所以当我看到那些菲律宾的孩子时，我对他们非常好。我常常给他们冰淇淋和电影票。那时候——我想回到那时候——我内心的有些情感苏醒了，这些情感是被我长期埋葬的。（停顿，他似乎要流泪了。）

在读材料的时候，如下的想法会呈现在你（咨询员）的内心：

我不知道是否应该帮助他开始讲。

这种无能是不是依赖的一种表现？

为什么无法决定？可能的原因是什么？

关注婚姻和家庭意味着什么？

他是个学士，我还不知道这事。

他的哭泣，他的阻碍，听起来这里面有很多压抑。

> 他是退伍军人，他是个精神病人吗？
> 我会为任何在那地方待上四年半的人感到难过的。
> 某些时候他可能需要挖掘那些童年的不快经验。
> 他对孩子的兴趣是什么？认同？潜在的同性恋？

显然所有这些态度基本上都是同情的态度。它们没什么"错"，这是试图"理解"的态度，它们是一种了解（understand about）而不是设身处地的理解（understand with），然而，这种理解是站在当事人之外的。

通过比较，如果你比较成功地设想当事人的内心世界的话，你脑海中的想法会倾向于这种顺序：

> 你在尽力让自己正常些，是吗？
> 对你来说开始行动的确很困难。
> 对你来说，做出决定是不可能的。
> 你想结婚，但对你来说好像可能性不大。
> 你感觉自己充满孩子般的感情。
> 对你来说，军队意味着呆滞。
> 对孩子们好对你来说有意义。
> 但是这以前是——现在也是——对你来说一种烦恼的经验。

正如以前指出的，如果这些想法是以决定的、宣告的口吻说出，它们就变成了来自占优势的咨询员的评价。但是实质上这些想法是试图理解的，其形式是假设的，它们要表达出我们称为"吸纳当事人的内心"的态度。

》》咨询员角色的理性

很多人可能生出疑问，为什么要吸收这种特殊的关系？以什么方式它实践了我们开始提出的假设？这种方法的理性何在？

为了在思考这些问题时有个清晰的基础，让我们首先使用正式的术语，然后解释当咨询员以这种方法工作时他的目的。用心理学的术语来说，咨询员的目标是尽可能敏锐和准确地察觉当事人体验到的知觉域，完完全全像当事人一样与知觉域沟通，尽可能完整地察觉他人的内心，向当事人表明他通过当事人的眼睛看到的范围。

假如我们用咨询员的观点来描述的话，咨询员会说："为了支持你，我把自己——日常交流时的自我——放在一边，我竭尽全力进入你感觉到的世界。我会变成——在某种意义上——你的另外一个自我——你自己的态度和情感的一个密友——有一个安全的机会让你更加看清楚自己，更真实深刻地体验你自己，更明智地进行选择。"

》 作为假设实践者的咨询员

这种方法用何种方式来实践我们工作的核心假设呢？我们非常容易被误导以致认为我们现在的方法是从理论中来的。实际情况是，正如在大多数相似问题中遇到的一样，人们开始是凭着临床直觉发现某些特定的态度是有效的，而其他无效。人们会试图把这些经验和基本理论联系起来，接着这些经验就变得明晰了，并指示出更深入拓展的方向。这就是我们现在理论框架的由来，而当我们解决在本章末提出的那些困惑后，这种框架毫无疑问会改变。

就目前而言，对我来说，作为咨询员，聚精会神、全力以赴地理解和察觉当事人所知所觉，是对我所坚信的当事人的价值和重要性的显著的实际性的证明。显然我认为最有价值的是，正如我的态度和行为所体现的，当事人本身存在这样的事实。我信赖这种深度理解的效果，也许至关重要的实践证据是我对个体建设性改变和发展更充实更满意的生活的潜在的信心。当一个严重困扰的当事人为全然不能做选择屈服，或者一个当事人在和自己自杀的念头做痛苦斗争时，我深深理解到那种绝望却不越俎代庖感情的存在，是最有意义地表达对人类机体不断发展倾向的基本信任。

那么我们可以说，对很多进行当事人中心疗法的治疗师而言，真诚地和当事人同行，进入当事人的内心世界，是对核心假设（尊重和信赖人的能力）最完整的实践。

》 当事人对咨询员的体验

问题仍然存在，在咨询员头脑中重现当事人知觉域的心理学目的何在？这里的资料可以帮助我们看到当事人的这些体验是怎样的。很多当事人治疗后写下或说出的陈述使我们意识到，咨询员的行为是被当事人以不同的方式体验的，但仍然有些比较明显的固定倾向。

第一个摘录是来自于一个最近完成了 5 次访谈的专业、老练的当事人，她知道和咨询员工作需要另一种专业能力：

> 开始时，我们像合作者一样讨论这些访谈影响我们关系的可能性。我非常确信这些访谈不会影响我们的关系。我们是完全不同的人，这双重关系不会互相影响。因为我们潜意识中，由于治疗的本

质，接受在我们的两种关系中对方和我们自己是不同的人。作为工作同事我们是两个个体，一起为很多日常问题工作。在咨询中，我发现我们更多时候是小我（me），一起为我的事情工作。也许这句话说明了我感受到的咨询关系的可观范围。

我几乎没有意识到在访谈时是谁和我坐在办公室里。我是那个有问题的人，我的思想是重要的；而我的治疗师是我的一部分，他正在着力解决我的问题，就像我自己会做的一样。

我对访谈最深刻的印象是很难用言语表述的。如果要我说的话，我会说我几乎感觉到自己生活在世界之外。有些时候我都不知道自己在说什么。如果一个人长期对自己讲话就会体验到这种感受是什么——就变得完全卷入了语言之中以致不能知道自己在说什么，也不知道说出的话对自己意味着什么。咨询员的角色就是把我带回我自己，通过和我说的一切共存而帮助我，我从来没有意识到他在反映或者复述我说过的事情。但只是感到他就在我的思想中和我在一起，因为他会对我说我曾经说过的话，但他会把这些话为我理清楚，把我带回地面上。帮我看清楚我说过什么，及其意义如何。

有几次，他通过类推，让我看清楚我所说的话的意义。有时候他会这么说"我想你的意思是不是……"或者"……这是不是你要表达的意思?"这时我就有一种澄清自己所说过的话的欲望，不完全是向他澄清，而是越过他，向自己澄清。

在头两次的访谈中他会打破暂停的时刻。我知道他之所以这么做是因为在咨询开始前我提到过暂停会让我自我反思。然而，我记得那时候我希望他让我自己想下去而不是打断我。我记忆最清晰的一次访谈是有一次有很多的暂停时刻，那时候我工作很辛苦。我开始对我的情况有些领悟，通过咨询员的态度我感觉到他正在陪伴着我。他没有感到烦躁，他没有拿出香烟，他只是坐着，我相信他正看着我，而我看着地板，心潮起伏。那是一种完全合作的态度，给我一种感觉，他正跟随着我的思潮。现在我明白了暂停的伟大价值，如果咨询员的态度是合作的态度，没有任何人会在那里等着时间流逝。

我以前看见过非指导技术的应用——不是对我用——在那时技术是重要的因素，而我对结果感到不满。当我自己作为当事人体验时，我确信，咨询员完全的接纳，表达帮助当事人的愿望，通过对当事人所说所做保持完全合作表达出的全心全意地为当事人付出温暖的精神，是这种治疗的基础。

请注意关系的重要主题是："我发现我们更多时候是小我（me），一起为我的事情工作。"两个人的自我不知何故变成了一个，而又同时保持两个的状态——"我们是小我"。这个观点重复了几次："我的治疗师是我的一部分，他正在着力解决我的问题，就像我自己会做的一样。""咨询员的角色就是把我带回我自己。""这时我就有一种澄清自己所说过的话的欲望，不完全是向他澄清，而是越过他，向自己澄清。"给人印象深刻的是当事人处于一种"对自己说话"的状态中，而这与他通过另一个人对自己说话是非常不同的。

另一个例子来自于一个深感困扰的年轻妇女的报告。来寻求帮助前她对当事人中心疗法所知甚少，这个报告是她在咨询结束后6周时自愿写成的：

> 在早期的访谈中，我不停这样说："我变得不像我自己了。""我以前从来不会这样。"我的意思是这个退缩的、凌乱的、冷漠的人不是我自己。我想说的是我这个我和以前的生机勃勃、志得意满的我完全不一样。这对我来说是真实的。接着我意识到我就是这个人，现在是严重的退缩等等，就和我以前一样。这种情况再没有发生直到我在访谈环境中谈到我的自我抛弃、羞耻、绝望和疑惑。咨询员并没有感到震惊或吃惊。我告诉了他所有有关我的一切，与我这个大学毕业生、教师、名人形象不符合的东西。他以完全接受的态度和温暖适中的关注回应我。这有一个健全的、聪明的人全心全意地接受我感到羞耻的行为。我记得自己感到全身轻松。我没有必要隐藏并和这个可耻的我斗争了。

> 回想起来，我说感到的"温暖适中的关注"就是我克服困难需要的东西。我一直斗争的东西之一就是我和别人关系的特性。我一直被依赖性绊住手脚，且一直和它斗争。我妈妈，知道有些事出了问题来看我。她的爱这么有力量，我感到把我封死了。她的伤害是如此真实以至于我不能提及。但是我不能和她谈话。即便我不在她身边的时候，她说当她提到我和家庭的关系时，"你可以想依赖就依赖，想独立就独立"。我仍然抵抗她。咨询员的不带偏见的关注让我能够说出我的感觉。访谈情景中的澄清为我呈现了一种靠自己（ding an sich）的态度，我可以实行、操作。在组织我的态度的过程中，我也开始组织自己。

> 我记得坐在房间中，考虑不适当行为中婴儿的愿望和依赖的成

分，我强烈地抵抗那种观念——在我的行为中有任何依赖的成分。我想我反应的方式，在我准备做前就像有个治疗师在治疗中会帮助我一样。我不断地考虑，并开始看到，虽然我不断地告诉自己我希望独立，可是仍然有大量的证据说明我也希望得到保护并依赖别人。我感到，这种情况真可耻。我不能接受自己的优柔寡断，直到我满怀内疚地把这个问题带到访谈情景中，接受它，接着又对自己说一遍，焦虑少了些。在这种情景中，咨询员满怀完全接受的态度让我客观地看待自己的态度。在这种情况下，在我去咨询前就有了理性产生的领悟。然而，领悟还没有内化，直到这些态度没有羞耻和内疚地反射回到我这里，变成一种我能观察并接受的东西。在咨询员反应后的复述和进一步的对情感的探索后出现的，是对我自己的接受和领悟力的内化。

我们该如何来理解被当事人体验到的咨询员功能？也许这么说更准确，当另一个自我——咨询员——以接受的、不带情绪的态度看待这些态度时，她不能表达和不能接受为自身一部分的态度变得可以接受了。只有当另外一个自我不带着羞耻和情绪看待她的行为时，她才能同样如此。接着这些态度对她来说就变得客观了，而她能控制和组织它们。当另一个自我能接受这些领悟，并能陈述这些领悟，她在房间里获得的领悟变成真正的领悟，如此，她能陈述这些领悟而很少感到焦虑。这里我们有的是与对当事人角色的体验不同的，但根本上是类似的体验。

自然，更加成熟的、明白事理的当事人对他们受帮助的经验的描述更加复杂，但那些天真简单、不太成熟的当事人仍然呈现出同样的要素。一个没受过什么教育的退伍军人如此描述他的咨询经验：

> 让我惊奇的是，咨询员 L 先生让我说，说得口干舌燥。我以为他会就我问题的很多方面对我提问。他这么做了，但不像我想象的那么多。在和 L 先生商讨的过程中，我边说边倾听我自己。而在这么做的过程中，我解决了自己的问题。

这里又一次表现出假设的咨询员的态度和回应让当事人更容易"倾听我自己"。

》 治疗师角色的理论

带着头脑中的这些材料，对咨询员角色效能的心理学解释可以用这些术语来描述：心理治疗主要处理的是自我的组织和功能。有很多体验是自我不能面对、不能明确地察觉的，因为面对或承认它们会对自我现存的组织造成威胁和不一致。在当事人中心疗法中，当事人以一种操作和技术的感觉在咨询员那里发现了另一个真诚的自我——一个临时（尽可能地）剥夺它自己的自我感的自我，除了尽力理解的能力没有被剥夺。在治疗经验中，看到自己的态度、困惑、矛盾、感情、知觉被另一个人精确地表达，但是剥离了它们附带的情绪，为接纳已经感知到的自我的所有部分铺平了道路，自我的重组以及更高的自我整合功能就此得到进一步的扩展。

让我们从另一个角度来复述这个观点。在和治疗师温情的关系中，当当事人发觉他表露的任何态度就像他自己一样得到了理解，并得到接受，他开始体验到一种安全感，接着他就会探索——例如，一种他感到的模糊的内疚感。在这种安全关系中，他第一次察觉到其行为中隐含的敌意和某些目的，并能理解为什么他会感觉到内疚，和为什么要否认这种行为的意义。但是这种明晰的领悟本身是有破坏性、令人焦虑的，不是治疗性的。显然当事人为自己的不一致而困扰，他觉得他不是他所想象的那样。但是当他说出自己的领悟以及附带的焦虑，他发现治疗师这个接纳性的另一个自我——治疗师只是在一部分上是另外一个人——也察觉到了这些体验，但是以另一种新的态度对待的。治疗师感觉到当事人的自我，是在当事人知道自己的自我，并接受这个自我后；他察觉到被否认的矛盾部分并把它们作为当事人的一部分接受，而这些接受同样是温暖和尊重的。如此，当事人在别人那里体验到对自己的接纳，就能对自己采取同样的态度。他发觉他自己也能接纳自己，虽然发觉自己是有敌意的。他能体验到自己是一个有敌意的人，就像能体验到其他情绪一样，并用这种不带内疚的方式体验自己。他能这么做（如果我们的理论是正确的），因为另一个人能接纳他的内心，能感知他，并且带着接纳和尊重来感知他。

》 副产品

作为附加说明，要提到上述治疗师态度和功能的概念倾向于大幅度减少其他流派的治疗师体验的这个问题，也就是怎么减少治疗师自身的不良适应、情感偏斜和盲点对治疗过程的影响。毫无疑问，任何治疗师，即便他已经在治疗关系中解决了很多自身的困难，仍然会有烦扰的冲突，投射的倾向，或对某些事情不现实的观念。如何避免这些歪曲的态度阻碍治疗或伤害当事人是治疗中的重要课题。

在当事人中心疗法中，这个问题已经由于治疗师功能的本质得到可观的缩减。扭曲的或不现实的态度最可能出现的情况是有评价的地方。对当事人或其表现的评价不存在时，咨询员的褊狭就几乎不可能表现出来，或者真的就不存在。任何治疗中只要治疗师问自己"我怎么看这，我怎么理解这些材料"，就会有很多机会让治疗师的个人需要和冲突来歪曲这些评价。但是如果咨询员的问题是"当事人怎么看这"，并不断通过试探性回馈陈述来检查自己对当事人观念的理解，那么基于咨询员冲突的歪曲就无隙可乘，即便出现也容易由咨询员来修正它们。

这个原则可以用不同的方式表述。如果治疗关系中治疗师作为一个解释者，一个对材料进行评价的人，那么他的歪曲就会影响他；如果治疗关系中治疗师尽力让自己退出，就像一个无关的人，而他尽力要做的就是完全理解他人以至于几乎变成了当事人的另一个自我，个人的歪曲和错误就几乎不可能发生。

虽然这里的观念是用大白话来表述的，但它却是产生于临床培训的经验。有些人心理失调得很厉害，以致他们不能从别人的观点感知别人的体验。当事人会感觉这样的咨询员是不够格的，会放弃咨询；而这样的咨询员会离开这个行业。对大多数受训的咨询员来说，有效地感知别人的内心是激励他们继续向前的动力。他们的个人问题，在一开始可能会让他们准确地理解、反应、接受他人的态度出现困难，但是后来慢慢会占据越来越少的比重。当治疗师把自己的角色看做评价者时，甚至会出现治疗师和当事人的情感纠缠，但这在我们的经验中几乎没有。

》 理解别人观念的困难

迄今为止对治疗师功能的解释，都没有论及特殊的和特别困难的情况。我们的经验是：有很多临床情况即便对有经验的咨询员来说也是相当困难的，他们很难达到当事人的内心。一个当事人的片断可以说明我们遇到的某些问题：

这个片断来源于对一个精神科病房年轻男子的第三次访谈。材料进行了录音，由当事人提供。如果人们把自己放在咨询员的角色上，可能会发现感知这位当事人的困难在何处。

> 很多想法、很多情绪都在我的脑袋里。我只是把它们——我只是——我不知道——我感觉它们在我脑子里，它们塞满了我的脑子。（短暂停顿）我只是开始认真考虑在我头脑中、在我思想中，在我心里的那些事情。不过我——不过我——我不知道——在发生什么，发生了不同，在里面发生，那就是塞满我脑子的东西——很快就把我塞满了。只不过我，我真不知道我是否能回到我的病房，真正地生活，

真的成为什么人。我只是——从我头里射出去了。我怀疑我是不是有可能回去，并且真的成为什么人。（短暂的停顿）我老是怀疑，老在考虑，是否我会——就那么回到某些事情上，做些事，成为什么人。（短暂的停顿）那可能会让我保持不同，一个不同的人，一个不同的人回到那里。这里，在这办公室里我有些一般的感觉、想法、念头，一些事情，有一些真实的情感在里面，真心、真思想。昨天我来这里我不过是活着，而——今天我也会。我很确定。我可以是——我可以把它送走，接着我——太多了。[来自厄尔·齐恩（Earl Zinn）录音的分析性访谈，经准许使用]

这里咨询员面临的问题是当事人的很多表达是混乱的，并且以个人的符号表达出来，以致很难进入并体验他的知觉域。对于此材料，一个成功的当事人中心疗法的治疗师会实施的同理性[①]回应会是这样的：

> 好像是情感和思维阻碍了你。
> 我的理解是，内在的思想塞满了你。
> 的确是个问题，让人为难，关于你是否有可能成为什么人。
> 我能理解思维突然离开了你，就像它突然来到一样。
> 你怀疑又怀疑，是否你能成为一个人，回到病房。
> 你感觉到你的反应是真实的，敏锐的。
> 好像对你来说，这里在做治疗时，你是真正活着的。
> 思维的力量太大了——超过你能面对的程度。

如果咨询员维持这种当事人中心的态度，如果他能偶尔把他的理解传达给当事人，那么他就在做他能做的事情，给当事人被深深尊重的感受。此时一个判断异常的人的混乱的、试探的、几乎没有一致性的思想，通过被认为是值得理解的方式真正地被尊重。

另一方面，治疗师会感到他脑海里的念头是评价性的，他在通过自己的内心来评价这个材料，或者自我关注，此时他的注意从当事人那里转移到自己身上。这些想法的表现可能如下：

> 这里的思维是混乱的，表述是不清楚的。
> 这好像有非现实感。
> 这是个精神分裂症吗？

---

① 同理：心理治疗术语，多指设身处地地体验对方的思维、情感、经历等。

我正确理解了他的意思吗？

我是否应该鼓励他成为自我的愿望？

这是一个典型的例子，意识中的自我试图重新获得对组织的控制感。

他想到生活和成为人就感到惊恐。

我对这怎么回应？

任何咨询员都会不时有如上想法，无论他的当事人中心的观念是如何扎实。而事实是，无论主题是评价性的还是自我关注的，对另一个人来说，所体验到的尊重感都是微乎其微的，这是与前述的完全同理的理解比较起来而言。当咨询员关注的是自己，他所做的事情，必然出现对当事人尊重的减少。当他在用评价性的术语思考时，无论评价在客观上是准确的还是不准确的，他在头脑中都在某种程度上是个评价者，在把当事人看做物，而不是人，多少有些不把他作为人来尊重。另一方面，和这个人一起深入到他混乱斗争的自我中，是我们所知的对我们的基本假设最好的实践方法，个体呈现的是值得深刻尊重的过程，他目前的状态和他的潜能都是值得尊重的。

》 某些深层问题

已描述过的对治疗角色的假设提出了一些基本的问题。我们认为下面这个来自治疗访谈的案例显现出了部分问题。吉儿小姐，一位年轻的女士，做了多次治疗访谈，她对自己感到非常无望，花了将近一个小时讨论她感到的个人价值感的缺乏。有时候她用手指无目的地乱画。她刚表达了她希望离开所有人——和人们没有任何关系的想法，漫长的停顿后有如下对话：

当事人：我从来没对任何人说过这事——但我想这么做已经很久了——这事说起来挺可怕，但如果我能——啊（短暂的苦笑，停顿），如果我能发觉自己生活中有什么值得荣耀的事情我会快乐的，我不能成为我想成为的那种人。我想也许我没有勇气——或者力量——杀死我自己——如果其他人能让我不负责任——或者我遇到了意外——我——我——我不想活了。

咨询员：现在你看到的事情都是黑暗一片，这么黑以至于你不能看到生活的很多方面……

当事人：是的——我希望我从来没有开始这个治疗。我原来在我的梦想世界中生活得很快乐。在那里我可以成为我想成为的人——但是现在——有那么宽、宽的沟——在我的理想——和我的现实间。我希望人们恨我。我试着让他们恨我。因为这样我就可以离开他们，并且能够谴责他们——但是不——全在我手中——这就是我的生活——而我既不接受对我根本没价值的事实，也不和那些让我冲突的东西斗争。我设想如果我接受对我没有价值的事实，我就可以到其他地方去——到其他地方买间小房——到其他地方作技术工作——退回我安全的梦幻世界中，在那里我可以做事情，有聪明的朋友，成为一个漂亮、杰出的人……

咨询员：这真是困难的挣扎——深入看清你自己的本来面目——有时候你的梦想世界提供的安慰看起来更吸引人、更舒服。

当事人：我的梦想世界或者自杀。

咨询员：你的梦想世界或者比梦持久的东西……

当事人：是的。（长时间的停顿，然后完全改变了声音）所以我看不出为什么我要浪费你的时间——每周来两次——我不值得——你觉得怎么样？

咨询员：这由你决定，吉儿。这不是浪费我的时间，见到你我会很高兴的。不管什么时候你来——如果你不想每周来两次，或者你的确想每周来两次，每周一次——这都由你决定。（长时间停顿）

当事人：你不是建议我来得更勤吧？你不会感到惊慌吧，如果想到我会——每天来——直到我摆脱？

咨询员：我相信你有能力做出自己的决定。无论你什么时候想来我都会见你的。

当事人：（声音中明显的敬畏感）我认为你还没有警觉到——我明白——我害怕自己——但是你不为我感到害怕。（她站起来，脸上表情怪异。）

咨询员：你说你对自己感到害怕，并且不明白为什么我不为你感到害怕？

当事人：（又一次短暂地笑）你对我比对我自己更有信心。（她扫干净自己乱写乱画的东西，准备走出房间。）我下周会来见你——（那种短笑）也许。（她的样子看上去紧张、抑郁、愁眉苦脸、垂头丧气，她慢慢走开。）

这个片断提出了问题，治疗师可以维持他的核心假设走多远？当生命危如累卵，这是非常真实的，而指导行动的最佳假设是什么？他的假设是否还需要保持对人的能力的高度尊重？或者他应该改变自己的假设？如果是这样的，可以替代的假设是什么？一个假设是"我可能成功地为别人的生命负责"，而另一个假设是"我可以临时性地为别人的生命负责，而不破坏自我决定的能力"，还有一个假设是"个体无法为自己的生命负责，我也不能为他负责，但有可能找到什么人来为他负责"。

在采用的片断中，来自咨询员外部的回应——"见到你我会很高兴的"，"我相信你有能力做出自己的决定"——是有效的，或者来自当事人内部的呼应是有效的？或者这是否是深沉的尊重，无论观点来自于外还是内，哪一个是重要的因素？

咨询员是否有权利，在专业上或道德上，容许当事人以精神病发作或自杀作为解决之道，而不积极努力预防这种选择？这是否是我们一般的社会责任，我们不能容忍这种思想或行为发生在另一个人身上？

这些都是深层的问题，它们冲击着心理治疗的核心。这不是一个能不能为别人做决定的问题，不同治疗流派对此有不同假设。一个人能做的所有事情就是描述他自己的经验和这种经验产生的结果。

》 咨询员的基本冲突

我的经验是，只有当咨询员通过一种方法或另一种方法，把指导他行动的假设放定在自己心里，他才可能给个体提供最大的帮助。我还有个经验是，咨询员依赖当事人的能力和潜能越多，他会越深地挖掘出这些潜能。

显然，从我们的临床经验和研究中，当咨询员能感知并接受当事人的本来面目时，当他放弃了对当事人的所有评价和进入当事人的内心时，他才能让当事人能自由地探索他的生活和体验的新的方面，让他能自由地感知经验中的新意义和新目标。但是如果治疗师考虑到结果，他还愿意给咨询员完全的自由吗？他是否真的希望当事人组织和指导自己的生活？他愿意让当事人选择那些社会化或反社会的、道德或不道德的目标吗？如果不，无疑治疗对当事人会变成深刻的体验。即便更加困难，他愿意当事人选择倒退而不是成长或成熟，选择神经症而不是心理健康，选择拒绝帮助而不是接受，选择死亡而不是生命吗？对我来说，事实表明只有咨询员完全愿意接受**任何**结果、**任何**方向的选择，他才能认识到个体建设性行动的潜力和能力的重大力量。这就是，当他愿意把死亡作为选择项时，生命就被选中了；当神经症作为选择项时，健康正常就被选中了。他越是完整地遵照核心假设行事，越会发觉更多证据表明这假设是正确的。

可为我们这个既不是临床的也不是理论的讨论提供证据的是格林（Green，72）的评论：当事人中心疗法只是一种精细的方法，应让当事人越过文化价值认可的暗示。他的假设在早期当事人中心疗法的案例中可得到支持，但是在现今咨询员处理的案例中完全得不到支持。在当事人中心疗法发展后，越来越清楚的是他不可能继续使用这种勉强的解释。

》》 未解决的问题

前面的段落阐述了笔者的正面经验（或正如看起来有些极端的经验）。让我们来简要考虑、陈述一下咨询员态度及其态度对当事人的影响。

很多人的经验是——当事人和咨询员都有如此的经验——如果咨询员能够真诚地理解、接受当事人中心疗法中咨询员的本质功能的话，当事人会有明显的放松感，就像一个当事人在和另一个当事人相处一样。这是一个值得注意的、可描述的现象。至于这种描述是否准确则是另一回事。不同的当事人使用不同的描述语言，只有时间和研究能提示哪一种描述最接近现象本身。

咨询员的态度中最重要的成分是不是他全心全意地希望当事人能表达所有的态度？容纳是不是最显著的因素？在咨询中这不是一个完全充足的解释，而在游戏治疗中这种解释是有些基础的。治疗师有些时候不能成功地达到孩子的内心，因为象征符号是如此复杂和独特，以至于治疗师无法理解。然而治疗仍然在推进，很大程度上，这好像是归功于容纳，因为接受是很难达到的，除非咨询员首先能理解。

写下上述文字后，有一种新的解释向作者提出。也许孩子感知到治疗师是和他一样地看待环境。孩子比成人更容易认为周围所有人和他的知觉域都是相同的。所以当周围的气氛是接受和容纳的，这会被孩子体验为理解和接受，所以他当然认为治疗师和他的所知所觉是一样的。如果这种描述是真实准确的，那么游戏治疗的情景在本质上和本章所描述的治疗关系就没有什么不同。

另一种说法强调这样的事实，治疗关系的本质是当事人在接纳的氛围中获得一种新的欲望满足方式。故迈斯特和米勒（Meister & Miller）如此描述这种经验:"咨询员试图为当事人提供一种新的体验,这种体验中断了当事人与众不同的反应模式循环,因为咨询员没有像其他社会成员一样采取抛弃的手段来强化当事人的反应模式。当事人报告他的行为,他真实的行为,及他要行动的愿望——所有都被'接受'了。从而在咨询关系中当事人获得了新的反应模式,欲望满足的不同模式。"(131,pp. 61~62)

还有一种说法强调了咨询员的自信水平或期望水平和个体的关系。这种观点提出问题:当事人回应的不是咨询员的对人自我指导能力的充足信心吗?就像在前文提到的吉儿小姐的案例中,咨询员说:"我相信你有能力自己做出决定。"这句话可以被看做一种说出咨询员效能感的机会,对整个关系至关重要。从此看来,当事人回应的是咨询员的"你可以自我指导"的期待。

还有一种说法是雪佛(Shaffer)提出的,心理治疗被他看做是"一种学习过程,在其中,个体获得了一种能力,能够以适当的方式对自己说话,从而能控制自我导向"(181)。根据这种观点,咨询员的态度仅仅是提供一种理想的气氛,让当事人学会"能够以适当的方式对自己说话"。

还有一种描述是认为这种关系提供了让当事人做出负责选择的机会,制造一种假定他能为自己做决定的气氛。所以在访谈中当事人要做很多决定——说什么、相信什么、保留什么、做什么、想什么、给他的体验赋予什么样的价值。交流变成了一个提供不断练习做出更成熟和更负责选择的场所。

正如我们看到的,这些不同的说法间并没有尖锐矛盾。它们的强调点不同,但是也许所有这些观点(包括本章提出的)都是不完整的,试图对我们研究甚少的经验做出描述。

》 治疗关系的客观定义

令人痛苦的是本章提出的材料都是基于临床经验和判断,而不是科学或客观的证据。对微妙的治疗关系的复杂问题几乎没有什么研究。开始这项工作的是米勒(132),对8次访谈进行了小规模研究——2个精神分析的,1个"非—非指导治疗"的,5个非指导治疗的。用手写记录作为分析基础,判断者想客观描述咨询员的回应是怎么被当事人体验的(而不受到当事人意愿的影响)。判断者要决定是否咨询员的回应被体验成:(1)接纳性的,定义为尊重的或对当事人来说是有效的,(2)支持性的,(3)否定的,(4)中性的。通过变量分析显示,判断者之间的差异不是很大,部分原因与非指导访谈有关。实际上，这种分类更适合非指导访谈而不是其他。基本发现是大部分非指导访谈的特点都被当事人体验为接纳性的，而不是中性的或支持性的。同样发现，在一个被认为是不成功的访谈中，很多回应都被当事人体验为否认的或抛弃的，因为在访谈中有其他流派的因素。实际上，换句话说，具有非指导形式的回应不会防止被人们体验为否认的或抛弃的。这个研究是首次从当事人角度进行对治疗关系的测量的尝试。

另一项刚完成的研究不仅仅它自身很有意义，而且开创了客观研究当事人—咨询员关系深层部分的先河。这是菲德勒（Fieldler，57，58）进行的一系列合作研究，以下将进行简短描述。

菲德勒开始的假设是大多数治疗师都有的假设，治疗关系是促进治疗的重要因素。相应地，所有的治疗师都竭力创造他们认为理想的治疗关系。如果实际上有几种不同的治疗关系，每种都来自于不同的治疗学派，那么不同学派治疗师创造的不同理想治疗关系相应地就应该很少有相似性。然而，如果只有一种治疗关系是治疗性的，那有经验的治疗师创造的理想治疗关系就应该有一致性。在此情况下，人们会希望有经验的治疗师之间有一致性，不管他们的理论流派如何，而不期望同一治疗流派内新手和有经验的治疗师的一致性，因为更多的经验会让人对关系的基础有更敏锐的认识。

为了检验这个有些复杂的假设，菲德勒一开始对 8 个治疗师进行了研究，接着对 10 个人进行了更细致的研究。在这个主要研究中有 3 个治疗师是进行精神分析的、3 个使用当事人中心疗法的、1 个阿德勒学派的，还有 3 个外行。这些人的任务是描述理想的治疗关系。他们使用斯蒂芬森（Stephenson）修订过的 Q 技术（201，202）。

不仅仅看文献，也见第四章，其中另一个研究也使用了相同的技术。

从文献和治疗师那里得到 75 条陈述，每条陈述都描述了治疗关系的一个方面（比如，其中的 3 条陈述是"治疗师同情病人"，"治疗师尽力把自己卖出去"，"治疗师对待病人有很大不同"）。10 个评定者的每个人把这 75 条陈述从最有理想治疗关系特点到最没有特点，归到 7 个类别中。由于每条陈述都被分配了从 1 到 7 的一个分值，任何评定者的分类都可以和他人的分类进行关联。

结果很有意思，所有的相关都是正性的，从 0.43 到 0.84，提示所有治疗师包括非治疗师都倾向于用相似的话描述理想治疗关系。对相关性进行因子分析后，只发现了一个因子，提示基本上只有一种治疗关系是所有治疗者共同努力的。不同流派公认的优秀的治疗关系的相关性很高，高于相同流派的专家和非专家间的相关性。即便外行对理想治疗关系的描述也和专家的描述相关性很高，这提示最佳的治疗关系一般来说与良好人际关系有关。

理想关系的特征性是什么样的？把所有评定汇聚后，发现在两大分类中排在前列的是如下的一些评定：

最具特征性的：

> 治疗师能完全投入到和病人的交流中。

很有特征性的：

> 治疗师的意见总是和病人要传达的保持一致。
> 在一般问题上治疗师把病人看做一个合作者。
> 治疗师认为病人和自己是平等的。
> 治疗师善于理解病人的情感。
> 治疗师真的试图理解病人的情感。
> 治疗师总是能跟上病人的思维。
> 治疗师的声调传达出完全能分享病人情感的能力。

从本章的观点出发，这些显然可以确定治疗师方面同理和完全理解的重要性。有些条目也提示了治疗师对当事人的尊重。不幸的是，该研究没有提及在多大程度上可以信赖当事人的能力，因为几乎没有相关条目。从有限的条目来看，可以说这组异质的治疗师的这种信赖程度是中等的。

量表的负性一端描述了敌意的、被病人厌恶的治疗师，或高高在上的治疗师。最极端的负性陈述是这一条："治疗师显示出对病人期望交流的情感的不理解。"

在此研究的第二个主要部分，菲德勒尽力测量了不同治疗师实际上达到的这种关系如何，实际情况和理想情况差距有多远。在这个部分中，4个评定者听了 10 个录音访谈，并把每个访谈根据 75 条描述进行分类。10个访谈中，4 个是精神分析取向的，4 个是当事人中心疗法取向的，2 个阿德勒疗法的。在每一组中，一半访谈都由有经验的治疗师指导，一半是由非专业者指导。

结果有不同的相关性，如下：

1. 专家创造的关系比非专家更接近理想。

2. 不同流派专家间的相似性等同于或超过同一流派的专家和非专家的相似性。

3. 区分专家和非专家的最重要的因素与治疗师理解、沟通、维持和当事人联盟的能力有关。有些线索提示专家更能保持适当的情感距离，可以描述为关注但是情感不卷入。

4. 学派间最明显的不同与治疗师如何对待当事人有关。阿德勒学派和某些精神分析学派的治疗师把自己放到一个更加辅导性、权威的位置，当事人中心疗法的治疗师则截然相反。

因为这些研究小组人数太少，这两项研究的主要意义不是结果，而是开始对这个复杂深刻的领域进行研究。当方法学更加完善后，更有可能发现对治疗关系的那些复杂问题的客观答案。

从本章的观点来看，研究结果同样显示对以前强调因素的部分肯定。菲德勒的工作支持了完整、敏锐地理解咨询员态度和情感的重要性。而关于依赖当事人能力的重要性此研究未涉及，但显然现在彻底地研究这个问题已经没有障碍了。迄今方法学上的改善让这种研究成为可能，正是方法上的开创性使菲德勒的研究显得重要。现在关于治疗师的态度和他与咨询员的关系能重新以客观的、核实的、基于临床的假设得以科学的检验。

基本假设的确定证据

要总结本章，我们最好回到基本前提，并检查它和治疗的联系以及和我们一般经验的联系。基本假设是关于个体能力的，个体有自我发动的能力，能建设性地处理生活中的问题。这个假设还没有被来自治疗领域的研究证据完全证真或证伪。关于临床经验，有些临床工作者宣称他们的经验支持这样的假设；有些对此抱怀疑态度的人宣称，在他们的经验中任何如此对当事人能力的信赖的有效性都是很可疑的。

在此种从科学观点来看令人不满的情况下，我们值得花费些时间来看看在治疗领域之外的其他分散的证据，这些证据与我们的假设有关。当然其他领域有不少的客观证据也有些经验证据。

在一项由李普皮特和其他人领导的对独裁小组、民主小组、松散小组的研究中发现，在民主小组中，领导者的角色是关注和容纳的，小组自己承担起责任，在生产的质量、士气、敌意的缺乏几个方面，民主小组的得分都超过其他小组。在松散小组中，没有稳定的结构，没有领导者的关注；在独裁小组中，行为是被领导者的愿望控制的。这两组的结果都不怎么样（118）。虽然这项研究的人数数量很小，而且民主小组的领导者是真实的，而在其他小组中不过是进行角色扮演，但仍然值得思考。

很多年前，赫伯特·威廉斯（Herbert Williams, 223）做过一项研究，把一组品行最恶劣的青少年违法者聚到一间大教室里，正如所预料的，这些孩子的智商（平均 82）和学习成绩都很低下。教室里没有其他设备，只是在一张桌子边有很多人读书，桌子上还有很多不同年龄阶段使用的课本。只有两条规则：一个男孩必须不断做事情，其他男孩不允许骚扰他或打扰其他人。这是一个提供了真诚的、有宽泛的现实限制的容纳情景，责任明显是交给了个体。只有在自我发动后才给予鼓励或建议。如果一个男孩做一些艺术活动，他就会得到支持，被安排到一个特殊的艺术班；或者如果他对数学或机械感兴趣，他就会被安排到这些主题班级。整个小组在一起 4 个月的时间，虽然有些人并没有全程待在小组中，但在这 4 个月中，教育成绩的测量表明，这些孩子的阅读能力年龄提高了 11.2 月，数学能力年龄提高了 14.5 月，其他科目的内容也相似。总教育年龄提高了 12.2 月，如果把中途退出、参加时间过短的 3 个人不算在内的话，教育年龄平均提高了 15.5 月，超过预期 4 倍。这是在一个阅读和其他教育能力缺陷的小组取得的结果。

另一项研究是在战争期间对饮食习惯的研究，在勒温（112）的督导下。发现如果小组是被演讲者催促食用某些肉类——如心、肾、脑——少数人（10%）会遵循建议。在其他小组中，组员们讨论了战争期间物质匮乏的情况，给了他们有关肉类的简单信息，随后征求他们的意见，让他们自己做决定。随访表明，这些决定大部分都得到了贯彻，52%的人确实食用了建议的一种或多种肉类，证明自我发动和自我负责行为比指导行为有效。

科赫和弗伦奇关于产业工人的研究得出了相同的结论（41）。在报酬保持不变的情况下，有些小组被分配了任务，任务已经精心设计好了，如何处理如何提高效率；另一些小组也分配新任务，但是允许组员们自己讨论、计划、实施任务以解决问题。后者生产力提高得更快、提高程度更高，保持了较高水平，而且士气明显高于设计好任务的小组。

调查研究中心（206）在某保险公司对督导风格做了研究。把生产力和士气较高部门和较低部门做了比较，发现督导者的方法和人格显然不同。生产力较高的部门中，督导和小组领导总是首先关注工人，其次关注生产力。督导者鼓励小组成员的参与和讨论，小组决定与他们工作有关的事情。最终，这些高产出部门的督导者很少督察工作，而是让工人们自己负责。

其他工业研究（62，116，126，207）虽然在本质上不那么客观，但结论与上述两个差不多。很多美国和英国不同地区的工厂都发现，当工人们被信任他们有能力解决自己的问题时，他们的效能和士气都会提高。

除了来自工厂的证据外，关于这个主题还有显著的社会经验。利连撒尔（David Lilienthal，115）描述了在 TVA 计划发展中利用小社区的自我指导能力的方法。在另外的问题情景中，在训练潜艇攻击力时，卡尔森（Carlson）将军非常信赖个体的自我指导能力，发展了有名的卡尔森突袭队。

处理青少年违法者也有类似的经验。肖（Clifford Shaw）发展了针对违法的区域计划，当他们建立起小组力量时，发现是很成功的。如果领导起到催化剂的作用，他能真诚地接受他人，放手让小组朝着真正的目标走去，结果就是违法者们的社会化。给匪徒、政客、酒店招待机会表达自己真实的态度，给他们完全的自由来选择目标，他们都会选择让小组向更加社会化的目标前进。以下情形则相反：

> 依靠社区外的人使协会或项目完成、计划、发展、管理并试图为社区制造变化的动机看来没有可能在未来取得成功，过去也是这样。这种程式在心理上是不明智的，因为它把社区的居民放到一个自卑的位置上，而且暗示着对他们的能力和他们对自己福利的关注的严重不信任。同样重要的是，这种做法忽略了所有社区的最伟大的资源，也就是说技能、能量及其他人自己拥有的资源……现在需要的是我们的信任，信任在合作基础上的社会自助的组织性和激励性。（183）

在另一个领域——处理健康问题的领域——我们发现了相关的社会经验。著名的佩卡姆（Peckham）试验从另一个有利角度提供了研究基本假设的机会。佩卡姆中心是由一组生物学家创建的一个研究家庭健康和重组的中心。关于促进个人和家庭的健康和富裕，研究小组有很多经验，这些经验与理解心理治疗有密切关系。让我们首先听听处理医学检查的问题的发展：

> 另一个有关健康检查的显著特点需强调，提出的事实及其意义是用通俗的话向整个家庭说明。没有什么意见是自愿产生的。对外行来

说这是很自然的，因为他们不寻求什么建议。但是对任何受过医学训练的人来说——给建议是很重要的——这很困难。实际上"给建议"对处于权威位置的人来说是一种无法抵御的冲动，我们接着试着不给建议并且避免给人留下权威、有特殊知识的印象。就像一个组员说的，"医生就只告诉你该怎么站着"。从那以后让他们自己的知识决定该怎么做。这是个有趣的研究观察，并记录了人们随后的不同行为（经常要牺牲其他方面），家庭智慧被发动起来研讨检查后告诉他们的事实。很少是个人而是整个家庭对检查结果做出反应。这种结果的出现与我们使用的一种技术有基本关系，因为它给了家庭一个机会来练习深藏的责任感。这真的很难理解，为什么在新的环境下对满口蛀牙的随便态度会改变，但的确发生了；为什么对无用的超重沾沾自喜的态度会改变，但的确改变了。改变的结果是对个人和家庭都带来了显著利益。实践发现，检查者以做出结论的态度指导、给出建议的话，被检查者家庭经常会没有行动；而把结果留给个体及其责任感的话，绝大多数人都会采取行动。这些行动表现一种长期暂停的功能的锻炼。在这种功能的运用中促进了健康。负责任的功能当然也不例外。（145，pp. 49～50）

在这种处理下，在对个体对自己负责的能力和权利的深层尊重的情况下，90％有障碍的人去治疗了。

基本假设不仅仅在与健康活动有关的事情中是有效的，其核心目的是给家庭机会重新创造生活和丰富生活。对这个朝向现实目标的经验描述与当事人中心疗法理论的思维过程之间，存在着一种有趣的类似：

我们的问题是"街头汉"。他是一个没有自我驱动力的人。因为他缺乏动机，他看起来没有什么自我资源。要吸引他到任何组织就已经足够困难了。而要把他留在这些组织内又是另一个问题。因为他告诉大多数人他是最值得研究的，任何社会组织的成功都要依靠他。

一开始，鼓励人们去做事情的实验方法是基于这样的假定，一般人们都喜欢效仿更优秀的人。表现出更高、更完美的技能会刺激起模仿的能力并导致行动。我们发现这种方法没有用，试验不支持此假设。

根本上，个体仅能意识到他们自己的能力并相应地行动。他们可能会崇拜甚至嫉妒外在标准，但是当他们不会使用自己的能力的时候，即便有刺激也没有用。超过他们能力的技巧让他们害怕，这阻止了而不是吸引他们效仿优秀的人。"老师"的状态不可避免地破坏了自信。我们头18个月工作的失败教会了我们很多东西。个体,从婴儿到老人,愤恨由别人或权威通过训导、规则、建议呈现给他们的任何东西,或不愿显示出对这些东西的任何兴趣(即便非常"中性的观点"也有权威的味道,这让我们的召集工作更加缓慢)。

然后我们仅仅提供一种利于采取行动的环境——给人们一个机会去做事情。虽然有些慢,但是人们肯定会抓住这些机会并利用这些机会来发展自己与生俱来的能力。行动的手段都有共同的特点——**他们必须为自己做主**。研究者类似售货员或教师的声调会让潜在的使用者害怕。

这个事实怎么反映到组织和就此材料的试验观察的机会上来?

提供成员做事的机会后,我们发现我们应该让他们自己使用这些机会。对行动的出现我们学会了采取旁观的态度。我们这边的任何不耐烦转化为帮助的话,都会扼杀他们的努力——我们自己不得不在自我内心培育出越来越多的耐心。除培养耐心外,另一个选择当然是以这种或那种方式出现的强迫,最常见的方式是劝说。但我们对自发行动的根源有基本的兴趣——所有生物学家都必须有此兴趣——即便是激发行动的设施,我们也必须抛弃。甚至是诱惑这种最轻微的强迫形式都不起效,因为人们,就算是孩子,都知道胡萝卜对他们有什么意义。至少我们已经超越了蠢驴!

我们不是说团结、组织、规则、系统、训导、权威、建议是不需要的东西,但是我们也不认为抛弃了这些东西的人有什么错。我们不是传教士,要让人们皈依这些东西,而是要寻找事实中真理的科学家。

今天的文明在寻找一种社会倾向,通过某些外在的权威比如说宗教、文化教育、警察等来建立一个系统。生物学家认为,起源于组织生活的规则可保持环境平衡。然而我们需要做的是,保证环境中各分支力量的自由性,以便让我们研究的材料中有的规则发挥作用。我们关注的是,在那种力量平衡中,哪一种自然而然地维持了我们研究的生命形式。

本中心是第一个人类生物学研究的实验站。它提出这些问题——什么样的环境能让人类发挥出完全的功能(也就是在健康方面);完整功能的发挥会对人类生活带来什么样的倾向(也就是在社会方面)?(145,pp. 38~40)

显然中心的研究人员这边有让人们成为他们自己的基本意愿——即便研究人员的价值观并不相同。让人自由选择或抛弃我们认为"需要的东西"，要求一个内在质疑的基本态度，这对生物学家来说不比心理学家更容易。正如下面所说：

> 他们很快来感谢科学家的关心，科学家关心的是他们使用和发现他们自己的最大能力来达到和维护健康。而且，他们来是要开展他们的活动并且建立新的自我服务点，他们中很多人逐渐地变成了机构中的重要成员。（144，p. 78）

> 没有试验科学家的根本准则——让事实自己说话——的本质拓展的话，观察者很难保持主动的被动性。在人类生物学中这一点体现在行动会使问题复杂化，但不要让问题发展到超出解决能力之外。

> 环境的生物学需要迫使我们让成员们自我管理，激发他们自己的活动，他们自己的事物规则。我们没有规则、条例或任何其他对行动的限制，只不过有一张很灵活的时间表。18个月内，表面上的混乱和失调很快变化成完全不一样的东西。这一点即便对我们这些外来者也是很明显的，一位即将离开的人说，中心的生活就像大自然允许河流根据地貌形成自己的河床及沙滩一样。（145，p. 41）

在这个社区内我们看到了当事人中心疗法的同类假设的效果。这个假设不仅仅是针对当事人的，同样是针对领导者的。

这些收集自不同领域的证据有统一性吗？这些事情，比如人们是否应该吃肾，工厂的车间该如何运作，和我们的心理治疗有什么相关性吗？我觉得有。如果我们考虑一下这些完全不同的研究和经验的核心线索，就会发现它们可以总结为一些"如果……那么"的陈述：

> 如果个人或小组面临一个问题，
> 如果作为催化剂的领导者营造一种容纳的气氛，
> 如果真正把责任放给个人或小组；
> 那么，就会产生负责的和适当的对问题的分析，
> 负责的自我导向就会发生，
> 就会有与其他方法比较起来更优越的创造力、生产力和产品质量，
> 就会有个体和小组的士气和自信的发展。

本章的核心假设，即当事人中心疗法治疗师的功能基础是一种已经和

正在被其他种类的人际关系调查的假设，无论哪个领域的与之有关的证据都有着显著的、正性的相似性。

推荐阅读

希望发现在自己人际关系中自己的态度的细节，及如何把基本态度转化到治疗，可见波特的思想丰富、有助实践的书《治疗性咨询入门》（148）。有关实践的早期思想见第六章"咨询和心理治疗"（166）。

治疗关系心理学的完整论述，包括其描述及动力，见埃斯特斯的文章（54）。其他的治疗态度和取向可见于三篇文献，头两篇是精神分析的，第三篇来自宗教咨询员。见霍尼的《分析师做什么?》（89，pp. 187～209），瑞克，《第三耳听》（161），希尔特勒，《牧师咨询》（83，第 7 章）。

有关咨询员功能的研究，早期见波特（149，150），史耐德（197），近期见菲德勒（58，57），希曼（180）。菲德勒研究的方法学特别有意义。

其他资源中有关当事人中心疗法的基本假设，科赫及弗伦奇（41）的研究作为范例可供参考。

第三章
当事人体验到的治疗关系

　　经验推动我们向前发展，愈发明显的是治疗中的推动因素主要不是依靠咨询员的人格，也不是他的技术，甚至不是他的态度，而是所有这些在治疗关系中被当事人如何体验。当事人知觉的中心性迫使我们接受这样的假设，是由当事人来决定是否解决冲突、重组、成长、整合——所有这些决定了治疗是否发生。如果我们知道这两个问题的答案：当事人把一种关系体验为治疗关系意味着什么？我们如何促进他把这种关系体验为治疗性的？我们关于治疗的知识就会有长足的进步。我们没有这些问题的答案，但至少我们学会了提出这些问题。

　　当事人以什么方式体验和感知访谈是一个新的探寻领域，这方面的数据有限。此领域仍无研究，相应地，相关思考也很少。这是一个有重大未来意义的领域，因此，本章我们努力提出的论述是不完备和不完美的。由于思想的尝试性状态，很多来自当事人的直接阐述会被使用，以便读者自己可以判断哪些因素是有意义的，而不是过度依赖作者的观点。这些当事人的观察及对其的评论会放到不同标题下，但其中重叠之处颇多。在这些有组织的呈现后，一个更加完整的说明会给出，讲述一个敏锐的、思维明晰的当事人是如何体验治疗的。在此更加完整的陈述中，表现出很多可进一步调查的潜在线索。

咨询员的体验和咨询情景

》期望

　　访谈一开始时当事人以何种方式感知咨询员受到他的期望的影响，这些期望的范围很宽。当事人可能期望咨询员像父母一样保护他免受伤害，指导他的生活；他也可能期望咨询员像个精神上的外科医生一样，直指他困扰的根基，让他在痛苦中能够抵抗自己的意志。他还可能期望咨询员像个出主意的人，他会真诚地希望、依赖这些主意，或者有时候会希望自己能证明这些主意是错的。他可能期望，由于以前和精神科医生或心理咨询员的不幸经历，期望这次新的体验能给他贴上标签，希望自己被认为是不值得尊重的、不正常的、受伤的，而又因此害怕这种治疗关系；他可能期望咨询员是权威，能指导他得到牧师、退伍军人管理局、法庭的帮助；如果他有一些当事人中心疗法的知识的话，他可能把咨询访谈看做一个他解决自己问题的场所，而这对他来说是一种积极的而又具有威胁性的可能性。而这些当事人可能带到治疗中的期望还只是上述可能有的期望的一小部分。

我们从一个商业经理的初次录音访谈中抽取出一些话，表明他对治疗关系的期望。他是被他工厂里的私人心理学家介绍来的，那个心理学家通过人格测验发现，他存在过度疲劳和内心冲突。

> 他说我应该……只要告诉你我告诉他的事情。医生认为你可以纠正我的问题。现在我对浪费你的或我的时间不感兴趣，如果你要告诉我去学学摄影或者诸如此类的……
>
> 哦，我不知道要用你多少时间……
>
> 我要告诉你任何事情吗？或者我只是坐在这里，做我的事情？
>
> 我不知道除此以外我还有什么值得说的。
>
> 好吧，如果你想告诉我，啊，你的建议是什么或其他事情，嗯，啊，我还是想听听。
>
> 我是个容易担心的人。是的。啊，你可以对我说："好，回家去别担心。"嗯，要是这就是答案的话，我可以叫我的朋友对我说，没必要跑这么远来找你。嗯，我有些夸大对你和你能做的事情的感觉，但是我有些不确定，是不是那就是答案，或者对我来说根本没什么答案。

现在，这个人有被治疗师转交的愿望。他表面上很合作，希望给出重塑人格的必要信息；但是同时他给出了大量警告，他会抵抗任何他想要的建议。要提出的是，有这种依赖—抵抗矛盾态度的当事人很难把访谈体验为治疗性的。是否这归结为我们缺乏促进的技巧，还是这种态度本身就是很难治疗的，只有时间和研究会告诉我们答案。

另一个当事人，一个学生，把同样基本的期望说得更简洁些：

> 你让我为自己想想，而我不喜欢这样。我要的是建议。我找了每个人要建议。如果你得到建议你不会失去什么。如果人们给的建议你喜欢，那让你感觉不错；如果他们给的建议你不喜欢，那说明他们是笨蛋，这也让你感觉不错。(147, p. 26)

这里，就像对大多数当事人一样，他们发现了期望与治疗实际经验的不同。而这种发现或者引起怨恨，或者有放松感，或者是任何其他的反应。

因为越来越多的当事人在来咨询前都对当事人中心疗法有所了解，给出一个说明可能是有利的。在咨询结束后有一位当事人写出她来前的感受，她说因为希望得到支持，她读了一些有关非指导咨询的书：

> 可能是我太希望自己得到帮助了，我在书中看到的是对一种安全、奇迹般疗法的描述。那时候我忘记了当事人中心疗法的要点——实质上没看懂我读的大部分东西。在我问医生——用我在这些书中发现的当事人们说的有关这些体验的话——"它痛苦吗？它有效吗？信任其他人有多安全？"这些是我在咨询开始前提出的问题。

所有当事人最有代表性的态度可能是小心翼翼的、矛盾的、害怕的，无论他们有没有关于治疗的知识。

显然当事人们带着各式各样的期望，这些期望很多都与他们的体验不相符合。然而，这些期望在某种程度上会统治他们的知觉。显然上述商业经理会把咨询员看做一个出主意的人，一个会控制他的人，这种看法会维持到一定的程度，即便他没有得到建议并体会到没有咨询员会这么做。同样，上述的女性当事人把治疗关系看做是安全的，有可能发生奇迹般康复的，即使咨询员的态度和行为不能满足这个期望。真正的治疗进步很大程度上是通过咨询员和当事人以相同的方式感知治疗关系，从而得到促进的。要达到这一点必须不断提出问题。我们的经验发现有一点是明确的，那就是不要告诉当事人他应该如何体验关系。有意义的感知是一种直觉的体验，如果治疗师试图理智地描述关系[①]的特点或整个过程，不但没有帮助相反可能破坏完整的感知。故此，当事人中心疗法的咨询员倾向于放弃任何"建构"技术，虽然在早期这是有价值的。

---

① 文中多处出现的关系其实是指治疗关系。

≫ 对咨询员态度和方法的体验

对于当事人以什么方式体验咨询员，已经做过一些描述（第二章）。从现存的来自当事人的治疗报告中可以看出，诸如咨询员的性别、外表、举止等所起的作用比设想的要小。当当事人把咨询员感受为受欢迎的，他会觉得咨询员是温暖的、关注和理解当事人的。一位当事人如此描述咨询员："她是第一个理解我怎么看待焦虑的人。"

另一方面，当治疗师被体验为不能帮助人的，通常是因为这些因素对当事人来说是缺乏的。一个学生在和第一个咨询员进行了一次访谈后几个月完成了和第二个咨询员的治疗。治疗结束后，他被问到为什么他的问题看起来有可能在第二个咨询员那里解决，而和第一个咨询员的关系破裂了。他想了一会说："你做的事情和他一样，但你看起来更关心我。"

关于当事人中心疗法咨询员使用的方法，当事人一开始不时会感到迷惑，后来感到有价值。莱普金（Lipkin，117）摘录的一个不复杂的当事人写出来的反应也许可以让这个问题明白：

> 第一次会面时这种心理学帮助对我来说是陌生的。我想："鬼知道这能怎么样帮助我？——只是说甚至对我来说也不清楚的事情。"我不会否认在第一次会面后我曾怀疑它是否能帮助我。

> 把我的困惑变成词语和有逻辑的句子，这是必要的，因为我不能比咨询员沉默的时间更长，我对这些困惑的理解更好了，并且从另外的角度看待它们。咨询员把我的有些模糊的想法变成了词语说出来，以便于我对我关心的三件事情有更充分的理解。我告诉他我的问题后，他没有给我解决的方法，而这是我希望从咨询中得到的。我又一次发觉沉默让人很尴尬，发觉有必要想出些方法来解决我的问题，这些方法后来被咨询员改述了一遍，开始有意义了。

> 在访谈中我的心理治疗师带着我的观念和想法让我理解到在发生什么。他没有对这些观念和想法做评论，而只是对我重述了一遍，让我能够做出自己的决定。我们讨论的事情对我来说变得更加清晰了、有组织了。到此，我相信我能自己想出解决事情的方法。 （117，p. 140）

从当事人的观点看，反映态度的优势在于——正如以前提到的一位当事人的陈述——"咨询员的功能就是把我带给我自己，在我所说的一切中和我一起帮助我，让我认识到我在说什么"（见第二章）。

当事人在治疗过程中经历自我的真正重组的时候，他和咨询员及咨询访谈的关系包括了安全感的特殊意义，而这是很容易被任意改变和颠覆的。一位有着自己执著和显著态度的当事人，在不同的办公室会见她的咨询员，而且有时候时间不规则，她提到了对咨询有些部分的怨恨，并如此描述情景（第 21 次会面，录音）：

> 比如说，从一周中的一天改成另一天，从一天的一个时间改成另一个，从一个地方改成另一个地方——啊，这些事情不是怨恨的唯一原因，但是怨恨的感觉是到处都没有安全感的结果。而且因为，有时候，唯一安全的是治疗的一个小时，任何改变，不管是在这个小时前，在这个小时后，或在这个小时中间，都是，啊，非常重要的，这超过其他的事情。

在当事人的体验中，如果问题是深层的，体验中唯一稳定的部分是治疗师一小时内不变的接纳。在这种意义上，当事人中心疗法是被体验为支持性的，就像苦海中的一个不会沉的岛屿，虽然它在表面感觉上不是"支持性"或赞赏性的。正是这种稳定性和安全性让当事人体验到治疗，这是值得我们考虑的。

当事人如何体验治疗

》》 责任的体验

当事人的初始反应中突出的一点是，他发现自己在这种关系中要负责。关于这点，当事人们以不同方式来描述，一位退伍军人写道：

> 我在你的存在中迷失了，特别是当我被告知我可以和你谈一个小时的时候。我可以坐着或说话或做我喜欢做的事情。我的印象是我被孤独地留在那里，只有我一个人面对着我的问题。但是我很快发现，通过谈论我的犹豫不决和我的问题，我更加清楚地看到我的问题有我自己的动机，而不是我的咨询员解决了这些问题。（117，p.141）

看起来治疗关系中有些咨询员的结构化，这可能部分造成了当事人的孤独感。当他以自己的步伐发现责任时，就不会有这种反应了。另一个在咨询中和在探索时感觉自己恼怒——也许是一个特征反应——的退伍军人，认识到了对自己负责的价值所在：

> 咨询员试图让我自己为自己思考。有时候他的沉默会让我发怒，但我觉得他可能有什么目的。
>
> 因为他的沉默不能给我答案或意见，我必须越来越深地钻研自己。也就是我，答案完全在我这边，如影随形。（117，p. 140）

还有一位当事人在不明确的期望和负起责任的现实体验之间摇摆不定：

> 一开始我希望发现他希望我说什么或者做什么。我试图看透他，或者更希望自己能诊断我的情况，就像他一样。那没成功。我做了所有的事情。（117，p. 141）

≫ 探索的体验

迄今为止给出的反应都是引导治疗的，或使治疗可能发生的。在探索态度的过程中，当事人一开始体验到的是他被安排的这个过程会让他自己发生改变，这一点是他没有看到的。他对自己朦胧看到这些改变既渴望又恐惧。这种态度由一位结束治疗的当事人如此描述：

> 我记得在访谈中第一次提到同性恋的时候我十分紧张。我感觉自己的心在下沉，沉到我不愿意去的地方，以前从没到过、从没去过的地方。我觉得我对那次的访谈的害怕程度超过早期的任何一次访谈，因为在访谈开始前我就害怕会涉及那个主题，又害怕不会涉及这个主题。我很惊奇的是，在这些条件下我很快就谈到这个主题了，特别是在谈了担心别人的关于我和咨询员关系的议论后（而这是我之前错误理解的）。我仍然记得咨询员温暖、接纳的嗓音，我感觉这种接纳比我表达的恐惧多，但还不足以让我感觉到完全没有威胁。

这个探索时期经常出现的一种体验是自我的不稳定感。在可以自由地谈话、自由地表达态度后，当事人们会发现以前从来没有注意到的矛盾。哈尔小姐给出了对这种感觉的明晰的陈述，她是一位老师，在几个月的咨询后，自愿写下她对体验的反应。与其他大多数当事人不同的是，她后来听了自己访谈的录音，并读了记录。她如此总结自己的体验：

> 我知道这是一个主观的报告，而且从科学的观点来看也不可能精确地描述"真正发生了什么"。但是我认为我的报告是有价值的，因为在过去的 8 个月内——从咨询开始及在咨询期间——我感觉到我已经变得能够做到真诚，无论是对自己还是在咨询中，真正的真诚。对

我来说这好像是我一生中第一次能够这样，真诚地面对自己和任何事物的关系。因为在我对其他事物真诚之前，我必须首先能够真诚地对待自己。

我清楚地记得我第一次意识到这一点的情形。在第二次访谈中我先说："两三天来我都想说些事情——纠正不完全真实的印象——这些事情是我不喜欢的。接着我想——噢，管它的，这没什么区别。"当我这么说的时候，我感觉很为难，因为我既相信又不相信我以前说的东西。我看不出不稳定的东西怎么可能是真实的。一开始，存在于我对自我的感觉（在会面中所说的）以及我对自己的看法之间的不稳定是最让人苦恼的。后来，一次访谈与另一次访谈间的不一致让我大伤脑筋。我第一次享受到真诚的快乐，我不喜欢这很明显的不真实。

我不能说后面的陈述比先前的更加真实或更不真实。在咨询后期我试着对一个朋友解释。她说："你的意思是你后来发现你以前说的东西不是真的？"我说"不"，她说："那你的意思是仍然是真的？"我不得不又说"不"。我对她和对我自己感到有些恼火，因为我不能满意地解释为什么有些东西比不一致更加深刻，这些东西让不一致产生并允许不一致是真实的。

也许对治疗的一种解释是不一致本身被认识到、面对和重新检查的，而自我被产生一致性的方式改变。

和咨询员的安全关系完全地免除了任何威胁，让人们能够真诚地表达即便是不一致的东西，使得这种探索不同于日常对话。一位当事人说，她对朋友们谈了她所有的困难，实际上并没有说到点子上。"我说的事情其实是真正困扰我的事情以外的事情。"把治疗访谈看做一个能够直接地谈论他们关心的事情的地方，这种对治疗的感觉看起来是这种体验的一个主要特点。这不是说当事人要把所有让他们关心的事情联系起来，或者他们要尽力这么做。哈尔小姐在读了她早期咨询的记录后，表达了绝大多数当事人共有的感觉。谈到第四次访谈她说："我不是说那些东西不是我说的，而是说它们只是我想说的 1/10。"

这点可以扩展为，当事人仅仅只能表达他体验的态度和情绪的一小部分，而且他在治疗中所想到的也只是治疗给他带来的结果的一小部分。埃特太太提到第三次咨询时这种让她惊奇的体验：

当事人：接着我注意到这一点：前两次我离开治疗室的时候，就好像我，不是我离开了你，那之后我仍然自己给自己进行治疗。（笑）

我对自己说话，这是非常特殊的，因为我，我发觉自己对自己说话，而且我会说——啊，换句话说，访谈的效果没有因为我一出门就消失，这让人感觉爽快，我能说，我后来发觉自己非常兴高采烈。

咨询员：在访谈结束后还有些事情发生。

当事人：就是。这是让人激动的事情。它让我感兴趣，因为一般来说在任何访谈后你去做自己的工作或者思考的时候……

也许正是这种持续的效果，当事人意识到在他的体验中有些新的过程发生，让他满带惊喜地坚持咨询，即便要面对深层的痛苦。在咨询中心做的一个为期3个月的研究发现，在1 500次预约中最多只有3％的是中断治疗。其他的当然是改变了时间，但100个人中只有3个没有再来。考虑到所有联系完全是自愿的本质，以及经常有人感到强烈的不适和咨询员不够完美的处理技能等因素的干扰，有这样的记录是令人吃惊的事。这也是让当事人吃惊的。埃特太太在第七次咨询谈到了这一点，可以作为很多人的代表：

> 我对自己在这件事情上表现出的坚韧感到吃惊。我一般开始做一件事情尝试一两次后就用各种各样傻乎乎的理由放弃了，大多数时候是因为我觉得这对我没有帮助，没什么好处，我指的是艺术、音乐等等。然后，啊——我来到了这里，我想这是我的第七次或第八次来这里吧，而我心里一点疑惑都没有。我来这里就像我只是——就像你必须到漂亮的客厅一样，或者，喔，这是基本的。（笑）你知道这是愚蠢的，虽然在某些方面这是可以的，因为我发展我的人格就像我发展我的外表一样。我来这里就像我会——我的意思是我就**来了**这里，我不能理解我**为什么**来这里，这对我来说是完全陌生的，开车来到这里。来这里要费不少劲儿。这意味着要为孩子们准备好，女仆会照看好他们，准备好食品，开车到火车站，早早起床，像个疯子一样冲出家门，孩子们不愿意让我走。所以这要花力气——真的很费事，但是现在这些事情不像以前那样让我丧失勇气了，你知道我的意思吗？……这就真的像一次我神秘的旅行。（笑）

≫ 发现被否认的态度

口头探索态度和问题的结果是发现当事人曾经体验过但是他否认了从没有意识到的态度。当事人把这说成"谈论我以前从来没有想过的事情"，或者试用其他的话来描述他们的体验。一位教育程度有限的当事人这么说：

> 一开始我对为什么要说这些东西感到困惑，但是咨询开始后我看到它的效果就在于让我深刻地挖掘自己，并且把我几乎不知道的困扰我的事情带到表面上来。我知道实际上每次开始的时候我都无话可说，可是随着时间过去，我说得越来越流畅。

哈尔小姐生动地描述了对父亲的怨恨，而她否认这种怨恨现在还存在，而对父亲的爱，是被更深地否认的，这些在现在都被发现了。下面是她第 21 次咨询的录音片断：

> 说我恨我父亲仍然是——去年的话我不能同意的……我感觉我已经摆脱这种恨了，但是没有——至少在表面上没有。我说，那是我在军队里的日子，我感觉不到自己恨他，虽然人们提起他的时候我会觉得恶心。在那以后，喔，直到去年我都没感到自己恨他。我想通过我那么说并且转到其他方向我就不恨他了，但是有些事情不证自明。但现在我开始考虑——至少我能相信最近几次的咨询——说我既恨他又希望自己喜欢他，有时候甚至会想念他，特别是有些在我自己身上显现的特质，这些特质是以前我感觉我应该憎恨的，因为它们来自我的父亲。

请注意即便是接受了这些态度她仍然是心存疑惑的。她说："至少我能相信最近几次的咨询。"而不是相信这些态度是真实的。这些态度仍然被她看做是身外之物。接纳被否认的态度作为自身的一部分是痛苦的，这在以下的小节会提到。发现自己现在的态度和情感以前已经体验过，但从来没有被意识认识到，构成了治疗最深刻和最显著的现象。一位退伍军人以第三人称简要描述了这种体验：

> 在咨询中，他被迫在他自己心中承认有些事情错了。他开始考虑并且实际上承认有些他以前从未考虑承认的事情。他开始看到他所有行为的根源是什么。为什么他经常用各种理由来掩盖自己做过的事情。(117，p.142)

》 重组自我的体验

当这些被否认的体验被带入意识中，一种我们称之为自我重组的过程就成为必要。当事人的自我形象受到扰动，要承担新的体验。如果这些体验只是与自我有些许不一致，这可能只是非常轻微的改变，或者这会变成最激烈的重组，这时候自我和现实关系中的自我改变到几乎没有什么部分是没有触及的程度。在第一种情况下只会有中度的不适。在艰难的重组中，当事人要经受最痛苦的折磨，完全的混乱。这种痛苦也许与人格结构的快速改变有关，一天变成了一个新人，第二天又回去变成旧有的自我，只是为了发现细小的事件让新的自我又恢复旧的经验单位。我们尝试从某些当事人的陈述中刻画出与这种重组有关的感觉。

首先来看看这位年轻的、不太识字的退伍军人，他发现治疗给了他更多的是对自我的现实感，而不是安慰。这有些不舒服但是程度不严重，他如此描述自己的体验：

> 对咨询我能说的是，它真正让人剥开自己的心，当一个人这么做了以后，他就知道了他自己的真实面目和能做什么，或者至少他更好地认识了自己。就我自己来说，我知道我的想法有些超过我自己的真实情况，我现在知道人必须从自己的水平开始做事情。

> 现在，4 次会面后，我对我自己和我的未来有了更加清晰的认识，这让我感觉有些忧郁和失望；但另一方面，这让我走出了黑暗，负担轻了一些。这就是我现在能看到的自己的路，我知道我想做什么，我知道我现在能够做什么，我能看清自己的目标，我会根据自己的能力来工作得轻松一些。(117, pp. 142~143)

另外一位退伍军人重点描述了他经验中情感的激烈摆动，在咨询的这个阶段这是常见的：

> 我开始谈论困扰我的事情，中途，L 先生把我散漫的思维总结为几句清晰明了的话——我心中的很多思想和恐惧是含混不清的——我不能把它们变成准确、明了的话。恐惧是占据我思维的东西。我以前从来没有清晰地认识到。我不能把它们变成对我有意义的话。

> L 先生接受了这些思维和恐惧，并把它们变成我能理解和明白的话。这样做我就能够看到它们的重要性。有些我害怕的事情现在看起来没有它们实际上那么重要。恐惧，由于战争，还是合理的。我需要帮助而 L 先生给了我帮助……在第二次会面时我第一次出现了犹豫。他用几句话把我含混思想的真正含义告诉了我。我突然全身出汗，颤抖不停，还有些惊慌。这几句话为我开启了一扇门。当我走出来回到大街上，感觉就像生活在一个新的世界。人们看起来不一样了，更有人性，世界是一个更好的、适合生存的地方。

> 在学校里我运用了一些我学到的东西，发现它们还真有用。我和

其他学生相处更加融洽，有时候恐惧和紧张几乎消失了。有时候，恐惧和紧张仍然出现，不过是如潮水般来了又去，当我努力的时候，它们就走了。

在随后的会面中我对自己的了解越来越多，直到现在，我们的15次会面，我告诉了他真正困扰我的事情——我以前告诉他的困难都与这个主要的困难有关。

一夜之前我写了另外一篇小说，6年以来第一次我在里面说的东西都是我想说的。写得很好，我的朋友们证实了这一点。

驱散这些恐惧、紧张和相关的痛苦是一种即刻的放松。 （117，pp. 145～146）

哈尔小姐对深刻重组的体验做出了总结，她的生活和自我的大部分都与对父亲的恨有关。当她认识到这一点，她用自己的话否认了相反的情感，以下就是当时发生的情况：

第18次访谈给我带来了混杂的情感。在这次访谈中我逐渐开始说我有时候也喜欢我父亲。

我接着感觉到我好像来到了可怕的山谷前，我后来以为这是我给自己布下的陷阱。当我问道："那和我整个生活的基础有什么关系？"我几乎不能言语。我的感受如此深刻无法形容，我已经达到的这一点和我曾经知道所能达到的距离如此遥远。绝望、恐惧、哀伤——所有都比我以前体验到的要强烈——就在这个问题的后面。

会谈一结束我就想回带重听一边，就像我们偶尔会做的一样。我记得躺下来听带子，当靠近那一点时，我开始发抖，我害怕我说了："我爱我父亲。"我想我从来没听到我等待的那一刻。我睡着了直到带子放完。醒过来的时候，我感到害怕、不快。在后面的会谈里，我开始说的都是这件事情。整个以后的会谈，我变得愤怒和混乱，害怕我下面会说或做的事情。在其中两次会谈间，我真的惊恐发作了。这是一种不整合的体验，虽然结果是变得整合了，但是那时候是很难忍受的。接下来的3次访谈中我试图逃离，但是怎么可能否认已经被启蒙的体验。直到第22次访谈，8天以后，我才可以冷静地处理这件事情。

请注意第21次访谈的失整合感（见前文），在那次访谈中，哈尔小姐开始接受这些矛盾的观念。在这时候（18次访谈），被否认的体验得到了组织，它们对人格产生了混乱。那个问题即"那和我整个生活的基础有什么关系"是一个有效的问题，每个当事人面对被深层否认的有意义的体验时都会问到这个问题。作为结果的混乱被哈尔小姐在第 21 次访谈中描述为："我进入了无组织状态。"这种流动性和无组织性是很难承受的，即便它预兆着自我组织中不适应部分的丧失，并有可能保持一种更加有效、更少脆弱的人格结构。

对这种失组织感和重组感的进一步描述是阿尔弗莱德在第 16 次访谈谈到的，他第一次来做咨询的时候是一个非常退缩的学生，与世隔绝，充满幻想。在这次访谈中，他不仅仅谈到了内在的冲突，同时也意识到了重组的结构，虽然本质上是痛苦的。

> 我当然认为现在问题比以前要清楚多了——然而——也许——这就像春天池塘里的冰破了一样，这是——当事情更加接近——而池塘更加接近于什么都没有只有清水，但事物也许变得更加不稳定了，与以前有冰覆盖的池塘比较起来。我想告诉你的是，我最近就像在可怕的浓雾中，可是我的确感觉比以前要好得多，因为以前我没认识到关键的是什么。但是也许这些浓雾和所谓的困难是由我内心相反的力量造成的。你知道真正重要的不是让某个人变成超人，而是突破和重组正在进行的、让事情变坏的东西。所以我比我想象的要好。

自我重组过程中有一部分是让咨询员难以理解的，如果我们倾听当事人的体验的话，这可能会变得更加明晰。这是事实，虽然当事人能够在探索知觉域方面做出显著的进步，能够把意识之光带到迄今为止否认的情感和态度上，能够朝着积极重建自我的方向前进，但在这些过程中相伴的情绪似乎与这些达到的过程无甚关系。在深刻显著的领悟后，当事人会坠入最黑暗的深渊中，想到自杀，感觉绝望。当冲突和问题看起来要解决的时候，最初的紧张和不适没有任何要减少的倾向，反而时常显得更加明显。也许埃特太太的描述可以说明这一点（见图 3—1）。她已经获得了显著的领悟，但是她说出了自己的一种冲突：

当事人： 也许这就是我本周所感觉到的，我不知道，但是每件事都让我非常、非常紧张。

咨询员： 这可能是暂时性的，但是无论如何在这个时候这种感觉是很强烈的。

当事人： 是的。在我心里我在画一张图。也许整个事情是，嗯，我很——啊，我一点程度也没有（显然是指没有放松程度的体验）。

第一阶段：

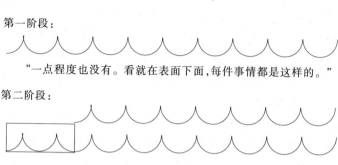

"一点程度也没有。看就在表面下面,每件事情都是这样的。"

第二阶段：

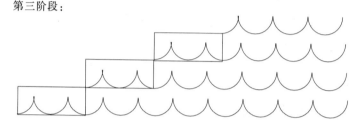

"我已经理清它了。我在这个程度上但是仍然是这样。"

第三阶段：

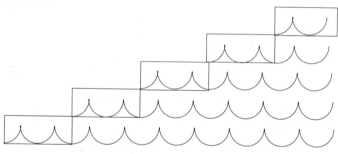

"我正在不断地走,不断地走,到更高的一级……它仍然在那里,仍然波涛汹涌,但是这是一种带着这种汹涌的心情取得进步的感觉……"

第四阶段：

"继续向前直到没有这些起伏为止。"

图 3—1

看就在表面下面,每件事情都是这样的,看。(她画了一条波浪线,见图3—1,第一阶段)现在,当我来到这里我感觉我已经理清它了。看。(她把波浪的一部分阻止了)我在这个程度上(她在更高水平上画了一条新的、更短的线)但是仍然是这样。(波浪仍然是汹涌的,见图3—1,第二阶段)现在我正在不断地走,不断地走,到更高的一级,看……现在当然还有那些感觉(汹涌)。但是我有一种进步感,我生活的那一部分阻隔开了，就像这样，已经谈到的一个状态而且是阻隔开了……然而我不能把这个水平平静下来，它仍然在那里，仍然波涛汹涌，但是这是一种带着这种汹涌的心情取得进步的感觉……（见图3—1，第三阶段）这当然是一个进步，这不是就像我感觉到的，啊，所有的事情都是没希望的，像我以前那样。我说有些事情已经注定了，但是所有的事情还是没希望的，……但是换句话说我感觉到，啊，经过治疗所要发生的是，我将要继续向前直到没有这些起伏为止。（第四阶段的图）

这个描述有助于认识到内在的紧张和起伏是如何被体验为治疗过程的。"起伏"和"绝望"作为整体的体验从治疗开始就存在，不断地出现，到后期仍然有激烈的起伏。这位当事人试图把治疗中的体验画成图。从整体上来说，在治疗的后半部分体验到的不愉快、恐惧、抑郁，要超过前半部分。并且会有相当激烈的摆动，摆动在兴高采烈和不愉快之间，或者在自信和抑郁之间。这是一个规律而不是特殊情况。值得注意的是，这位当事人在治疗开始和结束的时候体验到的情绪——也就是说，决定的态度——是一样的。

这种自我重组的体验和心理剧有些类似。当事人正在尝试着，在语言和象征的层面上，新的自我、新的行为，而又为此挣扎。在咨询中经常可以看到这种现象：当事人很少说出这种体验。这里我们再次引用哈尔小姐的例子。当她尽力要发现与她的知觉体验相匹配的、自己对父亲的真实感情时，她把咨询当做是一个尝试的场所。在第19次咨询中，她说：

上次我使用治疗时间的方式与我通常的做法有些不同，因为我正在尝试着对自己说话，然后看看说的是不是真的，或者我能知道它是真的在我说了以后……有些时候，你可以尝试一下——用不同的表达方式来表达感受，看看是否它们起到好的作用，它们是合适还是不合适。

》 对进步的体验

与人们预测的相反，进步在一开始就被当事人体验到了。他会发现他讨论的事情的重点，有些被否认的体验已经被接受，不再造成他的痛苦和焦虑，鼓励他继续向前。对人格的一部分的重建的认识，以及从此得到的新行为，是建立当事人对自己能力的自信的基础，并让他进一步探索自我。

我们要再一次借用哈尔小姐对此过程的描述。在第四次咨询时她讨论了她情感的改变，这主要是通过宣泄达到的：

> 能这么轻松地谈我去年都不能想的事情，感觉真好。这些事情需要说出来，摆脱掉。去年我不断地想，摆脱疾病的感觉是多么愉快，今年在我做白日梦的时候，同样的事情发生了，我说："嗨，不，这不是我想要的。"

她也谈到了行为方面的改变，这更增加了她的满意度。她描述的那次咨询发生在还不到整个治疗的 1/3 的时候，最痛苦的事情还在前面等着她。但是重要的进步已经被体验到了，正如她在治疗结束后的总结里写的：

> 我对几次咨询的记忆如此深刻，以至于治疗结束后我还经常想起。我永远不会忘记那些快乐、激动、兴高采烈和在第七次时我感觉到的自我满足的高峰，那时候我能面对别人的存在而不仅仅是治疗师，我有这种感觉很多年了：每个人都会以为我表达的是同性恋倾向。我感觉这是我发现的第一个证据，证明我不是像人们想的那样——或者，和他们想象的我相当不同。我记得我多么敏锐地感觉到我自己的快乐反射在咨询员的眼睛中，那是我第一次在咨询室正视他，那是我从第一个小时开始就想做的事情。在这次访谈中，我第一次想到了咨询的结束。在那之前我从来不相信任何人会情愿离开这个安全的、令人满意的环境。

这种进步和成就的感觉不仅仅是在高兴和快乐的时候才体验到，同样在路途黑暗、最困惑的时候也感觉到。埃特太太在对自己绝望的时候，如此说：

> 我正在沉入坟墓。就是这样，一点点地我正在走进坟墓。所有的事情都对我闭上了门。（停顿）如果我能突破这些围墙。（停顿）但是实际上还没有，我来这里得到了帮助，你看，所以也许我必须继续来这里。也许这会帮助我摆脱这一切。这不是全部，那幅画解释了我怎么感觉的。我已经清理了一些东西。

显然，即便在她感觉退步的时候，进步的体验仍然伴随着她，并且支撑着她，这是大多数当事人的特点。这并不是罕见的，最黑暗的情绪和最深刻的绝望往往在治疗结束前不久出现。更深刻地看，我们可以说，要面对最具威胁性的被否认的态度，当事人需要有足够的自信，它来自对一件接一件事件的解决的认识,这样一个接一个的新体验就可以被吸收。但是这些基本的否认仍然是让人烦乱的,当被带到咨询中时,所有过去的自信不能避免当事人坠入绝望的深渊。因为当事人发现他人格组织的很多部分是虚假的,而且必须痛苦地重建。虽然如此,这种沮丧情绪的背景是内在重组中的一系列重要的进步体验,看起来现在的探索是黑色的、悲惨的,但是这种探索发生在积极的设置中,它们对当事人来说,也是整体体验的一部分。

》 结束阶段的体验

当事人如何来体验治疗的结束?在治疗的其他部分,我们发现当事人对这一阶段的体验既有普遍性又有特殊性。在治疗结束前的倒数第三次访谈,埃特太太总结了她关于治疗结束的暂时不安的感觉,以及惊人的自信感,而仅仅几天前她的情绪还出现了一个新的低潮。在访谈的开始,描述了她和丈夫有关她明显重组的危机行为的长谈,但是她此时总结了一个重要的部分。这个片断来自第 13 次访谈记录:

当事人:我要告诉你我对来这里的感觉。我认为我没必要每周来两次。考虑到时间,我更乐意一周来一次,只是一周谈我的问题一次。接下来,如果一周一次顺利的话,那么我就会觉得我好了。唯一一个我不停止治疗的理由,虽然我现在就觉得我不需要治疗了,就是我只是希望维持最后的一些波浪,我们可以这么说吗?

咨询员:在你退出之前你希望能确定你真的好了。

当事人:如果这是这些安静的星期中的一周,如果是的话,那么为什么我还必须每周来两次,或者三次?我希望不是这样。

咨询员:大体上你感觉到你接近结束了。

当事人:我是这么认为的。一个人怎么做决定呢?

咨询员:就像你做决定那样做决定。

当事人:噢,是这样啊,就只是感觉到你没必要来得那么频繁就行了?

咨询员:如果你喜欢把它叫做退出的话,那么我们就把它叫做退出好了。

当事人:嗯哈,那么以后,就不再回来了,啊?

咨询员:噢是的,如果你感觉想这么做的话。

当事人:也就是说我比你有优选权,是不是?

咨询员：噢，是的，是的。我们不会关上门锁上锁，我们只是在说再见，如果你感觉到还想和我联系，请自由地和我联系。

当事人：我的意思是，我感觉到我已经克服了差不多所有困难，并且，嗯，我想一个人可以不停、不停、不停说这件事情，如果这不会有什么好处的话。我想说的意思是，如果治疗没有开始，我认为它开始了——我稍微有些平静了，这对我来说很突然，因为上一周，噢，是上星期二，我在这里的时候，我正处于可怕的状态中，就是这种可怕的状态。我想到了自杀，这是我大概有一年左右没有想过的事情了。但是那个星期二的晚上，也许是黎明前最黑暗的时刻或者诸如此类的，你知道，陈词滥调。

咨询员：有些时候是，（**当事人：**是吗?）有些时候不是。我的意思是，这很有趣……

当事人：是的，但是我真的达到了低潮，而且看起来有些肤浅，三四天后我恢复过来，而且感觉到像是换了一个人。但是我想也许我是达到了一个情感的——我揭示我的情感，我不知道揭示前我的情感是什么样的，但是有种醍醐灌顶的感觉。

咨询员：达到了你必须对整个情况做点事情的那一点。

当事人：是的，我意识到了那种情况，我必须摆脱它，而且我做到了，星期二晚上，我没有坐在那里说："哦，阿诺德，让我们说出来，让我们发泄一下吧……"我没有那么做。我对他的恨是那么深刻，以至于我已经变弱了。真的我是那么软弱——我说了些事情，他误解了我。接着我误解了他，我说："阿诺德，我们谈的根本不是一回事，对吧，阿诺德?"他就说："呃，让我们谈谈吧。"于是我们坐下来谈话。因为他采取了主动，我和他谈了整整一个半小时。事情说开之前我恨他，我不能和他谈话。"哦，他不会理解的"，"我们不在同一个水平上"，我对自己说，"让我们离开对方。我不能忍受和你在一起，你让我发火……"然后突然，我说："阿诺德，你知道吗，在性别上我觉得比不上你。"的确是这样。我能告诉他的就是这一点。这就是，我想这就是最重要的事情，要承认的整个思想，不是对我自己承认，因为我一直都知道这一点，而是把这种想法带出来向他承认，我觉得这是一个转折点。

咨询员：能够承认你认为你最深处的软弱。

当事人：是。

咨询员：接着说。

当事人：性别上的不完整感，但是现在他知道了——这就不再重要了。这就像是我带着一个秘密，我想找个人分享，阿诺德就代表了所有的人，最终他知道了这个秘密，我感觉好多了。所以我也不再感觉不完整了。

咨询员：最糟糕的事情就是被迫知道和接受。

在治疗要结束时，当事人体验到恐惧、丧失感、暂时的不情愿来独自面对生活，因为背后没有来自咨询的支持，这不是罕见的情况。这是哈尔小姐描述的离开时的情景：

第 23 次咨询，这是我想要做的最后一次了，是最伤感的一次。我感觉到自己需要同情、安全、保证——所有我通过非指导咨询相信的东西都是"错的"——而且我为自己感到羞耻，我确定我的咨询员也一定是这样的。在这次咨询中我完全忘记了以前咨询所取得的进步。在那个地方充满着疑惑、羞耻和深深的沮丧。所有的访谈中，这是唯一一次我不想再经历的。

这次访谈的气氛是如此的忧伤，以致她不能就此停止治疗，所以要求再做一次访谈。在最后一次见面中，她的态度恢复了基本的自信，只是仍然存在着一些恐惧。她的恐惧的基础在她 10 周后写的总结中提到：

我没有完成整合及重组自我的任务，但这只让我感到困惑而不是沮丧，现在我认识到这是一个持续的过程。这是过去的 6 周咨询里我不知道的，那时我害怕咨询结束，因为那时候我想，不管我的结论是什么我都要留下来："我怎么知道这些结论比我在其他会谈中做出的结论更正确呢？"这几周过去后，我的担心少了一些，因为我看到我的行为反映了一些内在的改变。这些行为让我更喜欢自己，所以更容易接受偶尔的动摇。这是令人激动的，有时候让人烦恼，但深处是鼓舞人心的。感觉到你自己在行动，而且明明白白地知道你要去哪里，虽然你不总是知道那是什么地方。

透过当事人的双眼

到这里我们已经通过使用一些当事人的反应材料，尽力给出了一些我们观察到的一般特性，所以他们的一些普遍性要在这里提出。然而也许，我们可能通过一个当事人的体验能更加深刻地理解治疗是如何被感觉的。

我们下面引用的材料来自于一位当事人，她的年纪在 35～40 岁之间，我们可以把她叫做卡姆小姐，她是位职业妇女并且有心理学的背景，参加过心理治疗课程的学习。她来做咨询的时候临时在城里和朋友住在一起，正准备离开去度个短假。第一次咨询不是正式安排的，相应地，时间也短，不超过 20～25 分钟。在首次访谈后，她写下了她的反应，并在第二次联系前交给了咨询员。咨询员鼓励她每次访谈后都写这种个人总结，以便增加咨询员关于治疗的知识；同时也提到不管是正面性的还是负面性的陈述，总结越是真实，就越有价值。咨询访谈中再也没有提到这些记录，直到咨询结束咨询员才收到了这些总结。

虽然笔者不时会打断并做出评论，但是当事人的陈述很大程度上是自我解释的。以下摘录了大约一半的手稿。看起来没有必要描述访谈的一般内容，这些访谈没有录音；这里要说的还是咨询开始只是针对一个细小的问题，逐渐深入达到当事人可见的可观的人格重组。有一两处描述了访谈的情景，以便读者了解当事人的评论。从这点来看最好还是让卡姆小姐自己说话。

》 第一次访谈后所写

做一个当事人的感觉是什么样的？一开始我感觉很狼狈。在我们开始之前，我知道并接受了这样的观念，我必须为自己做主，所以我当然越过了那个当事人会指出这究竟是在干什么的阶段……但是接受这种观念是一回事，实践这种观念又是另一回事。我好像有点希望你所说的内容能给我一个方向，但大多数时候没有。看起来你大多数时候和我的看法一样。但是如果你真的那么完全理解我，那么我们还要说话干什么？这是一种静态的平衡。我感觉如果我要做事的话必须有所行动——一个重要的行动，一条沟通的电流，而不是，我认为，朝着一个方向奔跑。但是我想要着手解决我的问题，那么我能做什么呢？哦，也许我在壁橱里面找找会发觉可以打破这种平衡的东西——你不能理解的东西，你对此有些想法的东西，你知道的更多就能更明白的东西，即便只是抓住我话里的某些感觉或意义也好，而这是我几乎一无所知的。但是所有这些事情都没有发生，所以我问自己，是否你比我看到的更多，比我看自己看到的更多？

呃，从我的观点来看你对我观点的反映，我看到的是一个镜像，没有其他的了。如果我能进入你的脑海通过你的眼睛来看我自己的话，我会看到更多的东西吗？看起来这是安全的，镜像是如此忠实，也许走到镜子后面去也是安全的？也许镜子就像那种玻璃，这一面看到的是镜子，另一面看到的却是透明的——而两面的东西都是一样的？现在紧张增加了：我来做咨询，所以我希望比我现在更加清楚地认识我自己，一个镜像是不够的。在某种意义上，我已经通过个人的沉思对那非常熟悉了。我自己的镜像是摇摆扭曲的，因为镜子本身是我分裂出去的一部分。在你为我举起的反射我的镜子中，我也取得了一些收益——既是判断的也是批评的。但是这还不是我想要寻找的，这激起了我要把自己看做是真正生活的有血有肉的人的欲望。只有一个阻碍——你也许希望我不要再来了——也许有些事情是你自己隐藏的，你不希望我看见。

我第一次仔细地看你。在这种观看中我在要求你许可我进入你，而且有点要告诉你我不会探查你的意思。我甚至不会要求看看挂在你墙上的我的照片，如果你只是希望我进来从你的窗子看我自己的话。你对此的反应是完全友好的、让人放心的欢迎。如果你的表现是热情洋溢的，我会变得很尴尬和（或）忙着回应你的欢迎，我会感到害羞或害怕，担心花了很多时间看着窗外会冒犯你。另一方面，如果你表现了你的欢迎——真的说"好吧，进来吧，看着窗外，小心不要看其他的东西"，我又会害怕进去，确信你的房子里有外国人或者不友好的东西。即便这样，我也会太害羞，除了开始飞速往窗外瞅一眼之外不敢多看，但是虽然我不知道我看到了什么，我有个强烈的印象是，这是访谈中一个积极的进步，非常重要。不，我记不得我看到了什么东西，我看到一个孤独的人——一个你看到的并接受的与你完全不同的人，带着她所有的组织和那个组织的特殊发展规律。很有特色，然而，我什么也没看到。

这个陈述的很多部分代表了许多当事人的想法。对自我责任的体验的发现是其中之一，这与知道自我责任是完全不同的。对"单向对话"的困惑和怀疑是另外一种体验。导致要呈现"壁橱"里更多的东西又是一个部分。感觉到当事人的完全镜像化对治疗进步是没有用的，这是值得认真考虑的问题。对咨询员把对方看做一个独立的人的令人迷醉的描述，也许是一种独特的体验，或者是比较普遍的，就我们现在的知识来说还不能断言。我们再来看看卡姆小姐的总结：

带着这样的观念，咨询变得更加有帮助了。而我更急着要弄清问题的根源。接着你做出的反应是点燃火花——或者与之相反，我记不住确切的话了。

　　从咨询员的角度看来，与点燃火花相关的反应只是很好地反映了她表达的态度。有关把这种态度组织成语言的某些东西，或者说是把情绪客观化，吸取某些力量，她用这样的话回应："嗯，这的确很有震撼力。我要好好考虑一下。我相信这会把我带到什么地方。"

　　如果我没记错的话，其他的反应说的也是同一件事情：在我琐碎的要建立情感交流的努力中有一种能量在渐渐地增加，最后这种能量增加到足够让我越过那条沟的程度。

　　这时候又一件有趣的事情发生了，不知怎么你不仅仅反映了我说中某些重要事情的感觉，而且还反映了当我最后完成了某些事情的时候的愉快情绪：我的快乐而不是你的快乐。我想如果在你的回应中有些东西我可以称做自我祝贺的话，那的确可以让我定下来想一想。另一方面，如果你不能反映快乐的话，有些很重要的东西就会被错过。

　　这之后不久，访谈结束了，没有给我的问题的解决带来任何进步，我那时候能看见的就是这样。但是我的确浮现出一种强烈的感情，这件事情不会在问题的水平上得到解决。即便我的确能恰当地解释为什么我会出现如此奇特的行为，这种解释本身也没有治疗价值。在我能利用任何解释之前，我必须做些事情，可是到那时候，解释也就不再重要了。

　　注意，在上面的第二段，整个体验的核心是咨询员的反应变成了当事人自己的感受，现在看来这一点是无可置疑的，就是中途插入咨询员任何自己的感受都会破坏治疗关系。她继续评论首次访谈的其他反应：

　　（我发觉）在表达我自己的时候我出现了最矛盾的语法困难。我对表达不满意，我知道我没有表达出我的意思，但这是我此刻能做的最好的。这是我此刻能做的最好也许提示了这就是我现在能面对的一切。如果有人突然要我面对我的表达后面的意义的话，我会勃然大怒的。他以为我是什么？他会认为我很愚蠢，看不到这一点吗？他根本不理解我，就是这样，我会向他证明他有多愚蠢。或者他这么做会完全没用，我会就此赖上他。你的回应，另一方面，唤起的回应是："是的，这就是目前可以达到的，但是这里还有很多东西我没有告诉你，而我很乐意告诉你。"

这是对治疗中一个事实的精彩描述，这个事实是，当事人对治疗师反应的态度不仅仅应该被体验为没有威胁的，而且，在其对所表达事物的本质客观的基础上，也要把当事人的注意力拉到很多**还没有**说出的事情上来。

这种体验的结局很有趣。一方面，真正的问题刚被提出来。昨天下午我刚收到 X 大学提供的一个职位，我必须在 24 小时内做出决定，而我觉得自己根本不能胜任。这是个非常诱人的职位，各方面都很吸引我。但是我有另外一个计划——一个开创性的工作，很不稳定，没有那么多让人满意的东西，成功之前（如果成功的话），人们会认为那只是小菜一碟。我度过了一个可怕的、不安的夜晚，疲惫地来做咨询，仍然没有做出决定。从让人满意和"成功"的观点来看，X 大学的工作的确就是那样的东西。但是可不是那么容易，因为舒适不是唯一的标准——提升和享受良好的社会条件不是最重要的。哦，在我们的咨询后我突然就意识到我没必要为社会接受的成功标准担心——这是一个对我没什么意义的标准。但仍然有问题，我会在这个工作中还是在另一个工作中成长。我该如何决定？答案仍然在将来，但我现在还没有得出。我很失望。接着我想，啊，为什么我必须在两个工作中做决定呢？为什么不决定是不是接受这一份工作呢？所以这对我就比较明显了，这份工作唯一一点让我不满意的是没有假期，我又很需要假期，那么我就必须变得匆忙、疲惫、准备不足。但是一个人不会因为自己想要假期就放弃一份好工作。但是为什么不呢？因为人们必须工作来养家糊口。而我没必要为了养家糊口工作，这和我有什么关系？哦，必须这么做的人，经常用这种理由来反对我，让我感觉到我必须像他们中的一员那样行动。好了，好了，明白了，我拒绝那份聘请。在此之后，我能认清的事实是，有一个很好的机会，明年仍然会招聘，还有两个很好的工作等着我，即使我希望的工作没能实现，或者没做好也没关系。所以再没有压力和犹豫了。我也意识到，那种我必须在两份工作间选择的感觉起源于我必须像是一个养家糊口的人。现在我因为这些决定感觉比较舒服，不仅仅是这个领域的问题对我来说比较简单了，很多其他的心理问题和困扰很大程度上也解决了。这是一个深入的治疗——直达人心深处，而不是头痛医头、脚痛医脚。

值得注意的是，有关这些工作的选择在第一次访谈中根本没有提出来，也许来讨论重要的事情当事人感觉还不够安全，也许是因为咨询的时间过短。

这些文字描述了在访谈间治疗是一种放松的体验。当事人发现，客观地看待体验是比较安全的，并发觉这是让人满意的。这个事件给当事人带来了内在的、往往说不出来的自信，她确信在她的心理组织和功能方面发生了**某些事情**，这让她觉得忍受痛苦是有价值的：

> 我们访谈的另一个结果是可怕的心理灾难——与我熟悉的忏悔有些类似。总是有些真正前进的步伐，这是不能忽略的……但是现在有梦了。第一件可怕的事情是当我的问题的动力被发现后，我确信我旧有的动力也开始消失了。接着那愉快的一部分可以说是新的、自由的、重要的动机抓住了旧有的一部分。

▶▶ 第二次访谈后所写

材料的标题注明"术后 3 小时"：

> 我感到如此痛苦和沮丧，以至于几乎不能让自己写东西。这一切有什么用呢？我心深处的情绪大海波涛翻滚，威胁着要淹没我。或者这是情绪吗？还是成千上万种冲突的感觉？所有的感觉从我生活中所有孤立的事件中涌现出来，既有外在的也有内在的，而在一般情况下它们被组织成情绪和思维？可不可能是这样，你抽出一块砖，接着整个建筑坍塌了，变成一堆杂乱的砖头，不得不以新的样式重建？你在此时，能否选择建筑形式——无论更好还是更坏，只在乎你是否喜欢？

治疗师必须学会认识到的一件重要的事情是，他会发觉预测一次访谈的效果很困难，通常是不可能的，当然更谈不上对治疗有利了。从咨询员的角度来看，诱发绝望的这次咨询的进步是明显的。当事人可以深入到她感觉到的问题中，对自己考虑她自己的态度。咨询员绝对没有料到这会给当事人带来悲惨的沮丧感，在随后的一次访谈中当事人也不再记起她的这种态度。

当然不是所有的当事人都会体验到这种组织破碎感和重建的需要。抽出一块砖整个建筑坍塌了的感觉无疑是因为正在使用的自我组织是建立在不现实的基础上。但这个问题我们会在讨论与治疗事实匹配的人格理论时深入探究。

卡姆小姐继续讨论她的情感带着一种复杂的类似于可怜的、强烈的激动。她写道：

> 是不是这样，治疗师要有足够的信仰，相信平静地、勇敢地接受当事人"危险"的体验——作为显示他能给出复述这些体验的能力——会给当事人一个附加的信心，相信维持这种强烈重组的结果是需要的。

这里我们发现了以前章节中表达过的基本思想，那就是当事人发现，可能对自己采取新的态度很大程度上因为她发觉咨询员采取的是这样的态度。这只是模仿吗？看起来和模仿没什么相似性。

"60 小时之后"是卡姆小姐给她下一个部分反应取的题目：

> 用了 4 小时写了一页半——4 个沉沦的小时——不，这不是沉沦，而是摸索，就像界限已经消失，一种均质的样式变得越来越大，直到你看到那像是一条连续线的东西实际上是由孤立的点构成。样式逐渐扩展，这些点变得越来越远地分离开，直到最后，连接如此脆弱以致劈啪一声中断，样式坍塌变成一堆乱七八糟的、毫无联系的块和片。但是内心深处却有一种放松感，随它去吧，抓住以次序和整体为外表的纷杂片断的努力放下了。这是很痛苦的，绝对的混乱，如此地摇晃蹒跚，满脑子的昏沉——这是无望的，任何人都不可能从这样的混乱中得到感觉和次序：放开自我意识的最后一根细线的感觉是多么好！我对这种疑惑的疑惑——让我自己在其中失落，变成其中的或者是伴随的另一个碎片，下沉、下沉到圣洁的宁静和未知的赦免中。可这多么奇怪啊，我要通过对混乱无序的屈从来发现宁静。多么奇怪啊，当我想象那种被赦免感觉的时候，我有了一种宁静和有序的意识，意识到自己在所有这些混乱、从外看来具有威胁性的事物中游刃有余地飘动。这里有真正的快乐和愉悦，有真正的归属感和一种无缺陷的功能，在其中我稳定地闪烁，主动地但是不变地，虽然沐浴在一种主动改变的介质中——一种由无限多事物组成的，然而却是和谐地组合的介质。它们都有个性然而形式却不是僵化的，它们都充满了光彩但却不是耀眼的，充实的但不是坚硬的。样式活动着、变化着、充满了生机。不是万花筒，不是充满了粗糙几何图案的碎块和碎片，也不会因为突然的坍塌和重建而改变。所有这些无生命的僵化性都不是——而所有部分都是生机勃勃的，在平滑地流动，形成新的、有动力的、和谐的关系。哦，不是，我错了。样式本身没有改变。只是因

为所有的部分都是那么有生机，这些关系如此重要以至于我不能把它们与固定性和静态性联系起来，所以我认为它在改变。但是事实上是我在改变，我在汇入和环绕着这些绝对的多样性，从新的角度看它们，发现越来越多。不是样式本身在改变，而是我的观测点在改变。"我"（I）在这个情景之外，然而我包含了它：这是我的经验，是我的，我的一部分，但是它不是"我"（me）。我和它是分开的，然而我和它有密切的联系，在知识和爱的关系中。我正从外部走向它，拥抱它，即便这看起来就像拥抱我自己一样。不论它是什么，我爱它，而这种意识比起站在自身之外澄清自身的自我观察更加充分。但是现在只要我还能够，我要保持这种样式，并且我会歪曲它。

这里的材料值得一读再读。卡姆小姐获得的体验乍看起来是真正内在改变的体验，在这种体验中，自我不再扭曲体验而是接受它，与基本体验一起运动而不是反抗它，通过放弃"控制"而得到控制。让人吃惊的是这里描述的体验在第二次访谈后就出现了。卡姆小姐很有可能是还没有达到她描述的状态，但是她暂时的领悟力让她知道要达到什么样的目标。

我们以后要用来描述这种体验的理论术语是自我的组织感和关系自我（self-in-relationship），是与个体的感觉和发自内心的体验适应的。看起来卡姆小姐生动的散文是对这些冷漠、机械的术语的一个注明。当自我拥有了体验，吸收了体验，没有必要否认或歪曲体验的时候，那么自然会有一种与这些体验相联系的自由感和统一感。再没有任何防御的必要，卡姆小姐在下面的陈述中说明了这一点：

> 你知道，好像所有用来保持这种武断的样式的能量都变得不必要了——是一种浪费。你认为你需要自己发展出一种样式，但是那里有那么多的碎片。很难看出它们适合什么地方。有时候你把它们放错了地方，就会有更多的碎片不适合，你就要花费更多的精力把它们摆对位置，直到最后你是如此的疲惫，以致即便是可怕的混乱也比坚持更好。接着你发现让这些混乱的碎片自己落下到它们自己的位置去，一个生动的样式出现了，而你不需要付出任何努力。你的工作就只是发现它，而在此过程中，你会发现自己和你自己的位置。看起来整个生活都是非指导的，不是吗？你甚至要让你自己的体验告诉你它自己的意义：你告诉它它的意义是什么的那一刻，你得到的是对抗性，就像你在当事人那里得到的一样，而你在和自己战斗。

"你甚至要让你自己的体验告诉你它自己的意义"——作者看来，当这个句子被我们深刻理解的时候，我们就会对治疗知道我们想知道的一切。什么是常见的另一种表现呢？是试图扭曲很多体验以便让它们来适应我们已经形成的概念。我爱我的孩子——所以这种对孩子的厌烦和不喜欢的表面情感是短暂的失常，或者是因为我累了才出现的。我恨我的父母——所以对父母的温情是我不敢承认存在的。我没有性变态——所以对禁止的性客体的汹涌的情感总是没有体验。我什么都不怕——所以这种令人麻痹的焦虑、无名无形的恐惧、心悸，只是一种例外，什么都不是，很快就可以忘却的。我什么都没有做错——所以我头脑中对自己的指责肯定是来自其他人，而不是来自我自己的。正是用这种方法我们来扭曲视觉、听觉、肌肉紧张感、心跳、胃痛，使之来适应我们意识中已经建立的部分真实、部分虚假的样式。但我们可以让经验本身告诉我们它自己的意义吗，我们可以把恨当做恨、把爱当做爱、把恐惧当做恐惧吗？吸收这些基本意义作为我们自我的结构，接着就不会有这些我们司空见惯的紧张。这好像就是卡姆小姐所说的。

如我们问，就像有些人会做的，是否放弃这种对人为的、紧张的控制不会带来完全的无组织感，也许卡姆小姐的下一段话给出了部分的答案：

> 当我第一次离开咨询室的时候，我在一种悲惨的状态中。我想放手，变成我悲伤的一部分。我没有写下去，只是因为我有一个约会，而我必须全力以赴。首先这是困难的——我行动迟缓、精疲力竭。但是逐渐地，当我集中精力于我不得不做的事情的时候，一种紧急的组织感产生了，而混乱感后退了。这组织足够有效，让我轻松快乐地度过了繁忙的两天，虽然在心里我提醒自己我必须尽快回去。现在我回顾的时候，肯定有些事情超过了应急组织。其中有些新的因素，相当稳定的因素。因为长期以来它一直被克制着，没有任何努力。但是它对我来说是新的，且精妙之处有所不同。不论我写的这些半神半鬼的东西的意义如何，它还是没有描述出真实的体验，还是没有呈现出从一种未知的紧张感中释放的感觉。但是它以一种夸张的形式呈现出来，我认为——更像一种完美而不是一种持续的心理状态。但是仍然，仍然有描述事实的感觉，所以这样说更接近真实。人格的重组在一段时间内是完美无瑕的，但是因为我已经习惯指导自己的经验，因为每一秒钟都有新的体验增加，完美的样式或组织会被扭曲成短暂的存在。我已经感觉到这些，虽然只是通过隐约的比较、深层的障碍、疾病、回到混乱和痛苦的前兆来感觉。是不是这样，在治疗中，在生

活中，这个过程是一次又一次越过困惑达到一个短暂的组织完美的状态，这些时刻出现得越来越多，每次持续的时间都更长，直到最后轻松地接受并建立了起来——至少对日常目标是有效的。每一次你面对可怕的、失组织的事实，它导向了——不是摧毁——新的轻松的生活的愉悦，而且自信建立起来了。接着失组织感的时期缩短了，因为当体验来到时你接受了它和它的本来面目，感到没有必要把它歪曲成防御的武断形式。因为你更清晰地察觉到，应该允许信息找到它们自己的位置。你将不会轻易发怒，不会与事物对立、把事物推入到不属于它们的地方，不会抛弃自如的功能样式，创造疲劳和摩擦。

这些段落让人惊奇的地方是，它们是在第二次访谈后写的，但是清晰地描述了治疗中会达到的内在体验。作者也见过其他的当事人在一两次访谈后就已经体验到治疗的核心，虽然离完全的重新整合还很远。如果这种领悟是普遍的，就可以解释为什么要不断地来咨询，即便这会给自己造成伤害：

这种重组从何而来，我也不太清楚。然而，有一系列的事件可能可以提供一些线索。

首先，是完全的混乱和失组织感，接着是自我决断的必要性出现。后者出现时，我就让混乱保持原状。这对我来说难以承受，非常无望，不能考虑重新拾取次序。所以我就离开了这种状态，把注意力集中于我必须要做的事情上。看起来好像是当我背离混乱时候，它自己组织了自己，而且比我的有意管理做得好。看起来好像我应该感激这种必要性。否则我可能已经试图把一团混乱捏成什么形状了，对它修修补补，肯定会这样的。大多数接受治疗的人离开治疗访谈后必须加入生活常规中。也许这种焦点的转移是治疗过程的一个重要部分，而我们一向以为所有重要的事情都是在我们监视下发生的。

这里需要提请注意的是安雅尔的观点，有意识的自我经常"试图控制整个人格，而这是它无法胜任的任务"（9，p. 118）。至少人格的组织就像高尔夫中很好的一击，不是通过集中注意而发挥完美的。

过去的几天中，我一次又一次想到我们的访谈，不时有些想法和领悟掠过脑海。有时候它们是很清晰的，停留了很长时间可以让人思考并跟随它们。但是突然它们就消失了，而我甚至记不住它们是什么。它们在我洗澡的时候停留时间最长，我想这是不是因为我离开了纸笔，所以它们是安全的，不会被抓住或者客观化？我知道当我想要写下它们的时候，它们就会魔术般消失。有一个领悟一点点地涌现，我这辈子也不能想出它是什么——我只知道它总是我们下次访谈时要提出的东西。

在访谈内外，很多当事人都会有类似的体验。我们整个生理和心理组织效能的好坏，如果有必要的话，取决于我们保护自己免受认识到被否认的态度和体验的侵袭的效率的高低，因为这些态度和体验对自我是有威胁的。有一位当事人，她整个生活是建立在对真实体验的很大一部分的否认基础上。如果说明了存在着让人惊讶的心理冲突，她自己将会认识到她以前没有面对的很多重要的体验；她会在访谈中把这些说出来；她会在句子的中途，完全忘记了她本来要说的是什么；她会坐在那里祈祷，直到材料再一次在意识中出现；或者她会，如果有必要的话，开始谈论一些其他相关的话题，直到她能够抓住和毅然地面对并接纳这些她显然希望接受也显然希望否认的体验。

可与前述哈尔小姐的体验对比，宁愿睡觉也不愿听她自己的录音，因为它表现了她对父亲的感情。

卡姆小姐进一步讨论了她关于第二次访谈的体验：

从结束开始，然后到达中途，最后我回到访谈开始。

当我来做咨询的时候，我有很严重的怯场——有些害怕、有些希望、有些尴尬。害怕什么事情都不会发生，害怕我找不到通往可爱的自由世界的道路，这个世界是我们上次访谈时在我面前一闪而过的。希望我会发现它，或者，你为我发现它，希望你拿着那把解开牢狱之门的钥匙。尴尬来源于我希望你把我想得好一些，但是这里我展现了我所有的愚蠢和不足，没有机会表现我的竞争力和控制力。（哦——哦！）……

在最初的紧张消失以后，我一直在寻找初次访谈体验的重复——那种某些东西被碰到、有一种真正统一的感觉……所以我把整个人格历史都拖出来，希望触发那种反应。这是很有趣的，不是吗？就我能记起的而言，这是相当真实、客观的，很少有我的情绪反应。但是我的确有强烈的情绪反应，我完全意识到了这些情绪，我记住了它们，但是我总把它们当做是偶然发生的，就像在一堆事情中需要处理的某些东西一样——当我说到过去的事情的时候，我对这些事情的感情是好像与这些事情无关一样。我想我不是不喜欢这些情感中的任何一种情感。对我来说，这就像是我自己体验的某个部分对我来说是遥不可及的。它是半路杀出的，让我感觉不像我自己，分割了。

哦，不管怎么样，当我把这些东西带出来，什么事情都没发生——至少我希望没有。真的，你知道我在说什么，镜像仍然像以前一样真实，但它已经丧失了其新奇性，与从你窗口看出去的风景比起来，它是平面的、死板的。顺着时间流逝，我逐渐变得丧气、失望，还有些孤独。我多么渴望那种体验的重复，但是那种体验没有来的时候，重点从渴望解脱转移到了渴望和你联系。任何的联系都可以。我不时地看你，希望没说出口的话可以用眼神表达，但是我失败了，我只是满带着得到保证的喜悦看着你。也许你会看我，如果你喜欢我，如果你同情我，或者其他什么。但是这些都没有发生，虽然你看上去还是那么平静、友好，开放、有点轻松地准备着，准备着什么呢？准备接受我所说的所有东西吗？准备着注视着一切，而没有限制，没有情感的束缚？如果你能够以如此清醒的姿态面对生活所有可怕的可能性，也许我也能吧？不是我的情感离你如此遥远而不能感染你，也不可能会很遥远，因为你能那么好地理解。而且你也是人——这些事对我发生了，也可能对任何人发生，你这样总结过。我们都意识到了这一点，我想，这就是为什么我们经常拒绝接受别人的体验，因为我们接受的话，我们要面对这样的可能性，就是这些事情也可能在我们自己身上发生。但是通过你的理解和接受，你好像接受了这种可能性，这些事情也可能发生在你身上，可是你仍然平静地面对这种可能性。这让我自己也对前景有了信心。但是现在我很沮丧，我需要的是立即的保证。我希望抚摸你，把我的头放到你的肩膀上哭泣。也许你会抱住我，拍拍我的肩膀说："好了、好了，没事的，别哭了。"我就会觉得安慰、放松，能够停止与所有这些事情斗争。那会让我感觉很舒服，同时我会感觉到这种宠爱会毁坏什么东西。这会让生活变得简单和平淡，但是我会失去一些东西——是什么，我还不知道——它是如此珍贵，是自我中最好的一部分，从此以后我会永远被一种丧失和失败的感觉追逐。如果我还不知道的话，如果我没有部分地接受那样的事实，你不会为我提供一个那样的东西，我可能会为它奋斗或者努力保护它，而不是无望地来解决问题。如果我不知道你的计谋（!!）的话，支撑我的东西会是你没有说出的某些更好的设想。哦，不——就在那里，但我把它带到了错误的一边。我渴望得到的重复的自由体验不是通过宠爱得到的，不管是真实的还是象征的，对过去经验的日常表达的同情也不会让它得到提升。同情也许让人平静，让我能够带着新的能量重新行动，但是同情对我的问题的直接解决没有什么帮助。同情会在一段时间内造成一种幻觉，以为环境、其他人都会改变，那么我就没必要做什么事情了。但是当我开始行动的时候这种幻觉就消失了。在人生的长跑中，同情不会有什么作用，而我不得不得出结论：我必须做些事情，让行动不是那么困难。

当我来到你这里，我心里面有两件事情：（1）我希望我可以自由地行动。但是我没有这方面的经验，所以我不能确定。（2）过去同情给了我放松的感觉，这我很确定，所以如果最坏的事情发生，我还是可以依靠同情。我还有一点点的希望是，希望你能做些事情，让行动对我来说变得容易，而这会让我更加被动。因为这个问题不会自己轻松地解决，我对自己能力的疑惑是非常突出的，所以如果你在这方面对我同情的话，你会强化我最糟糕的疑惑……

但是你没有强化我的疑惑，你支持了我的希望。我对这并不心存感激，我没有把它看做救世警钟，而是一条暗淡的小路，让我能够自己前行。但是我仍然很有兴趣和你发展更多私人的联系——我对我自己现在还不确定，这是我的痛处。我对治疗了解很多，知道我能和一个人相处到哪一步，但即便这样，我仍然无法把这个念头赶出脑海。感觉到能够自由地表达自己真好。有趣的发现是表达出来的比我想表达的还要多，但是在跟跟跄跄前行的过程中还是有一丝希望。这维持了一种安全的氛围让人继续做事，但是为了预防你减弱或退出这种氛围，我仍然保持其他的可能性。如果有必要的话，这会达到双重目的——维护我的软弱和摧毁你表面上的独立。

这个片断中两点需做出评论。这里的一些态度在其他的治疗中可能会被认为是正性移情的开始（第五章对此点有扩展的讨论）。但这里至少当事人自己认识到了这种移情关系的可能性，并认识到实现这种移情是退而求其次的做法。其他当事人会以稍微不同的方式体验这种关系，这在下一章会提到（参见第四章）。

另一点是，她看起来以另外一种方式确认了以前提到的治疗师角色。看到另一个人，即治疗师，接受了体验而不是抛弃，特别是好像这些体验就会对治疗师发生一样，这让当事人更容易地接受自己的体验。

》 第三次访谈后所写

当我今天来做治疗的时候，我一点都没有上次那么紧张。当然有一些潜在的兴奋，但根本不是怯场。我不再害怕和在意你的看法了。这当然没那么明显，但是在那种情况下，解决我自己特殊行为的秘密表现出越来越多的趣味性和挑战性。至少，我充实了时间，不是吗？如果我不能使用你的观点来处理我的问题，我能做的唯一一件事情就是脚踏实地，看看我能不能发现问题是什么。因为到现在为止我也不知道问题是什么。

那种治疗前"七上八下"的感觉是一种有趣的现象，很多但不是绝大多数人都会有这种感觉。有趣的是这种感觉是在一种体验为非威胁的前提下的气氛中产生的。原因当然是在于这样的事实：虽然咨询员和环境是无威胁的，当事人试图处理的体验却是非常有威胁性的。

治疗对很多初始者来说不够清楚的一个部分是，带到治疗中来的问题不是直接解决的，治疗中的常见体验是逐步认识到意识中不知道的问题。当事人真的感觉到不知道问题是什么，直到问题快要解决的时候才逐渐明白。另一种表达这种现象的方法是问题表现在所有的案例中都一样，但关键在于如何把否认了的体验吸收到自我重组中去。

卡姆小姐的材料没有漏掉这一点：

但是此时我真的有些事情想要说说。也许这就是预期兴奋所包括的东西？这是一些新的东西，也许我可以达到什么地方？我对此的确有些感觉，但是我有些疑惑，这是怎么接收到的。我比较乐意这种方式，我比较喜欢让样式适应事物，但是我不知道怎么去做。我不确定这种样式应该有什么样的特点，如果就是这样的话，我还是有些好奇它会带我到什么地方，唯一的过程就是跳到旧的样式中去。这没有激起任何的失望，而是非常放松。我又试了一遍，有更多的自信。这仍然是让人愉快的，我逐渐达到了能尽情享受表达自我的快乐，让碎片自行其是。毕竟，我还不能完全放开，我肯定不是那种走极端的人（为什么不呢？）。无论如何当你发现我的真实面目时，你还有机会谴责我。但是重点却从你会说什么、想什么转移到了令人愉快的表达我自己的感觉。你的重要性大大减弱了，而且实际上，在某些方面，如果你只是坐在那里什么都不说，这倒很适合我。如果你说话的话，很多时候看起来像是一种干扰，而我会或多或少地不耐烦地等你说完，然后我能继续说。我不能安排这些偶然的事情，但是与别人的感觉进行比较的时候，我的确知道这不是你抓住我的感觉。别人给我的感觉是追捕，而不是干扰。当你很自然地和我一起笑，和我想法一致的时候，我在你的笑声中探查到了一个苍白的个人理解，这让我不安。我不是说这种个人理解是嘲笑和贬损——这种轻松的笑更像朋友们一起分享他人的缺点。但是这时候我会感觉到被一种更加私人化的关系戏弄了，然而当我回顾看到类似的事情，我突然地就产生这样的感觉，这不是很奇怪吗？想象这种可能性是一回事，但是如果这种可能性实现了，这会把我带到一种痛苦的、受威胁的情况中，某种我十分害怕自己不能处理的复杂情感中。

显然当事人和治疗师都同样察觉到出了状况，而在一起为这种治疗关系工作的感觉也变得更加明显。也许这是一种常见的体验，至少某些治疗师的反应会被看做是一种干扰。然而，临床经验会给偶然的反应提供两个理由。首先，快速地把当事人不明确的态度反映出来，证明了治疗师对其的理解。他通常能够接受它，但是如果他犹豫的话，他很快明白了事实是什么。另外一个避免沉默的原因是，沉默可以促进投射和移情。如果治疗师能够通过他的言语，正如通过他的态度和行为一样，显示出对探索的体验的理解和接受，那么事实就被带到记忆中去，而很难被歪曲。然而，如果治疗师保持沉默的话，那么当事人就很容易在访谈结束后的任何时间，把意义投射到沉默中去。治疗师可能是赞成的、不赞成的、轻蔑的、疲惫的——当没有明显的线索维持治疗的时候，当事人的需要会很容易投射到这些态度中去。

当我来做治疗的时候，我也带来了一个决定，不在第一次治疗中寻求激动的体验……一开始要不注意这一点有些困难，但是更多时间沉浸到表达自己的即时体验时，这种注意就退到了后面。虽然治疗结束的时候没有任何以前那种愉快体验的出现，我却没有感觉到沮丧和绝望。相反我感觉到我到达了什么地方——有些东西可以抓住了，治疗在那一点结束真让人讨厌。

在那之后，我不停地想下一次见到你时我要说些什么。我忘记了这些想法大部分内容，大部分都是可以气死人的，但是我并不是十分害怕。我开始感觉有些像米考伯①先生："会时来运转的！"

我没有在咨询后就准备立即写下这个东西。我过度沉溺在我自己和我的问题中，而没有感觉到如果我努力的话我可以看到它们。所以我只是服从自己的冲动，顺其自然、享受自我，直到第二天晚上。在观察自己这么长时间后，出外四处看看让人感觉神清气爽。当然我感觉自己很有趣，但是我感觉在这段时间后，自己对如此一个有限的主题有些腻味了。也许治疗在某种程度上就是那样的？这种集中于自我效能的独特性十分充足，所以环境看起来让人赏心悦目，变化多端。有的人会经常从环境中逃入到自我，但是现在这个过程改变了，环境用新观念被看做是可以满足积极需要的。我对环境有了一种基本的接受态度。

》 第四次访谈后所写

咨询员认为在第四次访谈中卡姆小姐对她的某些行为有了新的领悟。但是他没有料到伴随这些体验的激动程度会是如此深刻：

天哪！天哪！天哪！我感觉太好了。温暖、生机勃勃、快乐、放松。这是一种真正的深达血管的放松。我的皮肤有那种平滑、柔软的感觉，全身都有。所有的事情都发生了。发现了所有精细的分析，就像拼单词的孩子想通了人际关系中最简单的问题；得出了结论，就像哥伦布发现了美洲大陆。岂有此理，我早就知道这些东西了，但是我给它们穿上了一件语言混乱的外衣，而让我不能认识到它们的意义是什么……这种快乐让我喜欢的另一方面是它是平和的、轻松的、稳定的；不是那种我习惯的狂暴的、惊喜的、放纵的、让人精疲力竭的快乐，喷发出来就像不受约束的山洪，汹涌匆忙，就像盼望着不可避免的限制取消的时刻。

（下一段的标题为"第二天一早"）

写下这些报告更加困难了——发生的事情变得越来越稳定和精细——有更多的持续性，以至于孤立的事件显得不够明确，要看到我的内心发生着什么也很困难。而且，到现在这已经不再是科学的调查，这是高度个人化的体验，有很多结果：我的能量和正在进行的过

---

① 米考伯（Micawber）：无远虑而老想走运的人，空想的乐天主义者。

程紧紧捆在一起。观察和记录这些过程也很费力——我的本能或冲动，或者你的，都反对分析和自我指导——我更倾向于让我自己一个人，只是享受结果，或者让它们向我倾泻而来，当我不能享受它们时。在有些方面或其他方面，整个咨询过程看起来是反对任何形式的对自我的内省和先入之见。当然所有的问题和领悟，还有一些思索（虽然不是很明确）在访谈过程中出现，但是很少有丧失、先入之见、退缩的倾向。它们就像外在的事件一样抓住你的注意。你在做其他事情的时候，它们就聚集起来；但你对它们全神贯注，试图抓住它们的时候，它们就会消失。

这一段有些东西激动人心，当事人在治疗时全神贯注于自我，达到了她以前从来不知道的程度。然而这种情况被体验为远离自我的先入之见的过程。值得提出一个问题，是否治疗不是一种对自我的体验，不是关于自我的。这样，自我中的理智和内省消失了，代以更加原初的体验。

她提到的注意力在其他地方飞速运转的时候，领悟在奇特的时刻出现，是很多当事人普遍的体验。很多当事人提到这些显著的自我体验看起来是从抑郁而来，但他们对此不抱希望。这对他们来说是对已经准备发动过程的强度的附加证据。

卡姆小姐接着提到了一个对很多当事人来说都很常见的过程：意识到很多痛苦的经验已经失去了它们威胁的特性。很明显这些材料并不是需要在访谈中经常提到的。基于这个过程的自我态度看起来发生了改变：

> 我仍然感觉到放松、非常愉快、对生活充满了兴趣。昨天晚上我注意到一件非常不同寻常的事情。星期二的晚上，在我们治疗前，我偶然想起我童年的一件意外，那是我记得的唯一一件童年往事。那是我父母间的一次争吵，我妈妈抓着一面镜子，那镜子我的圣诞礼物，我很喜欢。我当时很害怕妈妈会把镜子打破了，但是镜子还是被她打破了。我那时候大概五六岁，但是我能记得那一幕的每个细节——表情、声调、位置（除了言语）。直到星期二的晚上，我都不能不带着可怕的孩子般的苦恼和恐惧想起那件事情，就像这件事情昨天才发生一样。哦，昨天晚上我又把这件事情想了一遍，你知道吗？这些情绪的每一点都消失了，就像这不过是发生过的一件事情而已。那以后还有其他的事情——都与我和父母的关系有联系——给我留下了痛苦的回忆。所以我回顾了这些事情，它们也只不过是往事罢了。而且，我能回忆起童年时期的普通往事了，这些事情是我在此之前没有记忆

的。这澄清了在访谈中干扰我的一点。我被假设为受到了被否认的态度和经验的伤害而不能发现任何其他东西。在意识中我拒绝承认的情感几乎没有。当然了，我既爱又恨我的父母，但我早就知道并接受了这一点，还有其他隐藏的东西。进一步说，我总是，就我能记忆起的而言，承认他人有权利用自己的方式决定自己的生活，我甚至能把这种权利扩展到我自己身上。所以我承认我的父母有权利破坏他们的家庭，虽然这对我来说有些困难。我理解，他们没有伤害我的意图，当他们伤害到我的时候这只是意外罢了。他们互相攻击的时候我只是凑巧在其中而已，或被安排成防御策略，我为他们感到难过。但是我不能意识到的一件事情是，虽然我知道他们不是故意要伤害或攻击我，但是我感觉他们是故意的。我也为自己感到难过，虽然对此我承认，但是我不能忍耐，否认了这一点的很多部分。

心思缜密的人倾向于感觉到他没有抛弃他自己的态度和情绪，因为他接受了一般来说会被否认的态度和情绪。但是如果他有内在的紧张和整合的缺乏，看起来总是因为本来存在的感觉和情绪被阻止进入意识。

卡姆小姐接着讨论了另外一种态度，这种态度她感觉到基本上不是她自己的。"这是一种态度，但不完全是我的态度。"她接着说：

作为结果……让我能尊重自己的东西不是我自己的，我全面地贬低自己。我确实什么都不值，而且我不能确定我自己，虽然所有的证据都支持相反的观点。如果有人对我说些让人不快的话，我会立即全心全意地同意；但是如果对我说些好听的话，我会花上数小时让你确信，不厌其烦地向你解释，你是多么错误。这不是假谦虚，在接受赞扬的时候我真的感觉到不舒服和不真实。

这是个很好的例子，说明了自我概念的强度。围绕着自我人们组织经验，要接受能扩展自我的经验与接受缩小自我的材料一样困难——两种经验都与我们维持的自我不协调，都会被抛弃。

当事人对访谈的描述提供了某些新的、有意义的要素：

这一次我急着想来做咨询，我有些事情要处理，对我来说不能太匆忙。但当你要说出它们的时候，这些事情就消失了，这种方式真让人发狂——我的大脑一片空白，抓不到一点细节。处理这种情况的方法看起来是不要强迫事物——只是让你自己适应空白，等着有些事情浮现。

我几乎不再意识到你的存在，或者这样说更好，我对你没有自我意识。我不再担心你对我的看法（或者至少可以说，剩下来的一点点担心让我感觉快乐），虽然我感觉到你的确对我有些看法，我真的很有兴趣听听是什么看法。而且，我认为我不会为这些看法而困扰。我总是对你说的东西很感兴趣，现在，完全愿意放下我要说的，而听听——真的倾听你的意见。你这次说了这么多，深入到我所说的东西之中，以至于要我明白这就是我要表达的，是有困难的。然而你是对的，虽然你超过我那么多，我却对此感兴趣并受到了刺激，而不是害怕退缩。哦，天哪，我以前被吓倒过，不是吗？就在开始不久的时候，我说到我比大多数人状况要好，你重复了一遍，而我看起来显然是有些自大。你对此洞察秋毫，同时我也逐步地认识到了，但是我当时跑到了相反的方向。有一点，你说的关于治疗关系的有些东西我是完全看不到的。然而我感觉到有些地方是对的，所以我同意了继续向前而没有真正理解。从结果来判断，那次访谈是极为成功的，你所有的提示都是我准备要前进的方向。我想象到别人听我们的录音的时候，会说这很好地说明了咨询员的确对当事人进行了评价和指导。但是如果我对你说："请原谅，但是我现在在朝什么方向前进？"而你回答："北！"我看不出凭什么说你把我推到了那个方向上去。虽然这一点很难证明。你的很多回应让我直到回到家还有些惊奇——特别是重复出现的"贴标签"和"顺从"，还有很多是你从看起来无用的材料中挖掘出来的。但是这些震惊是让人愉快的，撕去伪装让人轻松。我希望除掉伪装，但是我自己没法做到，所以你承担起了我的真正的愿望。但是又一次，其他人从外部看来，会谴责你，因为你选择了你自己的态度和价值观。

对治疗师来说非常有趣的是，他在这次访谈中的回应对当事人来说有些不同，这些回应深入到她所说的东西的后面，这些回应超越了她，虽然还是在她前进的方向上。咨询员对此背景的看法是非常不同的。在咨询员看来，他的回应和以前访谈的回应没什么不同，只是简单地反映了表达出的情绪。从他的观点看来，不同之处在于，当事人开始真正探索对她来说未知的领域了。而她的陈述正是其他当事人所描述的"我几乎不知道我在说什么"，当这些意识边沿的态度的陈述被咨询员接受和复述后，它们的概念的更加确定的形态对咨询员来说就像新的体验一样。这让当事人能够更加深入她自己的思想，这种深入的意义超过她自己做的，这甚至是被看做是可怕的，需要逃离的。对这些体验的感觉越来越接近客观事实是值得关注的，因为这会使治疗过程更加明晰。显然我们需要的是案例录音和内省反应（也许还需要咨询员的内省反应），以便进行比较。

你现在看起来更像一个人，而不是那些标准咨询员中的一个。对我来说在咨询中你投入了全副身心而不仅仅是作为咨询员的那个部分。当然我知道很大程度上是因为我允许你进入我的内心，但是我不知道这样你是否会感觉更多的自由和更多的"自我感"。现在你笑的时候，听起来的确像是一个朋友分享我的快乐般的笑，但并不像以前的访谈中那样让我震惊。相反，我很喜欢这样。这让我感觉到精力充沛、活泼好动并希望继续探索。毕竟，如果我们能够分享一些笑话，我能够抓住你对我自己意见的预测，也许我就像你那样有竞争力，也许我会成为一个有能力的人。事实上，当你能够洞察我的意思，我们的关系就会更接近普通的关系，就像朋友间的交流，不是吗？

咨询员同意，他是，而且想要，在这次和以后的访谈中更多地投入整个自我。在治疗开始的时候，表达出的态度是相当表面的，在咨询员这方面对当事人的理解并没有尽全力，对态度的反应更多是技术的而不是咨询员整个人格的表达。但是当治疗进入暧昧的、不和谐的思考时，当事人开始探索未知的领域，咨询员开始全力以赴地要跟上这种令人迷惑、本身也是充满迷惑的探索过程，他的注意力集中在试图察觉当事人的内心活动上，如此，这就不再是一种技术操作，而是在实践容纳个人的目的。在这种和当事人共同奋斗的过程中，和当事人一起看看一知半解的行为的原因，与进入意识又再次溜走的情感进行斗争，很有可能的事情是，简单的"精确地反映感觉"的概念不再适合治疗师的行为，不再像个镜子；治疗师变成了当事人的同伴，而后者正在死寂黑夜中穿越混乱的森林。治疗师的反应更像穿透黑夜的呼唤："我和你在一起吗？""这就是你在的地方吗？""我们在一起吗？""这是你要去的方向吗？"可以预见的，对这些问题的回答有时候是"是"，有时候是"不是"。咨询员有时候和当事人在一起，有时候他会在前方，有时候他在自己的理解中裹足不前。这种对治疗过程的轻微背离是不重要的，因为显然治疗师正如通常所说的："在你进行危险和可怕的探索的时候，我正力图和你在一起。"这一点在卡姆小姐随后的陈述中体现出来：

你说的有些事情和我的意思不太符合。但是这些话谈不上有威胁性，它们是很有鼓励性的。发现误解并不是不可消除的真好——我可以改正误解，而你能够理解和接受这种改正。没有必要每次都能完全清晰地理解我所说的；完全没有必要怕得要死，每次我张开嘴巴，害怕我会说一些不够准确的话、偏题的话或批评的话；没有必要小心挑选我的词语，以至于我中断了表达我自己，想要较少的不明确，而不是把我头脑中的话立即说出来。

这里是对那些有这样问题的人的回答，问题是："难道当事人中心疗法不是真正的指导吗？因为咨询员选择那些他愿意回应的成分，如此潜在地引导当事人走向某些领域和目标？"正如这里指出的，如果治疗师打算让当事人牵着走，当事人不仅仅是觉察到这一点，而且会很快纠正咨询员，特别是当咨询员偏离轨道时，而且当事人对这样做感觉良好。

在访谈快结束的时候，当我加快速度的时候，我开始感觉到浑身舒坦——温暖、放松、快乐。你呈现给我的比以前的要多。一方面，对此刻我的快乐来说是必不可少的——在你的陪伴中，我感觉到的我自己比我自己独自一人感觉到的要多。但是那不是一种被贬损的依赖的感觉——我假设这就是所谓的"依赖的自由"。如果你可以说鱼依赖于水，那么你可以说我的人格、我自己、依赖于和别人的联系，才能生活、成长、自由地移动。哦，天哪，这就是那第一次的激动体验的重复——粗看起来，它是不同的，因为这种体验是稳定的、持续的，而不是短暂的、令人吃惊的。这是我成长获得的结果，而不是陷入后得到的后果。但是它是什么呢？我不能说它是一种交流的经验，一种亲密的经验，甚至不能说它是有限的。我什么都没有解释。它就在那里，是世界上最自然的事情。就像所有生命的基础一样，它只是拒绝放弃它的神秘性。进入你的房子不再有感觉。现在我在我自己家里，你是一个受欢迎的客人。我很高兴带你参观房间，虽然有些房间不太整洁，但是我毕竟刚刚搬进来，你还期望我做什么呢？如果我有时间来整理的话，房间会看起来更好一些。

正如卡姆小姐提出的，一个人和别人真自我、真态度地沟通，是体验到深层社会关系——友情、人际发展、治疗的——基础。当然在她的叙述中也很好地描述了治疗成长的另一面："现在我在我自己家里，你是一个受欢迎的客人。"

自我重组时体验到的情绪和态度的波动，在卡姆小姐的下一个片断中得到了表达：

我开始又感觉到变化；我发觉我什么事情都不想做，而且看起来我不能着手做任何事情。昨天发生的事情很好，我不再担心它会变成一种偶然的事件或幻觉。但是会不会仍然有些事情是我没有发现的呢？在我感觉我对世界不再关心的时候？感觉就像有些事情就要向我们猛扑过来？或者这只是因为我感冒了？

"会不会仍然有些事情是我没有发现的呢？"这是个有趣的事实，在以后和卡姆小姐充分讨论后，被否认的态度被意识接受了，其他的东西也有如此的倾向。也许可以这么说，体验之所以被歪曲或否认，是因为接受它们会毁坏自我。在安全的治疗关系中，当事人发现，虽然接受这些体验是必要的和痛苦的，但是获得内心的舒适和从紧张中得到释放值得这种痛苦。于是出现了一种强烈的倾向，渴望察看更深刻否认的材料。前面的片断中表现出来的焦虑感预示着将要出现更深刻的自我发现：

我打电话给母亲。像通常一样她告诉我我应该做什么，像通常一样我感觉到沮丧和无助。

而且我感冒了。为什么会在这时候发生，就在我正盼望着下一次会面和准备度假的时候？

……哦，天啊，我感觉妈妈的问题是那么明显，现在这个问题又出现了。我可以不再围着妈妈转吗？有什么用呢——我已经如此努力，但是我仍然永远保持原状。

》 第五次访谈

第二天卡姆小姐来做第五次访谈。她开始的时候计划在这次访谈几天后就去度假。在访谈中，她进入了很多体验的深层领域，包括她和母亲的关系，她感觉无法改变这种关系。她说："我只是个小宝宝。但是当你像我一样老的时候，就会知道做一个小姑娘是多么令人厌恶的事情。"在这次访谈结束的时候，对当事人来说这一点都不像治疗的结束，她向咨询员道别，说她会试着自己继续下去。下面的材料是这次访谈后几小时写的：

多么让人沮丧的会面啊！如此呆板和无望，就像面对一面空空如也的墙壁一样——不能移动，难以渗透，无法抓住，生命和成长的死胡同，毫无结果、漠不关心的谜墙把我和我自己一分为二。很难传达这种无望感、死寂感，就像整个宇宙都真的是没有感觉的。没有办法解开你的谜，什么地方都没有支点，因为如果生活是没有意义的话，就只能在迷惑和死亡中结束，而看起来像谜团的东西就是对最终的无用和否定的揭示。不是因为有些事情你不理解，而是因为没有什么东西是可以理解的。你甚至不存在于你能做的所有事务中，不在这次访谈或其他访谈能做的事情中。即便带着世界上最好的愿望，你也不能解决本来就得不到解决的问题。我只是在漫无目地谈论一种漫无目的的存在，而你对这种漫无目的的存在漫无目的地反应。这是胡说，这什么都不是，这是它所不是的。而且只会把每件事情搞糟，你看起来很失望。现在我知道你实际上不是那样认为，在某种意义上，我不再关心你是否赞同或者不赞同。但是你看，上次你的脸色突然变了——就像被涂了一层煤灰变黑后又洗干净，表现出无可置疑的清白和个性。对此发现我感到很高兴，而我就像一个失明的孩子一般沮丧。

　　而对你看待我的方式，有些地方我是错误的和困惑的。我一直希望擦亮眼睛，就像我拨开迷雾，清理蛛网。而我也想洗你的脸。我看到你的脸上覆盖着太多的煤灰，而想象着拿很多的水、肥皂和一块粗毛巾把你的脸洗个干干净净，这带来了一些放松。不知怎么，那些你脸上的煤灰看起来像是某人对你犯下的一个大错误，而我想把这个错误纠正过来。但是为时已晚，也许总是为时太晚。全都过去了，而我在悲惨的地狱，没人帮助的话，我逃不出来。而且因为没有任何的帮助，我永远都逃不出来。没有了。而我为自己挖了那个陷阱。当我开始挖井的时候，我开始面对结果。如果我挖的比我期望的要深怎么办？如果我找不到出去的路怎么办？那么我就必须学会在这里生活。而那种学习的前提条件是需要有一种不动摇的信念，这种信念是，必然有一条出路，即便我自己不能发现它。

这种完全的绝望和第四次访谈后放松、平稳的快乐形成了有趣对比，说明了极大的情绪波动也许对有些当事人来说伴随着紧张的自我改变。根据作者的经验，这种全然的悲哀仅可能发生在基本的、深刻的自我重组出现时。

　　在咨询员看来，对改变的生动描述和人格理论有明显的联系。在第四次访谈中，咨询员看起来很黑的脸，突然被看做是清洁的、新鲜的、有个性的。请注意这和当事人在第四次访谈中对自己的感觉是多么类似（见前文）。但是现在她认为自己达到了无意义存在的无法解决的死胡同，咨询员的脸变黑了，表现出一种不悦的外观。下一章有些与这种体验有关的研究证据会被回顾。看起来真的是这样，当事人看待别人的方式和看待自己的方式很大程度上是一样的，自我知觉的改变让她对别人的知觉也改变了。

> 这对我是非常特别的，这个过程一旦开始就是多么自行其是，多么不受控制。星期三（第四次咨询）我还在较好的状态，和我自己及世界的关系比以前要好，并且兴高采烈，能够承受经年累月的问题、刺激和紧张。这让我在星期五能整理好所有松散的头绪，整个事情都很理想。接着就出现了不请自来的全然无知无觉的悲痛。我把它看做愚蠢的，置之脑后，把注意力转移到其他事情上——我当然没有不适当地鼓励和放大一些细微的情绪，不，一旦你表示同意，这个过程就开始自己运作，直到即时的重组完成后才恢复平静——而且看起来就像某人对什么时候重组工作结束的意识判断不是十分可靠一样，这个过程有没有很多力量也是不可靠的。

这里又一次在一个没有预料到的领域出现了证据，那就是"经验必然会告诉你它自己的意义"。她以为治疗结束了，但是她没有完整地体验到治疗。她描述的体验到过程的不可避免性是一个常见的现象，虽然有可能足够的恐惧和防御有时候会停止这个过程。这整个事情值得更多认真的考虑。

下一个让人痛苦的段落是在星期五晚上写的，第五次访谈的那一天：

> 整个晚上我像个鬼魂般漫游，试图找出答案，告诉我自己不是这样的。我不能那样悲哀下去，这没有用的。我充分地意识到，它是这样的，不论有没有感觉，我就是那么悲惨。所以我坐到沙发里，试图充分地观察一下痛苦，让它冲刷我，带着希望。我设想，也许这就像危机一样——也就是说，如果我立即对它使上全力的话，它可能会把我击倒，让我进入黑暗中，淹没我，让我从中成为一个新人。哦，这不是那样的，正当我悲哀地蜷缩成一团，没有因为我的感冒迅速恶化而改善，你带着不赞成的表情的脸活灵活现地出现在我的脑海中。也许我是把自己的想法强加于你——真的，我记不住了，但是无论如何，我正在承担着一项绝望的斗争，要解决我和我妈妈关系的谜团。这时候突然发生了两件事情——我记不得在我生活中哪一件事情是首先发生的，但是不论它们的方式是什么样的，它们是相互交错的。一方面，我突然发觉，妈妈当然也有权利做出她自己的决定，成为她想要成为的任何一类人。这答案是显而易见的。另一方面是，当我看着

你的脸，好像有一只手伸出来，慢慢地把你脸上的阴云剥下来，显露出新鲜的、有个性的脸，这张脸是我丧失的，在今天下午让我感到很失望的。这是最生动的体验，说这像是一种幻觉是完全不恰当的——这就是幻觉。不是那张脸是幻觉，它是一种生动记忆，而是说，我把我自己感觉的阴影投射到那张脸上，这是幻觉。这不是很激动人心吗？领悟不仅仅修正了现在的感觉，而且回去修正了储存记忆的歪曲的部分。而这解释了不易忘怀的但是独特的感觉，我对你的奇特的、不可理解的感觉，以致我被紧张的、不情愿看到你的感觉和想要看看、带着渴望看看和驱除迷雾的感觉一分为二。接着有两三次我发誓你笑了，但是我看你的时候你是完全清醒的，而你显然不会也不可能在笑。在其中的一次我看着你的时候，感觉有什么东西飞速地从你的脸上转移到我的左手，并且消失了。幻觉，绝对是！这可能不会让你吃惊，但是它让我惊奇不已。

无论如何，悲惨已经消融，而且虽然我感觉疲惫并却很害怕相信这一点，而且我的感冒实在太重，生活又变得无法忍受了，而且实际上我有些希望立即回家，实践一下新的方法。

这里，正如常见的，在访谈间出现了明显的领悟，而当领悟足够多的时候，看起来就会有情感和操作的意义，带来新意和生气。在下一次治疗中，同样的领悟通过口头表达后，领悟就变得很明显，但是咨询员没有料到这种体验所达到的深刻和尖锐程度。

那些"幻觉"并不是很常见的，虽然在当事人中心疗法中也不是独一无二的。一般来说，当当事人经历着戏剧性的自我重组的时候，从诊断思维看来是精神病性的行为会不时地伴随着自我重组出现。当人们从内心的角度来看这些行为，它们的功能意义则是如此明显，以致无法理解为什么要把这些行为看做是一种"疾病"。把所有的行为看做是机体有意义地调整自己和环境的意图——这看起来对理解人格过程更有意义，而不是把某些行为分类为异常的或结构化的疾病实体。

下一段是星期一写的：

哦，我们又开始了——这是又一个这件事情自发本性的令人惊恐的例子。就像成为讫里什那①神像的信徒一样——在你第一次自愿献

---

① 讫里什那：印度牧牛神，象征丰收和幸福，是黑天毗湿奴的第八个和主要的化身，经常被描绘成一个吹笛的英俊年轻人。

身给它之后，你就要跑来跑去。不管你喜欢还是不喜欢，你总是四处奔忙，你不能说："停下！够了！我只是想有些时候奔忙一下。"这是全或无①的情景。而且，唯一的有些尊严的回应是对你无法避免的情况表示满意。

星期六早上我想要给你打电话告诉你一切都好，因为我确信你知道工作或多或少地满意地完成了，会感到高兴。但是虽然灵魂在欢呼雀跃，肉体却因为感冒病快快的，我就是不能把自己从床上拖起来去打电话……

到傍晚的时候，我发现那种不可理喻的痛苦和恐惧又开始向我奔涌而来。10点钟的时候达到了一个新的高峰，此时它变成了一种狂野的、不合理的恐惧——这种恐惧如此令人讨厌，带着一种奇怪的怜悯心态，我不能吸收有关它的所有印象（迄今我认为这种恐惧已经被痛苦替代了）。很长一段时间，我发疯似的寻找这种恐惧的原因，就在我认为我还可以再忍受它一分钟的时候，它突然在我内心爆发了——啊，我是害怕死。这种发现让我大吃一惊！我一直把死亡看做生命的圆满完成，一种很有趣的体验，对于死亡你应该做好准备，因为你没抓住它的话，你就不会再有第二次机会，而我总认为一个人应该健健康康地去死。然而这种震惊的一部分看起来长期地麻木了恐惧，让我没有去想一想死的问题。当然我第一个想法是认为在这种困境中，神是唯一的避难所。但是当我转向上帝的时候，我面对的是最终的恐惧，完全的逆转和背叛——神，他自称是充满爱的，却是死亡的处置者，冷酷的复仇者、破坏者，我又恨他又怕他：在我最苦难、最需要帮助时，我求助的这个朋友自己揭示出原来他是敌人。除非你知道，我不能告诉你达到所有事物的终点是什么样的，而且这比你能猜测和梦想到的任何东西都更加可怕。

啊，我在和这可怕的东西斗争，但是你绝对不能面对这种恐怖——心灵退缩了，这种退缩中有一种放松的感觉。在这段时间中，我的思维从我不能改变的上帝转到了对死亡的恐惧，对后者我能发现一些放松的方法。而这就是我的想法，近在眼前——为什么，只有在期待中死亡才是可怕的。死亡在现世是活生生的，是一种永恒。生和死是如此截然不同，你对死亡不可能有任何体验，除非你已经死了。即便你已经接近死亡，就在死前的一秒钟，你仍然是忙忙碌碌地活

---

① 全或无（all or nothing），即要么这样，要么那样，非黑即白，非此即彼。

着。你不可能害怕死亡，真的，你只可能害怕生命。就是这么简单，甚至更加简单，所有的恐惧都消融了。随着恐惧的消失，我能够自由地面对看起来是背叛了我的上帝的残酷和痛苦的问题。我需要做出很多努力才能够从冲刷我的痛苦的波涛中抬起头来，但是最后我挣扎出来抬起头来，发现这又是一次选择，以另外一种姿态出现：上帝是爱人的还是恨人的？我不能证明任何一种命题，而我必须信仰其中之一。神不可能两者都沾一点边，因为它们两者是相互对立的。我现在感觉神是残酷和充满仇恨的，但是其他时候我又感觉他是充满爱的。但是他的本质不是因为我对他的感觉而改变的，我在其他的基础上必须做出选择。

我不知道这个基础是什么——我只知道选择是完全清晰的——神就是爱！但如果是这样的话，为什么我会怕他、恨他？假设我一定是因为在某些被遗忘的时间中，某种亲近的爱的关系使我暴露于痛苦和明显的背叛，以致从那以后我有了恐惧的、不信任的爱。好，那么，神没有任何错误，只是我自己有些错误。当你想到你自己有些地方是错误的，你不会感觉到舒服，是不是？但是如果事实就是这样，我就可以做些事情——这可能是困难的，可能是痛苦的，甚至我也许永远也不会成功，但是至少我可以尝试，有成功的机会。

走了这么远，危机在某种程度上已经过去了。真的，这是一种不稳定的感觉，更像缓期执行而不是彻底解决，"为自己做些事情"仍然是件充满疑惑的事情，但是在此时我是如此放松，我可以说我不再为此担心。所以我沉入宁静的睡眠，而昨天他们把我用毯子和垫子裹起来，带我到乡村里去，在太阳下把寒冷烤干。在一个受宠的病人角色中，我感到兴奋和放松。

这种深层的冲突和疑惑，这种对自我恐惧态度的面对，需要做出一点点评论，特别要再一次指出的是最至关紧要的冲突常常在治疗外发生。

直到我晚上回家时，我才能够开始反思那种令人恐惧的看法，也就是我可能不能够揭开自身之谜，不管我怎么努力，也许我的余生都要和锁在我内心的某些未知的、充满敌意的东西周旋，永远不知道这些东西什么时候会喷发出来，永远害怕自己。所以我当然带着渴望想到了你——而我同时想到这可能是一种强迫，因为你自己也需要假期等等……我可以安全地离开你，幻想着增加的冲突对我的士气所起的作用是多么微不足道。然而虽然这很痛苦，这一次我还是或多或少能控制住我的情感。最后，我得出了一个不安的结论，我至少可以寻求你的帮助而不通过欺骗你的手段。所以我决定早晨打电话给你——哦，也许吧——而渐渐沉睡了。我醒来的时候相当高兴……我考虑了一下我可以对你说些什么，并且精心准备了所有礼貌的道歉用语，但是把它们一个个都放弃了……我最后发现我可能让你自由选择你回答的方式……当我打电话的时候，你是那么好，这是那么容易，所以我觉得非常轻快和有希望。

但是我的朋友已经打点好行李准备今天下午就走，当时间就要耗尽的时候，我想到她要走，就感到越来越恐惧。

这里，就像和其他任何当事人一样，重新开始治疗关系的责任是留给了当事人。有些情况下，对这观念的调整是有意而为的，但是大多数时候把责任所在交给当事人更具有治疗性。例如，考虑一下，如果在第五次治疗结束的时候治疗师建议她回来，对当事人来说这是多么可怕。这只能意味着治疗师对她朝着健康的努力表示担忧，并且这样做将使亲友的情感卷入，而且还对她的进步进行了负性评价。这很有可能促成更加严重的冲突。这里她自己决定了推迟她的度假，为的是继续她已经开始的艰难旅程。

请同时注意这段引文前面的部分，这种冲突是多么相似。对这位当事人，正如对很多其他当事人来说一样，可以假设每个人都有处理自己问题的能力，这不是简单或乐观的假设。促进成长的力量倾向于使攻击性和自我毁灭性失去平衡，但不会造成很大的偏差；相反，既是对治疗师也是对当事人，显现在很多、很多案例中的结果是，它们保持了微妙的平衡。

星期二，晨。昨天晚上我四处游荡，备受煎熬。我做了一大堆家务杂事，但是没有一件事情让我感到放松——也许完全放弃，比让折磨与你同在更加轻松一些。最后我上床了，最后那种不可描述的躯体感觉又向我涌来。你能看到和感觉到黑色的波涛冲刷着你的大脑，同时在你的耳朵里有一种奇怪的鸣响。对我来说，只有我对它让步，只有让黑暗靠我更近些，让我不断下沉、下沉、下沉到无意识中，那么我才能够完全走出来，清爽的、全新的、健康的。虽然我一次又一次地尝试，但是就在最后一刻，当我想到我可以做到这一点的时候，我会退回到完全的意识中去……我最后睡着了。今天早上我醒过来，兴高采烈——如果我放开自己的话，我会得欣快症的。我试着让自己感觉悲哀（!!!）但是我就是不能。我甚至感觉自己在拿我们今天下午咨询中的离奇有趣的、我已经适应的罪恶感作为娱乐，如果我是优秀的而又遭遇不幸，受此诱惑会让我感到愉快。天啊，我们人类多么愚蠢。

》第六次访谈后所写

星期二下午卡姆小姐来做第六次治疗，治疗访谈的材料与其早年及后来的性冲突有关。看起来当事人不太像以前的那些访谈一样关心当前的情感态度，但是从治疗的取向来看这些材料是很深刻的：

> 星期三，晨。对昨天的访谈没什么好说的——它是平淡的、毫无生气的，几乎看起来就像我在做咨询员，因为我说过我会像给自己做咨询一样。但是我们都知道那只是一种形式——像一个绅士那样死一样的事情。空洞的和中性的，你看起来也是中性的——就像某人在礼貌地扮演分配给他的角色一样……我夺回了我如此执著寻找的痛苦——不是因为我找到了它，而是因为访谈是如此死气沉沉。昨天晚上是星期一的翻版，包括让我自己做一些琐碎的小事，还有当我上床的时候那种神奇的感觉。这看起来就好像整个宇宙除了痛苦别无他物——如此的残酷，如此地绝对不可理解，如此没有活力。我不断地说为什么——为什么，为什么，为什么这一切要发生在这么无辜的人身上？我不能相信我做了什么要遭到这样的惩罚——而且我确信这和赏罚没什么关系，这和某些我不能理解的事情有关。没有这些痛苦的话就没有成长，但是这让人难以置信——不，不信——感觉到任何事物的生机是来自于任何具有极大破坏力的事物……我渴望继续我的假期。我渴望度假就像一个溺水者渴望遥远的海岸一样。我不知道我怎么能够忍受这种等待，但是同时，我知道度假现在对我没什么好处。只要我的内心还在承受折磨，就没有地方供我休息。

有些当事人可以用最小的伤害达到自我的重组；而其他人，就像这个案例中的当事人，内心的折磨变得无法忍受，与已经探索到的体验极不协调。然而，这是重组内在冲突的必经之路，而其中没人可以让自己休假或小憩。

》第七和第八次访谈

第七次访谈是在星期三进行的，第八次访谈是在星期四的早上。第七次访谈的一部分需要补充上治疗师的笔记，以让某些部分可以理解。深刻的混乱和不确定在访谈中是明显的，但是当事人感觉到她在做出最后的决定，就像做生或死的决定一样——至少是心理上的生或死。她说了过去多年来进步和冲突是怎么缓慢增长的，还有很多她自己的反应。

> 我在内心感觉到了它，它就像一只走出囚笼的小动物——只是一只小小的、没有防备的小动物，它被毫不留情地殴打过，被打败了，伤痕累累、流血不止。它看起来完全无助。我认为这是一种孤独的状态，所以我不能忍受、不能看着它，但是它同时也是我内心的一部分。有些时候这个可怜的小动物会回来，但是总有机会让它跑出来。（停顿）现在我再也没有看见它的感觉了。我感觉我就像那只可怜的小动物，被鞭打了，绝望的，伤痕累累。

在提供了这些材料的第七次访谈和星期四早上的第八次访谈后，当事人如此写下：

> 星期四，晨。昨天的访谈与之前的访谈一样，死气沉沉，毫无效果。唯一的不同是看起来绝望有一点点减退，因为失败仍然近在眼前——而访谈的开始就像结束，都是在绝望中度过的。星期三是星期二和星期一的重复，除了对没有获得的、我的假期可以提供的宁静的渴望变得更加急切了以外。所有事情都变得更加急切了——越来越急切。

她说了星期三傍晚她去做了忏悔，这让她有些放松的感觉。在此之后：

> 但是当我沿着大街往回走的时候，一个念头突然出现："谁在打击你？对那只受尽折磨的小动物应该谁来负责？是不是你？"没有用——而且我太累了，无法牢牢抓住这个念头。它坚持要被轻松地对待。所以我静静地躺到床上——不很快乐，但是也不是很忧伤；疲惫不堪，但是更加平静了一些，带着一种隐约的希望，但不是渴求。不是完全准备好的，但是更能够面对，事物的前景不会因为我的希望而改变。我醒来的时候，心情灿烂，十分高兴——就像你今天早上看到的那样。我们今天早上的治疗（第八次访谈）很好。充满希望，有一种很好的脚踏实地的感觉。每件事情又开始表现出生机勃勃和积极向上了——你、我，还有一般的事物。我知道我没有发现完全的解决方式，但我感觉我有足够的力量继续向前，而且现在是做些事情的时候了，而不是仅仅空想。但是你知道吗，虽然事实上在最近的访谈中你

有些方面改变了，可是这种改变中没有我以前注意到的那种幻觉的品质。我无法描述——我只是知道这与以前你脸上的阴影剥落的感觉不同。

对结束治疗我感觉有一些尴尬——部分原因是你可能会认为我在切断和逃离深入的进展，但主要是因为我不能完全确定那不是我正在做的事情。但是我不这么认为，真的。我认为这就是该结束的时间……这里在芝加哥，我远离我的环境，没有责任也没有朋友，这是完全的"想象"实习。哦，我当然能证明在心理治疗中和你保持一起工作及一般的关系的明智！

在第八次访谈的开始和最后一次访谈中，她拓展了这段引文所提出的领悟，意识到她曾经是自我惩罚的，而她自己就是那个内心有"受折磨的小动物"的人，她就是那个对自己苛刻批判的人，而这是没有必要的。访谈结束时，她提出："我能看到事物并不是绝望的，绝望在我的内心，而我能对这做些事情。我的意思不是这很简单，但是我认为我应该对自己温柔一些，不像以前那样惩罚我自己。"这种简短的、值得注意的积极评价在治疗结束的时候很有代表性。

》 几周之后

下一段是几周后在度假期间写的：

度假间。我的到达是令人失望的——虽然对失望我不是没有准备。我的情感已经耗尽，无法在任何事情中体验到愉快。日子一天天过去，我仍然感觉像是一个恢复期病人——既不是在生病也不是已经康复，不死不活。而我会莫名其妙地发怒。最微不足道的事情也会由于各种原因让我生气，看起来完全是对愤怒过度敏感。啊，不，也许其中有些东西——我会变得很容易愤怒，当有人干扰我正在做的事情的时候，或者建议我们应该朝北走而我认为我们应该朝南走的时候，或者别人贴在我身边而我希望自己有一些空间的时候。而我的愤怒看起来有些部分是需要调整的。所以也许它有一部分只是疲劳而已。但是它的很多部分——也许是绝大部分——是因为我如此疲惫，我需要休息。但我受到了干扰，这意味着整个世界都欠我一个休息。当他们不让我休息的时候，我像只大黄蜂一样疯狂。几乎差点就忘了艰苦学到的一课，是我自己选择了被全世界击败的感觉。这里有一件有趣的事情——这种愤怒看起来是自动出现的，但与此同时，我有完全的自由来选择我是不是要愤怒。这不是能不能克制愤怒的表现或行为的问题，而是能选择是变得愤怒还是变得主动友好。就像在你的手里有一块石头，你可以决定把它扔出去还是把它放到地面上那么客观。不是像我过去那样突然大为光火，但愤怒很可怕，好像是自动产生的，就像我是被迫的一样。而我必须承认是我自己选择了常常发怒，这并不是很让人愉快。我想也许我希望新的领悟能够为我做一些事情，但是我十分怨恨地发现我必须自己去做这些事情。也许我已经变得更好，而自己没有注意到——我总是期望着事情从天而降，而从来没有注意到缓慢的成长——但是我真的不知道我是变得更好还是更糟，这让我很担忧。如果我通过了这些折磨而一无所获怎么办？我知道这是一种不负责任的想法，但是我不能发现任何自我决断的标准，这让我感觉到自己被暴露，没有防御能力。也许我还不习惯不对自己做批判的方式；也许我做了很多有建设性的事情而自己还不知道，因为我发现了让事情自然发生时的无力感。

在讨论到她的愤怒感时，看起来有一种对这种感觉令人惊奇的清晰描述，这种感觉一开始从内心自动发生，直到最后让这种体验自由地进入意识。假如至今愤怒仍然遭到否认的话，那么它就会不受控制地爆发，脱离自我；而现在愤怒却立即上升到意识中。但是当愤怒被意识用符号自由表达的时候，它也远不是主体可以控制的。表达愤怒成了一种选择，愤怒感能被认为是和不友好相联系的，可以有意识地选择表达。这样做并不是为了更加愉快，这样做只是因为可以减少否认或歪曲的体验，从而极大地减少了为防御性紧张付出的代价。无论读者们接受还是不接受这种解释，引文传达了生动的成为一个人真正自我的感觉。

只有在治疗中才能产生重组的形式，但是对这种样式还需要做很多的补充，这需要通过研究和临床经验来证实。当治疗体验被充分吸收的时候，人格和行为的改变会在治疗结束后持续一个很长的时期。

在提到她在假期内出现的"悬浮性生机"感后，带着通常的愿望都没有得到满足的感觉，卡姆小姐继续写道：

> 我仅仅发现了一件有希望的事情，而这现在并没有给我任何安慰——我这次在外度假不能感到快乐的一个主要原因是，过去，在世界上只有一个地方让我感觉温暖温馨、放松和在朋友中间，那就是我自己的家。但是现在我可以四海为家，和任何人交朋友。而基于这一点，我有一种特别的、游离于世界之外的感觉。

值得注意的是，自我的重组意味着对所有事物的新知觉，包括以往确定的满意的感觉。自我结构的改变意味着个体是活生生的，从字面上来说，个体生活在一个全新的世界，通过知觉的改变产生新的东西。一开始有小小的疑惑，接着，这条改变之路至少会在一段时间内显得有些困难。

》 3个月之后

我们对卡姆小姐内心世界的探视必须结束了，治疗结束3个月后由于咨询员的询问，卡姆小姐又写了一段作为回应。她谈了她目前的兴趣所在，接着说：

> 大部分时间里当事人在令人满意地进步，既然你这么好心来问我——我想——但是我完全厌倦了观看自己，而对情绪的剧变也厌倦了，所以我不能给出一个精确的报告。我仍然感觉情绪是比较生硬的，遭受（没那么频繁了?）到"悲哀"的袭击。不过我猜测它们有一部分是暴风雨后的结果，有一部分是我去做或期望去做我以前失败或避免做的事情的反应。而有时候我会感到沮丧，因为我看不到任何进步的征兆。我猜想改变应该伴随着一堆"啊—哈"的感觉——所以直到最近我才注意到，改变的自然发生必须首先是态度上的改变。我和母亲相处得很愉快，并且设法对我们的关系做一些判断，而不带着被虐待或被占有的感觉。我整理物品几乎没有带着悲戚的感觉（这件事情是她以前不愿做的）。现在做事这方面我的状态正在稳定地好转，不再担心两小时或两天后我必须要做的事情。我更加平静了，更加放松了，而且没有在集体中炫耀的倾向——我差点忘了这一点。当我意识到我现在是多么不同，我感到很高兴。现在我更多地关注其他人，对其他人感兴趣。天啊，这多么让人吃惊，不是吗——我想还有其他的事情，但可能会给你不明确的印象，我没有夸大自己（感谢上帝）——真的，我不是因为丧失了自我而对寻找自我感兴趣。去除了这种重负是一种多么放松的感觉。

这里显露出了大多数当事人的特点。首先行为的改变是如此自然地发生，如此自然地从现存的态度组织中发生，以致它们没有被注意到，直到外界的环境对它们集中注意力。另一点是生硬的、不稳定的、新生的感觉，和人格改变是相伴随的。最后一个特点是非常有趣的，那就是虽然当事人中心疗法对自我有深刻的关注，但是它的结果却不是有更多的自我意识，而是更少；也可以说是更少的自我意识，更多的自我。另一种说法是自我和体验一起顺利地发生作用，而不是作为反省的客体。或者正如一位当事人在治疗结束一年后随访时说的："我不像以前那么有强烈的自我意识了……我不是只把注意力集中在我自己身上。我只是存在着。"

如此大量地提供一位当事人的材料，并不是暗示这是一个经典的案例。无可置疑，这个案例不典型的地方和典型的地方一样多。这里的要点是，所有的治疗对当事人来说都是完全独特的经验，我们越完整地感觉到这个事实，越能够在其他当事人身上促发这种独特的体验。当然我们关于治疗的知识是建立在假设我们能够完全理解、敏锐感觉当事人在治疗中所说的话的基础上，所以我们在这里特别提出了这位当事人的体验。

推荐阅读

系统探索当事人有关治疗的体验的研究很少。莱普金（174）是其中之一，提出了一些参考。稍微不系统一些的是阿科什莱恩（16）最近的文章，提出了对青少年对游戏治疗体验的描述。关于精神分析，伍德（227）提出了一位心理学家对他的分析的体验。其他的例如伯林（35），兰蒂斯（107）和夏寇（182）在变态心理学和社会心理学杂志给出了他们对精神分析的体验。

所有这些都是在治疗结束后很长时间才写的。在霍尼的书中（89）基尔帕特里克写了一章"你在精神分析中作什么"，试图描述当事人的体验。但这是治疗师的陈述，不是第一手材料。

进一步有关当事人体验的资料可参见史耐德非指导咨询案例（199），请多关注有关当事人体验的描述，而不是问题和冲突。读者们会发现，此领域的研究是多么少。

第四章
治疗过程

　　每种治疗方法都可以对人们有帮助。人们内心会感到舒适，他们的行为改变，经常会出现更好的自我调节能力。他们的人格，无论对他们自己还是对别人来说，看起来都不同了。但是在成功的治疗中究竟发生了什么？通过什么样的心理过程发生了改变？在所有正在改变的思维和情感的细枝末节中，正如上一章所说明的，是否有任何可供辨认的普遍性，任何客观科学的方法，而这些方法是可以用来描述所有当事人的？这一章就是要讨论这些问题及其与当事人中心疗法的特殊关系。

　　让我们开门见山——就目前的知识而言，我们真的不知道治疗的本质过程是什么。给我们越来越深的印象是，治疗过程的众多分支及其不同的意义取决于观察者的描述，我们认识到对其准确地描述仍然是一个未来的任务。与其武断地把并不完全明了的事物搞得完全明了，不如提出很多目前有关当事人中心疗法治疗过程的假设，和支持这些假设的研究证据。也许多种假设能够拓展专业者的思维，刺激专业人员发现更加精确和丰富的假设。一般来说，治疗是一个学习的过程。莫尔（Mowrer，136，138），正如其他人一样（190，191，184，185），帮助我们指出了这一点。当事人学到了关于他自己的新的方面，新的和别人联系的方法，新的行为方式。但是到底学习到了什么，为什么？这就是我们想要知道的。仅有学习理论是不够的，因为学习理论是从对老鼠的研究和没有感觉的音节的实验中发展起来的，并把这种经验强加于治疗过程。治疗的丰富经验加强了我们对什么是明显学习到的知识的理解，正如以前所知的学习的知识被整合到治疗已知的事实一样让我们受益匪浅。根据目前的心理科学的状态，关于治疗中发生的学习过程的内容，仍然留下了很多问题，而不是答案。

　　在如此情况下，我们最好是能够尽量近距离地看一看我们所拥有的事实，不管它们是临床的观察还是准确无误的研究发现。相应地，这些材料所揭示的就是一些要发生的变化，或要实现的假设，为了方便，把它们归类在一些标题下。这种治疗性学习过程的某些特质，某些被认为是当事人在治疗中的"运动"的特点，呈现的次序不是明显的，除了某些我们有最多研究证据的地方是事先设定的。跟随着这些有时候过度简略而有时候互相矛盾的描述，一个有关治疗过程的理论被提出来。希望这个理论能够提供一些证据，虽然这还远远不够。

治疗中的特征变化

》 表达材料的形式

治疗过程要进行研究的第一部分是当事人说出的口语内容的变化。我们观察到虽然当事人倾向于主要谈论他们的问题和症状，但是随着治疗的进行，这种类型的谈话会由于领悟到他的过去和现在行为的关系，以及现在行为之间的联系而改变。此后，当事人更多地讨论他对情景的理解以及相应的新的行动。这个探索过程与问题领域的情绪和态度有关，其后是领悟和自我理解的提升，再其后是对由新的领悟定位的行为的讨论。这个过程在作者描述当事人中心疗法的早期书籍里强调过（166）。

现在有可观的客观证据来支持这种描述。史耐德（196，197）在1943年完成的研究和希曼（Seeman，180）在6年后完成的研究得出了相似的结论。在后面的研究中发现，在开始的15次咨询中，所有的当事人中的52％在头5次咨询中对此问题的讨论减少了，而在最后5次的咨询中，29％的当事人关于此问题的讨论减少了。而在开始的5次咨询中，所有的当事人中的4％会讨论到作为治疗结果的领悟和知觉的改变，在最后5次的咨询中，这一比例上升到19％。对计划的讨论，这是有关行为的重新定位的，在治疗的前3/5的时间里几乎是不存在的，只占1％～2％，但是在最后5次咨询中，上升到了5％。一个关于希曼的研究的更加完整的图表见表4—1。

史耐德的研究基础是对6个案例的成千上万句陈述的分析，而希曼研究了10个案例，并且都录了音。不同判断的区间信度是很高的，希曼的研究显示了87％的一致性，下面提到的态度分类有76％的一致性。所以很明显的倾向是，研究至少是对治疗过程的一部分做出了可信的描述。这些与治疗成功有关的倾向用这样的事实得到证实，咨询员对结果的评定和这些倾向的相关性达到0.56。

表 4—1:　　　　　　　　　　　　　**当事人提交材料的形式**

（5 分位数频数分布中，含有总抽样量的 1/5 的部分的咨询过程的各种分类的百分比）

内容分类					
总抽样量的 1/5	对问题的讨论	领悟	计划的讨论	简单的接受	所有其他分类
1	51.8	4.2	1.2	34.1	8.7
2	44.7	6.2	2.2	40.2	6.7
3	44.5	8.8	1.7	37.0	8.0
4	35.4	17.0	4.6	36.7	6.3
5	28.6	19.3	4.7	31.4	16.0

态度					
总抽样量的 1/5	完全正性	完全负性	完全矛盾	仅有正性的紧张	仅有负性的紧张
1	32.1	62.1	5.8	30.6	69.4
2	40.9	52.7	6.4	42.3	57.7
3	35.2	55.3	9.5	40.1	59.9
4	43.7	48.1	8.2	56.3	43.7
5	46.6	45.3	8.1	62.2	37.8

注：摘自 Seeman（180，pp. 161，164，165）。

　　研究还包括了表达态度的类型。发现在治疗开始谈论负性情感的当事人，会改变成积极的方向。即便这些态度和他自己，和其他人，和他的躯体状况有关，也会出现这样的结果。史耐德和希曼都研究了这个问题而且研究结果肯定了临床印象，增加的新的一个方面和对紧张（过去或现在）的表达有关。一般来说，这些证据显示了（见表 4—1）：负性的态度在治疗早期阶段占主导的地位的话，随着治疗的进行，平衡出现，正性态度逐渐超越负性态度。但是如果研究只是局限于当事人目前的态度的话——目前表达出的态度——这个倾向则更加明显。粗略地看，在治疗开始的头 5 次中，当时的情绪大约有 1/3 是正性的，2/3 是负性的。在最后的 5 次治疗中，这种情况颠倒了过来，大约有 1/3 是负性的，2/3 是正性的。

　　还有其他的方法来描述当事人在治疗过程中发生的口头表达材料的改变，它们可以提出一些还没有经过客观检验的经验。

　　在临床上很明显有从症状到自我的陈述重点的转移。当事人的探索一开始围着问题的不同部分打转，但是逐渐越来越关注自我。我是什么样的人？我真正的感情是什么？我真正的自我是什么？越来越多的谈话围绕着这些主题展开。不仅仅有从症状到自我的转换，还有从环境到自我、从他人到自我的转换。也就是说，当事人从话语上巧妙地处理他的环境，奉献出可观的时间来考虑非自我的因素，就像处理那些内心事件一样。但是渐渐地他探索他自己，几乎排除了非自我的部分。这看来有一部分原因是因为治疗师关注的是他的情感、他的知觉和评价——也就是说，关注的是他自己。这还归结于这样一个事实，他感觉到自我是环境的一个部分，环境潜在地是在他的控制之下。这还因为他感觉到如果他能和自我融合，对自我有清晰地了解，就像了解他想要达到的目标一样，他就可以成功地处理他的问题的外在部分。

对话内容的另外一个倾向是，对话从讨论意识中存在的材料，转变为讨论直到治疗开始为止意识中都不存在的材料。关于这一点我们要多说几句。

还有一个材料的转变是从过去转变到现在。说在这方面有一个稳定的进化过程是不正确的，因为早期的访谈都是关注现存的问题。在考虑任何特殊的冲突或关系，特别是它们是有威胁性或痛苦的时候，当事人倾向于开始讨论某些过去的部分，然后逐步地面对现存的关键的、常常是令人不快的事件。当一个人能够处理他现存的情感、态度、情绪、价值观、目标时，治疗就可以结束。他学会了不过多考虑他的症状、他人和环境是不是危险的等问题，而集中注意力于发现"此时此地的我"。

≫ 指向自我的态度和感知的改变

前两章已经提出对治疗过程中发生的事情最好用自我结构来解释。很多年来，自我已经是心理学中不流行的概念，而当事人中心疗法倾向的治疗者们当然一开始没有学会使用自我作为解释的架构。然而治疗中大部分的口头交流都必须和自我有关，所以我们的注意力不得不转到这个方向上来。当事人感觉到他不是作为真正的自我存在，时常也不知道什么是他真正的自我，而当他能够变得真实一些的时候，他会感觉到满足。临床上这些倾向都是不能忽视的。

临床的观察现在已经得到了可观的研究结果的支持和扩展。雷米（Raimy，153，154）是第一个在此领域工作的人，提供了有关自我概念的理论架构，不幸的是这些成果没有发表，他也开展了第一项对自我态度的客观研究。其他很多人都跟随他的足迹。

在所有此类研究中，核心的架构是自我的概念，或者是在现象领域客观察觉的自我。如果一个定义是有用的话，那么我们说临床经验和研究结果会提出一个沿着这些路线的定义。自我概念，或者说自我结构，被认为是被意识容纳的自我知觉的组织化构造。它由这些成分组成：个体特性和能力的知觉；对自我和他人及环境关系的知觉和概念；察觉和体验到的与客体相关的价值特性，即察觉到的有正性或负性价值的目标和意念。这个定义来自对实验和临床证据的检查，可能会因为我们对治疗现象的进一步探索而改变。

带着这样的定义，让我们回到我们的根本问题：在一系列的治疗访谈的过程中，自我发生了什么样的特征改变？前面提到的几项调查给这个问题提供了一个初步的答案，我们发现把自我当做一个客体的观念发生了实质性的改变。在任何提示发生了改变的情景下，或者在治疗的成功的情景下（无论这种成功的标准是当事人的判断，咨询员的判断，还是其他临床工作者的判断），以下的陈述都是得到了研究结果的证实的：

> 随着治疗的进展，出现了正性的自我指向和自我认证的态度的增加。（154，180，197，203，204）

> 负性情感的自我指向和自我认证的态度有减少的倾向。（154，180，197，203，204）

> 一直到治疗的中期，矛盾的、正性负性情绪共存的自我态度都倾向于轻度的增加。其后逐渐降低。在治疗中任何时期矛盾的自我态度都不占主导地位。（2，154，180）

> 在治疗结束时，正性的自我指向超过负性的。（2，154，180，197，203，204）

> 在被认为不成功的案例中，没有发现这些倾向，或者这些倾向的程度很少。（154，195）

> 在治疗开始的时候，自我指向倾向于负性表达、负性的情绪或客观上是负性的，在治疗结束的时候，自我指向倾向于要么是客观的表达、中性的情绪，要么是客观的、正性的表达。（203）

还有某些发现，在本质上并不是普遍的，倾向于证明这些陈述：

> 对以上态度的最清晰明确的测量是基于目前自我的正性和负性的情绪。从思维中排除过去的态度增加了正、负情绪的失衡。（180）

> 在个别治疗中，虽然总的倾向正如上面所描述的，但是在各次访谈之间对自我认证的态度有很大的波动。在正性态度缓慢出现后，负性态度会在一段时间内占据主导地位，等等。（49）

一般来说，在治疗后期自我认证态度的可变性要多于治疗早期。（180）

在普遍的正性自我认证态度上升到比较明显之前，时常会有一段时间的这种态度的低迷。（154，180）

不成功的案例维持了对自我的持续的负性自我感受或持续的正性自我态度。（154，195）

这个材料与当事人对自己的情绪和态度以及这些情绪改变的方式有关。也许更基本的改变是他对自己的观念。可惜这是一个复杂的、令人困惑的问题，需要通过研究方法来调查。虽然现今的研究还是有一些，但还需要成千上万的研究来提出他们的意义。主要的一个研究是西尔做的，他对自我的指向研究很深入，研究结果可以做如下总结：

从操作上来定义的话，在治疗过程中有一种"接受自我"的倾向逐渐提升。根据所使用的定义，接受自我意味着当事人倾向于：

把自我看做有价值的人，把自己看做是值得尊重的，而不是被谴责的人。

把他的标准建立在自己的经验之上，而不是建立在别人的态度或欲望上。

察觉到他自己的情绪、动机、社会和个人经验，而不带有对基本感觉材料的歪曲。

对实现这些观念感到舒适。（188，189）

以这些陈述为基础的这项研究也得到了其他人研究的证实，大部分其他研究都没有这一项那么严格。在这些研究中看起来，成功的治疗中的个体倾向于：

更客观地、舒适地看待他的能力和个性；（174）

很少情绪化地、更客观地看待自我和关系自我；（203）

更多地把自己看做是独立的，有能力处理生活问题的；（117，174）

更多地把自己看做是自然的、真诚的；（117）

把自己看做是经验的评定者，而不是把自己看做是存在于一个价值依附和固化于知觉客体的世界中；（101）

把自己更多看做是整合的，而不是分裂的。（117，174）

我们怎么来总结这些自我知觉的变化？看来个体改变的基本要素有 3 条基本的途径。他把自己看做一个充分的人，带着更多的价值感和自信来面对生活。他允许更多的经验资料进入意识中，从而达到对他自己、他的关系、他的环境更加现实的评价。他倾向于把判定的标准建立在自我之上，认识到任何经验或知觉客体的"好"或"坏"不是客体与生俱来的，而是他自己赋予客体的价值。

这些自我知觉的改变需要做更多的研究。目前对此问题的进一步探索是斯蒂芬森提出的 Q 技术。

我们不对 Q 技术进行描述，但是会对吸收这种技术来进行这个问题的研究进行描述。我们从很多录音案例中获得了大量的当事人自我指向的陈述，从中随机选取了 150 条陈述作为一个可用组群。显然，这个列表包含了自我观念的很广泛的范围。出于研究的目的，当事人在治疗前被要求把这些陈述归结到 11 个类目中，那些与他的性格最不符合的陈述被归结到类目 0，最符合的归结到类目 10。当事人进而给每个类目一个固定的数值——4，5，10，16，25，30，25，16，10，5，4——以便结果形成一个固定的正态分布。完成这样的归类，就给自我观念形成了一个精细的图景，之后，当事人被要求把这些卡片再进行一遍归类，这一次是要探查他希望成为的自我或自我理想。在治疗结束后，当事人被要求对自我和自我理想再做一遍卡片归类的工作。

由于在进行条目归类的工作中，各个条目都在同一个连续谱中，一个归类的结果可以和其他归类结果相关，如此我们可以发现治疗前自我和治疗后自我，以及治疗前自我和自我理想等等的相关性。如果相关系数是正值的话，相关系数的大小就提示了各个评定之间的类似性；如果接近于零的话，就提示缺乏相关性；如果是负值的话，表示评定量表之间的关系是相反的。如果所有的相关性都能得到计算，结果矩阵能得到因子分析的话，这种方法的有效性就能最大地发挥出来，有可能发现在当事人评定过程中的任何模式或因子。

这种技术的优势在于，它让人们能够使用相当精确的统计方法来研究一个或几个案例提出的大量陈述。在统计过程中，临床的丰富性并没有丧失太多。这种方法作为研究工具有很大的适用性。可惜的是，有关它的运用还没有在公开出版物上得到充足的描述，读者们可以参考斯蒂芬森的书（201，202）。

这允许了对治疗前和治疗后的自我知觉以及自我理想进行细节性的分

析。从第一批案例的研究结果来看，在治疗中自我理想有一些改变，也许是朝着更能彰显或可实现的自我理想的方向改变。自我观念的改变更加明显，改变的方向是更加接近于治疗前或治疗后的自我理想。自我和自我理想的相关性很低，而作为治疗的结果，这种相关性提高了。由于改变集中于自我和自我理想，如此治疗的结果是大大增加了自我和自我理想的一致性，自我和自我的价值观不再是那么分离。这些结论很大程度上是暂时性的，会因为正在进行的研究的完成而改变。这里提出这些结论是要提示方法学的大门已经向严格、细致的自我知觉各分支的研究敞开。人们现在可以分别研究自我特性的自觉，与他人关联的自我的意识，围绕自我组织起来的价值观，自我的目标和理想。使用同样的 Q 分类技术，这种研究不仅仅可以通过人际相关研究来深入，也可以通过别人的评定和判断来进行。

》 临床描述

让我们现在把上面用可观察的、研究术语陈述的材料变成个性化的、临床的语言。当事人在进入治疗的时候，倾向于严厉地看待自己，感觉到或多或少的无价值感，很大程度上用别人设定的标准来判断自己。他有一个自我理想，但是把这种理想看做是与现存的自我相差很远的。自身平衡的情绪在向负性的那边摆动。

随着治疗的进展，他常常为对自我的批评感到更加沮丧。他常常体验到和他自身矛盾的态度。但他探索这些体验的时候，他对自我的知觉逐渐变得更加现实，更能够接受自身的本来面目。他对自己现在的情绪和态度更加关注的时候，他发现自己能客观地看待他们，既不把它们体验为自责情绪的基础，也不体验为自我赞赏的基础。这些就只是他在行动的自我而已。这种自我的本来面目是被看做有价值的，被看做他可以与之共生的东西。这个过程绝对不是顺利完成的；可能在有些访谈中他对自我的评价下降到极低的程度，而他感觉到自己十分没有价值而绝望。然而，一般来说，他会在他的体验中发现更少的恐惧。他不再那么害怕别人会怎么评价他，不再花更多的时间来决定什么是他的基本的价值观。这些改变发生后，他会感觉到他的态度和行为更加自然了，把自己更多地体验为一个真正的人，更加统一的人。他慢慢发现他想要的转移成了一个可实现的目标，而实际上是他自己改变了，让自我和自我理想能够保持协调。他的内心生活变得更加舒适了，少有紧张的情绪。这看起来就是被客观研究发现的、治疗中自我改变的临床描述。

≫ 知觉方式的改变

另外一组提示出治疗中运动或改变的现象都与治疗中知觉域提高了的分化过程有关。这些现象都可以放到"学习的运动"的标题下，因为学习在本质上就是此领域提高的分化力（200，p.38）。它们可以被称做"更充分的思维过程的发展"或者"朝向明显的基础理性的改变"。从这个角度看来，治疗的关键点是当事人在其现象域中察觉客体的方式——他的体验，他的自我，他的情绪，其他人，他的环境——在提高分化力的方向上经历的变化。这是观察治疗的一种重要方法，不幸的是现在在此领域的研究还很少，除了已经提到的一些有关自我知觉的研究，还有拜尔（Beier，21）的研究。

拜尔有意思的研究提供了间接的证据，证明了通过相反的过程和诱发焦虑可以提高知觉分化力。他给所有受试者（62位妇女）作了洛夏测验和一套测试抽象能力的测验——同时处理、综合几项任务，进行材料分类，概念间转换的能力。他接着故意给实验小组成员带来危机感，给每个组员准备好的，但精确的、因组员不同而个人化的洛夏测验的结果。对实验组与对照组再进行抽象能力测试，发现实验组抽象能力降低，但是思维和知觉的刻板性增加，与对照组相比，有明显差异。

我们从治疗的角度来看这项研究，发现它提示了在威胁下分化力和灵活的假设形式降低了，而如果没有威胁的话，这些能力可能会提升；同样，对自我的威胁可能由于专业者外来的评价而轻易产生。

当事人改变的特点是从高级的抽象能力向更多的分化的知觉改变，从广泛的概括向有限的和起源于初级体验的密切相关的概括改变。治疗开始时陈述感觉到无望和无用的当事人，在治疗中会变得有时候真的体验到他是无用的，但在其他时候显示出正性的品质，而有些时候又会表现出负性的攻击性。他会体验到他的功能是变化的——总而言之，是一个既不是全黑又不是全白的人，而是一个有趣的在灰色边缘变化的人。正如我们所提到的，他发现接受这个高度分化的人更加容易。

举例来说，一个当事人来做治疗，治疗早期她表达出的态度是："我妈妈那个狗娘养的。"在治疗中她开始以不同的方式察觉到对母亲的多种体验。她的母亲在她的童年曾抛弃过她，但是有时候又纵容她。她母亲的意图是良好的，她有幽默感，但没有受过很好的教育，脾气暴躁，不通情理。她希望为她的女儿感到自豪。随着治疗的进行，那种完全的概念"妈妈是个狗娘养的，我不可能和她相处"被看做是非常不适应初级体验的复杂事实的。

几乎从所有的当事人那里都能观察到这个过程。他们从发现指导其生活的不满意的概念开始，变化为检查作为这些概念的基础的丰富的初级经验，这种变化暴露了很多概念的虚假性，并且提供了一个新的和更充分的概括的基础。他们通常在治疗结束时形成新的对自己的指导。当然在最成功的治疗中，他们也会从内心产生出建立在直接经验基础上的重建的需要，特别是他们用来指导生活的原则被证明是有问题的时候。

现在这个过程不是那么简单就发生了。它是由治疗关系的特殊条件所促进的——当事人中心疗法的治疗师特别提供的条件是，只有当当事人完全自由来探索知觉域的每个部分的时候，自我才完全摆脱威胁。

读者们可能已经注意到，我们正在说的和语义学的基本理论在思维上是一致的（81，98，105）。把这些同样的想法变成语义学术语的话，我们可以说当事人带着一张地图过生活。在治疗中他首先发现这张地图本身不是那么可怕，而体验到可怕是完全不同的，而且也十分复杂。他也发现即便是作为一张地图，这张地图也有一些严重的错误。治疗给了他一个被保护的机会，让他能够从他的地图的较高水平的概括性中走出来，去探索初级体验的可怕性。到这个时候他就在建构一张新的地图，重新认识到这不过是一张地图而不是体验本身，而治疗就准备结束了。

用其他的语义学术语来说，当事人逐渐减少他的反应的紧张内涵——他倾向于用绝对的和无条件的语言来看待他的体验，过度概括事物，被概念或信仰所决定，不能对反应进行时空定位，混淆了事实和评价，依靠观念而不是依靠现实检验——然后他能够变化为有更外向型的反应。

这可以被说成是用限制性的、分化的方式来看待事物，认识到事实的时空支点，由事实决定而不是用概念决定，进行多角度的评价，意识到概括的不同水平，尽可能地用事实来检验他的推论和概括。

还有一种描述这种分化事件的方法是讨论它和符号的关系。人类通过与其体验相附着的符号来处理很多他的体验。这些符号让他能够深入体验和他人的关系，把自己投射进新的情境，对他的现象世界有更多的预测性。在治疗中发生的一个变化是，错误的、概念化的符号被更加充分的、精确的、分化的符号替代。这里，以体验到较多对孩子的负性情绪的母亲为例。这些情绪凝结成一种符号形式："我容易被他激怒，对他感到愤怒，因为他很坏。"但是当她能够摆脱所有对她自己的威胁后，她能够检验这些情绪化的、内在的体验，并能给这些体验粘贴上更加精确的、分化的符号。有些体验仍然可以用她以前用过的符号精确地描述，但是其他的体验被符号化为这样的形式："我被他激怒是因为我希望我从来没有生下他。""我对他感到愤怒因为他干扰了我的事业。""他让我生气是因为他表现出了成人的能力，而这是我想要尽力避免的。"当符号的应用更多是和基础及现实的体验相一致的时候，那么在符号操作的基础上做出了结论就变得更加明确，因为它们是建立在现实的基础上的。

应该解释清楚的是"分化"这个术语，在这里运用这个术语不仅仅是对现象域的正在提高的微小部分的知觉。它意味着把任何至今没有认识到的明显的知觉要素分离出来，形成新的形态。所以库兰（Curran，49）在一个典型的、详尽的对 20 次录音访谈案例的分析中，发现对关系的知觉是治疗过程的一种重要部分。早期访谈中，当事人——一个非常退缩的人——非常分散地讨论了 25 个不同的问题。随着治疗的进步，他在越来越多的例子中看到了问题之间的关系，从而看到他的害羞和退缩的倾向与他认为自己是天才并比别人优越有关。他逐渐感觉到他的整个自我是一个统一的整体，在这个统一体中，他的围绕着某些基本事件的冲突和斗争消融了。这些是他能够面对和解决的，现在他已经能够分化出那些决定他一生的至关重要的要素。

还有一种观点，这种提高中的分化力的治疗体验可以用问题解决的术语来描述。敦克（Duncker，52）详尽分析了主体在处理问题任务和数学问题时的心理过程。这些现象在治疗中是一样明显的。治疗中也有一个假设的探索接着另一个假设，以一种不是十分规则的形式。治疗中也有一种让至今埋藏在知觉域中的某些东西显露出形式的体验。治疗中也有以形态为基础的关系的改变，敦克把这描述成知觉客体的松散性和固定性的对抗。也就是说，在问题解决和治疗中，人们都会把固定的和预设的东西接受为环境的特定要素。当他再次把这些部分感知成不是固定的东西时，他会发出一声"啊—哈"，有一种真实的心情放松的体验，发现自己更加接近于问题的解决了。当敦克的受试者认识到墨水瓶里的塞子和墨水瓶的关系不是像感觉上那样固定的，塞子是可以成为一个工具的，塞子可以成为一根棍子的楔子时，受试者们就把他知觉域中固定的客体变成了一个灵活的、可操纵的客体。就像那个把孩子当做坏蛋的母亲，她在治疗中逐渐看到这不是一个固定的、预设的情境的一部分，而是可以操作、可以改变的灵活的知觉因素。或者像那个把他的同性恋倾向看做是他的预设图景的一部分的当事人，逐渐认识到他的行为是可以改变的，与他其他的行为方式比较起来并不更加固定。这种从把事物要素看做是僵化固定的到把事物看做是松散可改变的变化，是治疗中发生的最重要的分化形式。

也许这个讨论可以提示，为什么对有些人来说，治疗过程可以完全用分化这个术语来描述。正如斯里格和科姆伯斯所说："因此我们可以从现象学的观点来把心理治疗定义为：提供体验，让患者的现象自我和现象自我与外在现实的关系能够产生足够的分化。如果能够产生这样的分化，那么个体维持和强化现象自我的需要就可以把其他的事情做好。"（200，p. 285）

⟫ 朝向意识到否认体验的运动

治疗中一个最有特征性也许是最重要的改变是，迄今为止没有被意识到的体验被当事人带到了意识中。当当事人处理这些被压抑的材料时，内心发生了什么变化？我们的经验是最好用更大程度的知觉分化、更充足的符号化来描述这一过程。

让我们举一个例子并追寻它的发展。一个时常感觉头昏、虚弱的女子，没有发现她有器官上的毛病。这种感觉的出现不可预料，时常发生在社交场所，让她很尴尬，所有的人都关注这件事情。她看不出这种行为有什么原因。当她探索行为发生的情景的时候，她发现这种行为发生的时候往往造成了她丈夫最大的尴尬。但是这对理解问题没什么帮助，她说，因为她喜欢她的丈夫，没有什么原因要做任何伤害他的事情。当所有这一切都被接受后，她在其后的访谈中开始慢慢地转变，开始说如果她有任何对她丈夫的怒气的话，也是无意的，不是故意的。几年前症状出现的时候她对丈夫有怒气，她想要控制它，而她的症状是控制丈夫的一个努力。她认为它的症状既达到了控制丈夫的目的，又达到了因为自己这么做而惩罚自己的目的。在认识到这些新的感觉事实后，她必须在感觉愤怒的时候发现能公开地、直接地表达愤怒的方式。

如果我们从心理的角度看这个结果的话，就可以清楚地发现，她一直在内心深处，反对她的丈夫。至关重要的缺失的要素是这种体验的充分符号。这个解释与她在治疗早期提到的事实有紧密地关联，那就是在感到头昏和虚弱之前她经常感觉到紧张和烦躁。这就是符号可以到达的地方。同样清楚的是，压抑或否认体验的根本原因是，体验的充分符号很可能在深层与个体的自我概念是矛盾的。我们刚提到的这位女士，在她看来，她不是一个尖锐地反对自己的好丈夫的人，或是一个能接受自己有对丈夫的毫无来由的敌意的人。所以这种内在的感觉必须被赋予一个歪曲的符号，或者根本不可能进行符号化。对压抑的释放，或者把否认的体验带入意识中，不仅仅是当事人或者治疗师的一种探通术。直到自我概念被有效地修正而能接受它们时，它们才能够被公开地符号化。自我的改变继续引导，而不是跟随着否认或压抑材料的修复。

但是现在我们越来越深入到治疗过程的理论中，这本来是我们准备在这个章节的最后一部分讨论的。让我们更多回到关于这些没有符号化或者符号化不全的体验的描述层面上来。在实践中，揭开这些材料的第一步往往是不一致的知觉。上述案例中，那位女子首先认识到的是次序的矛盾：我爱我的丈夫，可是我的行为看起来好像是我要让他难堪。在另一个案例中可能是这样：我真的希望专业上向前发展，但是我错过了向前发展的过程。而在另一个案例中可能是这样：我希望我的婚姻能延续，但是我做的事情好像在破坏我们的婚姻。当这样的矛盾被清楚地认识到之后，当事人不能置之不理。他们会有发现这些矛盾的原因的动机，无论原因是没有准确地描述自己的感受（经常都是这样）还是没有准确地描述他们的行为。

虽然这个把体验带到完全符号化意识的过程被很多治疗流派认为是治疗中重要的、基础的要素，但是对此还是需要一些客观的调查。然而，从临床描述的观点看，我们可以说，成功的治疗必须以充分分化和准确符号化的方式，使那些当下与当事人自我概念相矛盾的体验被带入到意识中。

≫ 价值判断过程的特征性运动

我们听治疗访谈的录音和研究访谈手稿的时候，发现一个实在是很难回避的因素，那就是治疗不得不面对好坏、是非、满意不满意这样的问题。这与个体的价值体系以及此体系的变动有一些关系。这是很少讨论的一个治疗部分，几乎没有什么研究。这里的讨论更接近于探索而不是定义。

看起来在治疗的早期，人们生活在他们从别人、从他们的个人文化环境那里内化的价值观中。这些情景可以通过给出一些当事人的价值观和插入这些价值观的来源的下表表示出来。

我应该永远不对任何人发火（因为我的父母和教会认为愤怒是错误的）。

我应该总是一个充满爱心的母亲（因为任何其他的态度在我的中产阶级集体中都是不可接受的）。

我应该学习成功（因为我的父母对我的学习寄予厚望）。

我有同性恋的冲动，这太糟糕了（根据我们整个文化的观念）。

我应该不性感（因为我妈妈认为性是恶心的，任何正直的人都不考虑的）。

我应该对性变得完全漫不经心（因为我的好朋友们有这样的态度）。

随着治疗进展，当事人意识到他们是在试图带着别人的想法生活，他们不是在成为真正的自我，他们对这种情况越来越不满意。但是如果他们要放弃这些内化的价值观的话，用什么来替代它们呢？随之而起的是一段对价值的困惑和不确定的时期，一种特殊的不安全感，没有基本的判断是非对错的能力。

逐渐地，这种困惑被一种明了的认识替代，他们认识到他们可以在自己的感觉、自己的体验的基础上进行价值判断。认识到长期和短期的满足，不是通过别人的话语，而是通过检查一个人自己的经验来实现的。价值体系没有必要是外来强加的，而是体验到的某些东西。个体发现他的内心有能力掂量体验的重要性，并决定那些导致自我提升的事情（不可避免地也会导致别人的自我提升）。凯瑟勒（Kessler，101）的一项初步调查，分析了三个案例的材料，提示评价首先是被看做是内化和固有于客体的，这种评价倾向于在认识到价值判断没有必要是固定的，而是可变的之后改变。最后人们会认识到评价是由个人作出的，而个人的评价在依靠证据的基础上是可以改变的。

关于这个过程的另外一种观念超出了我们对评价的思考。在大多数作出或暗示过价值判断的陈述中，评价起源的轨迹能够很容易地推断出。在治疗的初期，看起来好像评价是外在于当事人的，被看做是来自父母、文化、朋友、咨询员的功能。关于咨询员这边的情况是，很多当事人费尽力气让治疗师承担起评价的责任，以为他们提供行动的指导。然而，在当事人中心疗法中，对咨询员行为的一个描述是他总是让当事人自我评价。这种方式的例子是咨询员总是如此表述他的反应："你对_____感到愤怒。""你对_____感到困惑。""你感觉到_____。""看起来你好像_____。""你认为你不好，因为你_____。"这些对态度的每一个反映、每一个表述都是为了提示是当事人对情境的评价被接受了。慢慢地，当事人发现接受评价的轨迹植根于自己的内心不仅仅是有可能的，而且是令人满意的、可靠的。这种体验内化以后，价值就不再被看做是固定的或者有威胁的东西。他们是个人以他自身的经验为基础作出的判断，价值也是可以变动的，如果新的体验给出了新的证据。

所以当前面总结列出的被接受的价值用当事人自身的体验进行评判时，也可以发生显著的改变：

当我深深感觉愤怒的时候我应该可以对一个人愤怒，因为这样和储存这些情绪比较起来，会留下更少的残余反应，而且实际上会导致更好更现实的关系。

当我这样感觉的时候，我可以成为一个充满爱的母亲，但是我没有必要害怕别人有的态度。

我应该学习成功，当我感觉到学习对我有长期的意义时。

我有同性恋的冲动，这些冲动是增长自我和他人的表达，是指向反面的表达。

我接受性，并且高度评价那些能够长期促进自我和他人关系的表达，我不怎么看重那些只能带来短期满足的，或者是不能增强自我的表达。

也许这种评价轨迹的运动可以通过一个年轻女当事人的案例说明。她的第二次访谈的一部分能够提示特定的标准和价值是如何被内化，以及对她的行为产生影响的。很明显这些价值观在她生命的早年令人满意地指导了行动，但是现在有一种矛盾的感觉，她内心对此是不满的。她感觉到她不再想坚持这些价值观，但是找不到来替代它们的东西。

当事人：看起来——我不知道——也许一切都要追溯到我的童年。我让——由于某种原因我让——我妈妈告诉我我是爸爸的宝贝。虽然我从来没有意识到——我的意思是，他们从来没有把我看做是宝贝。而其他人好像都认为我是家中享有特权的人。但是我没有任何理由这么想。只要我回想起童年，我就发觉正是我的家庭让其他的孩子比我更多地逃脱惩罚。而看起来因为某种原因他们对我的标准要比对其他孩子的标准严厉。

咨询员：从任何感觉来看，你都不是很确定你是家里的宝贝，但是家里的环境好像对你有很高的标准。

当事人：嗯。这就是我遇到的事情，其他人可以犯错，或者做孩子们做的调皮的事情，或者"这只是孩子的胡闹"，或者"这就是你想要的"。可是艾丽丝不会做那些事情的。

咨询员：嗯。如果是其他人的话，这可能只是——哦，有一点点调皮；但是到你这里，就是不应该做的。

当事人：这就是我真实的想法。我认为我整个的标准或者说我的价值观，是我需要认真仔细考虑的，因为长期以来我一直怀疑我是否有真正的价值观。

咨询员：嗯，不确定你是否真正拥有你确定的任何的深刻的价值观。

当事人：嗯，嗯。

咨询员：你怀疑这些价值观有一段时间了。

当事人：啊，我以前也有这样的体验。虽然有件事情，当我做出决定我没有——我不认为——看起来其他人有——有比较固定的价值观，他们要做决定的时候他们能够掂量事情轻重。哦，而我没有，我不会我想我是个机会主义者。（笑）我做了在那时最好的事情，然后放手不管。

咨询员：你不确定该用什么方法。

当事人：是的。嗯。这就是我的感觉。（停顿）我们的时间要到了吗，L先生？

咨询员：哦，我想还有几分钟。

当事人：我正在考虑标准的事情。我找到了一个窍门，我想——哦——习惯——让人们在我周围感到轻松，或者让事情进行平稳些。我不知道这是否和童年有关，或者——我的意思是，我们的家庭情况是我们是一个大家庭，有很多不同的意见，所以总是需要有某个调解人跑来跑去，（笑）看看不同意见的原因，平稳矛盾。哦，这是我长期扮演的角色。而——我——真的是这样——我的意思是，在这种事情发生之前，我意识到在这种社会情境或者人群中的人看起来就像在——在开个小会，或者宴会，或者什么东西——我能够把事情漂亮地解决，而且很享受。而且我能看出什么地方什么人需要更多力量，或者什么地方什么人没有同伴，或者什么人对另一个人感到厌烦，或者某些事情——某人站在角落中，我就会走出去和他谈谈。当我看到有权力的人对某事不高兴，而我没有的话，我就会很惊奇，和我所想的进行辩论——换句话说，我从来没有——我的意思是，我从来不能发现自己对事情有确定、明确的想法。我能看到我所想的是环境所需要的，而我的想法的插入会让人们快乐，而我就会那么做。

咨询员：换句话说，你所做的事情就是，总是试图摆平事情，让其他人感觉更好，让环境稳定下来。

当事人： 是的。我想就是这样。现在我之所以这么做的原因可能就是——我的意思是，我不是那么一个很好的、行善的撒玛利亚人，四处奔跑让别人快乐，但是也许是这个角色轻易地落到了我的头上让我扮演。我在家里面做了这么多事情。我就是没有坚持我的信念，一直到现在我都不知道我有没有任何可以坚持的信念。

咨询员： 你感觉长期以来你扮演的角色就是消除摩擦，或者差异，或者不是……

当事人： 嗯。

咨询员： 而不是在环境中有任何你自己的意见或者想法，是这样吗？

当事人： 就是这样。或者是我从来没有真正地成为我自己，或者实际上不知道我真正的自我是什么，我一直在扮演着一个错误的角色。别人不扮演的角色，不论是什么，只要当时需要有人扮演这个角色，我都会去填空。

咨询员： 不论环境需要哪种人的帮助，你都会成为那种人，而不是成为你自己。

当事人： 我想是这样。我记得一年夏天。我们在夏天经常去基督教青年会的夏令营。而我们家就住在镇边。我们在那个夏天和学校里面的一个小组在一起。啊，我们和那些孩子不是很熟，除了星期天去教堂的时候，我们几乎很少看到他们。所以去夏令营不是一个令人很满意的体验，因为在孩子们中间我有陌生感。但是这个夏天——我以前去过一次夏令营——我想我做出了决定，我要成为夏令营中受欢迎的女孩。所以我和那些我不太熟的孩子去了夏令营。我不记得我那个夏天做了些什么，但是无论如何，我回家的时候被选举成了最受欢迎的营员。我所记得的是，当我准备去夏令营的时候，我——我不知道我那时候多大——我不是 13 岁，我不这么认为。也许 12 或 13 岁，我不知道究竟有多大。我只是决定了我要成为夏令营里最受欢迎的女孩。所以我带着这个决定到了夏令营，我做了需要做的事情。不管是什么事情，我确定我不——我的意思是，有可能很多都是苦差事，就像替别人整理床铺，或者诸如此类的事情——我很确定。但是无论如何我参加了一些活动，回到家里。而且实际上被选为了最受欢迎的女孩（笑）。但是看起来我所做的事情就是做事而已，而不是发展我真正的自我。

　　咨询员：换句话说，每一件事情都是都是有计划的活动的一部分，而不是你真的感觉到或者真的希望成为那样的人。是不是这样？

　　当事人：哦，是这样的。我想是这样的。好像这是更多的——这是不现实的，或者不真实的，或者不——不真诚的，也许吧。

　　价值判断轨迹的转换在这个案例中是意义深远的。举个简短的例子，很小的体验都可以说明我们正在描述的改变类型。在第八次访谈中发生了这样的事情。

　　当事人：现在——我在做的一件事情是，啊——让我担心的事情，哦，在宿舍里住，这很难——不只是和一群人相处，他们没什么意思，但就在你周围。哦，我，啊，发现我一直在和一群我不感兴趣的人消磨时间——他们都是令人愉快的人，我乐意参加他们的某些活动，但是我和他们有很多地方不一样。我们有一起吃早饭和中饭的习惯，围坐在一起，有时候也一起吃晚饭。所以，现在我发现我自己，啊，能够，啊，至少我**正在**从小团体中稍微离开一些。并且，啊，和更刺激一些的人以及我发现自己更感兴趣的人在一起。

　　咨询员：也就是说，你准备从你碰巧放到里面去的那群人那里离开，并且你要挑选你想联系的人，是不是？

　　当事人：就是这么想的。我——我，啊，我的意思是我不是在演戏，我并没有飞跃的进步。但是，哦，那些住在我这一层的一个女孩，她会来敲门说，啊，她想吃午餐，或者我们 12 点去吃午餐，或者所有人 12 点下楼去吃午餐吧。哦，但是对我来说，要这么说很困难：“噢不，我想在 12 点半吃午餐。啊，所以我可以去和我们 31 班的人去吃午餐。”所以我就不得停下我正在做的事情，在 12 点被这群人拖下去。哦，但是我想偶尔说，“噢，这对我有些不方便，我想晚些时候再吃”，或“我想早点吃”。噢，啊，在此之前，我说：“好吧，我就去吃。”这更容易些。接着的另一件事情是，啊，和我一起吃饭的那群孩子，我觉得有被拉到他们一伙中的感觉，差不多是这样吧。他们不是——他们中的一两个是我很喜欢的，他们会把我拖到他们的朋友堆中，而我是不会选择这些朋友的。并且，啊，所以我发现我所有的时间都被这些人占用了，现在我开始寻找我自己喜欢的人，我的意思是我自己选择的人，而不是被拖进去的一组人。

　　咨询员：我想，你发现有些可能在社会情境中表达你自己的态度，就像想吃午餐或者不想吃午餐，你可以自己选择朋友和你喜欢在一起的人们。

当事人：所以，看起来对我来说——我，啊——还没有飞跃的进步，但是我，啊——

咨询员：这是个缓慢的过程。

当事人：但是我，啊，我觉得我开始这样做了。啊——我不知道是否——我的意思是在一开始，啊，我试图要看看是不是我能够从那群孩子中退出来，度过我的时间和，我真的是这么想的，啊，这不是一种退缩，而是对我自己真正兴趣的肯定。

咨询员：嗯。换句话说，为了看看你是否能够从情境中逃脱出来，你已经试图自我评断，但是你真的感觉，这是你积极态度的表达？

当事人：我——我想是这样的。

这里当事人不仅仅能确定她对集体价值观不同的朋友和社会活动的判断，而且她能够检查她的判断是否真正建立在经验的基础上。"我试图要看看是不是我能够从那群孩子中退出来，……而是对我自己真正兴趣的肯定。"她发现她能够在她自己经验事实的基础上进行决断，哪一个熟人对她有价值，哪一个没有；哪些活动能够明显地增强自我，哪些不能；哪些行为是逃避现实的，哪些是对目标的积极强化。这至少是一个价值过程发生改变的例子。

因为写了上述讨论，所以拉斯金（157）进行了一项研究，研究的结果可能可以肯定上述的某些观念。拉斯金调查发现，价值判断（评价）轨迹的外延可以在治疗中发生改变。这个术语可以用当事人的人格组织来说明——第一步是决定与此概念相关的访谈主题是否能通过判断可靠地选择。研究发现在两种判断间有超过 80% 的一致性。下一步是建造一个评定评价轨迹的量表，与此概念相关的 22 条访谈条目由 18 个合格的评定者来进行评定。调查者从这些评定结果中建造了一张评定量表，分值从 1.0 到 4.0 不等，有 12 个说明条目，分值是由 18 个专业者建立的。第三步是建立这张量表的信度。在 59 个条目中，每一个都得到评定，调查者和其他评定者的一致性是 76%，相关性是 0.91。

接着这张量表运用到被研究的 10 个案例的 59 次访谈中。这些案例的资料同样被几个合作研究用作研究（43），所以每个案例、每次访谈都有不同种类的资料。一般来说，评价量表的轨迹显示出从他人评价为主到以自我评价为主的转移。开始 10 次的均值是 1.97，最后 10 次的均值是

2.73。其中 5 个根据客观标准被评定为最成功的案例，这种转移更加明显。这 5 个案例中，评价轨迹量表的均值在第一次访谈时是 2.12，在最后一次访谈时是 3.34。但是，最让人吃惊的是，评价轨迹的检验和在这些案例上进行的其他检验的关系呈现出正相关：和西尔（189）发明的自我接受量表的相关程度是 0.61；和斯多克（Stock，203）的自我态度量表的相关程度是 0.67；和希曼（180）的领悟检验的相关度是 0.35；和拉斯金的量表，霍夫曼（Hoffman）的成熟行为测量（86）的相关度是 0.45。正如预见到的，和海（Haigh）（76）使用的防御量表的相关度是负相关，但仅仅是－0.19，数值太小无显著性。把这 5 个独立的测验在标准分的基础上联合成一个单一索引时，发现在这 10 个案例的 59 次访谈中与评价轨迹测量的相关度是 0.85。同样显著的是，评价轨迹量表的提高程度与当事人对治疗结果的评定呈 0.60 的相关。

这些相关性系数强烈地强调了已经提到的一点，治疗的过程是一个统一的整体。所有的检验，虽然看起来有些粗糙，但是都显示出明显的正相关。拉斯金总结道："评价轨迹的概念对治疗过程中的、根据以前标准建立的和谐关系起作用，诸如自我指向的态度、理解和领悟、行为和防御的成熟性等。"（157，p.41）

这个研究得出结论，在治疗中价值判断的过程发生了改变。这种改变的一个特征是，个体从被评价者和他人的期望对行为、情感、思维的控制状态中摆脱出来，朝着依靠自己的价值和标准的体验的状态发生改变运动。

≫ 关系发展的特征

有很多治疗师——既有当事人中心疗法取向的，也有其他疗法取向的——认为对治疗过程的最佳描述存在于当事人和治疗师之间的情感关系的改变。他们确信很多语言、态度、知觉的改变只是两人关系中基本情感体验改变的副产品。与这种观念不同的争论来自于游戏治疗，特别是，很多我们描述的过程没有以非口头的方式或者没有仅仅以非口头的方式发生，然而却发生了改变之时。当我们和孩子做治疗的时候，既没有口头的领悟力，又很少有对自我态度的表达，也没有对被否认的体验的特定表达，有的只是新鲜生动的对自我的体验，如果对儿童的治疗成功的话，我们把什么当做是心理治疗的核心呢？当然我们要更加关注这种发生了改变的关系。

"成功"的困惑是不时可以见到的，特别是在对年轻的当事人的治疗中，这方面的一个例子也许可以引导我们开始思考咨询员—当事人关系。一位有经验的咨询员在她给作者的一封信中，详细描述了她完成了的一个案例的体验：

> 我刚完成了一个我从来没见过的最奇怪的咨询案例。我想你也许对此感兴趣。

> 琼是我开始在地方高中每周半天做咨询员的时候，遇到的第一批当事人中的一位。她告诉女生辅导员："我很害羞，我甚至不能告诉她我的问题。你能替我告诉她吗？"所以辅导员在我见到琼之前告诉我，她害怕没有朋友。辅导员附带说了，她观察到琼看起来总是那么孤独。

> 我第一次见到琼的时候，她很少谈到她的问题，谈父母谈得很多，她很喜欢她的父母。但是，其间有很长、很长的停顿。随后的 4 次访谈可以在这张纸上逐句记录下来。在 11 月中旬，琼说"事情变得很好"。没有对此多加解释。在此期间辅导员说老师们注意到琼遇到他们的时候会微笑并且问候。这在以前从来没有听说过。但是，辅导员见到琼的时间很少，不知道她和同学的关系怎么样。在 12 月的一次访谈中琼说得很多，而其他访谈的特点是她坐在那里保持沉默，很显然在思考什么，偶尔抬起头露齿一笑。接下来的 3 个半月沉默越来越多。接着我听到消息，她被高中的女孩们选举为"当月之女"！这个选举的标准总是运动精神和受其他女孩的欢迎程度。与此同时，我得到了来自琼的信息："我想我没有必要再见你了。"是的，显然她没有必要再见我了，但是为什么？在这些沉默的时间里发生了什么？我对当事人能力的信心受到了强烈的考验。让我高兴的是我还没有动摇。

这种体验让我们认识到，即便当事人的外在表现只有很少的我们认为是治疗过程的特质的要素，治疗仍然可以继续向前，不管发生了还是没有发生口头交流。当然可能可以完全归结到治疗外发生的因素。当我们考虑更多的此类的案例时，看来这种结果应该归结为体验到了一种关系。如果这对没有口头交流的案例是这样，那么对其他人也一样。那么我们怎么用关系来解释治疗过程呢？

一种假设是，当事人一开始感觉到他是一个没有价值、不被接受、不可爱的人，然后转而认识到在和治疗师有限的关系中，他是被接受的、被尊重的、被爱的。这里的"被爱"的意义是最深刻、最广泛的爱的意义——被深深地理解和接受。带着这种假设，我们来看看琼的案例。感觉到她是一个不值得有朋友的人，一部分原因是因为她很害羞，不擅交际。她进入了和咨询员的关系。在这里她发现了完全的接受——或者爱，如果你愿意的话——在她沉默害羞的时候和在她说话的时候这种接受都是一样明显的。她发现她可以成为一个沉默的人而仍然被人喜欢，也就是她可以成为她害羞的自我而仍然被接受。也许就是这样给了她更多的价值感，改变了她和别人的关系。通过相信她自己作为一个害羞和退缩的人也是可爱的，她发现她被别人接受了，而那些特点逐渐消失了。

另外一个临床的假设稍微有些不同。当当事人体验到治疗师对他的接受的态度，他也能同样如此对待和体验自己。在他如此尊重、接受、喜欢、爱自己后，他也能够体验到对别人的这些态度。

我们的一位同事，鲍尔（Oliver H. Bown）先生，对这里提出的观点特别关注。从他写的备忘录中的某些片断可以给出一个对治疗的生动描述，在治疗中强调的是深刻而显著的关系。当事人可以把他情绪中的任何东西带到治疗里来，在治疗中当事人还会遇到治疗师的情绪。这个备忘录是个人的专业文件，但是鲍尔先生得到了允许在这里使用。他感觉到爱——虽然这个字时常被误解——是最有用的术语。

描述治疗关系的基本要素。我用这个术语的目的是传达以下几件事情：

首先，作为治疗师我可以允许我自己非常强烈的感觉和情绪进入治疗，并且期望当事人处理我的这些情感，这对他来说，会是治疗过程的一个重要部分。

其次，在和当事人的关系中，治疗师的基本需要可以正当地得到满足（或者我应该说必须得到满足，如果关系是健康和正当的话）。

再者，不考虑内容的话，在情感层面的治疗互动，而不是在认知理智层面的互动，是治疗进步的有效因素。

上述这些现在我认为是枯燥的主张，对我来说，它们是只能通过主体经验得到证明的陈述，数据最终会证真或证伪，但是这些因素总是在关系中呈现，经常超出录音机的范围。

但是，如果这些现象能够被主体体验，显然有一些关于它们的独特交流方式出现。在治疗中，我非常确信这种交流发生了，主要在潜语言、下意识或潜意识的层面。这里我只能尽我最大努力把这些东西带到词语层面来。

对我来说，我们只能够爱一个人到达我们感觉没有被他威胁的程度。我们能够爱他，仅仅是他对我们的反应，或者他影响我们的事情能够被我们理解，这些反应或事情明显地和我们内心那些基本动机相联系，这些动机让我们更接近和他人、和世界的协调、有意义的关系。那么，如果一个人对我充满敌意，而我在那时在他身上除了敌意以外看不到任何东西，我很确定我会用防御的方式来应对敌意。如果另一方面，我能够看到这种敌意是一个人防御的可理解的组成部分，这种敌意是和与人接近的需要对抗的，我就可以带着爱和这个也希望爱的，但是此时装出不希望爱的人交流。同样的，或者对我来说更重要一些的是我的经验，我感觉到当事人表达的对我们的正性情感是威胁的一个真正来源。要再次提出，这些正性表达，不论以什么样的形式，与上述提到的基本动机的关系都不是很清楚。我可以说说至今为止我的最大的斗争，就是在我自己身上寻找这些所说的基本动机，这看来是一个真正的治疗师永远都会面对的过程。但是就是这个过程，让我能够和不同年龄、不同性别的当事人发展越来越深的关系，而没有在我对他们的感觉或者他们对我的感觉中发现威胁的因素。

又一次把"爱"放在我的思考的前头，我想回到上面我提到的三个主张，并更多地考虑其细节。

首先，我想要考虑一下为什么在过去我会不愿意让我任何的强烈感情进入治疗关系中。在一开始，我给自己的这种不情愿找的理由是，治疗领域中很多人的经验反对任何形式的情感卷入。这些经验是这样的："治疗师必须避免自己的情感卷入；我们必须对当事人的感觉和需要进行反应，而不是我们自己的；我们不应该期望我们的当事人成为我们的治疗师。而且，如果我们卷入的话，客观性会消耗殆尽。"——这些对我们所有人都很熟悉，考虑到治疗师可能发生的特殊卷入形式，这些禁令是有道理的。在这个层次上我坚持了很长一段时间，害怕我会让任何的个人卷入我和当事人的关系中。但是逐渐地，我发现我害怕卷入的另一个层次的原因，那就是在我和别人的关系中我接受我自己的感受和需要的能力受到挑战，而什么是"好的治疗"的理论并未体现出来。我会提到一些特殊的原因，我发现这些原因可以作为这个层次的例子。心理障碍严重的当事人通常过度关注他自己及其问题，我开始意识到我整个一生都希望和人们卷入——也就是说，真的把我自己的什么东西给他们——仅仅是因为他们能给我什么我需要的东西，而我作为回报的意义上。更坦率地说，我一生都在奋力要满足我的需要，而且因为当事人，我看到他们那么可怜时，潜在地满足了我的需要，最安全的是不要表现出这些需要——实际上是，不在治疗关系中感受到它们。这种直接的、即刻的满足的可能性的缺乏，是我拒绝真正进入治疗关系的一个原因，但还是有一个更加强烈的原因。满足的缺乏是一回事，直接、完全的抛弃是另外一回事，我害怕我让自己的更加温柔的那部分暴露在治疗关系中，担心它会遭到蹂躏、嘲笑和误用。这就是为什么我不卷入或者更多的是强制自己不卷入的**真正**原因。当然，我想，当事人们对此一无所知，我在他们面前表现出的是一个很专业的人，以一种理解和同理的方式处理他们。这也许在当事人的意识层面是真实的。但是我想，潜意识的，他从我这里学会了："在这种关系中不要变得自由。不要让你自己放松。不要表达你自己深层的感觉和需要，因为在这种关系中这是危险的。"在当事人那边我的潜意识意味着什么？这一点我只能说，当我在治疗中更少需要保持这种态度的时候，我的当事人们立即进入这些棘手的、我自己关闭的领域，这些领域中卷入的情感和需要不仅仅不能够得到讨论，而且还不能够自由地体验而不带着恐惧。在以前，我会说我没有必要让我自己的情感和需要干扰治疗过程。现在，我会说我稍微地以自己的方式反应，我需要保护我自己的某些部分，我在关系中阻止我自己的那些部分而不是更多地表达我自己对人友好的需要和情感，我认为这些是真正关系的基础和治疗关系的滋养因素。我只是在说我感觉到对一个治疗师来说，不根据他自己的需要来行事是不可能的。对我来说唯一的选择是，是否我希望阻止我自己的——无论什么的——一般的感情、需要，或者是否我希望接受这些情感和需要，以便于它们能够在所有关系中自由地操作，无论是治疗关系还是其他关系。

在这一点我要回应这样的观点，即认为治疗师在治疗关系中满足需要是一种升华的歪曲形式，是对当事人情感脆弱性的一种丑陋的、寄生虫式地误用。我当然感觉到这是可能发生的，但是对此的反应如果是抑制任何可能的感情会得不偿失，对我来说，这是一种处理情感的不充分的、阉割的方法，是阻止最好人际关系的障碍。

我们现在可以回到我的第二个论断。因为上面的讨论提供了一个基础，让我能处理治疗师的需要。只要在此一谈到"需要"这个词，我想我们经常关注我们文化中特殊的需要，这些需要的合法满足需要一定的条件。如果这些特殊的需要是治疗师主要考虑的，那么看起来建议这些需要在治疗关系中得到满足，的确是荒谬和不合常理的。

那么这些基本的、被我搞得听起来是神秘的、模糊的并且如我坚持的当事人在治疗关系中感觉最大的安全和自由时必须被治疗师表达的需要是什么？在我以前的文章中，我只能用负性的方式表达他们，它们是指表达的、当治疗师感觉完全自由时是可操作的、没有被禁止的、没有被控制的。以正性的方式来表达这些需要是很困难的，因为我能想到的所有词语听起来都是那么微不足道，而它们自己给人的感觉却是如此真实和如此充满潜能。它们就像那种来自人们的反应的基础需要，一种主要由深刻的温暖构成的反应，一种简单的、绝对的、没有限制的反应。这是一种我感觉无法用言语传达的反应。它几乎是以一种纯粹能量的形式存在，可以通过另外一个人的感觉把这种能量拾起来，而不是通过理智。这可能听起来有些混乱不清，我觉得这种体验就像痛的体验一样简单。当我们靠近一个火炉，在我们意识到疼痛前我们不会考虑热力学原理、生物化学和神经学。以同样的方式，我相信，这种正性的反应被感觉到，虽然缺乏某些切实的刺激。

现在，我们可以问一问为什么治疗师感觉到在他和当事人的关系中有这种需要。顺便说一句，这种需要，如上所述是出于我们最深刻的、朝向"与人们舒适、有意义的关系"的动机。操作上正确的、我感觉有逻辑性的答案是，只有治疗师能够认识到他内心的这种需要、动机是他自己生命的一个部分，他才能在当事人身上感觉到这种需要，或者这种需要的一个破碎的片断，以及机体发展起来的压制这种需要的所有复杂的防御。简单地说，我的观点是只有当我们能表达我们深层需要的时候，我们才能够在另一个人身上察觉到这些需要的操作，直到那时候我们才会有我们需要的、从别人那里得到的基本反应，也才能给他们这种基本的反应。

根据治疗情景，我想这种感受告诉了病人，我真的很渴望认识你，体验到你的温暖、你的表达——不管是什么形式的——在最近的距离吸取尽可能深的你的体验，达到最坦诚相见的关系。我不想改变你来适应我，真正的你和真正的我是一个超越我们各自同一性的潜关系的和谐统一体，而不是互相侵犯的。

这整个观念看起来对我很重要，不是因为它有很多来自于理论的立足点，而是因为它在我的某些当事人正在经历的过程中有明显的重要性。这种对我的当事人的感觉的简单体验让我感觉到在治疗关系中我能够给出一切，而作为回报让我感觉到没有压抑或者内疚。这也让我提高了我对当事人的特殊希望和要求说"不"的能力，而又不会感觉到抛弃了他或让他沮丧。不论我是不是在理论上拿自己开玩笑，这种治疗关系中情感充实的感觉看起来对与当事人创造一个自然的、完整的自由关系是很重要的。

我的第三个论点，也就是，作为体验结果的治疗性成长，对咨询的情感意义要超过理智意义，治疗性成长属于有更多可观的一致性的领域。例如，我们经常说到接纳的情感影响往往发生在期望被抛弃的时候。我只想补充一句，接纳是一种情感现象，而不是理智现象。我想它暗示着我们感觉到某些正性的对当事人的感情，而不是我们感觉到对他中性的感情。我想当事人能够意识到倾听和理解他的咨询员与没有反应的人的区别，当事人很容易感觉到那个真正理解他、关心他的咨询员，在探索的情感、反应、体验时对他的意义。

另外一个指出了交流的情感水平的意义的经验是，有很多次大量的互动都是在这个层次上展开的，而当事人的口头表述却相去甚远。也许对这种互动最好的是通过当事人对持久稳固的情感过程的反应来说明，正如在这篇文章最后所给出的。

我不确定是否清晰地描述了治疗中治疗师的情感卷入，为了总结，我想说的是当事人和他的治疗师建立起的关系与他在其环境中和其他人建立的关系是相同的关系。它包含了同样的禁忌、矛盾、冲突、需要、价值、目标等等。如果治疗师能够在治疗操作中立即察觉到这些要素，他就开发出了深刻理解他的当事人的最有价值的资源。

我在这里要放下就我所见试图描述治疗关系这个艰难的任务，简短、随意地提到一些对我来说重要的理论点。

第一点与为什么一种需要和感受会被压抑有关。我在这个领域思考的基础是，在发展过程中，由于不失时机的情感强化，一个人领会了，这种正在讨论的需要和情感是很坏的，而这种需要和情感的表达会带来我们生活情景中最重视的那些人对我们的抛弃。我很确定这是我们所有人的人格构造的基本动力。但是我开始认识到此以前，我没有看到另外一种动力，一种更加基本的动力。我相信某些需要和态度被压抑了，不是因为人们发现这些东西是很坏的，而是因为人们知道到了，表达出这些东西不会达到满足。我是在说剥夺现象，也许我们每个人都体验过。我的当事人们经常表达出他们感觉到被剥夺的感觉，但是他们和我的感觉都是对解决这种感觉的努力，就像与不在此地的某些东西工作一样；它更像一个人横截面上的一个洞而不是能够探查和深入的某些切实的东西。我发现这种压抑经常是如此全面，以致只有在这个洞通过另一个人的丰富的体验部分地被填充的时候，人们才能意识到这个洞的存在。我想在当事人中心疗法中我们时常提供这种体验，通过我们的温暖、接受、对个人的尊重态度，以及诸如此类的方式去体会。我进一步发现我们讨论的深刻情感关系，对发现这些深层的、确实存在于人格构造中的洞，并把它们带到可以修复的意识层面非常有效。我想只有在这一点，人们能够认识到所有的机制，特别是虐待性的自我否认，这些未满足的欲望中虐待性的自我否认卓然挺立。

最近的一个发现对我来说很有意义，这是在所谓的"依赖"的与当事人的关系中发现的，这些当事人在当事人中心疗法中经常会有令人困惑不解的问题。我得出结论，不管什么时候我说一个当事人"依赖"，这说明我没有充分地理解这种表达出来的情绪的本质。我想我经常把人们看做是依赖的，因为他们以这种或那种方式要求我做出我不愿意做出的反应，而我不愿意做出这些反应是由于我自己的某些原因。我说的是当事人表达的某些深刻的情感需要，而不是一些特殊的也许是非理性的要求。我也得出这样的结论，当事人提出的一些特殊的要求，几乎总是反映了他在关系中有所缺乏。

我要说的最后一点和我们依靠的解释原则的成长力量有关，我最近也听到了诸如"退化倾向"、"死亡冲动"、"分裂力"这样的词，用来解释每况愈下的情形。我自己最近的想法让我开始怀疑这些概念的有效性。我越来越倾向认为把个体看做有相当明确的"需要"结构和几乎无限潜能的机体，前提是环境能够给个体机会来意识到他的需要和他正性表达的财富。在另外一方面，如果这些机会被极度地限制，我非常肯定机体会用退化或分裂的方式来适应。这个观念解释了我为什么感觉到治疗环境必须提供明确的成分，而不是简单地释放我们根据对人格成长的效果判定为负性的其他成分。

我在这篇文章附上一个当事人给我的报告，这个报告以适当的情感的方法表达了很多我试图以更加系统的方式要表达的观念。对我来说，这个报告很有意义，我很高兴把这传给你，不管它对你理解我要说的能有什么用途。我真的希望可以进一步激发我们的沟通，因为我们大家都对人和人的改变及成长感兴趣。

当事人的报告

很难解释过去几个月在我身上发生了什么……真的很难。一个原因是我不能释放对我来说重要的体验。我能看着它们，可是不能释放它们。我感觉我完全、整个地和它们生活在一起，它们已经变成了我的一部分，现在我无法把这些部分从整体中分割开。但是我现在想要尝试呈现我对所发生的事情的印象。

我第一个最强烈、持续最久的感觉是痛苦——好几个月我都在痛。不只是心理的疼痛，还有躯体的疼痛。恶心、心跳加速、循环减弱、头痛等等。我记得有一次我说我感觉到我拿着把刀插入自己的身体，转啊转，直到我的血液和体内所有的东西完全流出来。我意识到我必须决定我是否开始治疗的时候，疼痛开始了。我感觉你只是通过真正的兴趣和关注，就把我带到了水边，而我必须决定是否喝水。这是稍微有些困难的决定——实际上，也许是我曾经做过的最难的决定。一旦我决定了要喝水，这对我就变成了一件紧急的事情，我要尽可能快地喝个瓶底朝天。无论何时我停下来喘口气，我就会指责自己耽误了这个过程。

我想，我对你的第一个反应，是对你的敏感性和能够意识到我所说的感觉感到惊奇，即便我拙于辞令，或者根本没有表达。我知道你反应快，很敏感，但我认为没有人能够那么理解我。

接着我开始感觉到，你不仅仅是对我的情绪敏感，能够理解，而且你很关心、很关心我。这就是我长期不懈要争取的感觉。这种感觉从你身上散发出来——当你拿着打火机的时候从你手上散发出来，当你在我面前伸腿的时候从你脚上散发出来，它慢慢地来回移动，特别是从你的眼睛里散发出来，当我有勇气看你的眼睛的时候。因为这种感情的强度，我不时发现有必要对着墙或者窗户说话，但是我总是痛苦地、准确地意识到你。我记得有一次你访问了一个班级（那天我感觉特别糟糕），坐在我旁边。那天我一点都不想看见你。接着，你伸出了你的脚，几乎碰到了我的脚。我不知道你是故意这样做的或者不是，但是对我它意味着："我知道你现在多么悲惨，而我关心你的感觉是什么样的，因为我关心你。"我几乎要尖叫了。我想站起来跑出房间。然而我不能那么做，我缩作一团一直等到我能走的时候，我不能说话或者做任何事情但是能够意识到你。

在我所有的会面中，我都关注着我和你的关系。无论何时我想要走开，在理智的层面上和你讨论其他关系，我都会感觉到被迫回到你这里。我就是不能够动摇你。我确信，付出爱就意味着出卖我的灵魂，意味着变得完全被所爱的人占有和依靠他，不付出高昂的代价就不能得到爱。因此，我一直在反抗你可能给我的任何的爱。我试图告诉你我是多么的没有价值——多么自私、粗鲁、有很多缺点。我试图要恨你和攻击你。你不可能爱我，所以你是在欺骗我，残酷地装出爱我的样子。我试图揭穿你，要求你证明你的情感。我甚至试图治疗我自己，证明我做得么好。但是你总在那里，像一块坚硬的岩石，我的打击无济于事，而你只是说："我爱你！"我接着开始看到，虽然不太清晰，你的爱没有控制我，而我也不能控制它。

现在我看着它，我一层层地剥落了我的防御。我建立起它们，尝试它们，接着放弃了它们，当你总是保持同样的姿态的时候。我不知道结果是什么，而我很害怕发现结果，但是我必须不断尝试。一开始我感觉我心里面什么都没有——只有我需要的无尽空虚和我想要的坚硬内核。接着我开始感觉到我面对的是一堵坚硬的砖墙，太高不能越过，太厚不能突破。一天这堵墙变得半透明了，而不是那么坚硬，我感觉到了希望，能够看透它。就是那天，我相信，当我发现道德判断和我的感觉没什么关系，而只和我的行动有关时，突然我明白了，比如说，爱和恨，既不是正确的也不是错误的，它们只是存在着。在此之后，那堵墙好像消失了，但是在它后面，我发现了一道水坝，锁住了咆哮的、充满漩涡的激流。我感觉我好像正在阻止这些激流的力量，只要我打开一个小小的洞，我和我的一切都会被水流所携带的感情的汹涌的波涛摧毁。（我可能会用这些意象淹没你，就像你会记起的，我在我们的会面中的那些同样的想象。无论何时我感受到或体验到任何事情，无论何时我感觉到任何事情"发生"，我发现不了表达或理解我对你的或对我自己的感情的方法，除非通过这些意象。我唯一记得的和唯一对我重要的时刻，是那些我体验到的、通过这些意象表达的情绪。）

一天，大水变成了老虎——被项圈束缚住的焦躁不安的老虎，而抓着皮带的我奋力地拉着，因为我感觉自己正在变弱。最后我再也不能忍耐紧张了，我放手了。我所做的一切，实际上，是对完全绝对的自怜的屈服，接着是恨，然后是爱。老虎消失了，我发现自己站在纯粹狂喜的沙丘的顶端。我感觉自己就像在和深不可测、四处移动的沙作斗争，最后我到达了一座大沙丘的顶端。一到达那里，我就可以站在高峰，展开我的双臂，拥抱澄明的蓝天和清冽凉爽的湖泊。接着我就可以跑——越来越快——跑下沙丘，穿过沙滩，跳进寒冷明澈的湖水中，除了我的头在上面，全身都浸入喜悦的情感中。然后我可以躺在温暖的沙滩上，把自己的身体陷进去，直到我变成它的一部分，吸收抚慰人的阳光的温暖。这是我的一个真实体验，就像你所知道的，都是我自己的体验。我可以观察并享受别人从沙丘上跑下来，同样是高兴和愉快地，但是虽然我希望，我却不能去他们的沙丘，他们也不能来我的。

在这种体验后，我感觉到就像我跳过了一道悬崖，在另外一边感觉很安全，虽然在边上还有些摇摇欲坠的感觉。我不知道我在寻找什么或者我要去什么地方，但是我感觉到，不论何时我真正的生活总是不断向前运动。我经常感觉到我离目标更近一些了，不论这个目标是什么，然后我会跑开。这让我很泄气，因为我感觉这是浪费时间。有几次我想到了退出，但是我被这种感觉驱使着——如果这次我不能发现它，我就永远也不能。我也开始意识到，当我真正发现某些事情的时候，我会有真实的体验，而这种体验的发生总是在我准备对你表达或不表达我对你的感情的时候。我知道对你的感情的压力让我坚持处理我对你的感情（虽然你的态度是朝向我生活中所有其他部分的）。

逐渐地我追寻的目标或终点变成了一束照耀到表面的光（当我挖掘它的时候）。上周它就在表面之下。我进一步地移动。我理智地谈到我从生下来就没有爱的感觉。我举出了一些例子，试图要压制和解释我与这些例子有关的感情。我说的时候，感觉越来越不舒服，因为你的感情好像比我还强烈。接着我感觉到你甚至没有在听我在说什么，但是你感受到我所有的感受，甚至比我能意识到的感情还要多，而你是关切的。突然我感觉自己变成了一个小宝宝，在妈妈的臂弯里被舒服、安全地抱着，带着温暖的理解和伟大的爱。接着我就意识到这就是我没有得到的，是我现在需要的，是我一生都需要的。我也意识到我一直都被这样爱着，我永远都发现不了它，直到我完全地体验到了它。现在我可以站在我的沙丘上，触到站在你的沙丘上的你，我的父亲站在他的沙丘上，我的母亲站在她的沙丘上，还有所有其他我想爱的人。我们可以手拉着手一起跑到湖里去。但是，这次我感觉到的情感是喜悦，不是以前我一个人在沙丘上的那种孤独的狂喜。

这次我也发现我过去和现在的所有的感受、事件和观念都像是我放飞出的羽毛。实际上，我感觉自己的脑袋中塞满了这些羽毛。它们逐渐地安置到它们的位置上，我永远也不确定它们会在什么地方着陆。一根羽毛可能会在一个地方着陆，但是一个新的领悟会造成一阵微风，把它转到另外一个发现。我试过要抓住这些羽毛，强行把它们放到某些地方，但那是不可能的。你不能强迫羽毛。它们唯一能安置、停留的地方是它们自然降落的地方。从此以后，我会让它们自己安置自己，我仅仅只是保持警惕，知道何时何地它们安顿下来，何时它们在空中游荡。

这已经够长的了，但是我还想再表达一种感受。就像我对你上周说的，我寻找的光亮没有到来的时候，这并不让我感到吃惊，只要轻轻敲碎表面就可以看到光亮，但是要把它带上来很困难。但是我毫不怀疑，这就是我在寻找的。而——我带着悲伤的眼泪为之欢欣鼓舞，而不是狂喜。空虚不见了，但是想起它存在了那么长时间让人悲伤。

这里很个人化的材料——既是治疗师的也是当事人的——是一种对治疗过程的新的探索性的假说。它不是很好理解，而对它的反应看起来是强烈的。正如我们的小组所考虑的，它还在一个初生和摸索的阶段。但是显然强调了治疗关系中的直接体验。治疗过程不是被看做与当事人过去的记忆有关，也不是与她对目前面临问题的探索有关，也不是与她对自己的知觉有关，也不是与她害怕接纳意识的体验有关。根据这些假设，治疗的过程是治疗师和当事人间的内涵相同的体验关系。治疗由以广泛的方式体验到的在和治疗师有情感意义的关系中的自我组成。言语——无论是治疗师的还是当事人的——被看做是几乎没有什么重要性的，这是与存在于两者间的情感关系比较起来而言的。

这是一个促进性的关于治疗的学说，与以前的描述很多方面有明显的不同。这个学说中包含的假设很难——虽然不是不可能——得到严格地检验。这是一种观看治疗中发生的变化的方式，不能被忽视。

》 人格结构和组织的特征性变化

当事人中心疗法是仅仅造成了表面上的变化，还是影响到了人们所设想的人格的基本"结构"？有些证据已经表明，自我的组织发生了改变，但是仍然存在的问题是，是否有更加广泛的人格领域会发生变化。

至今我们对这个问题的最好回答是 5 个研究，研究中有 105 位当事人在治疗前后都接受了洛夏测验（Rorschach test）。其中 10 位当事人在治疗结束后的 12 到 18 个月内作了一个附加的洛夏测验。27 位当事人在治疗前后接受了本洛伊特（Bernreuter）测验。47 位在测验前后接受了"贝尔适应测试"（Bell Adjustment Inventory）。28 位在测验前后接受了"明尼苏达多相人格问卷"（MMPI），28 位在测验前后接受了希德莱斯（Hildreth）情感-态度量表测试。11 位当事人在治疗前后接受了肯特-洛桑诺夫（Kent-Rosanoff）字词联想测试。我们门诊部分别有 123 位当事人进入了这些研究。超过 30 位不同的治疗师提供了案例。根据使用的测验，我将简短回顾这些研究的结果。

因为洛夏测验是如今最广泛使用的测验，所以首先提出洛夏测验的结果。穆钦（Muench，140）第一个尝试客观地测量任何种类的心理治疗的人格结果。在治疗前后对 12 位当事人使用了洛夏测验。他在赫尔茨和克洛普费（Hertz and Klopfer）制定的适应和不适应标准的基础上，使用了量化分析。他发现了洛夏测验因子朝着更好适应的方向的显著改变。这些洛夏测验的结果被以下提到的其他测验结果证实。根据临床判断和洛夏测验的改变程度，成功的案例间有可观的一致性。虽然穆钦没有使用对照组，但是随后的哈姆林和阿尔比（Hamling and Albee，79）为他提供了一个对照组。他们使用了初始状态和穆钦的当事人类似的 16 个受试者，5 个月后重新对他们进行了测试。在测查期没有使用心理治疗。他们使用了类似的分析方法，但是没有发现这一组有明显的洛夏测验的变化。

在更近期的研究中卡尔（Carr，40）发现了和穆钦相反的结果。对 9 个案例治疗前后的洛夏测验进行了分析，卡尔使用基本上与穆钦相同的因子，但是没有发现显著变化。他也让一位有经验的、不知道案例是被判断为成功还是失败的工作者对洛夏测验进行定性分析。5 个案例被认为是没有变化（其中 3 个甚至提示有恶化的可能），而 4 个有轻度到中度改善。这些评定显示结果与咨询员判断成功的标准有一些关系，虽然关系不是非常密切。总的来说，这项研究和穆钦的结果不一致，而卡尔承认，他无法理解这样的差异。

摩萨克（Mosak，139）研究了平均作了 15 次咨询访谈的 28 个神经症患者，同样在测试前后使用了洛夏测验。

当他与穆钦、卡尔一样使用适应标准作测量的时候，没有发现显著变化。当他使用 3 个有经验的临床工作者对受试者使用洛夏测试后，发现有两个人有明显的进步，有一半有轻微进步，大约还有一半没有变化。显然洛夏测试者的主观判断的变化比基于固定标准的变化要大。

最精密的洛夏测验的研究是由海默维茨（Haimowitz，78）完成的。他对 56 位当事人在治疗前后进行了洛夏测试。13 位治疗师加入了测试。当事人中，32 位接受的是个别心理治疗或同时接受个别、集体心理治疗，24 位仅接受集体心理治疗。治疗时间从 3 小时到 38 小时不等。这项研究的一个特点是使用了 15 个与咨询组年龄、性别、教育程度类似的人作为对照组。在对洛夏测验进行分析的时候，海默维茨使用了哈罗尔-埃里克森（Harrower-Erickson）的神经症因子。她还根据当事人中心疗法的治疗概念制定了一系列的 10 项评定量表来评定洛夏测验，这 10 个量表的简要标题如下：现实定向质量、焦虑程度、抑郁程度、自我态度、情感接受性程度、理智功能充分度、自发灵活度、人格整合度、对他人态度、情感问题调适性。还设计了一个手册，定义了每个概念，指示了每个量表与洛夏测验的关系。在一段时间后重新评定发现，这些量表中有 150 个条目适用性程度很高。而其他人来做判定的时候，发现相关性只有 0.53。

两种分析方法都发现，海默维茨的研究结果提示了显著的改善。当事人表达的抑郁因子的均值从 3.0 降到了 2.0，降低的显著性的临界比是 4.03。基于 10 项量表的分析相似的均值是治疗前 3.13，治疗后 3.59，有不同的调适性改善，临界比是 6.31。10 项评定特质中的 9 项显示了正性变化，其中 5 项有两个百分点的提高。只有自发灵活性量表没有变化。控制力在治疗后与在治疗前一样强，这项发现和理论及临床预期有矛盾。

对照组的情况和实验组截然相反。虽然对照组中有些人在两次测试间经历了重大生活事件，但是神经症因子的数值保持恒定（4.0 和 3.9），而且 10 个量表的中值没有显著改变（3.0 和 2.9）。看来在治疗组中发生的改变在未经治疗的人群中没有发生的倾向。

10 个案例治疗结束 1 年后做的第三次测试的信息很有意思。从测试前到随访测试平均增长是 0.82，有统计显著意义。从测试前到测试后，从测试后到随访，虽然有很小的进步但是没有统计的显著意义。也许正如总体的增长是明显的一样，这样的增长只有 6 个案例的佐证，其他 4 个人在治疗后没有发现进步，或者显示出退化到治疗前状态的表现。显然，如果我们能够知道那些在治疗后仍然有人格调整进步的人与那些没有进步的人的区别，我们就能够进一步发展我们对治疗过程的理解的知识，但是这样的知识还需要等待进一步的研究。

海默维茨的研究的另一个方面也值得讨论。当我们试图把基本人格模式和治疗中的改变程度联系起来的时候，有一个发现很有趣。深受困扰的男性，倾向于内心惩罚的人格反应模式，这些人在当事人中心疗法中人格改变程度最大。虽然这个发现是暂时性的，但是它以科学的方式尝试回答了人们经常提出的一个问题："哪一类当事人在当事人中心疗法中获得帮助最大？"

洛夏测验得到的人格测量改变结果就这么多。其他人格测验给出的结果大致相同。

穆钦除了洛夏测验外，也使用了贝尔适应测试和肯特-洛桑诺夫字词联想测试。两个测验都显示调适性改善。贝尔测试显示，5 个区域的分值提高，但是其中只有健康和情感调适的改变有统计显著性。在有显著性的 10 个选项中有 9 个总分值减低。12 个案例中有 7 个在治疗结束后仍然有测试的改善。5 个衰退的案例中，3 个根据治疗师的判断是最不成功的案例。4 个被治疗师认为最成功的案例其贝尔测试的改善程度令人震惊。在肯特-洛桑诺夫测试中，总体改变是当事人能够建立更多的普通联系，这种联系根据杰尼勒克和夏寇（Jellinek and Shakow, 97）制定的方法进行了评分，治疗前后的差异有 1‰的显著性。

摩萨克（139）也对他的 28 人的实验组进行了贝尔调整测试。结果和穆钦的惊人相似。平均分从 62.8 降到了 47.6，有很高的显著性改变。最大的变化又一次发生在健康和情感调适区，社会调适是第三显著的变化。在 5 个领域发生了改善，包括家庭和职业调适。

摩萨克用的两项测验以前的调查者没有用过。MMPI 在 9 个诊断量表中有 5 个量表、2 个效度量表中都有分值的降低。变化最大的是 D（Depression）和 Sc（Schizophrenia）。以下的量表也有显著性变化：Hs（Hypochondriasis），Hy（Hysteria），Pa（Paranoia）。13 量表中有 10 个发生了正性变化。治疗前的曲线图和治疗后的曲线图比较起来，曲线图的样式保持了一致，但是观察到程度有普遍的降低。显然在这组被诊断为中度偏重的神经症者中变化是普遍而深刻的，而不是浅显的或个别的。

摩萨克使用的另外一个工具是希德莱斯情感态度量表，在第二次世界大战中制定，用来评定情感和态度的强度。这个当事人自评量表包括了个体的情感状态、能量水平、对未来的乐观度，精神状态以及工作态度、对他人态度。治疗前后比较，量表分值有显著提高。最大的变化是情感分值。治疗师也对当事人进行了前后评定，使用同样的量表，但是他们的评定显示出的进步程度没有那么大。最有趣的是，在治疗前后治疗师的评定都比当事人的自评要低。但是希德莱斯量表不是很精确，这些变化提示了当事人方面的情感和态度朝着建设性方向的运动。

科文（Cowen, 45）研究了 27 个当事人在治疗前的本洛伊特测试的结果，在治疗结束后 20 个月又重复了一次。这个研究是一项大型调查的一部分，除了人格测查外，也进行了随访会谈。科文认识到本洛伊特测验是一个粗糙的、令人不满意的工具。然而，值得关注的是，发现了更好调适性的显著变化，这些变化和随访访谈保持了一致。在神经症倾向、内向性、自信、社会化中，分值有正性的变化，有 1% 水平上的显著性；自我效能和控制的分值没有明显变化。

主题统觉测试（TAT）也许与提到的测验比较起来更能够适应测试治疗结果的变化类型。但是至今只有一些分散的案例用到了这个测试，没有大型的研究使用这个测试。对某些案例的临床分析与上述的研究结果保持一致。

让我们回答这一部分提出的问题：当事人中心疗法中发生的变化改变了人格的基本结构吗？上述研究给了这个问题一个满意的答案。研究调查随机选择了一些当事人中心疗法的案例，普遍发现的结果是人格基本结构有显著的变化。改变的方向是：人格的统一性和整合性提高了，神经症倾向程度降低了，焦虑减少，更多的自我接受和把情感看做自我的一部分，处理情景时客观性提高，面对应激情境时更多有效的防御，更多建设性的情感和态度，更有效的理智功能。在有限证据的基础上，显示出这些人格改变是持久的，并总是在上面描述的方向上保持下去。

对这些正性的发现要加上一些谨慎的说明。这些研究使用的人格测验本身的有效性也是不确定的。事实上，完全有理由说，这些与治疗改变有关的测验改变提示了测验的有效性，也可以说，治疗改变通过测验结果得到了证实。我们在处理两个相关的、未经评价的过程，而这个事实应该被充分认识到。发现与临床假设一致，而临床逻辑是鼓舞人心的。

第二点要注意的与改变的量有关。虽然改变的量有统计学显著意义，即便是随机分配到成功和失败的病例中，改变的程度在高度成功的案例中更加显著，但是与整个人格结构比较起来，改变的量还是很小的。当事人中心疗法的结果并没有让人们有翻天覆地的、渗透到日常生活中的改变。他们仍然被认为有同样的人格，虽然比进入治疗前已经有了显著改变。改变是中度的但也是重大的。其他的治疗能显示更大程度的人格改变吗？不幸的是，目前还无法回答这个问题，因为只有当事人中心疗法的治疗师把这些揭示出来了，为客观的研究提供素材。但是也许会发现，任何一种治疗的治疗结果都可以造成基本人格的中度改变。

》》行为的特征性改变

对老百姓来说关于任何心理治疗的至关紧要的问题是："它能改善人们的行动方式吗?"老百姓希望知道的关于正在接受心理治疗的当事人的问题是很简单的："他和他妻子不再打架了吗?""他的学习成绩提高了吗?""他现在对工作感到满意了吗?"这些都是非常合理的问题。但是要客观地回答这些问题却会让我们感到很为难。虽然有充足的临床证据表明,行为的频率在治疗中和治疗后都会发生改变,但是很难证明这些改变是治疗造成的,或者说这些行为显示了问题的改善。改善,对一个当事人来说可能意味着可以和他的妻子分开;而对另外一个当事人来说,这可能意味着他和配偶的争吵减少了。对一个当事人来说,改善可以这样的事情:以前他总是得到 C 或 D 的学科现在可以得到 A 了;而对另外一个当事人来说,他的改善可以使强迫程度减少,以前他永远都是得 A 的学科现在可以得到 B 或 C。

一个人的治疗获益可能是他能够适应他的工作了,另一个人的治疗获益可能是他有勇气离开他的工作去寻找新的领域。临床上每一个这种行为都有可能是适应能力提高的征候。但毫无疑问这样的判断是主观的,值得探讨的。

那么我们如何来处理这个关于治疗相伴的行为改变的问题呢?有关当事人中心疗法的一组研究远不能回答我们的问题,但是至少它们开始试图给出客观的答案。我们将依次列出这些研究结果,因为他们不断地接近这个目标——适应能力改善中的外在准确证据。下面首先会总结发现结果,然后会有一些扩充:

1) 在治疗的后期,当事人的谈话中对即将进行的计划和行为以及这些计划和行为的结果的讨论明显增加。

史耐德(197)、希曼(180)和斯多姆(Strom, 204)的研究显示,咨询过程的后 2/5 中,这种类型的对话材料急剧增加,虽然也只占整个对话的一小部分(5%~12%)。这些研究提示了,当事人有计划地谈论改变他的行为,并且讨论他已经改变的行为方式。但是,这些证据完全是来自当事人方面的。

2) 在成功的当事人中心治疗中,所有的检测都发现,在访谈过程中,当事人的行为从相对不成熟的行为向相对成熟的行为改变。

在一个值得扩展和重复的小型研究中，霍夫曼（86）把 10 个案例访谈中所有有关的当前行为和计划行为的对话抽取出来。这些行为都被分类记录在卡片上，并由一个不知道案例、治疗结果和从哪个案例中抽取出陈述的评定者来评定行为的成熟度。量表是一个简单的 3 点量表，从不成熟行为、不负责行为到成熟行为。从总体上看，非常肯定 10 个案例的报告行为的成熟度有增加，但是增加程度没有统计显著性。接着 10 个案例被分为两组，一组是 5 个更成功的，一组是 5 个不太成功的，使用了 4 个其他客观分析方法作为标准。这之后，发现更成功的案例的报告行为的成熟度的增加有统计学显著性，但不太成功的案例的报告行为的成熟度几乎没有增加。这项研究证实了临床思考，访谈越成功，行为成熟度的改变越大。

3）在成功的当事人中心治疗中，当事人的口头报告的心理紧张度有明显的降低。

几个研究（11，99，175，228）使用了唐纳德（Dollard）和莫尔（51）制定的不适—释放系数来测量当事人的心理紧张程度。这个系数是表达不适、紧张的词和表达舒适、满意、愉悦的词的比。在这些研究中总是发现口头表达的心理紧张程度在访谈过程中有降低。N·罗杰斯（175）的一个小型研究中，发现了这种紧张程度的急剧下降，而且在一个被几种客观标准都判断为成功的案例中下降得比那些判断为不成功或中等成功的案例明显很多。在成功案例中，9 次访谈中此系数从 1.00 降低到 0.12。中度成功的案例中，此系数在 7 次访谈中从 0.83 降低到 0.62。在不成功的案例中，此系数在 3 次访谈中从 0.90 上升到 0.95。

虽然这些结果值得关注，但是它们在几方面缺乏我们想要知道的东西。只对访谈情境中紧张的口头描述进行了测量，没有对在访谈外的情景的表述进行测量。当然，也有一些问题，比如说，心理不适或紧张的缺乏是否就等于适应。

4）在成功的当事人中心疗法中，有现存的防御性行为的减少和对这些现存防御行为的意识增加。

霍根（Hogan，87）对防御的定义做出了显著的理论贡献。他把防御看做一种行为，这种行为是伴随着对自我结构的威胁的知觉的。我们很大程度上把他的思想看做是人格理论的主体。在这里有必要指出，他的工作提供了几种防御行为的操作性定义，海（76）在一个客观研究中使用了这些定义。这个研究有 10 个案例，而结果并不算十分明朗。在我们确定防御行为发生了什么样的变化前，这个领域还有很多附加工作需要做。但是，虽然这第一个研究的发现有限，也可以说在研究组中有一组被其他标准判断为成功的案例，其防御行为是减少的，发生了明显的行为模式改变。防御减少被标明为在访谈中报告的防御行为的减少，同时，也许是更显著的，防御行为的减少在咨询过程中表现出来。和这些改变一起发生的是，当事人对其防御的意识程度有所提高。在认定为不太成功的案例组中，没有这样的改变特征，而是防御增加了。

海的研究不仅仅提示了行为改变的发现是更少的防御，而且，他的研究也提示了至少有一个当事人的防御行为是增加的。这提示了负性过程——即便还有其他的过程测量如领悟，自我态度，报告行为——显示了正性方向。我们感觉，对这种矛盾的细致的研究会丰富我们在本章结尾提到的普遍理论。

把我们的注意集中在治疗有效的治疗过程上，我们可以说，霍根和海的工作提示了防御行为——对歪曲现实的自我保护以及和这些歪曲相应的行为——在治疗中降低。它们的表达不再那么频繁，它们没有被频繁的报道，当事人在报告或表达这些歪曲行为的时候，更多地能意识到它们。

5）作为治疗的结果，根据测量的躯体指标，当事人对挫败的忍受性增强。

在一种新类型的研究中，泰特福德（Thetford，213）调查的假设如下："如果治疗能够让个体重新定位他的生活模式，或者至少能减少他对个人问题的焦虑和紧张，那么他对应激情境的方式——这是由自主神经系统的测量所提示的——应该被治疗显著地改变。"这是对此问题的尝试回答：是否当事人中心疗法对当事人的影响深入到改变他的躯体功能的程度？特别是，当当事人面对挫败情景时，当事人中心疗法能否产生自主神经功能的改变？泰特福德的研究设计是简洁明了的。19 个要参加个别或集体心理治疗的当事人都被设计要经历挫折情境——重复数字的失败。治疗前、治疗中、挫折情境后，都会用达柔（Darrow）发明的行为研究图波仪进行躯体检查。在实验性挫败后不久，当事人们开始做治疗访谈。在几次治疗访谈后，他们再一次接受试验性挫败和躯体检查。其中一个 17 人的对照组接受同样的实验，在经过与实验组相同的时间后再重复一次试验和检查。

恢复系数和反应—恢复系数都是基于肌皮电位的，都提示了个体以前躯体平衡状况的恢复速度，治疗组和对照组显著不同，两组间心率变化也显著不同。其他的躯体指标的差异没有统计学显著性，但与它们各自的方向是一致的。一般来说，治疗组在治疗过程中有更高的挫败耐受性，在挫败后的内平衡恢复速度更快。在对照组中没有这些发现。泰特福德总结道："这样的研究结果和这样的理论是一致的，治疗的结果是，机体能够更快、更完全地释放实验诱导的挫折效应。"

更简单地说，这项研究的意义在于，在治疗后，当事人能够带着更高的忍受性和更少的困扰面对情感应激和挫败的情景。即便在治疗中从来没有考虑过特殊的挫败或应激，这种情况也能应付。更有效地面对挫败不是一个表面的现象，而是在个体的意识不能控制的、完全不能意识到的自主神经系统中表现出来的。如果以后的研究能确认的话，这是行为改变类型的一个真正主要的指征。

　　6）当事人中心疗法的一个行为结果是生活任务的功能改善；对学生来说是阅读能力的提高，对成人来说是职业技能和工作表现的适应性提高。

比尔斯（Bills，24）和阿科什莱恩（13）指出，根据标准测验，适应阅读能力发育迟缓的儿童，即便只是接受中程的当事人中心取向的治疗，其阅读功能也有提高。在比尔斯的研究中，9 次治疗会面（3 次集体治疗，6 次个别治疗），取得了每月 30 天、超过 1 年的学校教育才能达到的阅读水平，而治疗中阅读并不是焦点体验所在。研究组是一组 8 岁的儿童，根据智商测定评定为阅读能力发育迟缓。

也许一项直接回答了老百姓提出的问题的研究是退伍军人管理局做的研究（18）。作为退伍军人管理局的个体咨询计划的一部分，对个体咨询员咨询的 393 个案例做了随访研究。在被转诊到个体咨询员后 6 个多月，退伍军人由他的训练官来评定他们是否提高了对其培训计划和对其工作的适应性。训练官对咨询是干什么的一无所知。整个组中，17% 被认为没有适应的改善，42% 像是有一定程度的改善，41% 有很大程度的改善。虽然这些结果是显著的，但是这项研究有些粗糙，训练官对咨询项目的态度偏差、支持或反对等因素，没有被剔除。然而，一个次要的发现值得关注：评定和访谈的次数有明显关系。训练官们不知道退伍军人所接受的访谈次数，但是 85 个接受了 10 次以上访谈的人的评定结果是都被评定为有改善，而那些只见过咨询员两次或两次以下的人被评定为较少显示出改善，这项发现更加重了一般结论的分量，因为它提示了在一个评定者不可能有偏差的基础上，这些结论的评定显示了与逻辑预期的一致性。关于这一点的资料见表二。

表二　　　　　　　　　　工作适应和咨询疗程的关系

人数	疗程	受训官员评定的改善程度（%）		
		无改善	有些改善	明显改善
148	2 次以下	28	44	28
140	3～5 次	12	43	45
57	6～9 次	10	44	46
48	10 次以上	2	31	67
合计 393		17	42	41

那么，什么是当前对这个问题的答案呢，当事人中心疗法的过程是否会造成当事人行为和反应的改变？把所有不同研究的结果联系起来，我们可以说，在当事人中心疗法的过程中，现有证据表明，当事人的行为有这些方面的改变：他考虑、报告并实施更加成熟、自我指导更加负责的行为，他的行为变得较少防御，更多地建立在对自我和现实的客观看法上；他的行为显示了心理紧张度的减少；他倾向于更舒适、更有效地适应学校和工作；他面临应激情境的时候，内在的平静程度增加，这种平静表现在躯体紊乱的减少，从这些挫败情景中更快地恢复，这与他们在治疗前大不相同。

我们知识中的某些空白和不足

我们已经完成了对现有的当事人中心疗法治疗过程的实际知识和临床假设的总结。对有临床经历的读者来说这些描述可能太呆板，缺乏与治疗经验相伴的动力和灵活性。而对有研究头脑的读者来说，这些描述可能太松散，作为基础的研究是有些粗糙的，缺乏方法学的精确。这些批评都是公正的。首先我们希望补救一些对治疗理论的阐述，提供这些变化中明显的、动力的因素。对第二条批评我们希望时间能够回答，这是以有可能使用更加精确的方法为前提的。我们也想用梅奥的话，"测量不明显的因素比满足于发展第一个近似的显著性容易得多"来支持我们已经做出的努力。

但是在已经给出的材料中的某些严重不足需要指出，其中的一点已经

提到但是需要更加明确。霍根和海对防御行为问题的研究已经证明，我们
描述的某些改变，正如伴随着治疗过程一样，可能也伴随着防御性的增
强。如此说来，如果他们的研究得到进一步肯定的话，正性态度的提高
（包括了对自我的正性态度，提高的自我接纳能力，提高的领悟力，报告
行为的成熟度增加），可能都是提示着要么是防御的加强，要么是防御减
弱的治疗过程。这造成了一个复杂的问题，也对已经发展的很多测量发生
了疑问，只要它们是孤立的。至今，这种差异只能被看做是一个问题，因
为对防御行为的测量是很复杂、很难应用的，而且和其他测量方法比较起
来，在其使用中包括了太多的主观临床判断。不过，这种矛盾情况的发生
是第一个例子，说明了制定用来测量治疗过程的测验有明显不同的结果。
在海的发现之前，我们研究中一个突出的特点是我们测量的惊人的统一
性。如果一个工具在一个案例中发现了一种强烈的倾向，可以毫无疑问地
预测，在其他工具中也可以检测到相似的结果。故此拉斯金（156）在4
个已使用的测量中发现，相关性是从 0.39 到 0.86。防御行为的测量与其
他测量保持一般的相关性，在这种情况下，负性的相关性提示着结果的一
致性，因为其他测量的结果应该是提高，而防御行为应该是减少的。所获
得的与其他 4 个测验的相关性从 -0.34 到 -0.55。故一般来说，防御测验
与其他测验保持一致。而事实是，在一个特殊的案例中，发现有强烈而显
著的领悟、自我接纳、报告行为成熟度的增加倾向——这是让人困惑不解
的，需要进一步的研究。

在上述论点写成之后，新发现的事实让这件事情更加复杂。这个问题的
产生是来自一个案例，除了防御行为外，其他的研究皆表明当事人有明显的
进步，但是相应地防御也增加了。不过现在，治疗结束一年后的录音随访访
谈和随访测验结果，非常明确地提示当事人有真正、持续的获益。当事人显
示出令人吃惊的对其女性角色的适应，并能给予自己更大的自由度。她同样
表现出对家庭、对男友、对社会生活、对工作更好的适应。每个看过这个访
谈的人都认为结果是成功的。

这如何解释？是防御测量不够精确，或者防御在治疗中升高，随后降低？
显然这个问题有进一步的研究空间。

迄今为止，工作的不足是我们不能以研究的方式从我们的失败中获
益。就像其他治疗流派一样，我们有各种不同的治疗结果。有些人在治疗
中经历了明显的人格重组，在治疗后有持续的进步和再整合，每方面都显

示他们的改变是持久的；而另一方面，是那些不能从治疗中获益的人，对获得帮助的失望可能让他们更加紧张。在两者之间，是各种程度的治疗结果，包括某些在治疗中获得很好结果但是无法保持的人。令人困惑的是，虽然我们从成功的结果中学到了很多，但是我们不能从我们帮助当事人的失败中学到什么。

最基本的是缺乏没有任何有关我们的失败的重要假设。临床上有一点是真实的，我们对失败的经常的解释是，咨询员不能建立起治疗关系。但是在这个领域我们的研究工具还太少，才开始发展有效的测量治疗关系的工具，用来测量这个假设。另外一个假设是我们的失败在于人格诊断的某些分类，也许有些类型的人不能从当事人中心疗法中获得帮助。这种假设中可能包含着真理，但是我们不会轻易接受，因为这很容易造成不负责任。例如，如果咨询员和攻击依赖型的当事人不太容易成功建立治疗关系的话，这类当事人会坚持咨询员为他负责。这几乎是可以肯定的，有一项研究与这种假设符合。咨询员有可能舒舒服服地坐在那里，拒绝这样的案例，因为他们不适合当事人中心疗法。但是假想一下——就像我们较好的治疗师会做的——我们对这组人失败的原因不是因为人格诊断，而是因为治疗师从内心很难接受一开始就强迫要他负责的人。如果我们认为某种特定诊断的人不可能接受帮助的话，那么这种假设就永远得不到检验。

这一讨论说明了应用对不太成功的案例的研究结果时行动缓慢的部分原因。无论这些理由是充足还是不充足的，事实是只有一项研究，一项很令人失望的研究（195），对失败进行了调查。至今我们不能形成在原始资料中可检测存在明确的不成功的假设。

根据我们的判断，这些是在我们对治疗过程试图进行客观事实的描绘的努力中的最严重的缺点。很多人对此提出了批评，我们认为他们言之有理，但并不看得很严重。的确，我们的研究样本很少，试验设计也有应该批评的地方，很多重要的方面都没有涉及，有些研究只涉及了治疗的表面，而没有涉及治疗的深层动力。我们意识到很多批评和上述意见是一致的。但是在一个前沿领域，某些粗糙的地方、某些不精确性是不可避免的。只要每年能设计更好的研究，抓住有进步的显著性和深层事件，我们对这些不完美的地方就不会那么难过。不过，上面提到的两大缺点是值得关注的，因为看起来如果我们能够更深入、更灵活地察觉到我们眼前的当事人的生活，这些缺点就可以避免。

咨询过程的连贯理论

我们能否形成一种理论，这种理论能够考虑到治疗的方方面面，能解决现存的矛盾？下面的材料就是这样一种尝试，一开始在做治疗之前就存在一种人格，这种人格在治疗的改变中一直存在着。正如前面提到的，理论是变动不居的思想概括。各种理论都是围绕着稳定的、治疗中观察的现象建立起来的。

让我们从一个对自己满意的人，没有想过要寻求咨询帮助的人开始。我们可以设想，这个人有一个组织化的自我知觉和一个与他人和环境有关的关系自我。这个结构，这个格式塔，在其细部上是流动、变化的，但是它的基本要素是稳定的。这就像雷米说的："当最初决定的时候，它一般是被用做一个参照系。它的功能是调节行为，关注观察到的人格的一致性。"这个结构一般来说是存在于意识中的。

我们可以把这个自我结构看做是一个假定的应对生活的组织——一个非常有效地满足集体需要的组织。它的某些假想会被客观现实的立场修订。只要个体对这种虚假性没有怀疑，那么这个组织就可以很好地为他服务。举个简单的例子，小镇高中里的校园明星可能把自己看做出众非凡的聪明人，认为没有人可以超越自己。这种想法会让他很充实，只要他待在那个环境里。他也许会有些经验和这种观念不太一致，但是他要么在意识中否认这些经验，要么把这些经验符号化，让它们能够和他的人格图像保持一致。

只要自我格式塔牢固地形成，那么与之相矛盾的材料就很难被察觉到，接着正性的自我体验就可以存在，自我可能被认为是有价值的、可接受的，而意识的紧张是很少的。行为是与组织化的假想以及自我结构的知觉保持一致的。一个存在这些条件的个体会把自己看做是功能充足的。

在这种情景下，个体对他与社会现实不一致的能力和关系的知觉的程度，是他基本脆弱性的一个标尺。他对这些不一致和差异的察觉程度则是他内在紧张度的标尺，也决定了他的防御行为的程度。要附加说明的是，在高度同质性的文化中，自我知觉是得到其社会支持的，不现实的知觉可以存在而不带有内在的紧张，可以作为合理有效的、应对生活的假想持续一生。所以，奴隶就可能认为他没有主人有价值。而带着这种知觉生活，虽然根据现实的基础，这是虚假的。但在我们现代文化中有冲突的亚文化以及矛盾的价值、目标、观念的背景下，个体倾向于会认识到他观念中的差异，故内在的冲突是多样化的。

回到我们还没有准备做治疗的个体上来：当他在现实的情景中要满足他的需要，而他的组织化自我结构不再有效的时候，或当他很少能察觉到他自己的差异的时候，或当他失去控制不再与他自己保持一致的时候，他就已经准备好了进入心理治疗。作为这3种情况的例子，我们可以再次提到那个小镇上"聪明"的高中生，他发觉他自己在大学中不再那么有效能，他感到困惑，因为他想要娶的女孩不想嫁给他，这种当事人发觉那个女孩的行为是不可预测的，"不像我自己"，是不可理解的。没有接受治疗的话，不论是系统的还是偶尔的治疗体验，这些情况就会持续下去，因为每一种情况都包含了和目前自我组织相矛盾的知觉体验。但是这样的知觉对自我的结构是有威胁的，相应地可能会被否认或歪曲，被不充分地符号化。

但是让我们假设这么一个人，或含混或明确地感到困扰，体验到一些内在的紧张，进入和一位当事人中心疗法治疗师的关系中。渐渐地他感觉到摆脱了对他现在的新的威胁。他不仅仅是从攻击中释放出自己，这是他很多真实关系的一部分——而且，他暴露出的自我的每一个部分都得到了平等的接纳，平等的价值。他咄咄逼人的特质也得到了尽可能多的接纳，但也没有超过对他沮丧负性特质的接纳程度。他对自我各部分的确定得到了接纳和肯定，同样，他对自我的不肯定、他的疑惑、自我中矛盾的模糊感也得到了接纳和肯定。在这种安全、保护和接纳的气氛中，僵化的自我边界松解了。不再有那种威胁下的僵化的紧张组织特性的格式塔，而是一个轻松一些的、更多不确定的结构。他开始越来越充分地探索他的知觉域。他发现了虚假的概念，但是他的自我结构能够有效地放松，以至于他能考虑这些复杂矛盾的体验和它们的基础。他发现了他从来没有意识到的体验，这和他对自己的观念是有深刻矛盾的，而这是真正有威胁的。他临时退到以前感觉到舒适的结构中，但是接着慢慢地、小心谨慎地走出来，把这种矛盾的体验吸收为新的、修订的样式。

本质上这是一个组织化和重组的过程，在这个过程进行的时候，毫无疑问当事人是很痛苦的。这真的很让人困惑，因为没有一个固定的自我概念可以用来决定行为是否和环境适应。发现自我和自己的行为每天都在变动中，这是令人恐惧或厌恶的。有时候这些变化与早期的自我模式相适应，有时候与有些新的、含混的、结构化的格式塔是适应的。随着过程的持续，新的或重新修订过的自我结构被建立起来。它包含了以前被否认的知觉；它包含了更加精确的、对非常广泛的感觉和内在体验的符号化；它包含了价值观的重组，伴随着被清晰认识为给价值提供证据的机体自身体验。慢慢地开始显露出一个新的自我，对当事人来说比他"真正"的自我更加真实，因为它是建立在他的更广泛的体验基础上的，而没有带着歪曲的知觉。

这个痛苦的解组和重组过程也许是由治疗关系中的两个因素造成的。第一个因素是已经提到过的：自我的暂时、矛盾或以前否认的体验是被治疗师作为固定结构的部分重视的，所以两者之间的移动变得可能，而不会有太大的自我价值感的损失，也没有令人恐惧的从旧到新的飞跃。关系中的另一个要素是治疗师对新发现的体验部分的态度。对当事人来说它们是有威胁性的、坏的、不可能的、无组织的。然而他体验到了治疗师对这些体验的镇定的接纳。他发现在某种程度上他可以内化这些态度，把它们看做是他能够拥有、认同、符号化的某些东西，把它们接受为自己的一部分。

如果治疗关系不足以提供足够的安全感，或者如果被否认的体验太具有威胁性，那么当事人可能会用一种防御的方式重新修订他的自我。他可能会进一步歪曲体验的符号化，会让自我的结构更加僵化，如此再一次达到正性的自我感受和稍微减少内在的紧张——但是代价是脆弱性的加强。毫无疑问这是很多正在经历自我重组的当事人的临时现象，但是有证据表明很多当事人会在这个转折点结束治疗关系，仅仅达到一个防御提高的自我。

只要当事人实实在在地面对其经验的更大整体性，只要他能把这种体验更充分地分化和符号化，那么一个新的自我结构就被组织好，它变得更加坚固，有更加清晰的界限，更加稳定地指导行为。在人们觉得不再需要治疗的状况下，或者在自我的防御重组的状态下，正性的自我感受会回来，而正性的态度超过了负性的态度。很多外在的表现都是一样的。从外在的观点来看，重要的区别在于，新的自我能够体验的整体性保持更加明确的一致——这是一种在体验中察觉到或抽取出的样式，而不是强加在体验上的。从当事人内在的观点来看，新的自我是一个更加舒适的自我，更少体验到模糊的威胁；相应地，更少有焦虑感。带着新的自我生活，感觉到生活中更多的确定感，因为它包含了更少的高度动摇的观念，而是有更多直接的经验。因为价值被感觉到来源于自我，价值体系变得有更多的现实性，更多舒适感，更清晰地与觉察到的自我保持一致，价值目标看起来也更容易达到。

行为中的改变和自我组织的改变如影随形，而这种行为的改变是让人很吃惊的，既不像自我结构的改变那样痛苦，也不很困难。行为和自我概念继续保持一致，随自我概念的变动而变动。任何以前认为是失去控制的行为现在被认为是自我在意识控制的边界内的一部分。一般来说，行为有更强的适应性和更高社会化，因为行为的基本假想现在是建立在更加现实的基础上。

这样，治疗造成了人格组织和结构的变化以及行为的变化，这两者都是相对持久的，当然，一次重组没有必要维持一生的时间。体验的某些部分仍然会被意识否认，仍然会有某些防御行为表现出来。在这种意义上如果说治疗是完整的，那么其可能性只有一点点。在某种新的应激情况下，当事人可能会寻求更进一步的治疗，达到更进一步的自我重组。但是无论会有一次还是多次的治疗访谈，本质的结果是自我结构的基础更加广泛，大部分的体验都会变成自我的一部分，对生活感到更加舒适、更加现实、更能适应。

在这个功能和变化过程下面的是推动自己向前的生活力量。机体的基本倾向是维持和强化机体本身和提供动力的自我。在这个基本倾向作用过程中，治疗前的自我发动自己来满足这些需要。因为这种深层的力量，治疗中的个体倾向于朝着自我重组的方向前进，而不是朝着自我解组①的方向。这是治疗中重组自我的特点，它能让个体更充分地认识到机体的潜能，这是对进一步发展的一个更加有效的基础。如此来说，治疗过程是，在它的整体上，由当事人以一种促进的心态达到的，成长和成熟发展的、向前的目标。

推荐阅读

与此章相关的文献分为两组：一组是对治疗过程的临床描述，一组是对治疗过程的客观研究。

前一组中可参考斯里格和科姆伯斯（200，13、14 章）的书，对指导资料和非指导治疗的过程进行了描述。他们的理论是严格的现象学的。如果读者希望更深地了解过去，可以参考《咨询与心理治疗》（166）的 6、7、8 章。要比较当事人中心疗法和精神分析的治疗过程，可以看义维美（89，pp. 211～234）书中有关章节。以及亚历山大和弗伦奇的书（4，1～8 章）。

---

① 自我解组：指自我结构的解散，但现代心理治疗中也有朝这个方向工作的疗法。

　　几乎所有有关治疗过程的客观研究都和当事人中心的观点有关。早期文献可参见刘易斯（114）和史耐德（197）。库兰（49）的研究虽有缺点，但是更多集中于治疗过程本身。最好的、发表的人格测量的结果是穆钦（140）。最近的研究可见1949年7月号的《咨询心理学》杂志，整册都是有关治疗研究的，其中有希曼（180），西尔（189），斯多克（203），海（76），霍夫曼（86）、卡尔（40）、拉斯金（156）的研究。

第五章
三个其他问题：移情①、诊断、适用性

　　这一章的写作目的是希望能提高各治疗学派间的沟通。我们的经验发现，其他治疗流派的真正的治疗师经常对能从当事人中心疗法中学到什么东西很感兴趣。作为学习的方法，他们会问当事人中心疗法的治疗师一些对于他们来说极为重要的概念的看法。而由于他们得到的答案就他们的思维模式来说是毫无意义的，他们自然得出结论，当事人中心的观点是愚蠢的、浅显的，或者对给出这些答案是不负责任的，所以也是不值得研究的。

　　本章就是要试图搭起一座沟通的桥梁。可以说本章讨论的问题对当事人中心疗法来说并不是特殊的问题，对学习当事人中心疗法的人来说也没必要对这些问题特殊对待。这些问题对接受了其他治疗流派培训的治疗师来说是特殊的。

　　最常问到的三个问题，答案也让人感觉荒谬的是："你怎么解决移情的问题？""你的治疗用什么方式来建立诊断？""在什么情况下当事人中心疗法是适用的？"而答案是："移情，作为一个问题，没有出现。""诊断被认为是没有必要的。""也许当事人中心疗法适用于所有的案例。"接着提问者的血压可能升高，但几乎没有进一步的沟通了。如果这些问题的每一个都能得到详细的讨论，可能会有更好的理解。

---

　　① transference，无论从字源还是从其在精神分析理论中内涵来看，都没有或者不仅仅有"移情"的含义，把 transference 翻译为"转移"是比较确切的，而移情显然是误译，但因为"移情"一词目前已经是国内临床界和学术界通用术语，考虑到阅读习惯和理解的方便，故这里仍保持旧译"移情"。

移情的问题

》 移情的意义

对心理分析的治疗师来说，移情、移情关系、移情神经症的概念有很重要的意义。它们几乎是治疗师治疗思维的核心。

对我来说，把我自己放到分析师的思维中，以他的角度来充分理解这些概念不是太容易。但是就我所能理解而言，我会把移情总结为对治疗师的态度的转移，这些态度，更有理由看做本来是指向父母或其他人的。这些爱、恨、依赖等等的态度，被分析师看做是当事人基本态度和冲突的表达，而心理分析最重要的部分就是对这些态度的分析。因此，处理这些移情态度是分析师工作最重要的一部分。费理彻（Fenichel）指出："相对来说，理解病人话语后的潜意识内容，是分析师工作最简单的部分。处理移情是最困难的。"（56，p. 29）

要检查我们对移情及其处理的理解的精确性，这里需要简短地引用来自精神分析权威的某些文献。弗洛伊德在《不列颠百科全书》中对此给出了非常清晰的总结：

> "移情"的意义是神经症者的一种惊人的习性。他们对他们的医生发展出情感的关系，这种联系既有爱也有恨的品性，是建立在现实情景基础上的，但是起源于他们和父母的关系（俄狄浦斯情结）。移情是成人没有克服他们既往的、儿童般依赖的证据；它和被命名为"暗示"的力量保持一致；而且只有学会了使用移情，医生才能够引导病人克服其内在的阻抗并消除他们的退行。故此分析式治疗担当起对成人再教育的任务，就像纠正他们童年的教育一样。（66，p. 674）

这是一个对移情的含义和分析师使用移情目的的一个简洁总结。

费理彻描述了分析师处理移情态度的方法：

> 治疗师对移情的反应和他对病人其他任何态度的反应是一样的：解释。他看到病人态度中的潜意识冲动的衍生物，而试图向病人展示它。（56，p. 30）

> 在移情框架内或移情框架外的系统的、持续的解释工作，能被描述成：教育病人持续地产生更少的歪曲衍生物，直到他根本的本能冲突被认识到。（56，p. 31）

》 当事人中心疗法中的移情态度

我们回顾临床经验和检查录音案例时发现，强烈的移情态度只在相当少的案例中出现，但是这种态度在大多数案例中有某种程度的发生。

很多当事人对咨询员的态度是适度的、现实的，本质上不是移情。这样的当事人在第一次会面的时候可能会有些担心；可能会在早期的访谈中感到愤怒，因为他没有得到他希望的指导；在他端正自己的态度的时候，会感受到与咨询员温暖的友好关系；在他带着感激的态度离开治疗时，这种感激是感激咨询员提供了一个让他自己解决问题的机会，而不是依赖的、强烈的感激；他可以在治疗中或治疗后在社交或专业场所遇到咨询员的时候，不带着超乎他们正常关系的情感。这是大多数，也许是绝大多数的当事人对咨询员的情感的描述。如果移情的定义包括了对其他人的情感，那么这就是移情；如果移情的定义仅仅是把婴儿的态度转移到不适当的、现存的关系中，那么如果有人有任何移情存在的话，也只是微乎其微的。

不过，也有很多案例中，当事人显出对咨询员更加强烈的情感态度。有些人会有强烈依赖咨询员的欲望，伴随着内心深处的爱；有些人会害怕咨询员，这种害怕与对权威的害怕是类似的，毫无疑问，一般来说，这种害怕与对父母的害怕是有联系的；有些人会出现旁观者看来超乎现实体验的敌意；有些人，在某些情况下，会表现出爱，渴望当事人和咨询员之间有爱的关系。

那么，一般来说，在当事人中心疗法治疗师处理的案例中，有不同程度的移情的存在，并占据了一个可观的比例。从这方面看，所有的治疗师都是一样的，所有人都会遇到这样的态度。而对如何处理这些态度，产生了差异。在心理分析中，这些态度发展成为治疗的核心关系。弗洛伊德如此描述：

> 在每一个分析式治疗中，会出现……病人和分析师之间深刻的情感关系……其特性可以是正性的或负性的，可以从完全感性的爱的激情到放纵的蔑视和憎恨。这种移情……在病人的头脑中很快被置换为治疗的欲望，并且，只要它是充满爱意和适度的，就可以成为医生施加影响的工具，与分析工作齐头并进……（如果）转化成了敌意……接着发生的事情是，它会让病人联想的能力瘫痪，并威胁到治疗的成功。而想要避免它是无意义的，因为没有移情的分析是不可能的。

（64，p.75）

然而，在当事人中心疗法中，这种卷入的、持续的、依赖性的移情关系没有发展的倾向。咨询员们治疗过的成千上万的当事人都和笔者保持着个人联系，只有很少一部分经当事人中心疗法治疗过的当事人发展的关系和弗洛伊德所说的匹配。大多数情况下对这种关系的描述是非常不一样的。

》 当事人中心疗法对移情态度的处理

这种没有深层移情关系的治疗的可能性是值得进一步关注的。有效的短程治疗的可能性取决于是否有可能进行治疗而不带有移情关系，因为移情情景的解决一律需要漫长的时间。没有这种移情关系，治疗可以进行吗？

如果我们认真来看某些访谈的材料，也许对这个问题的答案的某些要素会更清晰一些。基本的问题是：虽然移情态度在很多非指导治疗的当事人中存在，那些没有进入移情关系或没有移情神经症的人的情况是什么样的？或者不需要这种关系的治疗是如何发展的？

如果我们浏览少数有移情态度的案例中的一个，我们就可以知道发生了什么。下面是一位年轻的已婚妇女达太太的第五次访谈的录音资料。在以前的访谈中，她提到了她感觉内疚：

当事人：哦，我做了一个有趣的梦，我都有点恨自己在做梦后醒过来。……

咨询员：你说都有点恨自己在做梦后醒过来？

当事人：唔—嗯（笑）。

咨询员：这对你来说有太多东西了。

当事人：是。哦，我上星期五晚上梦到，唔，我去纽约见你，而你忙得要命，在办公室里跑出跑进，你有那么多事情要做，最后你走过来对我说："对不起。我没有时间给你了。你的故事太肮脏。我——我不能被打扰。"接着你继续在房间里跑进跑出，我只是跟着你。我不知道，呃，该做什么，我感觉非常无助，同时我感觉非常羞耻，为你说的事情感到震惊。

咨询员：嗯。

当事人：而且——从那以后，这个梦就一直跟着我。

咨询员：这有很多的现实性。

当事人：是的。

咨询员：你感觉到我好像把你的情况判断为非常、非常坏的。

当事人：是这样。你在——我准备好了接受审判，而你就是法官，而且——（停顿）

咨询员：判决是有罪。

当事人：（笑）我想就是这样。（笑）就是这样的。我看不出我怎么能回到那个情景中。我是指那个环境，你已经审判了我，那么我真不知道我还有什么可以说的。

咨询员：嗯。

当事人：除非是其他的事情。而且，哦，它还没有离开我。我一直都常常想起这件事情。

咨询员：你感觉你在被审判。

当事人：是啊，为什么我会有这样的感觉呢？啊——对了，当然我有可能是把我自己的想法传给了你，所以，哦，我对此一点都不怀疑。这是不能改变的。这就是有罪的。我认为我在用自己的方式审判自己。

咨询员：嗯。你感觉也许你就是那个法官，真的。

这是一个移情态度的例子。咨询员没有在以前的访谈中评价当事人的行为，也没有感觉到对当事人的行为有评价的态度。但是当事人把负性评价的态度投射到咨询员身上，而对这些投射的有罪谴责感到恐惧和羞耻。

咨询员处理这些态度就像他处理指向其他人的态度一样。把费理彻的话解释和调整到这个路线，可以说："当事人中心疗法的治疗师对移情的反应与对当事人其他态度的反应是一样的：他尽力去理解和接受。"正如在这个片断中看到的，接受让当事人认识到这些感觉在她内心深处，它们不在治疗师那里。

为什么这会完成得如此快速和如此轻松？一个原因是咨询员抛开了日常交流中的自我，让投射失去了基础。4次访谈中，当事人体验到的都是理解和接纳——其他什么都没有。没有证据表明咨询员在判断她、诊断她、科学地评测她、在道德上审判她。没有证据表明咨询员对她做的事情——她的行为，过去和现在的；她选择讨论的主题；她呈现这些主题的方式；她的无法表达自己；她的沉默；她对自己行为的解释——赞成还是不赞成。相应地当她感觉到咨询员把道德判断传递给她的时候，这种感觉也被接受了，没有什么东西可以让投射得以维持。所以投射必须被认识到是来自她自己的，因为她的感觉明白无误地告诉她，这不是来自于治疗师，而情景中完全的威胁的缺乏使坚持感觉中的挑战显得没有必要。所以，几分钟后她离开了移情态度，从"我感觉坏因为你认为我坏"变成了这样的感觉："我在对自己进行审判，而且想把这些想法转移到你那里。"

》 进一步的例子

也许从另外一个案例来的两个片断可以强调这个类型处理方式的解释。这是另一个年轻已婚妇女，埃特太太，她体验到了自己生活中各方面的冲突，下面的材料来自第 10 次访谈，访谈头几分钟的对话也给出来了。

咨询员：（友好的）嘿，今天怎么样？

当事人：啊，我是要告诉你所有的事情呢（笑），还是由当事人自己决定？

咨询员：当然是由你来决定了，你想说的任何事情你都有自由说——

当事人：哦，当我说——

咨询员：我们不会强迫任何事情，除非你自己想说。

当事人：好，我的确想说说，否则我不会问这个问题。和这有关的是，在我来这里之前，我进行了激烈的斗争，我的确很生气，恨不得打你，你知道。啊，当然了，接着在我来这里之前，我理智了一些，我想我能理解为什么我对你如此生气。首先，你想知道我为什么对你生气吗？啊，我生气是因为我觉得整个事情都是一个骗局。我的意思是，现在我很坦白了，我想——至少我那个时候认为，来这里说啊说的主意不太好，你可以在任何地方都可以做这件事情，只要你花些时间或工夫找一个愿意听你说话的人。

咨询员：看起来这是个骗局，你可以在任何地方做这些事情。

当事人：是的，我说这个的意思不是对你个人的不友好，而是因为我想自己解决这些事情，（咨询员：嗯。）我没有抱怨你的意思。

咨询员：这是你非常真实的感觉，也是你为什么要说出来的原因。

当事人：是的，是的。我想这可以让我整理清楚，为什么我会来这里，或者，你知道。我有个感觉，这种事情和很多地方普遍发生的很多事情并没有多大不同。他们提议，你听说过了，是吧？人们提议说，一美元一小时，或两美元，他们就会坐下来，听你说话。

咨询员：只是听你的麻烦事情。

当事人：你去到那里，当然我从来没有这样的经验，但是我想象会发生这样的事情，你去到那里，坐下来，你对着一个人说啊说，和你坐在一起的人发出些必要的倾听或赞同的声音而且，啊，从来不妄加评论，时间到了你走出去，付给他们两美元。啊，当然坐在那里听你讲话的人没有你这样深厚的背景和与这个领域有关的教育。他们没有做过长期的研究，但是他们能够把同样的事情做成功，对我来说，因为这几乎就是同样的事情。换句话说，我觉得你在浪费你的时间，因为你花了这么多时间和精力，我知道你这么做了，达到你现在的水平，但是你看，我正在告诉你，我的感觉是这对我没什么好处。但是当我对自己说出这些，我就在上楼的时候用各种各样的话骂你。（咨询员：嗯。）我发觉我不想做咨询的原因是和我每次来这里的紧张感和焦急感有联系。我不知道为什么，但是我总是会变得战战兢兢。（停顿）我知道为什么，因为我正在面对我不想面对的某些事情。我自己把事情说个明白。

咨询员：嗯。所以你对事情的感觉是，为什么一个受过专业训练的人，只是听着你说而已，你感觉到这是一个骗局，你认识到这些感觉可能有一部分是与你对不得不面对内心的事情感到的愤怒和恐惧有关。

当事人：就是这样。这是一种合乎情理的感觉。当然了，要是我认为这是一个骗局的话——我的意思是——世上常见的那种骗局，我不会来这里，我是那种喜欢怀疑，非常喜欢怀疑的人，我一般不会参加什么东西，除非我从各个角度把这件事情搞清楚，所以我来这里这件事情就意味着这不是一个骗局（笑），就像我所关心的，你明白。

咨询员：至少这意味着你的感觉是混杂的。我是指，如果你非常肯定这是个骗局，你就不会来了。

当事人：是，就是这样。

注意，跟随前面片段的模式的变化过程是多么清晰。当事人对咨询员感到愤怒，因为咨询员什么也没做，只是坐在那里倾听。但是这里，也显示出愤怒的不够充分的现实基础，所以她有必要在她自己身上寻找原因。她发现了原因，她在进入咨询时战战兢兢的原因是：

我知道为什么，因为我正在面对我不想面对的某些事情。

同样这位当事人第12次访谈的片断进一步说明了这个解释，她试图把她的关系的意义用言语表达清楚，她使用了比较艺术化的词汇，而很多当事人很少能如此明确地表达。

当事人：顺便说一句，有些事情一直以来我都想问你。你坐在那里听我说话，听我那些毕竟不是太重要的烦恼，你对来找你坐下来说出他们整个故事的每个人的反应是什么样的？你和他们一起经历那些事情吗？或者你只是很好的聆听者？或者这并不是我该问的问题？

当事人问了一个直接的问题，咨询员不可能回答这个问题而不带着对当事人的判断，也不带着他应该怎么思考或行动的建议。所以咨询员暂时离开了当事人的内心，回答了这个问题。

咨询员：这是一个很难回答的问题。我们自己也对此讨论了很长时间。这不仅仅是简单的听，这是很肯定的。（当事人：哦，肯定的。）它也是某些东西，啊，和别人一起遭受，我是指——

当事人：啊，我的问题，它们是给某些人定了型的，而假设你不是这些人的一类，啊——好吧，我不知道，但它成为了一个问题，也是无关紧要的，真的。这真的无关紧要，我都不知道我为什么要提出这么一个问题。你可以从录音上抹掉它。啊，我对你的感觉，不是很特殊，但是很有趣。毕竟，我告诉你的比我告诉任何人的都要多。一般来说，当你告诉别人一些私人的事情——在那之后你会开始有些不喜欢那个人，因为你认为他们对你了解得太多，而你对他们有些害怕。我知道事情会是这样的。而我对你没有这样的感觉。我是指，你是——这几乎是非个人的。我喜欢你，当然我不知道我为什么应该喜欢你或者为什么不应该喜欢你。这是一件很特别的事情。我以前从来没有和别人有过这样的关系，我经常考虑这种关系。

咨询员：这真的和大多数关系非常不同。

当事人：噢，是的，但是我的——我不能说我们的——因为你没有给我什么，而让这种关系变成我们的——我和你的关系是醉人的。我享受它因为它是这么纯洁，啊，非个人化的，无性的、每件事都是平稳的。你就像是个救生圈一样。

咨询员：有更多的稳定感，不知道为什么。

当事人：哦，是的。我对和你在一起的三刻钟感到很满意，我走出去后还会想到你，我没有好奇心。哦，是的，我的确对你有些好奇，当然是对你的背景了，不过没有我对别人的好奇心那么强。在这方面，我是指我对你的感觉好像是要确认什么东西，或者不管你怎么命名这种感觉，嗯，这种感觉是非指导治疗，是好的、正确的，否则为什么我会有这种持久的，嗯，安全感。我猜想这就是因为和你在一起。（咨询员：嗯。）我有一次梦到了你，但我记不住了。这不是很重要，我不认为——你站在那里就是权威的象征，我想。我想在那个时候我试着要想起你的赞扬或者不赞同。当我从这里走出去，每一件事情——我能感觉到的，我能想到的，很多次我走出去，我想我告诉了L先生什么。现在，因为他笑了。接着很多次我走出去带着得意洋洋的感觉，因为你对我评价高。当然与此同时，我有这样的感觉，呀，他一定觉得我是个讨厌的笨蛋或者和这差不多的东西。但是这真的没有，这些感觉没有深到让我能够对你形成一种看法的程度。（咨询员：嗯。）

咨询员：是不是这样，这里让我问你一个问题，是不是这样，啊，你没有现实的基础来知道我关于这件事情的看法，而这也许让你认识到这些态度在你内心，你随着它们变化？

为了避免读者们会想，"啊哈——当事人中心的治疗师也像其他人一样做解释"，这里需要指出，这是12次访谈中第一次作明确的解释。咨询员承认，他对当事人对咨询关系的看法很感兴趣，他想要看一看这种解释是否会被接受。的确被接受了，但是她随后的话没有传达真正的认识。这是当事人自发的对关系的描述，她自己对关系的观念是真正的证据。

当事人：就是这样。而且，你设法在我的头脑中建立起一种东西。那就是我不能来找你寻求建议因为我不会得到建议，这很好，因为这样我就有种感觉我必须靠自己，而且哥们，我真的准备好战斗了。（咨询员：嗯。）当然带着这种感觉，我有一种把头往墙上撞的可怕的感觉——有几次我都变得——

咨询员：有一点满意又有一点不满，这种感觉——

当事人：哦，是的。因为我总是需要赞赏。我做每件事情都需要赞赏，所以有时候我想到当我敞开我的胸怀，我真正需要从你这里得到赞扬的时候，却得不到，我就会有些沮丧。但是在某种程度上，这是一条纪律。我是指——只要我关心，它的作用就像一条纪律，以致我不对任何人赞扬或不赞扬。我感觉非常安全，就像我是真正的我（笑），没有伪装，什么都没有。

咨询员： 这样你在这里可以成为真正的你。

虽然她急着发现某些评价的证据，但是当事人的话清楚表述出，某些她可以投射评价态度的行为还不能够"对你形成一种看法"。

》 咨询员—当事人关系

这位当事人描述关系的话在两个方面与很多当事人的描述是相似的。这两个典型的方面用她的词汇来说是"非个人"和"安全"。

在治疗结束后当事人如此频繁地使用"非个人"来描述治疗关系是让人吃惊的。这显然不是指关系是冷酷或毫无生气的。看起来当事人试图描述的是，在这种关系中，作为个人的咨询员——带着自己的需要评价、反应的咨询员——显然是不存在的。在这个意义上，它是"非"个人的。埃特太太的话"我的——我不能说我们的……我和你的关系是醉人的"在此深刻说明了，关系是以非常独特的感觉被体验为单方面事务。整个关系由当事人的自我组成，咨询员得个体化以便达成治疗的目的——"成为当事人的另一个自我"。当事人的愿望是把自己的自我暂时放到一边，以便进入当事人的体验，这让关系成为了一种完全独特的关系，和当事人以前的体验不同。

治疗关系的第二个方面是当事人感觉到的安全。这很明显不是来自于咨询员的赞同，而是来自于更加深刻的东西——完全的、持续的接纳。绝对确定的是咨询员不会有评价、不会有解释、不会有强迫、不会有个人的反应，这逐渐让当事人体验到这是一种无须防御的关系——当事人体验到这种关系是："我可以成为真正的我，没有伪装。"

也许通过指出这种安全感所具有和所不具有的特性，这种安全感的基础可以得到更清晰的分辨。它被体验为从根本上是支持的，但是它本身不是支持的。当事人会感觉到有人在他背后支持他，有人在赞扬他。他的确感觉到有人因其所是而尊重他，有人支持他的意愿走他选择的任何一条路。这种安全感不是普通理解的"爱的关系"。在一般偏好判断的感觉下，当事人感觉不到咨询员"喜欢"他，而且正如上面的片断，他经常不确定是否喜欢治疗师，"我不知道为什么我应该喜欢你或者为什么不应该喜欢你。"因为没有能够证明这个判断的简单的证据。

但是这是一种安全的体验，其中自我得到了尊重，这种体验中需要当事人逐步确定，没有必要害怕即便是最微小的威胁或攻击。而这种基本的安全感不是当事人被告知他应该相信某些东西，不是他理智上确定的某些东西，而是他自己从外到内体验到的某些东西。

》》移情态度的消失

这种与另一个理解、尊重的人的关系中奇怪的、独特的安全感体验，对移情态度会有什么影响？看起来所发生的事情与所有其他不现实，与当事人带出来的敌意、爱、恐惧的态度是平行的。在这种关系中，当事人的体验似乎是这样的："这就是我感觉和解释现实的方式。但是在这种关系中，我没有必要维护这种解释，我能认识到有其他的我意识没有承认的，或者承认但是解释不准确的感觉证据。"当事人开始意识到以前没有接受的体验；他也意识到事实上他是体验的察觉者和评判者，这个事实和治疗的核心很接近。达太太认识到她有审判自己的感觉，埃特太太认识到她害怕看她在内心发现的东西。当这些体验组织成一个和自我有意义的联结时，移情态度就消失了。它们不是被置换了。它们不是被升华了。它们不是被"再教育"。它们就是消失了。因为体验被再次感受，而这种再次感受的方式是让这些体验无意义。这有些类似于我用眼角瞥着一架飞机的飞行，发现它就像一只离我的脸不到几英寸的昆虫飞过，一种体验消失了，另外一种完全不同的体验占据了它的位置。

》》一个极端的例子

有些人可能会觉得以上给出的例子不是非常典型的移情的例子，而只是比较温和的例子。但是有证据表明，即便是最极端的移情，也可以适用同样的原则。下面的片断来自于一位 30 多岁的独身女子缇尔小姐。她感到极度困扰，根据外在标准来看的话，她可能会被诊断为精神病。要强调的是在一般的社区咨询中心，这样的态度是很罕见的。在访谈过程中，这位女子总带着深深的内疚感，很多都是围绕着和父亲的乱伦。她完全不能确定是否这件事情真的发生过还是只存在于她的头脑中。一些简短的片断会给出一个这种移情态度的深度和咨询员处理方式的大致概念。这个总结材料来自咨询员的笔记，不同寻常的是，它是完整的，因为当事人说得很慢。不过，它还是缺乏录音材料的完整的精确性。

（第 9 次访谈）

当事人：今天早上我把我的外套挂在办公室的那边而不是这边。

我告诉过你我喜欢你，我害怕要是你来帮我挂外套的话，我会转过身来吻你。

咨询员：你认为这些爱的情感会让你吻我，除非你能够保护自己不受情感的支配。

当事人：哦，我把衣服挂在那里的另外一个原因是我希望依赖——但是我想向你显示我不是非要依赖。

咨询员：你既希望依赖，又想证明你不是非要依赖。

（访谈结束前）

当事人：我从来没对任何人说过，他是我所见过的最好的人，但是我对你说了。这不仅仅是性。这超出了性。

咨询员：你真的感觉到你对我有很深的亲密感。

（第 10 次访谈——访谈结束前）

当事人：我想情感上我会为了性交而去死，但是我为它什么也没做……（在这些片断中，省略号代表有些材料漏记了。）我想做的事情是和你性交。我不敢问你，因为我害怕你会是非指导的。

咨询员：你为此感到十分紧张，而且很想和我发生关系。

当事人：（沉浸在情绪中，最后）我们能来做些事情吗？这种紧张太可怕了！你想释放紧张吗……你能给我一个直接的答案吗？我想这对我俩都有帮助。

咨询员：（温柔地）答案是"不"。我能理解你有多么失望，但是我不愿意做那件事情。

正如治疗体验设置的限制，这里完全是治疗师的责任，而他承担起了责任。他没有说"这不会对你有帮助"，来评价当事人的体验。他只是承担起对自己行为的责任，同时表达了对当事人那种情况下的体验的理解和接受。

当事人：（停顿，放松的表现）我想那会对我有帮助。只有在我心烦的时候我会喜欢做这事。你很坚强，这也给了我坚强。

（第 12 次访谈）

当事人：（沉默两分钟。接着开始用生硬平坦的语调说话，和她平常的语调不一样。不看着咨询员。有很多的重复，下面的记录给出了主要思想）你感觉我想来，但是我不。我不会再来了。这对我没什么好处。我不喜欢你。我恨你！我希望你根本就没有生下来。

咨询员： 你恨我恨得很厉害。

正如很难在纸上传达当事人的怨恨，也很难传达咨询员反应中同理的深度。咨询员说："我试图进入并由我自己的声音表达她倾泻出来的毁灭灵魂的愤怒的全部。写下来的句子看起来让人难以置信的苍白，但是在情景中这些她冷酷地、深刻地表达的话是充满了同样的感情的。"

当事人： 我想我会把你扔到湖里面去。我会把你砍碎！你以为人们喜欢你，但是他们不……你以为你能吸引女人，但是你不能……我巴不得你死！

咨询员： 你憎恨我，而且你真的想把我除掉。

当事人： 你以为我父亲对我做了坏事，但是他没有！你以为他不是个好人，但是他是！

咨询员： 你感觉我完全错误地转述了你的所有想法。

当事人： ……你以为你可以让人们来告诉你一切，你以为他们会认为他们得到了帮助，但是他们没有！你只是喜欢让他们受苦。你以为你可以把他们催眠，但是你不能！你以为你很好，但是你不是。我恨你，我恨你，我恨你！

咨询员： 你感觉我真的喜欢让他们受苦，并且我没有帮助到他们。

当事人： 你以为我不够直接，但是我直接。我恨你。我得到的一些都是痛苦、痛苦、痛苦。你以为我不能指导我的生活，但是我能。你以为我不会好转，但是我可以。你以为我有幻觉，但是我没有。我恨你。（长时间停顿，靠在桌子上，精疲力竭的样子）你以为我疯了，但是我没疯。

咨询员： 你很肯定我以为你疯了。

当事人： （停顿）我很累，但是我还是不能放松。（失望的语调，眼泪，停顿）我有幻觉，我必须消除它……（继续谈论她深层的冲突，说出她经历过的一个幻觉，声音非常紧张，态度和开始非常不同。）

（访谈后期）

当事人： 我知道在办公室我必须消除这些东西，我感觉我能来这里告诉你。我知道你会理解的。我不能说我恨我自己。这是真的，但是我不能说出来。所以我就把这些丑陋的东西说成是你的。

咨询员： 你感觉到你自己的东西你不能说，但是你能把它们说成是我的。

当事人： 我知道我们走到了最低点。

这里有一次，在非常深刻的材料中，当事人认识到了她所持有的对别人的态度，以及她附加在这些态度上的品质，是驻扎在她自己的观念中，而不是在她态度的客体中。

为了满足读者的好奇心，可以告诉大家，当事人在第30次访谈的时候显示出很大的成长和进步，虽然她认识到自己还有很长的路要走。有10个月她都带着这些痛苦，又一次次因为她的冲突而感到苦恼。她离开了城市几个月，为了得到更多的帮助。她试图以特殊的方式和咨询员联系，由于她所选择的方式，咨询员一点都不知道她的要求，而她也没有收到任何的回应。有一个月她有很明显的精神病的发作，然后逐渐地她有部分地康复。如果没有咨询员存在的话，很难说结果会是怎样。

》 关于移情的临床问题

我们的一个基本临床经验是，可以说有经验的当事人中心疗法的治疗师很少会对指向他的爱或恨的情感感到难处理。（开始做咨询的咨询员可能和处理指向别人的情感比较起来，这些情感较难处理一些，但是随着他对他的假设的确信的增强，这会消失。）最难有效处理的态度是被称为"攻击性依赖"的态度。当事人确定他不能自己做出决定或者管理自己，坚持由咨询员接管他，对此类的当事人的咨询我们有时候是成功的，但不是经常成功。在这种情况下，问题一般在访谈的早期就显露出来。当事人感到愤怒或有敌意，因为他没有发现他期望的，而且感觉不到这种不满足的愤怒得到了理解。相应地，咨询员如果在此时背离了完全的尊重、理解和接纳的话，就要为当事人在一两次后就结束治疗负责。不过在这样的案例中，如果当事人传递出这种早期的观点而没有结束的话，那么治疗就会和其他案例的治疗过程一样有效。然而，在我们能够为这一类当事人成功地提供一个他能使用的帮助环境之前，显然我们还有很多需要学习，也许重点是态度而不是技术。

》》依赖性移情如何发展

至今我们已经讨论了为什么依赖性移情在当事人中心疗法中得不到发展的原因。如果我们对相反的问题——依赖性移情是如何产生的——有一个清晰理解的话，我们就更有把握来讨论这个问题。这个问题的可靠答案来自于这种关系发展的方向。无可置疑的是，如果我们有更多的不同咨询员的录音材料，我们就能够研究这些材料，发现依赖性移情开始或增强的至关重要的阶段。根据我们目前的知识状态，我们只能提出问题，形成一些临时假设。

一个问题是："是不是咨询员对当事人的评价造成了这种依赖？"这里使用的评价一词是广义的，包括所有被当事人体验为"这已经对我做出了评价"的事情。所以它不仅仅包括了道德评价（"我不知道你这样做是否正确"或"有这样的性的想法是很正常的"）、对个性的评价（"你的能力只发挥出了 25％"或"你可能有些强迫倾向"），也包括了对原因或样式的评价（"我想在那下面的是不是对你母亲的敌意"或者"也许你真的感觉既被他吸引，又恨他"）。在这个广义评价下，很多访谈技术——解释、对某方向的探寻、宽慰、批判、赞扬、客观描述——都会被体验为某种程度的评价。是这种被评价的体验带来了依赖吗？这看起来是一个有道理的前提假设，因为当事人中心疗法和其他治疗的最显著的不同就取决于咨询员评价的量的不同。我们发现这一点正反面的证据都有。反对这个假设的理由是传统的咨询中大量使用了评价，但是依赖只是偶尔出现。阿德勒派的治疗就是这样的。在心理分析的领域中，我曾经有机会调查了 7 个分析师的录音访谈。除了一个以外，其他人都有很大一部分这样定义的评价。而显然所有的案例中都有依赖移情的关系，即便那个很少评价的分析师的案例中也是如此。所以这种假设看起来是很难令人满意的，因为评价在有移情关系的情况下和没有移情关系的情况下是同样存在的。

另一种可能性是依赖在被期待的时候出现的。当然这种期待是有明显不同的方向的，而治疗师的期待毫无疑问是以潜在方式传达了的。故分析师对自由联想的强调可能传达了对依赖的期待。事实上建议病人避免对他所说的东西的责任感，正如费理彻说的，"千万不要主动"，会倾向于提示另一个人会在这种情况下为他负责。而当事人中心疗法的治疗师则完全相反，他尊重每一位当事人的意见的存在，在那个时候，即时出现的自我负责的表达会存在，而治疗师会毫无疑问地传达出对独立的期望，而不是对依赖的期望。

反对这种假设的事实是，有时候在心理分析中，即便治疗师期望，依赖移情也不会出现；而不期望依赖的非指导治疗师会发现，如果他开始变得有解释性或评价性，依赖会发展得非常迅速。

对我来说，对这种困境的一条线索可能在于以下类型的假设。当当事人受到评价，并且根据他自己的体验开始清晰地意识到，这种评价比他自己的任何评价还要准确，那么自信就崩溃了，而依赖关系就开始建立起来。当治疗师被体验为"知道我比我自己知道的还多"，那么当事人就无事可做，只能把自己生活的激情交付给那双更加有能力的大手。这会伴随着放松和喜悦的舒服的感觉，但同时也会伴随着对那个重要的人的怨恨。这种依赖关系是否被治疗师认为是治疗过程的需要取决于他持有的治疗理论。不过达成共识的是，一旦这样的依赖关系发生，那么让病人再次感觉到有自信来控制他的生活，需要一个漫长的过程。

一个简单的例子可以指出为什么这种暂时的假设看起来是一个可能的理由。在战争期间，一个没有受过多少培训、相对来说没有多少经验的咨询员试图帮助一个擅离职守的士兵。治疗师在简短的对话中发现，擅离职守的行为出现是因为这个士兵面临着复杂的婚姻难题，他的妻子和岳母都卷入了。对后者他充满了敌意并恶语谩骂。咨询员就整个情况向他提问，在几次访谈的基础上得出结论，岳母实际上是环境中的建设性因素，士兵对她的态度既让人遗憾又是不恰当的，如果他能改善和岳母的关系，整个婚姻都会改善。咨询员向士兵展示了这一切，建议他写一封友好的信给岳母等等。士兵断然拒绝了这种对情况的解释，并拒绝写信。

这就是某些指导咨询的操作方式。给当事人的评价，远远比他自身的要充足。这种评价不但没有被体验为充足的，而且对个体的自信的增强没有功效。日常生活中上述的案例可能会在这一点上结束，当事人会离开，因为他既不接受评价，也不接受建议。

然而，这件事情仍然继续，因为士兵在哨所里，他不能离开。在进一步的讨论和劝说后，士兵最后还是给岳母写了一封治疗师所建议的那样的信。他根本没有信心这会有什么帮助。让他很吃惊的是，他收到了来自岳母的友好的、有建设性的信，同时也收到了来自妻子的信，两封信都减轻了婚姻情况中的紧张，对重建婚姻开放了可能性。当事人非常高兴，咨询员也一样。几周内咨询员的高兴变成了困惑。他发现那个士兵很多问题、很多事情都来找他。士兵要求咨询员每分钟都为他琐碎的事情做决定。咨询员想甩掉士兵的时候，他感觉到怨恨和受伤害。真正的依赖关系发展起来了。

在这位天真的咨询员浮躁的努力中，我们发现了存在于任何移情关系中强烈依赖的基本模式。当事人发现治疗师对他和他的关系的认识比他自己的还要好。这不仅仅是当事人这边的理智的观察，而是某些直接的体验。一旦这被体验到，那么显然的结论就是，那个被感觉到有更好理解力、更好预测行为的能力或诸如此类的人，应该成为控制者。相应的基本的正性依赖性移情就会产生，带着强烈感情的关系就会构成，因为这对当事人来说是很重要的。这也有相应的负性情绪的可能性，因为当事人会为至少是暂时卷入的独立的自我感的丧失感到愤恨。

还有另一个假设可以总结移情关系的发展。也许当当事人越来越深地探索自己时，对自我的威胁倾向于有必要把这些威胁投射到另一个人——治疗师身上，就像缇尔小姐的案例一样。内在的威胁感也会使当事人有必要体验到更多的依赖感。有利于这种假设的事实存在于我们在长期案例中的发现（其中很多有更深的自我重组），其移情态度更加频繁和明显。不过，这种解释仅仅涉及了当事人这一边的问题和移情发展的可能性，因为即便在这些案例中，我们的经验和那些体验过移情关系的经验也是不同的。

》总结

如果把移情态度定义为存在于其他关系中的、不适当地指向治疗师的情绪化态度，那么显然在当事人中心疗法的咨询员处理的案例中有很大一部分有明显的移情态度。分析师[1]和非指导治疗师处理这种态度的方式和他们处理其他情绪的方式是相同的。对分析师来说这意味着他会解释这些态度，通过评价建立起有特征的移情关系。对当事人中心疗法的治疗师来说，这意味着他试图理解和接受这些态度，接着这些态度倾向被当事人接受为他对环境不适应的感觉。这样，当事人和治疗师之间的情绪化的依赖关系总是变成成功地分析治疗关注的核心和焦点，而对当事人中心疗法来说却不是这样。在后者，当事人对植根于他内心的态度和感觉的认识才可以说是治疗的核心，而不是他态度和感觉的客体。换句话说，意识到自我作为察觉者和评价者是自我重组过程的核心。

在努力进一步探索移情态度和移情关系的过程中，形成了某些临时的假设。移情态度最可能发生在那些从带到意识中的材料中体验到了对自我组织的威胁的当事人。真正的移情关系是当事人认为别人对他自己的理解比他自己所能做的还有效。

---

[1] 此处特指精神分析师。

诊断的问题

心理治疗是否应该建立在对当事人的彻底的心理诊断之上？这是个复杂的、令人困惑的问题，至今没有被任何治疗流派解决的问题。我们在这一部分尽力分析某些要素，从当事人中心疗法的观点形成一个临时的答案。

》 不同的观点

任何这个讨论的背景都是躯体疾病的治疗思维，躯体诊断是治疗的必要条件。医学对器官疾病的大幅度发展是建立在精确诊断的充足方法的发现、分解、细化的基础上的。很自然地，人们会假定对心理困扰也应该采取同样的方法。

已经可以明确地说，这个假定不是真的。有些治疗师真的坚持，"除非有精确的诊断，否则不可能有合理的治疗计划和实践"（216，p. 319）。毫无疑问，这种教条代表了大多数人的想法。在各种心理治疗的学派中，对诊断过程重要性的强调正在降低。很多分析师和精神病学家——特别是那些受到兰克思想影响的——更乐于不带着诊断研究而开始治疗（参见弗里德里克·艾伦：《儿童心理治疗》，诺顿，1942，第三章）。更明显的事实是，几乎所有的各种流派治疗师，即便是做诊断研究的，普遍赞成这种说法。那就是："治疗开始是建立初次的关系，在进行的过程中逐步得出诊断。"没有必要再指出，对这种说法的赞成意味着，在治疗师的心中治疗不是建立在诊断之上的。至少治疗的某些部分可以在知道诊断或原因之前先开始。

在这种普遍倾向中，当事人中心疗法是其中的一个极端。据它的观点称，心理诊断一般被理解为对心理治疗是没有必要的，而且实际上可能对治疗过程有害（143，170）。

要理解为何会有这样有争议的观点的存在，让我们首先深刻考虑躯体疾病的已证明的有效性之下的某些原则。一致公认的是下面的陈述代表了躯体诊断的假设和基本原理，这些基本原理是已经得到证实了的：

1. 每一种器官的状况都有先在的原因。
2. 如果知道原因的话，对条件的控制就是可行的。
3. 对于原因的发现和精确描述是科学研究的一个理性问题。
4. 这种研究最好是由一个有科学方法和各种器官状况的知识的人来

引导。

5. 原因被分辨和发现后，通常是可以通过使用的材料和力量来逆转或改变的，或被诊断者或其专业助手来处理的。

6. 在这种意义上，对原因因素的改变必须建立在对病人控制（如有心脏病时要节制饮食、减少运动等等）上，必须对病人进行教育，以便病人对整个情况的看法与医生保持一致。

显然心理诊断在某种程度上对心理治疗是有必要的，但是仅仅是在某种程度上，这些假设和这个基本原理在心理领域中对情境是真实的。这里我们发现治疗师却是不同的。

一方面那些认为心理诊断也是理性研究的一个问题的人是最容易被更加客观的专家引导的。也许他们也会同意，把不同诊断和不同治疗联系起来的工作很少有人做，但是他们却认为这是有效的治疗过程必不可少的。

作者很同情这样的观点，并认为这种假设的丰富、发展和利用对临床进步很重要。在早期一本著作中（164），作者基本上同意这样的观点，并且努力要建立起这样的标准和条件，让对儿童的躯体和情感状况的治疗的操作可以有引导性。在某些领域，诸如养育家庭的处方，这种治疗开始获得一些明确的科学基础。比如说，有"x"综合征的儿童，其养育家庭的处方往往可以预测到是"y"类型的，这在相当一部分案例中证明是成功的。

对该作者来说，经验逐渐让他得出这样的结论：（1）这样处方式的对心理障碍的治疗是治标不治本的；（2）这种把临床工作者放到上帝一般的角色，从哲学的观点来看，是站不住脚的，这一点的原因以后再讨论。

≫ 诊断的当事人中心原理

在我们有进展的治疗经验中，发展出了另外一种对诊断的当事人中心的观点。其后的基本原理可以总结如下：

> 行为的造成，或者行为的心理原因是一种特定的知觉或者一种知觉方式。
>
> 当事人是唯一有能力完全知道其知觉和行为动力的人。

很多治疗师都会同意这一点。费理彻指出（56，p.32），检验分析解释的正确性的最终标准是病人一段时间内的反应。如果在很长时间内，这种解释都没有被病人体验为有意义的和真实的，那么这种解释就不是正确的。最后的诊断者——在心理分析中和在当事人中心疗法中都是一样的——是当事人或病人。

> 为了让行为发生改变，必须体验到知觉的改变。这是理性的知识不能替代的。

这种主张也许是对心理诊断的用途提出的最大疑问。如果治疗师带着对现存诊断工具的超然确信，的确知道心理障碍的原因，无疑他会有效地运用这些知识。告诉当事人肯定是没有什么帮助的。把当事人的注意指向某些领域也许会激发阻抗，会带来对这些领域的没有防御的考虑。但是有理由假设当事人只要能承受痛苦，就尽可能快地探索这些冲突的领域，那么他就会尽可能快地发生知觉改变，只要他的自我能够承受这些体验。

> 带来重新学习、自我重组、知觉改变的建设性力量，这种力量根本上扎根于当事人内心，可能不是来自外界。

躯体医学通过药物和其他手段能够带来、产生力量，看起来和心理领域是不匹配的。使用青霉素来对抗某些细菌、用人工发热的方法来治疗某些疾病，这些做法是不可以在心理治疗中照搬的。天生的有助于成长和学习的治疗力量是治疗师应该依靠的根本。使用假设或其他的方法来带来外在的正性力量，结果看来都是令人失望和暂时的。

> 治疗基本上是对旧的感觉方式的不足的体验，对新的更加精确的、更加充足的知觉的体验，对知觉中重要关系的认识。

> 从更加有意义和更加精确的感觉上来说，治疗就是诊断。而这种诊断是在当事人内心进行的过程，而不是临床工作者的智力活动。

在这种方式上当事人中心疗法的治疗师对诊断的有效性有信心。人们可以说，心理治疗，无论是什么流派的，当传达动力的诊断被当事人体验到或接受的时候，治疗就完成或接近完成了。在当事人中心疗法中，可以说治疗师的目的就是提供条件让当事人做出、体验、接受其障碍的心理发生部分的诊断。

也许这种说法足以提示，有一种治疗方法的原理基础是不建立在外在诊断上的。这种引导治疗的可行性是建立在用这种方法处理的成千上万的当事人的经验基础上的。两种有关诊断的观点还会继续分离，临床和研究的证据会进一步证明每种方法的有效性。

≫ 对心理诊断的某些异议

我们的经验已经得出一个暂时的结论，对心理动力的诊断不仅仅是不必要的，而且有些时候是有害的、不明智的。得出这种结论的原因主要有两点。第一，正是心理诊断的过程把评价轨迹放到了专业人员的身上，这会提高当事人的依赖倾向，使他感觉到理解和改善他的情况的责任在于另一个人。在当事人感觉到评价轨迹和责任都在咨询员手中的时候，根据我们的判断，他会进一步远离治疗过程。如果评价的结果让他知道的话，这会导致他的自信的丧失，沮丧地认识到"我不知道我自己"。当当事人相信只有专业人员能够准确地评价他时，他的个体感会有一定程度的丧失，会认为他的个体价值的标准在另一个人的手中。这种态度越多，他越远离有效的治疗结果和任何真正的心理成长。

第二，有些社会和哲学含义需要认真地考虑，虽然这对作者来说是不愿意的。如果评价轨迹认为是取决于专家的话，这种广泛的社会含义就会是少数人控制大多数人。对很多人来说，这个结论也许离题太远，当然这在躯体疾病的领域不是真实的。如果一个内科医生诊断他的病人有肾炎，并开出治疗的药物，诊断或处方无论正确与否，都不会有普遍的社会哲学含义。但是一个临床工作者把当事人的口头目标或者婚姻关系或者宗教观，诊断为——在我们看——不成熟的，而这个咨询员还努力工作把这些情况朝着他认为成熟的方向转化的话，那么这种情况就有很多的社会含义。在哈佛提交的一篇论文中，笔者指出了这些含义的一部分：

一个人不可能在承担起评价另一个人能力、动机、冲突、需要的责任的时候，在承担起评价他能达到的适应度、他该经历的重组程度、他该解决的冲突、他该对治疗师的依赖程度、治疗的目标的责任的时候，不伴随着不可避免的对另一个人的控制。这种过程扩展到越来越多的人的身上的时候，比如说成千上万的退伍军人，这就意味着对人、对他们的价值和目标的控制，这种控制是由一群自己选择了被控制的人完成的。这种潜在的、意图良好的控制会让人们更少有可能认识到他们在接受什么……如果这种初始倾向的假设得到充足证据的支持，如果个体真的很少有能力进行自我评价和自我指导，那么基本的评价功能就必须依赖专家，长此以往我们就会发现某种类型的社会控制。少数自我选择的人对多数人的生命的管理会变成自然的结果。如果，在另一方面，第二种假设得到更多事实的充分支持，如果，如我们设想的，负责任的评价轨迹在于个人，那么我们就会有一种指向民主方向的治疗和人格的心理学，一种逐步在更加深刻和更加基本意义上的重新定义民主的心理学。我们会有一个位置留给人类关系的专业工作者，他们的位置不是自我、行为、需要、目标的评价者，而是提供条件让个体和集体的自我能够发生领悟的人。专家需要有促进人们独立成长的技能。(168，pp. 212，218~219)

这种思想让当事人中心疗法的治疗师把诊断过程的最小化作为治疗的一个过程。对我们来说，上述两点的反对是基本的，至少它们在文化上确认，对我们的治疗适合的方法和思想需要提供一个令人满意的、对这些已经提出问题的答案。

也有其他的异议提出，但是它们并没有实际的影响。一个异议是诊断模式的高度不可靠性。埃斯 (10) 发现，即便是在很好的条件下，仅仅考虑 60 个诊断分类，而不包括其他动力机制的复杂模式，3 位精神病学家对案例的诊断一致性只有 20%，即便诊断分类局限到 5 大类中，一致性也只有 46%。当然建立在这样不可靠的基础上的治疗是不安全的。不过可以假定，这种情况随着心理诊断精确度的提高会改变。另外一个影响更小的想法是人为特定的诊断类型是被认为不受心理治疗的影响的，无论判断正确与否，这样个体的治疗都会停止。在这方面，对诊断的依赖性更加提高。

》 心身问题如何处理

如果器官疾病的最好处理方式是从专家的诊断开始，如果心理问题的最好处理方式是保持当事人自己的评价功能、避免外来的评价，那么在心身疾病中，心理和身体的因素是紧密结合在一起的，可以采取什么样的治疗程序呢？对这个问题的解答是最让人困惑的。这方面也几乎没有做什么工作，但是有一些可以强烈推荐的临时建议。

一个观点是，就目前所知，还没有系统地尝试过，在诊断过程中保持病人的评价轨迹。设想医生，或者医生—心理学家小组，对病人的态度是这样的："你，还有我们，对你的症状的基础都不太清楚。我们会给你做生化检测，这些检测会提示是否你的身体能够有效地把食品转化为能量；我们也会做其他的检测（用非医学术语描述每种检测的功能）；或者你可以和 X 医生谈话，谈谈你的症状、你的感觉，或者任何让你感到烦恼的事情，因为有些时候像你这样的障碍是从情感冲突或个人问题开始的。现在，这些方法，哪一个是你希望使用的？你也许会希望所有都使用上，也许你会感觉有些检查是不必要的，而另外一些检查更可能找到你的病情的原因。"当然，很多医生会觉得不可能采取这种态度。然而当他们能够真诚地尝试这种给病人自信的方法后，结果证明这种态度有效，这很能促使我们思考一些东西。我们知道，正如比克斯勒（Bixlers，31，32）和希曼（179）所发现的，这种方法在职业指导领域是非常有效的——在这个领域中，当事人自己选择他认为合适的测验。他们的经验至少提示我们，这在心身疾病领域可能是适宜的。显然，高度防御的病人会让习惯先检查、后提出指向器官疾病诊断程序的医生们疲于奔命。但是当这些手段用完以后，假如结果是阴性的或者很轻微，病人会倾向于自己选择发现心理原因的可能性。让他自己选择的重要性不能被忽视。

这整个过程的优点在于，一开始就把最根本的责任整个放在了病人那边，正如佩卡姆的实验所显示的，这即便在处理躯体疾病也很重要（见第二章）。更重要的是，病人会选择来调查环境中的心理因素，一旦这种选择做出，就会对治疗有明显的影响。进一步来说，这种方式让医生和病人总是站在一起，而不是只考虑病情。这对心理起源的问题有很多好处。

另外一个建议是逆转通常的治疗程序。如果病人的症状有很大的心身疾病或心理疾患的可能性，通常的治疗程序是首先来排除躯体疾病的可能性，最后才考虑到心理疾患的可能性。从历史的观点来看，这种程序是可以理解的。但是如果我们从逻辑的观点来考虑，很多躯体疾病都有重要的心理因素的话，逆转这个过程就会让人觉得理所当然，心理治疗可以立即为那些有需要的病人开始。如果在一段时间后症状没有改善的话，就可以调查他们的躯体方面的起因。

这两种可能性仅仅在这里提出以供参考。笔者在心身疾病方面的经验不算精深。提出这些激进的建议的目的是想要指出，当事人中心疗法至少对处理心身疾病有基本的理论和原理。笔者同样清楚地认识到很多医生可能会觉得这个过程是和医学训练的传统格格不入的。这些建议只是针对那些少数觉得这个过程是合适的医生提出的。

当事人中心疗法适用性的限制

这一章要讨论的第三个问题是那些对治疗很感兴趣的人提出的："在什么样的情况下当事人中心疗法是适用的?"对这个问题的回答相对来说是比较简短的，虽然它不会让所有的提问者满意。

在《咨询和心理治疗》中，笔者给出了建议作咨询的某些暂时的标准。

咨询的标准如下（其他的标准是为父母和孩子的治疗以及环境治疗提出的）：看起来对个体的指导咨询治疗，包括计划的和持续联系，具有以下条件就可以建议进行：

1. 个体存在某种程度的紧张，这种紧张发源于个体矛盾的欲望或者个体需要与社会环境要求间的冲突。创造出来的紧张和压力要超过表达关于他的问题的感受的压力。

2. 个体有某种应对生活的能力。他具有充足的能力和稳定性来对他的环境要素实施某种程度的控制。他所处的环境不是十分的敌对或者不可改变，这让他有可能控制或改变环境。

3. 在有计划地和咨询员的联系中，有机会让个体来表达他的冲突的紧张。

4. 他能通过口头或者其他的方式来表达这些紧张和冲突。有意识地寻求帮助的愿望是有利的，但不是必须的。

5. 他能够有理性地，在情感上和空间上，独立于家庭。

6. 他没有很大的不稳定性，特别是没有器质性疾病。

7. 他具备足够的智能来应对他的生活情景，智商处于愚钝和正常之间或在正常之上。

8. 他的年龄合适—— 大到有一定的独立性，小到有调整的灵活性。也就是说，在 10～60 岁间。（166，p. 76～77）

这个标准已经被证明没有什么帮助，这不是说这种标准完全是错的（虽然 5 和 8 没有得到证明），但是它造成了受培训的咨询员一种评价、诊断的态度，这是不合适的。

现在关于适用性的观点必须考虑我们的经验。当事人中心疗法对 2 岁的孩子和 65 岁的老人使用过；对一般的适应问题如学生的学习习惯和最严重的诊断为精神病的心理障碍使用过；对正常的个体和神经症的个体使用过；对高度依赖的个体和自我功能很强的个体使用过；对低阶层、中等阶层、高等阶层的人使用过；对智能不太高和高智商的人使用过；对健康的个人和有心身疾病特别是过敏症的人使用过（48，133，134）。只有两种类型没有尝试——智力缺陷者和违法者。不幸的是，现在的环境在这些领域使用很多治疗方法还不可行。

在既往经验的基础上，这样说是正确的，在我们工作过的每一组，都有某些当事人取得了引人注目的成功，有些当事人取得了部分的成功，有一些有暂时的成功，后来又复发，还有一些是失败的。有个特定的倾向是明显的，那就是比较老的当事人的深层人格重组较少。海默维茨（78）的研究提示，内心自我惩罚的男性比起其他人能够更好地利用当事人中心的经验。但是从整体上来说，我们的经验并没有让我们得出结论，当事人中心疗法适合某些人，不适合某些人。看起来对这种疗法设出教条主义的限制不会有什么好处。如果有某些集体的人对当事人中心疗法没有反应，或效果相反，那么增长的经验和附加的研究会告诉我们这是什么样的集体。

目前，在什么样的集体中当事人疗法更成功一些，在什么样的集体中当事人中心疗法不太成功，不是要着重考虑的事情，因为我们的临床经验表明，这种疗法并不会给当事人带来伤害。我们的判断是，使用当事人中心疗法后，当事人离开的时候不会比他来的时候更加困扰。在绝大多数的情况下，即便当事人感觉当事人中心疗法不太成功，他也不会因为失败而对他的问题更加烦恼。这是很基本的，因为这种关系没有任何压力；也就是说，只有那些不是很有威胁、不是很难承受的体验才会浮现到意识中。当事人在那些太危险、太难面对的主题前会退缩。

对这些因素的考虑得出结论，当事人中心疗法的适用性非常广泛——在某种程度上它对所有人都是适用的。接纳、尊重、深刻理解的氛围，对个人成长是很好的。它也可以对我们的孩子、对我们的同事、对我们的学生使用，就像对我们的当事人使用一样，无论他们是"正常"的、神经症的，还是精神病的。但这不意味着它可以治好每一种心理障碍，而且实际上治疗的概念和我们讨论的这种方法是风马牛不相及的。对有些个体来说，医院治疗是必要的，而在心身疾病的时候也会用到很多医学手段。但是心理氛围是个体能用来加深自我理解的机会，是为了在更多现实整合的方向上达到自我重组的机会，是为了发展更舒适和更成熟的行为方式的机会——不是一个某些人可以使用、某些人不可以使用的机会，而是一个在基本上对所有人都适用的观点，虽然它不会解决所有的问题，不会满足所有人的特殊需要。

推荐阅读

对移情感兴趣的读者，可以参见弗伦奇的《移情现象》（4，第五章）或霍尼书中的"移情的概念"（89，第九章）其他的观点见艾伦（5，特别是第三章）和塔夫特（209）。

关于诊断，参见托勒（215）和帕特森（143）。

对于适用性的专著几乎没有。

对当事人中心疗法的批评意见，见托勒和卡特的书。

第二部分

当事人中心疗法的运用

第六章
游戏疗法

伊莱恩·多夫曼（Elaine Dorfman）著

以当事人为中心的游戏疗法是逐渐形成的。施行此疗法的治疗师的很多设想和步骤借鉴并引用了其他的治疗方法。以下内容提供了我们对其中一些方面的粗略认识。

游戏疗法的起源

游戏疗法似乎起源于将心理分析治疗应用于孩子的尝试。正如对成人的心理分析一样，弗洛伊德式的治疗方法的一个重要目标是要将压抑的体验带到意识中，在与治疗师的更为"客观冷静"（antiseptic）的关系中释放随之而来的情感。就成人而言，达到这一效果的基本方法是自由联想的方式。因此，当发现孩子拒绝自由联想时，一个严重的问题便也随之出现。安娜·弗洛伊德（Anna Freud，63）在其早期报告中详述到，小孩子可能偶尔会被诱导进入一种短暂的自由联想，这样做只是为了取悦于他所喜欢的分析师。然而，通过这样的方式所获取的一些资料，是不足以作为解释的基本依据的。出于这一原因，并且也因为孩子未形成移情神经症这一简单事实，安娜·弗洛伊德修改了经典的分析治疗手法。作为赢得孩子信任的尝试的一个部分，有时她会与孩子一起玩耍。比如，在其报告中她谈到一起病例分析（63，pp. 8～9），当一个孩子带了一些细绳子进入她的治疗室后，她便上前去和孩子玩打结的游戏，并比孩子打的结更多。她这一做法的预定目的是要显示给孩子看，她是一个有趣的、有权威性的人，并且也是完全可以成为孩子朋友的人。以这样的方式，她希望获得孩子的内心秘密。因而，她早期对于游戏的应用，在治疗过程中似乎并非关键环节，而在相当程度上被认为只是真正心理分析工作开展的预备阶段。只是一种让孩子对治疗师产生情感依恋的手法，从而使真正的分析治疗工作得以开展。

在大约同一时期，梅拉妮·克莱因（Melanie Klein，103）也单独开发了与之不同的方法，其方法也源于弗洛伊德的基本理论。克莱因认为孩子的游戏活动，包括其间伴随的言语，与针对成人的自由联想一样完全是由动机所决定的。因此，游戏活动能够用于孩子的分析，从而替代基于成人化的自由联想的分析做法。克莱因将其方法称为"游戏分析法"。不同于成人心理分析，游戏分析的特点是基于很早期的一种对孩子的行为进行深入分析的做法，通过这样的方式，可望降低孩子较为严重的焦虑感，从而让孩子对针对他的分析的价值略有所知。这为继续进行治疗提供了来自于孩子的个人主动性，用以替代依赖于其父母的强迫性。尽管两种方法有所不同，游戏分析法在本质上是忠实于心理分析传统的。比如说，它与对象征进行分析说明的做法有相似之处。它遵从于传统的事实，也表现在它所确立的目标上：要发现过去，并增强自我，为的是更好地对应超我和本我的要求。

塔夫特（209）对于兰克（155）理论在游戏疗法中的应用，导致了针对孩子的心理治疗工作目标和方法的某些重大改变。这一切，又由艾伦（5）进行了进一步的阐述和例证。兰克治疗法或关系治疗法的一个基本特点在于其秉承这样一个观念：某种治疗中的关系，其本身就具有疗效。这就与如下观点形成对比：病人有必要在分析治疗期间追溯其病情发展步骤，并回顾较早期的情感关系。因此，经典分析法的目标是帮助患者以更好的方式再次成长，即作为经许可的父母替代者的分析师，不应使孩子因其先前受到的创伤而承受痛苦。在另一个方面，关系治疗法涉及的是存在于眼前的情感问题，而不顾其先前历史。根据兰克的观点，试图重现过去的分析尝试，并不是特别有帮助，因为神经症病患者已经过分深陷于过去中，几乎不能够回到现实来。因此，兰克派的治疗师不会去寻求帮助患者重复一系列特定的病情发展步骤，而是从患者的现实状况开始进行治疗工作。在游戏治疗中，这就意味着要抛弃对于俄狄浦斯情结的分析说明。比如，对于当前情感的强调将导致治疗时间大大缩短。塔夫特和艾伦强调有必要帮助孩子来定义他本人和治疗师的关系，治疗时间被认为是一种集中的成长经历。在治疗过程中，孩子有可能会逐渐意识到自己成为了一个单独的、本身具有奋斗动力的人，并且也是有可能存在于这样一种关系中：在其中，他作为另外一个人被允许具有了自己本人的气质和特性。在各种各样的针对性治疗方法中，关系治疗似乎是最接近于以当事人为中心的治疗方法。

如果有人认为，当事人中心疗法的原则在本书先前的篇章中已有所概述的话，这显然要归功于较早期的治疗法。从弗洛伊德主义者开始，动机不明确的行为、包容与精神贯注、感情压抑，以及作为孩子的天然语言的游戏这样一些概念的意义得到了保留。从兰克主义者开始，发展出相对脱离过去的方法，提出了降低分析师的权威地位的观点，强调对于表达情感而非特定内容的反应，允许孩子使用他们所选择的时间。从这些概念中，以当事人为中心的游戏治疗法，凭借其自身积累的经验得以继续发展。

现 状

那么，是什么构成了当前大家所理解的以当事人为中心的游戏疗法？正如以当事人为中心的咨询工作一样，游戏疗法是基于个人成长及自我指导能力这一中心学说的。以当事人为中心的游戏疗法中，治疗师的工作是试图去证实在不同条件下这种学说的有效性。因此，这种疗法被施用于这样一些孩子：他们所表现出的是极为迥然不同的问题、症状和人格模式。孩子们在学校、孤儿院、青年中心、大学医疗诊所以及社区指导中心，都接受过观察治疗，有时孩子们和他们的父母一起接受治疗，有时则是孩子单独接受观察治疗。无论在哪种情况下，不同程度的成功与失败都曾发生，随着经验应用涉及范围更广，以当事人为中心的学说，如同任何其他学说一样，都有可能被支持、修改或最终被证明有误。比如说，针对违法人员、精神不健全者以及精神病院的孩子，这方面的工作做得相对较少，在进一步获得上述领域的相关经验之前，这种疗法的适用性程度，仍然是不确切的。

》》 对孩子信任的增加

不能把一切都寄希望于孩子，也不能漠视他们所能起到的自我帮助的作用，这样一个关键的信念，从一开始就被以当事人为中心的治疗所接受，并从那以后一直保持不变。然而，在与那些似乎曾遭受过打击的儿童的接触过程中，这种认识随着经验的增长而得到加强。比如说，几年前，作为一名不以支配者姿态出现的咨询员，对于接收一名孩子进行游戏疗法总会产生某种悲观感觉，除非孩子的父母或父母之一也同时接受此疗法。因为，被观察的孩子所突然产生的一些障碍，至少部分是来自于其父母带有感情色彩的态度。所以，似乎有必要来帮助父母审视或者修改其中的一些做法。因而，治疗师的想法大概可以被解释为如下内容："孩子的行为和症状并非凭空而来，这是他们解决问题的方式，尽管这些方式看来可能很不恰当。如果问题本身保持不变的话，治疗可能起到暂时的帮助作用，而治疗一旦结束，孩子有可能又会旧态复萌。但要让小孩自己来处理这些缺乏弹性而又易遭受创伤的与父母间的关系又似乎太过分了。"在孤儿院和学校中，游戏疗法所获得的经验，促进了这种早期治疗形式的严肃认真的探讨。在上述环境中，限于实际情况的必然限制，只有孩子本人接受治疗，孩子们不是没有父母，就是父母不愿意来进行个人治疗。所以相比较于完全对孩子置之不顾，对孩子进行单独的治疗是唯一可选择的方式。阿科什莱恩和在其指导下的学生们在学校和儿童之家做了很多相关的实验探索工作。这些应用报告，包括一些逐字记录的病例引述，在其书中（14）会有所记录。

孩子们是怎么能够不仅应付处理自己的内心冲突，并且也适应了使其最初遭受创伤的事态环境？一个似乎合理的回答是：一旦孩子经历了一些自身的改变，无论这种改变有多小，那么他的环境状况就不再相同了，即他对于别人的"刺激值"已经被改变。一旦他被以不同的方式理解认识，他就会做出不同的反应；而这种不同的治疗，可能会导致其进一步改变。因此，孩子可能就会开始一系列改变。这绝非一个新的想法，对于当事人中心疗法而言，它也不是一个独特的看法。但是，这是一种已经强烈影响到我们实施游戏疗法的观点。构想一个尽管很少见但仍有可能发生的病例，在其中，父母的一种完全拒绝的态度可能是如此重要，以致它不受到孩子行为改变的影响。情况一旦如此，或许治疗能帮助孩子从情感上接受这种痛苦事实，并因此在别的方面寻求满足感。无论对此如何解释，事实仍然是：很多孩子在没有父母陪同治疗的情况下，已经从游戏疗法中受益。正是由于通过这些积累得到的经验，以当事人为中心的治疗师已渐渐得到孩子本人的信任。

▶▶ 治疗师的角色

相信孩子本人能单独接受治疗尽管是一种被证明合理的经验，然而其本身却不能产生治疗效果。就治疗师来说，有必要传达一种尊重的态度，以便使孩子能感受到这里就是一个他能以其本人的身份真正出现的场合。孩子的这种认识部分是出自治疗师的直言相告，虽然这或许只是一个相对次要的方面。因此在下列来自于与一个 9 岁男孩接触的引述中，寥寥数语却传达了治疗师对这个男孩的一种全方位的态度，这段引述源自那次接触的后半部分：

> **杰克：** 我想要画点什么东西。应该画什么好呢？
>
> **治疗师：** 你要我告诉你画什么吗？（治疗师没有对杰克所说的前一句话作出反应，并不易察觉地将注意力转向第二句话。）
>
> **杰克：** 是的，你想要我画什么？告诉我。
>
> **治疗师：** 杰克，我知道你想要我为你出主意，但我的确不能，因为我不想要你画任何特别的东西。
>
> **杰克：** 为什么不呢？难道你不关心我要做的事吗？
>
> **治疗师：** 我当然关心，杰克。但我认为你喜欢画什么应真正取决于你。（暂停）有时，要拿主意真不容易。
>
> **杰克：** 画架飞机吧。
>
> **治疗师：** 你要画架飞机？
>
> **杰克：**（点头，并安静地画了几分钟。接着，他突然抬头问）你要放多少人？
>
> **治疗师：** 多少人（茫然）？
>
> **杰克：** 是的，我们可以坐多少人在上面？
>
> **治疗师：** 哦，大约20个吧。
>
> **杰克：** 天啊！你怎么能受得了20个人？（以一种很吃惊的语调说）
>
> **治疗师：**（笑了起来，然后停下来说）你认为太多了吗？
>
> **杰克：** 怎么放啊！（又埋头到他的画中）

在这段引述中，治疗师试图让杰克明白，他想获得独立感的需要以及以自己的方式使用时间的权利都得到了尊重。

治疗师的这种尊重态度也可通过一些更为细微或许也更为重要的行为传达给孩子。当一个孩子到达的时候，总会有名治疗师做好了为其工作的准备。不管先前的治疗把治疗室弄得多么乱，一旦新的治疗开始时，治疗室总应保持干净整洁。如果孩子被耽搁，治疗师应该像对待一个成年病人一样进行道歉。预约时间应该得到认真遵守。如果有必要变换预约时间的话，应事先通知孩子。如果治疗师无法让孩子事先知道时间已经更改，则应尽可能快地进行道歉。若孩子有阅读能力的话，可采用个人信件的方式进行解释。收到这样一封信的孩子总会感觉很有意义，因为他们很少得到这样的体贴和尊重。时常会有一些接受治疗的孩子把他们收到的这样一封信在下次治疗时带到治疗室并饶有兴致地大声读给治疗师听。如果孩子是在学校的话，他就应被允许自己来决定是否让老师通知、提醒他或是让治疗师寄给他一张便条来告知其预约时间。孩子们获得并保持自信心的方式同那些成年人是完全一样的。应该以各种各样的形式告诉他们，他们是值得别人尊重对待的人。在此似乎已完全没有必要再补充提醒说：治疗师应该态度真诚。

治疗师还应有进一步行动，尽量尝试来建立一种充满温暖及体谅的相互关系，以期在这样的关系中，孩子能有足够的安全感，以使他能长时间地放松其心理防御体系，让他认识到拆除自己的心理防线来与别人相处时是什么样的感觉。治疗时的那种心理安全感似乎是在于压力的完全解除。治疗师应完全接受一个在此时此刻真实展现在他面前的孩子，而不要尝试将其塑造为某种被社会所认可的形式。作为治疗师，也不应受到同孩子上次接触的影响，而应将自己的注意力局限于孩子当前所表达的一些情绪。通过这样的方式，就可望能使孩子进一步意识到此时此刻的他的真实自我。孩子因此而获得的那种兴奋感，在以下列出自阿科什莱恩所报道病例的引述中，得到了生动的描绘。

3个8岁的男孩正在经历一次集体治疗。在同他们的第八次接触中，赫比突然问治疗师："你非这样做不可吗？还是你喜欢这样做？"接着他补充说："我不太想知道怎么来做这件事。"罗尼问道："你是什么意思？你在这里玩就行了。你只管玩。"接着欧文就赞同道："对，没问题，只管玩。"但是赫比仍继续着他的讨论："我的意思是我不想知道她是怎么做这个工作的，她似乎是什么都没做。只是我觉得我突然就自由了，在内心自由了。"（他猛地向四周挥舞着他的手臂）"我是赫伯，是弗兰肯斯坦，是东条英机，是魔鬼。"（他大声笑着并猛力捶打胸部）"我是巨人，是英雄。我棒极了，可怕极了。我是傻瓜，我太聪明了。我变成了2个、4个、6个、8个、10个人。我要打，我要杀！"治疗师对赫比说："你是由各种各样的人合为一体的。"罗尼补充说："除此外，你还是个讨厌的人。"赫比瞪眼看着罗尼回答说："我讨厌，你也讨厌。所以我要把你也搞得乱七八糟。"治疗师继续对赫比说："你就是周围这些各种各样的人。你棒极了，也可怕极了。你是傻瓜，也很聪明。"赫比兴高采烈地把话打断并说道："不管我是好是坏，我还是赫比，我告诉你，我感觉棒极了。我可以是任何我想要成为的东西！"很显然，在治疗时赫比感受到他能充分表达他的想法和感觉，而这些东西正是他人格的体现。他感受到了能自由自在地成为真正的自己并得到了认可。他似乎重新认识到了自身的自我导向能力。(14, pp. 19~20)

在这里，治疗师对于孩子当时所表达情感的反应似乎让孩子产生了一种全新而又令人振奋的力量感以及对自身人格的感受。

≫ 属于孩子的时间

不同于孩子生活中别的一些场合，分析治疗的时间完全是属于他个人的。治疗师在那里只是提供一种孩子能体会到的温暖、理解、有人陪伴的感觉，而并非处于支配性地位。治疗师要愿意接受由孩子所选择的交流步骤，不要试图去加快或延缓治疗过程中的任何特定方面。

当事人中心疗法认为，在平等和谐的交流关系中，孩子的心理认同感决定了他以什么样的节奏方式来提供一些有意义和价值的材料。就像好的教学一样，治疗也必须尊重获得认同这一因素。为了避免负面影响以及因此造成妨碍孩子提供相关材料的可能，治疗师的反应应该局限于孩子所愿意交流的范围。比如说，在一次所设想的病例分析中，治疗师有可能知道孩子家庭中存在严重的兄弟姐妹间的不友好情绪。假如这个孩子把一个玩具娃娃放到一个玩具马桶里，并高兴地大声说：有个"家伙"要冲马桶了。治疗师的反应至多只应这样问："他会把娃娃拿开吗？"这里的假设意思是：如果孩子准备认同那个"家伙"的话，那个"家伙"就会把玩具娃娃拿开的。而如果治疗师代替小孩作出是否拿开玩具娃娃的决定，治疗就不会那么容易。如果孩子的活动涉及一些象征性符号，情况也应如此，即治疗师同样要接受这种形式的交流，即使符号的含义本身已相当明显。以下例子来自一次与一个13岁男孩的接触，这个男孩接受治疗已超过一年。本引述引用的是出自第一个疗程中的对话，这个男孩此前刚接受了一次令其恐惧的疝气手术：

> **亨利：**（安静而漫无目的地玩弄着几小块泥土，过了大约10分钟，他拿了较大的一块泥土，将其搓卷成一个圆柱体，与此同时，他开始说话）这是一根腊肠。
>
> **治疗师：**一根腊肠？
>
> **亨利：**对。（他又继续搓滚这根泥条，使其大小更像一根腊肠，接着他拿了一根用作模型的小棍，在泥条上划了一道纵向的口）要对它动手术了（他在上面又划了几道平行的口）。

　　治疗师：要划开腊肠动手术？

　　亨利：嗯。（他又在那些纵向切口上划出一系列横道）要缝针了。

　　治疗师：要把它缝起来？

　　亨利：对。不久就要把线拆掉。再过后就没事了。

　　治疗师：这样，一切就都好了吗？

　　亨利：（同意地点点头，从那时起，谈话转向亨利的家庭。）

　　很显然，亨利是在谈他自己的经历，他先前的治疗接触是在相当坦率和睦的环境下进行的，因此我们似乎不能认为他没有明确所谓"腊肠"与其主人的关系是一种漫无目的的逃避反应。或许，使用"腊肠"这一做法起到了降低焦虑的作用。因为它从外形上易于操作、切割以及"缝合"，并通过这样做使其情感具体表现出。这或许就是为什么孩子在画了一些可怕的图之后，往往会显得很放松的原因。这种通过其具体行为表现来抵消恐惧感的做法是游戏疗法的一个基本方面。这或许会对我们理解这样明显成功例子起到帮助作用，即便在其过程中缺乏足够的观察了解以及通过语言使态度转变的做法。

≫ 沉默的案例

　　孩子有可能会一直安静地坐着，但如果治疗师真正相信治疗的时间应属于孩子的话，他就不会觉得有必要力求劝告孩子去做游戏或交谈。事实上，最为复杂的问题之一是涉及沉默者病例的问题。孩子来了，就只是坐在那儿，并且一直那样。治疗师告诉他说，他可以玩任何他喜欢的玩具，也可以谈论任何事情，或者坐在那儿直到治疗结束。这种全然沉默安静的状态，可能会持续 1 小时或 20 小时，其中没有任何明显释放情感的言行，没有对于情感的反应，没有借助语言的深入观察，没有自我探索的过程。总而言之，没有那些广泛被认为是具备心理治疗过程特点的现象。然而，并非罕见的情况是，在从与孩子有关的成人那里获悉了一些关于孩子行为有所改变的报道后，这些病例还是被判定为成功的例子。其中涉及一个14 岁的男孩，他拦截并抢劫比他小的孩子，无缘无故地袭击陌生成年人，将别人家的栅栏连根拔起，在学校成绩一塌糊涂，还做将猫处决吊死这样的事情。在治疗中，这个男孩断然拒绝同治疗师讨论任何事情，用他 15次的治疗时间中的大部分来看连环画，煞有介事地研究马桶和桌子，不断拉上和拉下窗帘，并沉默不语地看着窗外。在这些表面上看来毫无收获的接触过程后，他的老师却报告说，他自发表现了一次慷慨的行为，这是其在校 8 年期间，第一次表现出这样的行为。老师告诉治疗师说，他用他的印刷机印了一些班级溜冰舞会的宣传单，并把这些单子分发给他的同班同学。他是在没有人给他任何建议的情况下这样做的。正如老师所指出的那样："这是他的第一次社会行为。"从而，大家第一次注意到他对学校功课产生了兴趣。老师还说："事实上，他已经和我们融为一体，我们现在甚至都不能注意到他的与众不同之处了。"另外一个 12 岁的孩子，因其企图强奸而进行咨询治疗。同时，他也因为在学校的功课如此糟糕，以致被带出了教室，让辅导老师对其进行个别教育。在治疗过程中，他做一些他的拼写方面的家庭作业，或者描绘一下他看过的新电影。一次，他带来了一副牌，和治疗师一同玩起"战争"游戏。这是他们两人关系融洽的一种明显表示。当学期结束的时候，他又回到了他的班级，在那里，据说他"表现得相当好"。几个月后，当他和一个朋友在沿街行走的时候，碰巧遇到了他的治疗师，他介绍朋友和治疗师相互认识，并对朋友说："你不会阅读，应该去他那里看一下病。他帮助那些遇上麻烦的孩子。"

还有一次是对一个 13 岁的男孩进行咨询治疗，因为他具有突然发作性的攻击行为，以及他长期"折磨"一个同班女孩（具体方式未有指明）。治疗中他询问治疗师的名字，恰巧此名与那个同班女孩的名字相同，从那时起，他就只用这个来称呼治疗师。当这个男孩交流兴致达到高潮的时候，他就与治疗师玩起一种叫"tic-tac-toe"的儿童游戏。由于在游戏中，这个男孩总是先走，所以他几乎赢得了每一局，并满脸不屑地记录下他获胜的分数。而在治疗的大部分时间，他是坐在窗旁背对着治疗师度过的，其间一直数着窗外来来往往的各种各样汽车品牌。当治疗时间结束时，他把记录游戏分数的纸随手扔到治疗师的桌子上，然后大步离开。在经过 10 次这样的治疗之后，治疗师告诉他说，如果他不想来的话，就可不用再来，治疗时间保留到以后用。他回答道："你什么意思，可以不再来了？我永远都不会想来！"接着他连续两个星期没有来，当又一次再来的时候，他大声说道："我不想来，所以就没有来。"而在学期结束时，他也被别人评述为"表现得非常好"。由于他乐于助人并具有合作态度而深受老师喜欢。放学后他还会仍然留下来帮助校报做工作。他的老师补充说："他变化太大了，噢，要是没有他，我都不知道怎么办！"

类似这 3 个病例的情况绝非罕见，但似乎是在 11 岁以上的儿童中较为常见。然而治疗师还是不能够理解在治疗过程中孩子内心结构的变化，因为这实在是不太明显。在这样的经历中，是什么产生了疗效呢？如果认为在以上的每个病例中，治疗时间同孩子自身内心改进的时间碰巧"偶然"重合在一起，这样的认识似乎太过于延伸了偶然性的概念。因为类似的病例出现实在太频繁，以至于这样的解释难以站得住脚。或许下列假设可被提出来当做一种参考：如果一个孩子不认可另一个人进入他的个人世界，而治疗师接受他的想法，并尽量不贸然打扰他，那么，这样的做法可能会产生疗效。也许孩子只要能体会到治疗师愿意真诚地尊重他的隐私，这种感受就足够了。就一个孩子来说，这可能与他通常和成人相处的感觉大为不同。而这就足以使他体会到一种非同寻常的感受。"这里这个人让我无视他的存在，但还仍然认为我是好样的。他还像个人样。"

大部分时候，要想知道孩子们对于治疗师接受其沉默态度的反应如何，是无门可寻的。但这里的一个偶然病例或许可让我们略见端倪。这是一个同 9 岁男孩进行游戏接触的例子，这个男孩在整个治疗时间都在一言不发地画画，将近治疗结束时，他向治疗师打听起了时间：

迪克：我还剩多少时间？

治疗师：还有 7 分钟就到了，迪克。

迪克：我最好还是坐一下摇椅去。（他走过去坐在了摇椅上，并闭上眼睛安静地摇着）我现在还有多少时间？

治疗师：还有 5 分多钟，迪克。

迪克：（深深叹口气）喔，5 分多钟都属于我自己。

治疗师：（轻声地说）5 分多钟都属于你自己，是吗？迪克。

迪克：对！（深有感触地说。在余下时间，他安静地摇着，双眼紧闭，显然是在享受这一片宁静。）

治疗师：只要能坐在这里摇就感觉棒极了，对吗？

迪克：（点点头）

治疗师：我们今天的时间到了，迪克。

迪克：好吧。（他很快站了起来，并和治疗师一起走到了门口。道别后，他走了出去。几分钟后，他又敲响了门）我想我还是帮你弄点儿干净水来。

治疗师：你来帮我吗，迪克？

迪克：对，我来帮你弄。（他取来了水，治疗师对他表示了感谢，然后他离开了，蹦跳着出了大厅。这是他第一次在画完画后，尝试来做些清理工作。）

在这篇引述中，迪克显然肯定地表明了他自己在治疗中享有了真正可称得上属于自己的时间。治疗师愿意让迪克独自安静地去做他的事，似乎使迪克感受到这是一个既能保存心理隐私，又可避免孤独感的有利环境。在另外一些与沉默不语的孩子相接触的病例中，情况是否如此则不为所知。这样的经验促使人们问道："治疗关系的本质是什么？"很显然的是，作为以当事人为中心的游戏治疗师，一项重要的个人素质是必须有能力来忍受沉默而无任何不适感。当孩子没有将自己的问题向治疗师吐露时，如果治疗师表现出受到拒绝的感受，那么他的这种表现只会增加孩子的焦虑感；假如治疗师在这样的情况下无法克服这种不舒适感的话，较好的选择是他应避免对 10～11 岁以上的孩子提供治疗服务。

》 对照案例

就孩子而言，治疗过程没有必要涉及大量的语言交流。然而一次偶然的情况却使我们看到了相对于"沉默者病例"的一个显著对比。这个例子是出自 11 岁的亨利。关于他，上文已有过简略引述。病例中进一步的展示可以说明孩子寻求敏锐洞察力的能力。

亨利由于他的"紧张感"接受过咨询治疗，他有各种各样的局部痉挛，包括快速而不断持续地眨动眼皮、抽动嘴唇、用嘴和下巴做鬼脸、摇摆肩膀、踢脚以及喘息。他还患有便秘、易流泪、结巴等病症，是一个被社会孤立的孩子，在学校的功课也不好。总而言之，他生活中似乎就没有能尽如人意的地方。在第一次治疗过程中，他谈到自己总是在放学后一路跑回家，为的是躲避那个等在小巷里要杀他的人。他也谈及自己在家里的生活，那是一种无休止的争吵、责骂、注射镇静剂、使用栓剂以及不断的噩梦。他的父亲是一个内科医生，曾威胁说，如果他再那样不断"摇来摆去"的话，就要对他进行电击治疗。似乎先前有位精神病医生曾经告诉过亨利的父母，他之所以这样摇来摆去，为的是得到别人的注意。所以他们决定要终止他的这种讨厌的动作。面对自己的这许多问题，亨利感到彻底崩溃了。在其第一次治疗过程中，他本人的话就生动地描绘出了他的心理状态。以下引述是出自治疗过程的后半部，来自于亨利治疗师的记录：

> **亨利：**一次，母亲说，她要带我去巴尔的摩。所以我起得很早，在七点钟就起床了，并去到了起居室，那里一个人也没有，我本应该是在六点钟起床的。妈妈没有带我去，而是带迈克尔（亨利的哥哥）去了。

> **治疗师：**他们丢下了你，而你原本一直都想去的，是吗？

> **亨利：**（点头，又开始流泪）直到我六岁的时候，我有了一个保

姆，她是帕玛小姐。她保护我不受别人的欺负。而现在她也走了，并且——（流着泪说不下去了）

治疗师：现在你就这样一直独自一人，没有人来保护你，是吗？

亨利：是的，他们说帕玛小姐宠坏了我，可我不这样想。

治疗师：你想她吗？

亨利：是的，我想她。嗯，我有一个叫吉恩的表妹，不知怎么，我爱上了她。迈克尔说："吉恩一点也不喜欢你。"他还说，吉恩更喜欢他。

治疗师：他难道不想让你感到幸福吗？

亨利：对，他不想。他不管做什么事，都是想让我感到难过。而父亲总是说迈克尔是对的。如果我打算为自己争一点权利的话，父亲就给我打镇静剂。

治疗师：家里的情况似乎相当糟。

亨利：是的，嗯，是这样！（他又流泪了，并继续讲述别的事情。接着，他坚持想知道治疗会产生什么样的效果。在这次治疗前，治疗师曾说过她要和他仔细地谈一下。）

亨利：我搞不懂，告诉你我的事情会有什么好处。

治疗师：你的意思是我们这样谈没有什么作用吗？

亨利：对。这样做会有什么好处？

治疗师：人们有时在把问题仔细说出来之后，会感觉更好一些。（亨利的问题听上去只像是一个请求，而治疗师则回答了这样一个涉及情绪的会让她陷入麻烦的问题。这就导致了后面的一些困难。）

亨利：对，我是想感到舒服一些，但这样做会有什么好处？如果一切还像原来那样，又怎么办？

治疗师：不管是男孩还是女孩，如果他们有时能够理解自己感受事物的方式，就会有助于了解在自己所处的情况下，真正想做的是什么。（治疗师仍然在试图对孩子"推销"治疗的过程。）

亨利：对，但在我告诉你一切之后，而一切照旧又怎么办？

治疗师：亨利，我知道你心里感到自己无可救药。我是不能改变你的父母，我所能做的只是帮助你想通你自己的问题。（停了一下）我知道，现在你很难观察到疗效，但有时是会有帮助作用的。

亨利：嗯……（继续讲述别的几件事情）我还是不能够理解，如果一切还是照旧的话，谈论这件事情的好处是什么？

治疗师：你的意思是如果情况没有改变，你怎么办，对吗？

亨利：对。

治疗师：我的确不知道。但我希望当你来这里找我的时候，这就是一个我们能够一起来对付的问题。

亨利：假如这个问题持续 10 年到 15 年都无法改变，又怎么办？

治疗师：你是不是只想知道自己能忍受多久？（治疗师的这个反应本应在治疗的较早时间就作出的。）

亨利：对，嗯，对。（他哭了几分钟。）

治疗师：现在看来一切都难以说清。

亨利：（点头）有时我梦到母亲死了，后来就有人能够理解我了。我不明白自己怎么会做这样的梦。

治疗师：你只是想知道："有人会理解我吗？"

亨利：哦。有时我想，必须发生点什么可怕的事，他们才会意识到自己错了。

治疗师：听起来好像是只有可怕的事真正发生了，这一切才会改变？

亨利：嗯。（停了一会儿）我常常怀疑，他们在收音机里说的是不是真的。

治疗师：什么？

亨利：普利斯顿·布兰德尼博士在收音机里说过：上帝知道每个人的痛苦。

治疗师：那么你想知道上帝是否知道你的痛苦？

亨利：对，嗯，是这样！（一声长叹，他低下了头，把头埋进抱紧的双臂中，并哭了起来。）

详细展示出第一次治疗的情况，为的是能够显示出亨利对于改变自己状况的无助感。有趣的是，我们能注意到虽然亨利说他无法看到治疗的作用，但他还是渴望利用有治疗师在面前这样一个好的机会。尽管他结结巴巴、喘息不断，但他讲得很快，当治疗时间结束时，他还感到很吃惊。在第三次治疗之前，他甚至没有注意到画画的颜料及相关工具。而在这之后，他画了一个被关在监狱中的男孩，男孩的前面是牢固的黑色铁栅栏——这是对他心理极准确的反映。就像很多成人当事人一样，亨利开始治疗时怀着这样一种想法，认为他的问题存在于自身外部，受到了别人影响。因此，他渴望能对他的"坏蛋们"进行惩罚。一些有趣的改变出现在第 10 次治疗时，正如我们在下列引述中所看到的：

亨利：迈克尔和我打了一次架。我感到很冷，我想关上窗子，他便大叫道："谁把窗子关上的？"我回答说："我关的！"所以他便说我是个捣蛋鬼，并且他把窗子打开了。接着我又把它关上。他从床上蹦起来，又把窗子打开，并打了我。所以我对他扔了一只鞋子，那只鞋子还把一盏灯也打碎了。他就开始哭起来。说实话，他真是个小孩！接着父亲进来了，并打了我；他总是站在迈克尔的一边，我对他说："爸爸，你总是偏袒迈克尔。"他回答说他谁也不偏袒，并说我是个蛮横无理的小孩。他这样说只不过是在撒谎而已。

治疗师：你感到他对你很不公平，是这样吗？

亨利：并且有时我都快发疯了！

治疗师：你真的对他很气愤吧。

亨利：我恨他！

治疗师：你讨厌他吧。

亨利：对，我也想报复他。

治疗师：你想报复？

亨利：对，要是他不在我眼前就好了。

治疗师：你想除掉他吗？

亨利：我想杀掉他。

治疗师：你想要他死掉吗？

亨利：嗯，那样大概就能解决我的问题。

治疗师：要是他死了，你的问题就解决了吗？

亨利：对。（停了一会儿）但那会解决我的问题吗？假如他死掉的话，我仍然是一样，我是指我的摇来晃去的坏毛病以及别的一切。假如他早一点被杀掉的话，本可以对我有好处的，但现在这样做太晚了。我就这样了，已经很难改变了。这是我的问题，而他只不过是一个笨蛋而已。

治疗师：所以，总而言之，你还是决定让他活下来？

亨利：对，杀了他不会有任何好处。我的问题仍然还是老样子，我仍然必须弄清楚这些问题。他应该是一个成年人了，但说实话，他表现得就像个小孩子。

治疗师：有时你认为他很蠢吗？

亨利：对，我怀疑当他是小孩时是不是曾出过什么事。你知道，他根本就不会理解别人，会不会是因为他在做小孩时，他的父亲也是同样不能理解他？

治疗师： 你只是想知道是什么真正使他那样做？

亨利： 对，我想知道，我真的想知道（若有所思状）。

这次面谈标志着他试图去了解其行为背后动机的开始，并因此成为他治疗中的一个转折点。后面的治疗过程则表现出一些通常只有在成人病例中才能被观察到的复杂而深刻的见解。比如，在亨利治疗第二年的将近年底，发生了下列对话：

亨利：（按照他养成的习惯，在治疗的头 20 分钟，一直玩弄着泥巴。接着他瞥了一眼治疗师的表，把泥巴放到一旁并开始交谈。）星期五晚上，杰拉德和安（他的大哥及大嫂）去市中心，迈克尔也和他们一起去了。我本来也想去的，但他们没有邀请我。

治疗师： 你被留下了，嗯？

亨利： 对。我尽量不去想这件事，但我总是不能摆脱它。所以，我决定思考一下。我就问自己："为什么我想要和他们一起去？是因为迈克尔要去吗？是不是我要和安在一起，因为迈克尔也和她在一起？"我告诉过你，安说过我是淘气鬼，你记得的，对吗？

治疗师： 对。

亨利： 所以我就在想，是我想要拥有安吗？如果是又怎么样？很多男人都拥有自己的妻子，拥有并不意味着你要毁坏一件事情。不管怎样，我还是问自己："为什么我想要和一个不想要我的人在一起？"这不只是说我想要成为大家中的一员，尽管我心里的确是这样想的。我记得我告诉过你，对自己没有被邀请到舞会的事情感觉很糟，有这事吧？

治疗师： 对。

亨利： 那就是我所想的。嗯，我确定事情并不只是那么简单，所以我试图回忆一下我当时的感觉如何。你知道我渴望得到什么吗？

治疗师： 不知道，你想要告诉我吗？

亨利： 嗯，这很难用话说清楚，但这是一种还算重要的感觉。我想要感到自己重要，就这样。这就是我一直以来渴望得到的。

治疗师： 你已经真正发现了自身的某种东西。

亨利： 对，这就是那种需要被重视的感觉。你知道，当我最初来你这里的时候，我有很多苦恼，但现在我只有一个大的苦恼：怎么样来使自己不再担惊受怕。我有一种恐惧感，担心魔鬼将有可能逐渐渗入我的头脑。我并不真正相信魔鬼的存在，但在某种程度上，我还是有点儿信的。我只是担心，他有可能会渗入我的头脑。这是一种有点儿模糊的感觉，我表达不出来。

治疗师： 想到魔鬼会控制你就很不舒服，对吗？

亨利： 对，我怎么才能摆脱这种想法？这是一种我弄不清楚的事情，你知道怎么做吗？

治疗师： 不知道。但我想，它一定很困扰你。

亨利： 对，是这样。我本来害怕告诉你这件事的，但现在我心里好受多了。

（治疗时间结束了。一星期后，亨利又提到了魔鬼的事。）

亨利： 上周我告诉了你关于我担心魔鬼渗入我的大脑的事情。当时我很害怕，他会因为这件事而惩罚我。所以我决定再思考一下，我就尽力来重新体会一下我心里对于魔鬼的感觉。我问自己："他是谁？"猜一下他是谁。我！我就是那个魔鬼！是我使自己担惊受怕。一直以来，魔鬼就是我。

治疗师： 所以你就是自己心中的魔鬼？

亨利： 正是这样。我是我心中的魔鬼。一直以来，我都在同我身体中的某个部分在搏斗着，用尽了我的很多精力来进行搏斗，并使自己疲倦不堪。用尽了那些我原本可以用来做点别的事情的精力，哎呀，这房间是怎么回事？

治疗师： 房间里有什么东西吗？

亨利： 现在突然变得更亮了，就好像原本有一些雾，接着出现了一个洞，洞变得越来越大，雾就消散了。你的意思是你没有看到吗？（表情难以置信）

治疗师： 没有看到。但对你来说，现在一切更加明朗了？

亨利： 对，当我在告诉你时，事情就开始明朗了，这真令人吃惊——嗯。现在感觉多少有点不同了。我现在意识到，我能够全面思考我的问题。这就是我所发现的。而现在迈克尔也在思考他的问题，但他只是想要说服自己。

治疗师： 你意思是你思考是为了找到事实真相，而他只是试图要糊弄一下自己？

亨利： 对。并且现在我知道，我能自己把问题考虑清楚，而迈克尔只是试图要让自己不再担忧困扰。所以他说我心怀嫉妒，但我并没有。

治疗师：他认为你嫉妒，但你不这样认为。

亨利：对。是他嫉妒我，因为帕玛小姐更喜欢我。他就说她宠坏了我。如果是那样的话，在她离开以后，他们有好几年的时间可以用来做一些弥补工作，而他们没有这样做。所以那样的说法不能让我信服。

（一周以后，亨利提出了同样的问题。）

亨利：上次我告诉你说，迈克尔把事情弄清楚的目的只是想使自己免受烦恼，只是在说服自己。所以，当他说我好嫉妒时，我为什么要烦恼呢？确切说，这并不是烦恼，而是一种说不清的感觉。"焦虑"的意思是什么？

治疗师：有点像当你不知道情况具体变得怎么样时，就会产生害怕的那种感觉。

亨利：哦，那不是我的感觉。尽管当他这样说的时候，我还是稍微有点焦虑。迈克尔通过说服自己他是正确的，来使自己免受烦恼，但是，他那样做为什么竟会让我苦恼呢？

治疗师：为什么他那样做竟会影响到你？

亨利：对，我想这是因为我想要他感到烦恼。嗯，对，我想我的确是想让他感到烦恼。只有老天才知道，在过去他带给我了那么多的烦恼。噢，我以前从来没有意识到这一点。

治疗师：认识到你自己想要让他感到烦恼这件事，是一种新的感觉，嗯？

亨利：对，但这是为什么呢？当然，当杰拉德说他宁愿和迈克尔在一起，而不愿和我在一起的时候，我的确感到很糟。迈克尔说，我嫉妒他们之间的亲密关系。唔，他们这样亲密，首先是因为他们在年龄上更接近。但真正的原因是杰拉德需要有人来指使他，而迈克尔非常高兴去指挥人，所以他们就搞在了一起。但那不是问题所在。我真嫉妒吗？我不这样认为，如果这是嫉妒的话，那就应该还会伴随一些愤怒或痛恨的感觉，而我没有这种感觉。这也不可能是羡慕，因为我不想变得和迈克尔一样。那么这到底是什么呢？我试着回想了一下当时我的感受如何，这就是我所发现的一个方面。解释起来太难了。你明白吗？

治疗师：用话语说清楚真的很难，对吗？这种感觉并不是嫉妒或羡慕，然而还是有一种不舒服的感觉，是那样吗？

亨利：在某种意义上是不舒服，但又并不完全那样，为什么用话语说清楚它竟然会那么难？当我想到杰拉德说他更喜欢迈克尔时，就会感到难过。

治疗师： 一种悲伤吗？

亨利： 对，一种悲伤，难过。我想我是为自己而感到难过。或许我一直都有这样的感觉。

治疗师： 同情自己一直都是——（话被打断）

亨利： 这是一个重要的方面，对，为自己感到难过。就是这样，不是嫉妒，而是难过。现在我发现了，是难过。

在这里，经过两年的治疗，我们在一个 13 岁的男孩身上发现了令人吃惊的自身审视观察的能力。这种能力表现在他成熟而细致的理解中。实际上，这个过程到底是一种游戏疗法，还是一连串面谈而已？似乎两者都是。在很多治疗时间内，亨利一言不发，而只是玩弄着泥巴、水和玩具娃娃。别的一些治疗过程中，则又完全是交谈。很明显，亨利能去做一些对他有帮助的事情，因为在他的治疗期间，很多其自身的变化是显而易见的。他的很多局部痉挛都完全消失了，口吃也没有了。经测试，他的智力上升了 40 个 IQ 点。更为重要的是，他能冷静地思考自己及自己的问题，并有能力独自去解决。针对他的非同一般的长时间治疗，是不是能对他严重的心理失调产生作用？还是他的学校心理咨询员使用了更好的方法从而有可能促使其恢复时间缩短？我们可以先提出这个问题，但是现在却不能作答。

》治疗时间对孩子的意义

在属于孩子的一次治疗过程内，孩子会发现，这个成年人不会对他所做的事情而吃惊，并会允许他表达每一种情感，以及会以一种尊重的态度来对待他所说的话，没有别的成年人能够像他那样做。治疗师认可孩子们感受自己存在的权利，绝不是暗示说，他也认可任何特定的态度。对表达出的情绪做出反应并整理清晰，有助于帮助孩子把这些情绪呈现出来，以便能被观察到。如果孩子感到他被理解的话，就容易表达出其心里更深的内容。由于治疗师会对那些肯定、否定或者矛盾的情绪做出反应，而不顾及这些情绪的目标对象以及其出现的次数，这些特定的态度和内容就会得到一视同仁的重视。孩子们无法知道治疗师的想法，因为他不会表现出赞许或责备的态度。孩子们的表达是由他们自己的需求所决定的，而并不取决于治疗师劝说的结果。这种过程的独特性能够在相当大的程度上被观察到，有时比治疗师所能意识到的还要明显。弗莱德是一个 7 岁的男孩，在第五次治疗时，他带来了一个朋友。弗莱德给吉米所作的解释听起来就好像治疗师教过他本人怎么说一样，而情况并非如此。下面就是两人间进行讨论的部分内容：

　　吉米：我应该用哪一种颜料（这话是对治疗师说的）？
　　弗莱德：噢，用你想用的那种！
　　吉米：这不太礼貌，弗莱德。
　　弗莱德：在这里不必讲礼貌的。
　　吉米：我想，没有礼貌的话，这不太好。
　　弗莱德：你不会明白的。在这里你可以做你想做的一切。
　　吉米：我可以吗？
　　弗莱德：当然！
　　吉米：这太奇怪了。
　　治疗师：弗莱德在这儿感到很自在。当没有人告诉吉米你怎么做的时候，你会感到很吃惊。
　　吉米：是的。这很奇怪，很奇怪（他开始用水彩颜料画画）。
　　治疗师：吉米，对你来说，这儿好像与众不同？
　　吉米：是的，这是在学校里吗？
　　弗莱德：对，这是在学校里。但吉米，你会发觉这是一间与众不同的房间。
　　吉米：我会吗？唔。
　　治疗师：吉米，你仍然认为这有点怪啊。
　　吉米：是的，我是这样想，这真怪，并且你也是一个奇怪的女人。
　　治疗师：一切似乎都与众不同，我也一样？
　　吉米：是的。
　　弗莱德：对，她是一个奇怪的女人，吉米。（他们在一起低语一番。）好，你可以告诉她了！
　　吉米：你是一个好老师（脸红）。
　　弗莱德：她是一个好老师。
　　治疗师：你们都喜欢我啊。
　　吉米：我要把这个画笔放在哪儿？
　　治疗师：想放哪就放哪，这都取决于你。

吉米：天啊，这太奇怪了！

治疗师：没有别人告诉你要做什么会有点奇怪吗？

吉米：当然了。

弗莱德：你会发现这儿几乎没有什么规定。你甚至可以四处乱扔那些橡皮刀子，只要不把它们扔到会打倒颜料瓶的地方。（接着，他若有所思，然后补充道）这还是有道理的。

治疗师：一些规定好像还不错吧？（没有回答）

从这段引述中可以明显地看出，弗莱德在其以前的治疗接触中，一定已经领会到了很多治疗过程中的基本特点。宽松的环境、与别的一些经历的不同以及存在着可容忍的限度，这些都被他感受到了。虽然这些东西没有特别通过语言传达给他，但他还是清楚地感悟到了，并足以能够将其解释给一个新来的人。在治疗过程中，孩子可以清楚感受到"有某种事情正在进行着"，尽管他不会明白地对治疗师表达出来。在玛莎的病例中，我们可以看到一个更进一步的例子。玛莎是一个 11 岁的孩子，因为其争吵、一阵阵持续的喊叫以及习惯性的吸吮拇指而来接受咨询治疗。在她前 4 次接触治疗中，她一直蛮不当回事地谈论着治疗的情况，游戏用的工具，治疗师的衣着，她本人的母亲、老师、学校及同班同学。治疗师的评价是：在这个治疗关系中根本就不存在一种接受与认可的态度。然而当她父亲问她游戏疗法是怎么一回事时，她回答说："它让人感到放松，就像去洗手间的感觉。"很明显，在这里，"贯注"（catharsis）这一专业术语并不再仅仅是一个毫无根据的概念了。

▶▶ 存在危险吗？

在以当事人为中心的游戏疗法的宽容度方面，经常被问到的一个问题是："孩子们在治疗室之外做出诸如他们在治疗室内所做的但为社会所不容许的事情，这样的危险存在吗？这样的话，他们可能会碰到一个不小的麻烦。或许这样的自由表达对孩子并不好，对于家长甚至更加不好。"为什么在这样的治疗法中，这种危险而"出位"的做法不可能成为一个问题？有几种可能的解释。首先，治疗师很小心地不去赞扬任何形式的行为，以及不会去"怂恿"孩子去说或做任何特别的事情。因此孩子们特别容易感到对自己的表现负有一种责任，他们就不可能把这种责任推卸给治疗师。第二，孩子们通常很能意识到治疗过程和日常生活有所不同。上面引用的弗莱德的例子就是这种情况的一个例证。第三，孩子们在其现实生活状态中所经历到的那些禁止性要求，并没有打消掉他们想要实施一些特别行为的需求，尽管这些行为可能会出乱子。如果治疗师成为又一个社会代言人，孩子们只会再一次面临其原先的麻烦。就算孩子有一些突出的缺陷，但是接受认可他们为正常人似乎是治疗中的一个重要部分。因此无论他们的行为怎么样不符合社会规范的要求，当他们感到这样做很安全时，还是有必要让孩子们将自己的真实情绪呈现出来。通过显示出其个性中不被认同的各个方面，孩子们在测试了治疗师的态度以后，他们才会确信治疗师真正接受了他们。为什么游戏疗法不会在治疗室以外促使社会不认可行为上升的第四个原因是基于这样的事实：治疗师宽容并接受认可的这种态度，似乎是减少了相互间的敌意，而并非使其增加。当孩子们在全面阐述其情感时，治疗师仔细追随其过程的做法看来能够影响到他们做出进一步决定的态度。最后，在治疗中，对于自由度也不是毫无限制的。现在我们把内容转向游戏疗法中的这一方面。

》 限制的问题

治疗师对于孩子通过语言来表达其情感的做法不会设立什么限制。然而，一些情感则不允许直接通过动作方式表达出来。比如说，不能使用砸碎玻璃或毁坏治疗室的做法来释放愤怒的情绪。对这类情绪的释放，有某些渠道可以使用。孩子们可以通过不断用力捶打地面、攻击泥巴模型、大喊大叫、乱扔防摔玩具等诸如此类的做法来释放情绪。孩子们在治疗中所学会的一件事情是没有必要去否认自己的情绪。因为针对这些情绪，有一些可被认可的宣泄方式。从这个意义上说，治疗能够成为一种社会化的体验过程。在治疗室内和治疗室外，它们之间存在的限制方面的区别是双重的。首先，在治疗室中的限制要少得多。其次，孩子们违反限制措施的要求会得到宽容，即孩子们不会因为有了这样的要求而受到拒绝。如果有任何从治疗过程到其后生活场景的"训练转移"，那么在这两者之间就应该有相似之处。限制性规定似乎就是要用来服务于此功能的。

不被允许直接表现出来的那些愿望，都是一些针对治疗师的破坏性冲动行为。孩子们可以对治疗师表达他希望表达的任何情绪，而这些情绪会像任何别的表达内容一样，被接受并得到反应。然而他们不会被允许对治疗师进行身体攻击。对这种限制性规定最显而易见的理由是，这样可以使处于温和弱势地位的治疗师免受身体上的折磨。然而，如果从孩子的立场出发的话，也有同样重要的理由。首先，我们要认识到治疗师对孩子的宽容态度只是一种手段，通过这样的方法，孩子们可以慢慢地接受自我。设想一下，要治疗师去接受一个正用锤子敲平他脑袋的孩子，他的感受又会如何？其次，伤害治疗师可能会激起孩子对于那个唯一能帮助自己的人的深深的负疚感以及忧虑感。害怕报复，尤其是害怕丧失那种成为真正自我的感觉，有可能会毁掉治疗的可能性。比克斯勒（29）在他的一篇文章中指出，把针对治疗师进行攻击的限制性措施体现为完整意义上的内容，是具有实用性价值的。也就是说，这样做能同时给予孩子和治疗师更大的安全感。如果限制性内容是："你可以随便打一下我，但你不能真正伤害到我。"这样会不可避免地激发孩子去挑战禁区，从而来弄懂什么才算得上是"伤害"。治疗师对于孩子冷静的宽容态度，并不可能促使料想中的身体伤害。而在另一方面，孩子们则被允许来毁坏治疗师的模拟像。如果治疗师宽容孩子的愤怒情绪，这种象征性破坏的做法有可能成为治疗中一个有益的部分，而孩子也不必产生深深的负疚感。这里有个同一个 10 岁男孩进行接触的例子，他因为功课差以及在班上惹眼的吵闹而接受咨询治疗。这次谈话出于治疗师的记录：

（门开了，鲍勃完全是跳着进入治疗室。）

鲍勃：（弄出像机关枪一样的噪音）哒哒哒！我是地区检察官！（做出可怕的、吓唬人的样子）

治疗师：你是一个很厉害的人？

鲍勃：我当然是！我要把你射倒！

治疗师：你太厉害了，甚至要射倒我。

鲍勃：对！还有你！你！你！你！和你！（他用他模拟的枪对着各个没有名字的对象射击）

治疗师：每个人都被你射中了。

鲍勃：是这样的！哒哒哒哒。现在所有人都死了。

治疗师：你打死他们所有人了？

鲍勃：对。（他从桌子上弄了一些泥巴，将其滚成一个球，然后一次次抛到空中。在这样做时，他和治疗师交谈起来）你知道我是一个馋鬼吗？

治疗师：一个馋鬼，鲍勃？（作不可理解状）

鲍勃：对，父亲说我是个馋鬼。他也是。他喜欢意大利面条，每天他都吃。我也喜欢，哇！

治疗师：你们两个人都喜欢意大利面条，你们两个人都是馋鬼？

鲍勃：对。我敢说我能用这打中天花板。

治疗师：我也相信你，而且这样会很好玩，但天花板上不能有泥巴，鲍勃。

鲍勃：为什么不能？

治疗师：天花板太硬，泥会掉下来。

鲍勃：（一次次在向上抛着泥球。当泥球离天花板只有一两英寸时，他就看着治疗师。）

治疗师：你想要看到我是怎么接到它的吗？

鲍勃：是的！（他又抛起泥球，球离天花板越来越近）嘿嘿嘿！

治疗师：鲍勃，我知道你想对着天花板扔泥球，但在这儿不能这样做。如果想扔的话，可以对着靶子来扔或对着地来扔。

鲍勃：（他一言不发，而是走近桌子并用力将泥球打平。）

治疗师：（走过去坐在他对面，但是没有说话。）

鲍勃：等一会儿，我弄个东西给你看。

治疗师：你的意思是你会让我吃一惊？

鲍勃：很快你就会看到。

治疗师：我很快会看到？

鲍勃：（他做了一个泥人）这是个人。

治疗师：一个人？

鲍勃：（他高兴地让泥人穿上一条裙子。恶作剧地看着治疗师）现在猜一下这是谁。

治疗师：我不知道，鲍勃。你想告诉我吗？

鲍勃：我亲爱的老师，你好吗？（他用拳头打中了泥人）

治疗师：老师被打了。

鲍勃：嘿，嘿。不，是你被打。

治疗师：噢，我被打了一下。

鲍勃：（他又打了泥人一下）你瞧！

治疗师：我又被打了一下。

鲍勃：就是这样！再打你一下！（又打中了泥人）

治疗师：你又打中我了。

鲍勃：这还远远不够。打你！再打你！再打！（他越来越用力打，并把泥人打得扁平）

治疗师：你狠揍了我一顿。

鲍勃：就是这样！再打你！我要打碎你！（击打）我要打扁你！（一次次击打）

> **治疗师**：你对我很气愤，我被你这样一顿狠打。
>
> **鲍勃**：打掉你的头！
>
> **治疗师**：现在我的头掉了。
>
> **鲍勃**：再打掉你的手！
>
> **治疗师**：现在我的手也掉了。
>
> **鲍勃**：再弄掉你的腿！
>
> **治疗师**：腿也不在了。
>
> **鲍勃**：把你扔掉！（他把泥人的剩余部分扔进盆里）
>
> **治疗师**：我整个人都被弄掉了？
>
> **鲍勃**：你死了。我杀了你。
>
> **治疗师**：我被杀死了。
>
> **鲍勃**：你整个地被消灭了。
>
> **治疗师**：我是非常彻底地死了？
>
> **鲍勃**：当然是这样。（突然，他笑了）我现在要让你来玩一种"接球"的游戏。
>
> **治疗师**：现在你要和我一起玩？好吧。（治疗的剩余时间是在用泥球玩"接球"游戏中度过的。）

这是第一次治疗，在治疗过程中鲍勃明白无误地把攻击对象指向治疗师。这种敌意或许是因为，他想要对着天花板扔泥球的愿望遭到拒绝而引起的反应。因为鲍勃没有说明这其中的联系，治疗师也闭口不谈。很显然，谈论它是毫无必要的。在这之后的接触中，鲍勃在治疗中的态度有所不同。他表现出一种新的兴趣，并在治疗师面前对自己的愿望做出让步。比如说，他最喜欢的消遣仍然是和治疗师一起玩接球游戏，尤其是试图同时让 3 个球停留在空中。在先前几次接触中，治疗师在玩了一会儿之后，偶尔会说道，她太累了以致玩不动了。鲍勃就表现出不高兴，并在剩下的时间不断唠叨着："哎呀，你还没有休息够吗？"然而经过这样的过程后，在接球游戏中，他会总是不时地问："你确信你不是玩得太累吧？你有没有觉得我把球扔得太快？如果你想要休息，我也没问题。"他也不再在打靶游戏中作弊。这段内容没有被引述。因此，针对治疗师的象征性谋杀行为似乎是有帮助作用的。部分原因是因为，作为被害人的治疗师能接受自己的命运，甚至接受处决她的人。

每一种治疗中都有一些限制存在，而其中最为明显的是对时间、地点的限制，限制性的做法有其肯定的价值，因为它给治疗环境带来了某种结构化的东西，并因此会降低诱发焦虑的可能性。如果限制性做法得以经常强制实行，而孩子违反它的愿望又能得到宽容，两者结合在一起的话，便有助于增加情况的可预测性，并因此加强了当事人和治疗师的安全感。孩子知道在他所熟悉的治疗室里，治疗师会在有规律的时间内来观察他。这样的话，他就不会产生那种伴随极端破坏性行为之后而出现的负疚感。然而重要的是，限制性做法不要影响到解决问题的关键之处。比如说，孩子通常不会被允许在治疗室内大便。如果他要这样做的话，他就会被告知，有供他使用的卫生间，并且没有人会被允许在游戏治疗室内大便。治疗师会说明，如果他忍不住想要违反这条规定的话，那天他就必须离开房间，等下次再来。这样的话，孩子就被允许来做出决定，通过自己的行为来选择是否终止他的游戏接触过程。然而，如果孩子的问题是，他实在忍不住大便的话，治疗师就不要使用这样的限制。如果治疗师从心里接受不了这种做法，最好还是将当事人移交给别人。否则，当治疗师在拒绝孩子时表现出厌恶或者难以抑制的负疚感，这样有可能加重孩子的问题。

一些限制要依赖于游戏治疗室的功能状况。如果那是一间要用来上课的教室的话，或许要有规定来禁止把颜料泼洒在墙面上。如果治疗室没有被用于别的目的，那就不太有必要来保护地面。但如果一个孩子问起其受到限制的原因时，要是那个限制只是涉及个人的话，最聪明的做法似乎是老实告诉他。因此，这样的回答："你不能玩我的眼镜，因为我不想让它有可能被摔坏。"或者回答说："学校（或医疗室）规定说，你不能玩我的眼镜。"两相比较，前者要更好。孩子通常都会发现企图糊弄他的说法，这样对于治疗没有帮助。

》 一些与限制有关的问题

当前对有关治疗室限制性规定的问题的看法进一步显示了游戏疗法以当事人为中心的发展本质。现在受到更多关注的问题是，要确认什么样的行动限制才是有必要的。这样做为的是能使治疗师从内心接受孩子。的确，一些治疗师认为这才是制定限制性规定的唯一原因。然而，关于这个问题仍然没有达成一致的看法。那些更有容忍度的治疗师让孩子把玩具带回家、涂抹治疗师的脸、在游戏室撒尿以及做诸如此类的行为，随着他们报告出这些尝试实验的结果，最佳的治疗过程将趋于明朗。关于限制性问题，我们观点中的另一项改变与如下问题有关：是否允许孩子带着另一个人参与他的治疗接触过程。在早些时候，一般认为这是孩子用来逃避治疗感受并将治疗过程弄成另一个游戏环境的一种方法。出于这一原因，通常孩子这样做是不被允许的。而随后在集体治疗中获得的经验又导致了对这一问题的重新审视。在集体游戏治疗中，孩子的顺应性困难常常会很明显地表现出来，并且是在治疗过程的初期阶段表现出来。在集体治疗中，尽管孩子与治疗师的关系不如在个体治疗中那样紧密，但很多孩子在其中还是得到了帮助。到目前为止，在一个特定病例中，要确定是否采用集体或个体治疗，仍然没有明确的标准。一种经过尝试取得明显成功的通常做法是，在每周的个体游戏治疗中允许一个孩子来参与，如果他愿意的话，第二次也可以加入。如果治疗产生了效果，并且不仅仅是因为只有两个人之间的接触关系，而更有集体治疗的作用，那么，允许孩子带他的朋友来参与个别治疗的过程不见得就会阻碍治疗进程。的确，这样一种安排可能会被认为是让孩子来选择其余人员参与的集体治疗。孩子在请求带另一人来参与治疗时，他完全可能是想寻求逃避治疗的感受。然而，如果治疗师有能力，并足以确信这种做法是可以接受的，那么治疗仍然可行。这样做的根本理由是可以相信孩子有能力解决自己的问题，包括他需要带另一个人进入他的治疗过程。当然，当孩子带来了这一个人，而并非另一个人进入他的游戏接触过程的时候，这就不是一种纯粹的偶然。有时孩子可能会一个又一个地带来那些跟他问题分别有关的人，并且当他的需求不再存在时，又会打发走这些人。并不是所有以当事人为中心的治疗师都愿意并允许这样做，但他们中一些人正在尝试允许孩子对于治疗环境有更多控制权。

》 游戏治疗中的特殊问题

虽然针对孩子和成人而言，以当事人为中心的治疗方法基本上都是相同的，但游戏治疗师所面临的一些问题更有可能发生在同孩子接触时。考虑到游戏治疗方法的特性，这其中的一些有必要特别加以讨论。

不同于成人，孩子极少会去自己寻求治疗。阿科什莱恩在一所学校内进行了一些与指导孩子自我寻求治疗相关的一些预备工作，但是并没有公布过确切的报告。通常孩子因为令某些成人不快或使他们担忧而被送进游戏治疗室。孩子极少会怀着一种有意识的愿望去寻求帮助，而主动寻求帮助的做法则是很多成人当事人具有的典型特征。在很多病例中，孩子接受了游戏环境，并从中受益，而治疗师并没有特别指出孩子是有问题的这件事。在这些例子中，并没有最初的结构性治疗安排这样的问题存在，治疗在缺乏安排的情况下得以继续进行。而在别的情况下，孩子们到达后会要求知道："我为什么来这里？"通常，当事人中心治疗的治疗师在第一次治疗过程前很少知道或者根本不知道治疗诊断信息，然而他却的确知道某个成年人对于游戏治疗的安排是非常关心的。因此，当孩子问起时，治疗师声称自己一无所知的做法既无意义，也不诚实。作为一种尊重孩子情感的表示，如果孩子问起相关问题，坦率地进行解释似乎较为妥当。如果处理得当的话，这并不会成为一种较大的妨碍因素。一种非常不合适的反应是："因为你乱发脾气的原因，你妈妈带你到我这儿来。"这样做容易导致孩子认为治疗师是母亲的代理人，总是试图把自己按照母亲的愿望来进行改造。为了使自己的势力范围不受治疗师的侵入，孩子往往有可能会做出抵触性的决定。而在另一方面，一种更令人满意的解释方式或许是："因为家里的情况似乎并不那么太好，你妈妈感到很担心，她认为，如果让你去找一个不是家里的人并好好地谈一下或许会有帮助。"有必要补充告诉孩子的是，带他来咨询的大人永远不会知道治疗过程的内容。除此以外，治疗师就不用开口，而是等待孩子的下一步行动。

当成年人希望中断心理治疗时，他通常只要不来便可，而孩子极少会做出这样的选择。那么，谁来负责决定是继续或是中断孩子的心理治疗呢？严格意义上说，以当事人为中心的回答会认为：决定是否要来应取决于孩子。然而，通常现实情况是孩子没有这样的选择权利。父母、学校或是一些别的机构组织会坚持让孩子继续治疗，直到他们对于孩子的状况更为满意，或是直到事先计划好的治疗安排得以完成。因此去问孩子是否他想要回去，会是一件徒劳的事情，除非送孩子来治疗的一方真正愿意让孩子决定是否终止治疗。在这样强制性体制框架内，有可能做的事情是选择一些非指导性的方法。当孩子问起的时候，治疗师可以说明他本人不能要求孩子来这儿，这样的权利不属于他。在学校的环境内，治疗师是一个局外人，他的到来只是进行游戏治疗接触，相对于正规机构人员，他更容易从容轻松地进行工作，因为他能够真正向孩子作保证，游戏治疗室所发生的事情不会是在校记录的一个部分，他也不用对家长或老师报告工作情况。孩子不太会怀疑一个不曾与他们老师交往甚密的人有可能背叛自己。尽管孩子有可能会被迫来进行治疗，但他并没有被要求必须这样做或那样做。一旦游戏治疗室的门在他后面关上，他便是那儿的主人，仅受制于事先被提到过的、清楚明白的一些限制性规定。如果他以任何方式拒绝参与治疗，他的这种拒绝态度都是被允许的。正如他的行为表现一样，他本人的沉默无语也是他与治疗师之间的一个秘密。因此出现的问题是，这样一种显然僵持不定的情况能被允许持续多久，因为治疗师的时间有可能要被用于那些排队等候的当事人。一个似乎可行的方法是告诉孩子他必须到这里一定的次数后，才可以中断治疗，如果他希望的话。基于在一所学校中所获得的有限的经验，被给予了这样的选择权的孩子至少有一半决定继续治疗。毫无疑问，治疗师的方法技巧在这里是一个非常重要的变量。当然，治疗师在对孩子做出这样的安排之前，有必要征得相关机构的同意。

当一个成年人来到心理分析师的治疗室，无论他是 20 岁还是 60 岁，都会发现适合于他的室内安排布置。游戏治疗室则没有这样的特点，如果一个年轻人发现自己被安排在一间放满了小型物件的房间里，他会感到难堪。或许较好的做法是让那些年龄大约在 11 岁以上的青少年先参观游戏治疗室和普通治疗室，然后在两者间进行选择。在没有这样的可能性的情况下，下列安排经尝试也获得了一定的成功。游戏工具被摆放在一张成人用尺寸的大桌子一端，而在另一端则面对面摆放有两把成人用的椅子。这样的话，孩子如果想到桌子的另一端，便可自己做出选择。一些孩子会利用这样的安排来进行几乎是直接的面谈，而另外一些同龄孩子则选择游戏。不管他们做了什么样的决定，好处是他们自己在做决定。

游戏疗法的研究

到目前为止，基于当事人为中心的观点，游戏疗法的原则和方法已得到粗略描述。那些想寻求内容更加详细、充分的报告的读者，可参见阿科什莱恩（14）的著作。似乎现在我们应该转而关心一下当前在此方面研究调查的现状，以便能够评估这方面所取得的成就，以及弄清楚下一步需要做什么。

到目前为止，在此方面所进行的研究相对较少，主要是因为难以搜集所需要的原始数据。当凭声音记录不足以描绘游戏治疗的过程，因为声音本身常常是没有意义的。需要做的应该是进行详细的行为活动描述，并在此过程中把声音记录下来。治疗师本人的记录不可能完全是完整的，因为一些孩子在游戏中需要治疗师主动参与其活动。比如说他们在用指头画画的游戏过程中，治疗师就不可能进行记录。而雇用一个观察员来进行行为过程的描述，并在此之后将其与声音记录整合，这样做又成本过高。这一过程涉及的还有别的一些困难。如果摆放一个麦克风在桌上，它有可能因孩子重击桌子而受到损坏；使用悬挂式麦克风则又需要防止孩子在它附近扔东西；如果录音机放在游戏治疗室，又要留意它不会受到孩子的光顾。因此这样就有可能迫使治疗师的角色转化为一个警察。但是，在孩子不是太好动的情况下，录音能够促进治疗的过程。如果孩子被允许来回放有关他的一些录音内容，通常他听到后的第一反应会觉得很难堪。在此阶段后，他内心会令人吃惊地产生一些深刻认识。通常会有各种各样诸如此类的反应："我没有意识到我会那么霸道"或者"哦，我的行为原来是这样啊！"关于这方面特定问题的研究从未进行过，或许完全有可能值得一试。

≫ 分析游戏疗法记录的尝试

与其结果不同的是，游戏疗法的过程到目前为止只受到两项研究调查的影响。兰蒂斯伯格和史耐德（Landisberg and Snyder，108）研究了 4 个年龄在 5～6 岁孩子的记录。这其中涉及 3 位治疗师的工作。如果以治疗过程外孩子的行为报告作为判断标准的话，有 3 个病例都是成功的，1 个是失败的。这些病例大概都没有进行过录音记录。研究的目的是要分析当事人和治疗师的反应，为的是确定在整个治疗过程期间他们的倾向性。所使用的治疗方法是由史耐德为成年人所开发设计的，此方法在本书第四章中已有涉及。简单说，这个步骤是要把有关参与者的记录划分为一些思想单位，这些单位还要作进一步的归类。治疗师的表现是以内容来进行分类的；当事人的表现则以内容与感情进行分类。在 3 次咨询面谈间隔 3 个月后，再一次将其内容进行重新归类。重新归类的结果是最初面谈分类的 72% 到 85%。记录员间的可靠性从 45% 到 76%。比起希曼（180）所报告的数据，这些数字是相当低的，希曼所做的工作在第四章中已有过描述。这样的差异可能是兰蒂斯伯格和史耐德使用了相对未经训练过的评判记录员的原因。

据发现，治疗师反应中的 75% 属于非指导性的类别（即简单地接受、认可当事人的感情，重新陈述其内容）。这个数字同希曼和史耐德从成人病例中分别所得到的 85% 和 63% 的数字相当一致。在所有治疗师的反应中，对当事人进行解释说明占 5%。相比较而言，史耐德报告的数字为 8%，希曼报告的数字为 1%。较近期的游戏治疗病例分析结果是否能同希曼所得到的结果更为一致，这还不太明确。很有可能的是，在一项只基于 4 个病例的研究中，观察到的差异性反映出抽样方面的一些缺陷。

有关当事人的归类，最显著的倾向是在后 3/5 的治疗过程中，身体活动方面具有上升趋势。在后期阶段，大约也有 70% 的当事人的反应是有关情感的表达（通过语言或行为）。这个百分比比起前 2/5 过程中所观察到的 50% 显然更高。一项卡方分析指出，增加的情感表达明显是与行为相联系，而并非是与言语反应相联系的。这与游戏疗法基本原则的通常表现相一致。与成人病例报告的结果有所不同，兰蒂斯伯格和史耐德发现，在游戏疗法中表现为上升趋势的是负性情感。整个治疗过程中，当事人的反应大约 30％为正性情感。这与希曼从成人病例中得到的数据完全不同。虽然在前 1/5 的治疗过程中，孩子的反应大约有 15％表现为负性情感，但在治疗的后 1/5 过程中，正性和负性情感出现的频率是相同的。后 1/5 的情感表现与希曼报告中的相关部分是一致的，在其报告中，正性、负性两种情感表达之间没有明显区别。此外同成人病例形成对照的是，当治疗取得进展的时候，孩子的情感表达会越来越多地转向别的人。在此，让人迷惑的是在成人和孩子的心理治疗之间到底有无真正的差别。因为参与调查的孩子在年龄方面都相仿，所以，这样就不可能用于说明所观察到的倾向可否也适用于别的年龄段孩子的游戏疗法过程中。调查也进一步显示出，如果将来有关游戏疗法的研究不过分依赖于从成人病例中所获得的归类方法，这样或许会更有效果。归类是概括信息的方法，为了忠实于基本数据，归类方法或许应该以基本数据为着眼点，否则的话，强迫归类所具有的一些特点就有可能会掩盖重要的事实发现。

芬克（Finke，59）的研究尝试要克服基于成人归类方法的一些弊端。治疗中孩子所表达出的感情被归纳为 19 个类别。这种归类源于对游戏治疗记录的检验分析。与最先的判断相一致，记录员的可靠性是 66％到 77％。研究的目的是要确定治疗期间，感情归类在不同的接触次数下是否存在任何趋势或倾向。出于这个目的，6 个年龄在 5 到 11 岁之间孩子的病例被用于分析，其中 4 个男孩，2 个女孩，每个病例的接触次数从 8 到 14次不等。这个群体包括在学校以及在少儿之家碰到的一些孩子。其中涉及了 6 个治疗师。引入这样的差异，为的是确保不会因为是单个的治疗师、游戏室或者问题类别而受到影响。然而在所有病例中，一个共同的因素是他们所采用都是非指导性游戏疗法。

这其中只有 5 项归类显示出显著的趋势，总接触次数中至少 1/3 表现出一种趋势，它与理论上的频度是背离的。归类之一：故事单元（由孩子编的故事）在同孩子的第五次接触中达到高峰，而接着又下降。另一种归类：试图同辅导员建立关系在第三次接触中达到高峰，接着它保持走低的趋势，直到第八次治疗则稳定上升，直到治疗结束。忍耐限度一直保持水平，直到第九次接触，这时则开始稳定下降的趋势。攻击性言论在第四次接触中达到高潮，在第五次显著下降，在第七次接触中达到另一个高潮，尽管较第四次稍低，在此之后，则持续下降。总话语量在第三次接触后保持稳定水平。应该指出的是，这些结果是从所有 6 个病例中得到的平均数据。对单独病例图表进行观察，发现了一些显著的变化，这些变化会对一些例子中的平均结果投以疑问。治疗中没有显示出趋势的那些归类指标有：关于自我的正性陈述；关于自我的负性陈述；关于家及家庭状况等的正性陈述；关于家及家庭状况等的负性陈述。这些结果同从成人当事人中获得的结果当然会形成对比。或许数据相反的原因部分是由于这种研究本身所固有的不足之处：通过语言观察孩子的局限性。正如兰蒂斯伯格和史耐德（108）所发现的那样，对情感更多的表达与其行为显著相关，而并非与其语言反应相关。未来的研究有必要考虑到这个因素。

游戏疗法结果的研究

游戏疗法别的方面的研究都与其结果有关，而并非与其过程本身有关。这些研究之一是由克瑞克桑科和科文（Cruickshank and Cowen，47，46）进行的——这是对一所特殊的公立走读学校中的身体有缺陷的孩子进行的探索性集体游戏治疗研究。对 5 个年龄在 7 到 9 岁的孩子每周两次，一连 7 周进行了观察。这几个孩子包括两个心脏病，另三个分别是血友病、小儿麻痹后遗症以及脑炎后遗症。在整个治疗前后，老师和家长都写了论文形式的报告来阐明主要的问题及所关注到的任何改变。依照其标准，5 个孩子中的 3 个有了一定的改善。由于没有监控人员进行观察，所以不可能说清楚如果没有接受治疗，这些人中有几个会好转。因此，如果没有进一步的调查，就不可能给出恰当而明确的结论。

在对一所小学中有阅读障碍的孩子进行的病例观察中，阿科什莱恩（13）报告了非指导性心理治疗方法的效果。37 个被诊断为阅读障碍（依据老师的判断和标准的阅读测试）的二年级孩子被挑选参与了这次研究。依照斯坦佛-比奈（Stanford-Binet）标准，他们的智商范围 80 到 148。他们被安排在一个特殊的班，在那儿，老师试图来创造一种治疗环境，使得在其中学习及治疗调节有可能同时进行。在这个班里并没有强调对他们加强阅读学习。面对一个宽容而又能体谅人的老师，孩子们被鼓励来表达出他们的态度。严格意义上说，这并不是游戏疗法，而是让其适用于班级环境的变通方式。老师通过孩子自发的表达知道他们很多人有严重的个人问题。在学期末，又对孩子进行了一二年级盖茨初级阅读测试（Gates Primary Reading Tests）。在这三个半月期间，孩子的阅读年龄有了几项显著的提高，其中一些提高了 16 到 17 个月。然而不幸的是阿科什莱恩没有进行数据方面的测试，因此，总的来说，对于这一组孩子，我们不知道这个结果是否与期待得到的偶然性结果有所不同。此外，由于缺乏监控人员，要想既不干涉治疗过程，又能够评估反复测试的效果是不可能的。

　　针对阅读障碍的病例，比尔斯（24）进行了非指导性游戏疗法效果的进一步研究。从一个有 22 人的三年级班级里，8 个有阅读障碍的孩子被选出来参与这次治疗。尽管这是一个"慢班"，但通过斯坦佛-比奈 L 级智商测试，他们中 4 个孩子却智力不凡，另外 4 个智力中等。他们的智商范围从 99 到 159，平均为 123。这些孩子被选出来是因为按照盖茨段落含义初级阅读测试，他们的智力年龄与阅读年龄不相符。对 8 个孩子中的 5 个进行了 6 次单独的、3 次集体的游戏治疗；对 2 个进行了 6 次单独的、2 次集体的治疗；对另外一个进行 4 次单独的、1 次集体的治疗。所有治疗过程都进行了录音。

　　研究覆盖了 3 个阶段，每阶段 6 个星期。第一个阶段是监控阶段，孩子们在阶段开始和结束都被进行了测试，但没有接受治疗。第二个阶段是试验阶段，其间有治疗进行，在阶段结束时实施了阅读测试。第三个阶段是后续阶段，其间没有治疗，在阶段结束时，对孩子们进行了测试。因此，不同于将试验组和监控组作比较的情况，这里的情况是，一个单独的组在 3 次间隔期间，同自己的前后状况相比较。所以在一个配合完好的试验中，每个孩子都是自己的监控者。这里的假设情况是，在阅读经验方面，监控与治疗阶段是有可比性的。比尔斯因此请了 3 个具有教学经验的评判者去教室观察，为的是确认是否在学习的 3 个阶段中，对阅读内容的讲授都相同。他们得出的结论是，在阅读讲授方面，3 次间隔期间所授内容都是均衡的。

　　根据有效的 T 检验，对控制及试验阶段的阅读能力提高方面进行比较，后者进步明显。这些结果在以 0.001 级衡量时也具有显著性。在把控制阶段同试验及后续阶段综合进行比较时，后者提高明显，这种区别在以 0.01 级衡量时也具有显著性。因此在治疗期间，试验组的阅读能力得到提高。这种提高在后续治疗期间仍然维持着。

　　比尔斯对于阅读能力的提高是否是因为改善了的个人调节适应能力仍存在疑问。为了回答这个问题，他对几个能良好调节适应的、有阅读障碍的孩子进行了一次游戏疗法的研究（25）。这一次研究的设计方法同刚才讨论过的那次相似，不同之处在于病例的选择是着眼于预期和实际人格测试的良好适应性。在这项研究中，治疗阶段的提高并不是特别明显。因而，似乎在阅读障碍与情感调节不适同时存在的情况下，游戏疗法可以改善阅读能力。治疗并不总是在每种情况下都可选择对于阅读困难的补救方法。

　　弗莱明和史耐德（Fleming and Snyder，60）一道进行了一项研究，来观察在人格测试表现方面，非指导性游戏疗法的效果。在心理治疗前和治疗后，他们采用了 3 种衡量方法。第一种方法，即罗杰斯人格适应测试，是用纸和笔来进行的、设立目标的测试。第二种方法，即一种叫做猜一猜是谁的测试方法，是通过先描绘细节——比如说："谁喜欢吹牛和炫耀那些你知道是不真实的事情？"——以这样的方式让孩子们来猜出别人的名字。这样就可以让孩子对他的同伴进行一次评估。第三种方法，即弗莱明社会人际关系测试，需要邀请孩子来说出两个他喜欢或不喜欢与之合作的同伴的名字。治疗主体是年龄在 8 岁半和 11 岁半之间的 4 个男孩和 3 个女孩。他们都住在少儿之家，在 46 个被测试的孩子中之所以选择他们，是因为他们在 3 项综合衡量指标中等级得分最低。被测试孩子中的 16 个在研究结束前就离开了少儿之家，因此没有进行重测。其余 23 个孩子没有进行治疗，而是被测试了两次，从而作为监控对照组。相比较监控对照组而言，试验组的男孩们并没有明显改善；这与治疗师认为在治疗中关系不融洽的看法是一致的。而在所有 3 项指标中，试验组的女孩相比较对照组而言，有了很大的改善；这也与治疗师对于其治疗过程中的印象相吻合。

然而，不能完全从其表面价值来看待这些结果。首先，应用对照组的试验方法要求对照组和试验组人员的最初状态相同，在这样的情况下才能观察到其不适的状况。这项工作可以通过标准方法来成对比较、整组比较或随机分配病例到每个组来进行。而弗莱明和史耐德没有使用这些方法，他们的监控对照组用的是那些当适应能力最差的孩子被挑选接受治疗后剩下的孩子。因此，对照组孩子的适应能力明显都不太差。再者，完整的过程要求试验组和对照组得到几乎同样的对待，对试验者而言，除了有一个不同之处——这里指的是接受游戏疗法的方式。孩子们接受治疗的诊所，距他们的少儿之家有 10 英里远，因此，试验组有机会从少儿之家 1 周两次经过一段较长的行程去诊所，共持续 6 周；监控组则没有这样的经历。孩子们适应能力的改善因此被观察到，这可能是由于游戏疗法本身的原因，或者是由于偶然的户外行程的影响。对这项研究的结果似乎还没有明确的解释。

≫ 所需要的研究

对目前的研究进行概括，得到的印象是很显然许多工作仍有待完成。更为迫切的工作之一是定期对大量的随访病例进行研究。更有成果的做法可能是要在每六个月后重新研究一些病例，每一年后再重新研究另外一些，每两年后再研究别的一些，以此类推，而不是对相对数量少的病例进行反复随访研究。这样，大量典型性的病例可以被着手利用起来，而不用过分增加研究的负担。

需要调查的第二个区域是在治疗前和治疗后对个人调节适应能力进行评估。这个领域目前唯一的研究是由弗莱明和史耐德（60）所做的。它涉及的是集体治疗方面。个体游戏疗法对人格障碍影响的初期研究，现在正在芝加哥大学进行，在游戏疗法中进行了预测和实测，但研究结果还没有得出。与成人疗法中的情况一样，试验调控对照方面的问题日益显见。配套方法则相当有限，这些方法已经不能够解决引发出的变化因素。正如比尔斯（24，25）做过的那样，应用调控阶段在这一点上是一个改进。然而，认为调控和试验阶段除了在其变量方面其余都应相等的想法，在游戏疗法中可能不太合适。到目前为止，最令人满意的试验监控对照方法是把病例随机安排到试验组和对照组。这种方法要把大量的病例集中到一起，其数量是治疗中实际观察数量的两倍。出于这一原因，这样做不太实际。对于结果的研究也受到了阻碍，原因是对目前针对孩子个性障碍测试的有效性存在疑问。对于评估存在的问题，一种还没有尝试过的解决方法是费尔南德社会成熟度量表（50），这种方法可能会在孩子治疗前后同其母亲的面谈中得到使用。这样做的好处是让一个熟悉孩子行为的人来进行定量评估。

对实际治疗过程的调查研究也是有必要的。过高成本可能会限制在将来的病例中完全进行声音记录和文字记录的数量。出于此原因，能够评估治疗师记录的充分性也很重要。在少量也进行声音记录的病例中，治疗师和观察者可以进行笔录。在此之后，他们各自的记录描写可用来与声音记录的病例作比较。这样，文字记录中容易出现的那些缺陷可以被发现，这样做的目的是弄清是否值得把研究分析建立于这些笔录上。

到目前为止，在涉及游戏治疗室行为的研究中，还没有尝试过测试一些相当特定的假设。比如说在治疗进行中会不会有这样的可能趋势：行为从一种"偶然性"转换为一种"故意"？即，一个孩子会不会在开始治疗的时候说"爸爸摔倒了"，慢慢地变为说"我把爸爸打倒了"。出于这样的联系，明智的做法是，首先把相对成功的病例从相对不成功的病例中分离出来。这就有可能来回答这样一个问题：所观察到的发生的改变其本质是什么？

另外一项要补充的知识是集体和个体治疗的比较性研究。有 3 种情况可以进行对照：个体治疗、集体治疗和两者的结合。获得的数据可用来给治疗的过程和结果提供信息。这样一种调查有可能要求进行一次集体合作的项目。

治疗记录也可以被用来作为人格测试的有效标准。当事人中心治疗的记录比起别的方法有其特别的好处：它可以不受提问者所持偏见的影响。比尔斯和其他人（26）开始了这个方向的研究。Q 方法在游戏疗法中（201，202）的可能性应用仍需探索。另外一种未尝试过的方法是在观察行为后以时间取样的方法，行为观察要在治疗过程中进行。显而易见，在以当事人为中心的游戏疗法的领域，将来的研究可能性仍很宽广。

总 结

作为本章的总结，可以这样说，主要依赖于当事人建设性使用自我的能力的治疗方法似乎也适用于孩子。但在此方面，挑战性也尤其明显，原因是：总的来说，孩子们比起成人更容易受环境的摆布。尽管如此，比起我们通常想象而言，孩子们似乎更有能力来就应付自己的问题以及他们之间的人际关系。如果置身于这样一种相互关系：基于其间，尽管他们有各种错误，孩子们都能够感受到一种真正的宽容和尊敬那么其潜在能力就将会显现出来。

在游戏疗法中，孩子被提供了这样一个机会，以自己的方式来使用一个特定的时间段，他们仅受制于几条清楚明白的限制性规定。游戏的工具材料被提供给了孩子，这些材料本身又作为一种表达孩子需求的媒介；但是如果他们希望的话，他们可以拒绝来使用这些游戏工具。治疗师所相信的一点是：孩子们要做或不做一件特定事情的决定甚至比起他们实际做事情的表现更为有益。基于这样一种理论：治疗过程是孩子实践其自我导向能力的机会，孩子负责其自我导向的这种机会就会达到最大限度。

正如在成人疗法中一样，与对其肯定或否定评估形成对照的一项基本假设是：一种宽容的关系能降低孩子自我防卫的需要，并因此使他们敢于探索新的方法来感受事物及做出行动。因为这种假设，治疗师没有尝试去影响治疗的步骤和方向；他跟随孩子而不是引导孩子。治疗师的目的是要透过孩子的眼睛来观察到一些东西，为的是充分弄清楚孩子表达的感情。然而，当孩子拒绝别人涉足其私人情感领域的时候，治疗师要接受这种拒绝而不是强迫进行探究。不要尝试去改变孩子，而只是让孩子有可能在他们愿意的时候进行自我改变。就在这样一个时刻，治疗师以这样或那样的方法来尝试传达其对孩子的一种含蓄的尊敬。孩子领悟到了治疗师的这种态度，似乎便能帮助他们以一种较少的焦虑感来应用这种关系。这样便有利于孩子既表现出其人格中接受他人的一面，又表现出断然拒绝的另一面，从而在其间形成某种整合。

在那些治疗成功的病例结果中，发生改变的有：孩子与同伴之间及与父母之间的关系的缓和、学业成绩的提高、经诊断有缺陷的智力方面的改善、阅读障碍的缓解、局部痉挛的消失、偷窃及其他社会不认可行为的戒除。以当事人为中心游戏疗法的应用领域一直都很广阔，然而是否能扩展到精神异常的孩子方面仍然是一个有待研究的问题。到目前为止，这方面的研究不够详尽也不充分，但这个领域的挑战显而易见。随着游戏治疗临床经验积累及研究调查在数量、范围、质量方面的提高，或许，是什么形成心理治疗变化这样一个令人困惑的问题的答案，离我们会越来越近。

推荐阅读

关于以当事人为中心游戏疗法的历史观点，能够从塔夫特（209）、艾伦（5）以及阿科什莱恩（14）的书中得到答案。如以上述顺序来阅读这些书，则可看得更清楚。

非引导性游戏疗法的特殊应用，在几篇文章中均有所描述。其中有阿科什莱恩关于种族冲突（15）、智力缺陷（12）以及阅读障碍（13）的一些文章。对相关研究人员来说，比尔斯关于阅读障碍的研究（24，25）尤其令人感兴趣。因为这些研究是到目前为止策划最为精密的一些项目。有关身体有缺陷儿童的内容在克瑞克桑科和科文（47，46）的文章中有所描述。在治疗师所涉病例中反复出现的特殊问题，比克斯勒（30）对此有所报道。在其另一篇文章中，比克斯勒（29）探讨了针对治疗师所受到的侵害的处理方法。

关于针对在学前教育环境中相关应用的某些类似方法的介绍，参看巴如茨（19）的报道。此方法在过分敏感患者中的应用（其中 7 人为孩子）在后来的文章（133）中有所报道。

第七章
以集体为中心的心理治疗

尼古拉斯·霍布斯（Nicholas Hobbs）著

　　在很多重要的方面，集体治疗与个体治疗相似，但它们也有明显不同之处。相同之处在于其共同的目的以及对于人的个性本质和变化方式等概念的共同看法。不同之处基于这样一个重要事实：在个体治疗中，只直接涉及两个人；然而，在集体疗法中，5 到 6 个人在整个治疗中相互影响。参与者人数的增加不仅仅意味着人数从个体疗法的两个人直接扩展到集体疗法的几个人，它也把独特的治疗方法引入到了本质上完全不同的治疗体验中。

　　尽管以当事人为中心的治疗方法和以集体为中心的治疗方法间的基本相似之处在后面的讨论中显而易见，这里仍有必要尽力表达出集体治疗独有的一些特征，并且不止是粗略地勾画，而是详细地带着读者来熟悉了解整个过程，同时引用治疗过程中的材料及治疗记录，以使读者能体会到整个治疗经历。根据以当事人为中心治疗发展过程中确立的一些做法，研究结果将成为其后进行归纳判断的基础。集体治疗产生的更高的效率是无可争议的，当寻求心理帮助的需要非常迫切以及候诊病人很多的情况下，高效率是一项很重要的考虑因素。对某些患者来说，集体治疗比个体治疗效率更高，这样的可能性在此只附带提及，因为关于这一点的研究证据仍然缺乏。然后在这个被忽略的治疗领域，对于那些蓄意造成事态冲突的普通人来说，集体治疗比个体似乎有更多好处。有关其中的一些问题将有必要只作一些尝试性描述，而对另外一些问题，因为已经进行了足够的观察和研究，所以便能给出肯定的描述。所陈述的一些观点有必要再进行另外的研究后作出修改，对于这一点几乎没有疑问。同时，也还有多方面的差距和很多未回答的问题。但是，即使是在以集体为中心疗法的发展阶段，人们还是对其可行性进行了探索并衡量评定了结果，因而便获得了实质性体会，并且有愿望想去了解得更多。

在此方面，出于不同的目的，我们已对不同人员构成的集体有过针对性工作。而我们的大多数经验是来自一个仔细选择的集体——即那些认为自己心烦意乱，并且不能从生活中获得自己所希望的满足感的大学生。他们中的一些人因暂时难以应付生活中的某种情形而深受煎熬（比如说，有一名女子，其丈夫在战争中死亡，在这之后她难以重新开始新的生活）；另外一些人则处于更严重的困境，难以自拔（比如说，有一名男子，因为和他人在一起就会产生严重焦虑感，从而不能按计划从事他的教师职业）。所有病例都有这样一个共同而肯定的特征：这些人清楚感受到在他们和他们的愿望之间存在的差异，并且他们主动寻求帮助。相当数量的工作除了涉及这些身陷麻烦的普通人外，也涉及另一些群体，这些群体是由那些陷入某种特殊问题或怀有特定目的的人们组成：有参加过战争并在精神病学上被诊断为"焦虑症"的老兵；有希望改变其种族和宗教方面歧视态度的大学生；有被其父母带来诊断的不快乐的孩子；有来自纽约哈林帮的男孩，他们是在对其持有友好态度的工作人员的邀请下前来就诊的；有患有多发性硬化症的老兵，他们来寻求与机体上有所改变的自我和谐相处方法；有那些患有慢性头疼和其他持续性神经症的深陷烦恼的人；有在精神病学上诊断为精神分裂症的门诊患者。总的说来，我们的努力一直都是致力于帮助那些"普通"人，然而就其数量来说却绝非"普通"。这里的一个主要目标是要发现更有效的工作方法来帮助那些数量众多的、原先正常的人：他们中有的人发觉自己对生活失去了兴味，有的人在默默地同自己的问题作斗争，有的人为达到自己的目标投入过多精力从而付出巨大代价，其中有些人则极有可能对相应的治疗帮助产生良好反应。对这些人数众多的集体所投入的关注在下面内容中会予以描述。

以集体为中心治疗的例证

首先来看一下，当人们组成一个集体共同致力于其个人问题时会发生什么情况，这样做将会是有所帮助的。这里是一份书面记录，涉及 6 个大学生在参与以集体为中心治疗的头一个钟头内的部分内容，他们中所有的人都在为自己学校的工作做准备（这份记录首次发表在《国家女校长联合会杂志》，XII 卷，春季刊，1949，pp. 114—121，此处引用得到授权）。在这里，这些人用的是假名并且所有能表明身份的信息都被删除了。简·哈里森，23 岁，是一名幼儿教师。凯·麦迪森，35 岁，是南部一所中学的指导员。安妮·简森，21 岁，是这群人中最年轻的一个，在整个过程中一言不发。玛丽·康威，33 岁，已经有了几年教英语的教学经验。劳拉·普莱斯顿，27 岁，是一名教师及学校兼职心理分析员。贝蒂·阿诺德，28 岁，在一所中等专业学校任教，现在正攻读与辅导工作相关的文学硕士学位。

简： 我这里要说的一件事是我有这样一种特别的感觉，我想解决一个概念性问题：在婚姻中要依靠还是独立。我结婚大约一年，嫁给了他——一个攻读法律的学生。他基本上算是个不动感情的人，并且我想说，我们之间太缺乏理解，产生冲突的主要原因是我有这样一个愿望：在婚姻关系中想要独立但又不愿意真正独立，以及婚姻不应该是各自付出一半的这样一种关系。

引导者： 现在你不是太满意吧。

简： 对，这不是一种令人满意的关系，但我的确认为很有可能让它变得令人满意。

贝蒂：（停了一会儿）我想我的主要问题是：当我和别人在一起时，便会没有信心来确认自己的态度。我对于有能力做好某件事情很有信心，但当我处于一个社会集体或者在一间教室中时，或多或少我会退缩，让别人去交谈及思考。我想这或许是因为这样一个事实引起的：在我家我父亲是一个支配性很强的人，家中每个人都要服从于他的意志。现在我想这样一种心理感受已经渗透进了我同别人的关系中，是一种没有实现个人价值的心理感受。

引导者： 私下里或者一个人时，你对自己的能力很有信心；然而当你同别人在一起时，你容易低估自己。

贝蒂： 对。我总是避开问题或者退缩，而没有面对它们。

引导者： 对。

简： 和一小群人一块儿时，你会不会也有像在很多人中间那样的心理？比如说，同亲密的家人和亲朋好友？

贝蒂： 和一小群我熟知的朋友时，我没有这样的感受，但在一间教室或者当有亲戚来一大家人一起时，或者是在一个家人朋友间的聚会中，我就会出问题。

引导者： 和大家在一起要能感受到一种相互支撑帮助的感觉，在这之后，你才会觉得自己很自在。（当另一个人来的时候，稍有停顿）

普莱斯顿小姐，我们彼此都介绍了自己的名字，你的名字叫什么？

劳拉：劳拉。

引导者：劳拉，很好。

凯：我想我必须解决的问题是学会接受我目前的个人状况。我从心里已经学会了接受它，并且我知道我可以选择去做这样或那样的事情，但是我想从情感上也学会接受现状。这或许是由于这样一个事实：大约两年前，我丈夫死了，死得很惨。他乘坐的飞机坠毁在太平洋上。没有人获救。那是在战争刚结束，他准备回家时。我明白这是怎么回事，但我还是不能接受，我只是想从现在起从感情上接受我的生活现实。

引导者：你已经能够解决这样一些事情，理智而合理地接受现实状况，并且知道应该怎么做；但是你仍然不能够把感情恢复到最初状态，比如说，完全平和下来。

凯：假如我在街上走着，碰巧看到商店橱窗里他喜欢的衣物，这样会使我心里完全失控，我会——

引导者：会发觉这些情感涌向心头。

凯：是这样。或许会因为他喜欢抽的香烟的味道，以及诸如此类的东西；这样已有两年了，我应该开始控制一下自己的情绪了。

玛丽：我在控制自己的情绪方面也遇到困难——我指的是感情。

引导者：这是某些很相像的东西。（长时间停顿）

简（对凯）：你和他一起过得幸福吗？

凯：是这样，我们过得非常幸福，我们之间是这样一种关系：在总共只需投入50%的时候，每个人都会付出90%。我想能这样做的原因之一是我们之间相互依靠，因为我们在国外一同住了很长时间。我们没有别的可帮得上忙的人，所以必须完全互相依靠。

引导者：你们之间关系很亲密。他几乎就是你的整个生命。

凯：我从小就认识他，我没有嫁——我们年轻的时候没有结婚。这是我的错误。一直以来，他都很喜欢我，当我年龄渐渐变大，我越来越珍视他对我所付出的情感。与其说我对他的爱有多深，不如说他给我的爱让我有安全感这样更为妥当。嗯，你看，这就是最重要的一点。我的确爱着他，并且我越来越学会珍惜他。

简：你曾经对以前爱过你的人没有安全感吗？

凯：对，我和任何人在一起都不会觉得非常安全，我父母离异，我从来没有过真正属于我的人。

引导者：在他那儿你找到了，是吗？

凯：是这样，并且不仅仅如此，我发现了这一点并努力去争取。比如说，我尽力用每一种方法使他离不开我，就这样。（停顿）

简：嗯，我想基本上你所拥有过的正是我想要的。

劳拉：嗯，事实上，我一直坐在这——嗯，羡慕着凯曾经拥有的幸福。有时，当我们拥有的时候，我们却意识不到它们的重要性。

引导者：对某人的一份真正深情的爱？

劳拉：是的，她能够意识到长久以来没有注意到的那些事情是多么幸运，实际上她还和他生活了一段时间。

凯：我试图告诉自己这一点。并且我也知道这一点。当我看到周围的人们，我感到曾经拥有那些是多么幸运（停顿），我意识到这一点，但我还是不能接受。

引导者：一种被淹没的感觉。

劳拉：嗯，能够说明问题的事实是——你很长时间都没有意识到，这和我的问题所在非常相似，我也不知道。并且我仍然不知道而且没有机会知道，你看。并且现在，我面临着一个问题，我的母亲总是在自责，处于一种可怜的境地。

引导者：让你感觉很糟。

劳拉：嗯，我想以我能采取的方式向她道歉，让她确信那不是她的错。因为是或不是都不重要了。但你不能一直感觉到这是我生活中唯一的一件事。还有更多的事情。背负着这样的重压，你开始寻求一种简单的方式，对自己说，算了，也许这就是她的错，也许这是一个可怜的境地，也许这样，也许那样。

引导者：让你感到你不得不和她对抗。

劳拉：是的，在周围没有一个能让你开心调整的空间。不对。在学校，在工作中，和朋友在一起，在任何地方——你总是被你所处的这种可怕的境况压迫着。这种感觉不好。

引导者：它时常伴随着你。

劳拉：是的，通常，因为采纳其他人的意见而不用考虑自我是比较容易的，我相信如果我母亲只要意识到她所做的事是多么有害，她就会尝试每种方法去改变。但是如果告诉她，她将会受到更多的伤害，我不能告诉她。

凯：是的，我明白你的意思。这也是我来这里的部分原因：走出困境。因为当我走进一间房间，每个人都不讲话了，你能感觉到他们的同情，但那不是你所需要的。不久，你开始为自己感到难过。因为，如果我有——我没有任何烦恼，没有什么事情我应该为之不安。

贝蒂： 你也发觉了，要摆脱人们对你的既定印象是很困难的。如果他们总是把你想成一个感性的或实际的人，那么你除了做感性的或实际的事情外，不能做任何事情。因为当你做了不是他们所期望的事情时，他们就会表示厌恶或不满。

引导者： 所以你容易根据别人的期望来改变自己。

贝蒂： 常常是这样，如果我想做一件事，我会对自己说，嗯，我的父母会怎么想呢？如果我感到他们可能不赞成时，我就不会去做。

玛丽： 谈到人们为你感到难过这个话题——对你产生了影响，实际上情况并没那么糟糕。

引导者： 你自己开始相信这一点。

玛丽： 绝对是，并且不久你将受益。

引导者： 是的。

简： 为自己感到难过开始成为一种帮助自己走出困境的简单的方法，我知道这一点，并且我已多次实践。我花了大量的时间独处，并开始思考，我的家过去从不会像这样，并为自己感到非常难过。我发现这是一个非常简单的、避免面对自己的方法。

凯： 为什么你不得不去工作？

简： 他在学校已读了3年，如果他要实习的话，还要做上好几年的日常事务，所以他大概会有5年的时间分文不挣。

凯： 那么你现在打算这个秋天去工作，开始工作？

简： 是的，我打算为他提供经济上的支持，让他能够继续学业。不用和家人谈钱的事情让我感到自己很强，因为我和父母的关系不是很好。并且我同我的公婆——我感到如果我从他们那儿拿钱而他们处于一种给予者的地位，我感到在我以后的生活里，我将不得不回报我的婆婆。而这是我很难做到的，因为她喜欢告诉你怎样擤鼻涕，如果你给她机会的话。（笑声）

凯： 但事实上，她们是非常通情达理的。

简： 她们是，她们是很通情达理的。如果你坐下来仔细想想，她们是母亲，她们耗尽生命中的所有时光来培育自己的儿子，然后我们将他们从母亲身边带走。并且他们的兴趣也不再局限于家里。对她们来说这太难了，也是非常难以适应的，我想。假设有一天我成为婆婆，我不会做得更好。

凯：为什么你这样想，我的意思是，你必须感到他爱你，他真的爱你。

简：嗯，他不是非常易动感情的人，而我是一个易动感情的人。我觉得他是相当含蓄的。我们交往了很长的时间后他才显示出一些对我的爱慕之情。你开始感受到这一点，却冷漠地把它抛在一边，因为经济上的或其他一些理由结婚了。你开始疑惑，特别是当你需要极大的感情方面的支持，却发现由于自己的境遇而无法得到时。

引导者：有那种感觉非常令人不安。

简：是的，同时还伴随着极深的负疚感，因为我总是有那种感觉，那种和丈夫从未产生过的感觉。

引导者：所以，当你一有那种想法的时候你就开始责怪自己。

简：是的，我把每一个我们婚姻中出现的问题都归罪于我，我开始持有这样的态度，以致他有了一种良好的感觉，他是——他是完美的。

凯：你和他讨论过这事儿吗？他是否意识到你感到多么不安全？

简：是的，现在他开始意识到这一点。像我所说的，只到最近他才开始——我要说实质上我们有很大的可能性来建立起一种令双方都满意的关系。

引导者：有很多积极的因素。

简：是的，我们有。他回到我的身边。在感情上我付出了极大代价，但他确实回到我的身边。在他意识到一些东西之前很多事情发生了，他必须回来面对这些事情。

凯：是不是因为，嗯，你是否向他表达了你的感受，或只是让他盲目地推测？

简：我没有很多的表示，没有。

凯：哦，你看，他并没有真正地了解。

简：噢，他不知道，是真的。

引导者：向他表达你的感受是很困难的。

简：是的，因为我——如果我打破沉默去表达，我就处于一种非我所愿的高的位置，我感觉我还不是我希望的那样成熟。 （84，pp. 118~121）

个体治疗和集体治疗——相似性和差异性

》》 相似性

基于以上摘录提供的具体的讨论材料，通过与颇为相似的以当事人为中心的个体治疗过程比较，我们可以获得对精细复杂的集体疗法的一些了解。在治疗过程中明显反复重现的最难以捉摸的特性有可能首先被考虑到，因为它——那种逐步形成的氛围、气氛或者感觉——如果要从集体经历中获益，就必须形成。像在以当事人为中心疗法的个体治疗中一样，集体中的成员必须把他们的处境感知为自己的一种可依赖的支撑。他们把自己所承受的焦虑，尝试有效地与别人相处的不成功的结果带到这个环境中，对将发生的治疗经历的不确定状态加强了这种焦虑感。有一点是明确的，那就是集体中的每一个成员，如果要从治疗中获益，就必须在治疗师或集体的其他成员那里寻找到一种真诚接受的感觉。他会发现在集体的氛围中他越来越不需要去抵御焦虑感，这种焦虑曾经让他不能很好地和别人共同生活，而在一个人独处的时候又是如此不快乐。正如个体疗法一样，他必须感到他能够越来越自由地审视自己，相信有人能像他自己看到的一样理解他的生活，相信在生活中他所走的每一步都会受到尊重。同时，一个集体中的个体发现对他能力的默默信赖也是极好的，并可能是非常必要的，信赖他有能力对自己的生活负责，希望他不顾别人的影响而做出决定，最终，信赖他能够完全依靠自己的想法做出决定。

即使在上述引述的首次治疗期间，我们发现参与治疗的成员们彼此都能敞开心扉，甚至感觉到来自其他参与者某种支持，这种感觉随着治疗讨论会的进行而日益增加。凯能够开始讲述她藏在心里两年之久的伤痛。简通过她的治疗讨论会日记向其他女性参与者展露了她自己，这是她从前不敢冒险的事。玛丽、劳拉和贝蒂尝试着描述让她们不快乐的根源。只有安妮迟疑不定，在这个治疗期间和其后的几个治疗期间保持沉默，一直到她确信了来自团体的支持，于是她描述了她所做的让她害怕和痛苦的梦，也许，在最终的时候她甚至比其他任何一个成员收获更多。读者一定想问，我们如何肯定信赖和尊重的态度将渗透整个集体，这正是一个指向个体疗法和集体疗法不同点的问题。在单一的当事人—治疗师关系中，我们总能够确认这些起决定性作用的态度，因为治疗师的整个训练过程已经着重强调了这些原则的重要性，他时时刻刻注意着把它们直接传递给当事人。但是在集体治疗中，因为有其他人在场，每个当事人都不可能在一开始就能够表达这些感觉。他们过于束缚自己，而且几乎没有意识到这样一件事：除了从他们所遭受的痛苦中解脱出来，还有很多更为重要的东西。在集体治疗中，对此难题的解释可谓似是而非，并曾经是论证充分与否的根源。如果这些重要的态度没有在集体中产生，治疗就可能几乎没有效果，是失败的。如果这些态度因治疗师的培养而产生并被来自集体其他参与者的肯定感受所加强，那么当事人在集体环境中的治疗效果就远比在个体治疗中显著。被治疗师理解和接受是一方面，而另一方面，被其他一些人理解和接受更是一种相当重要的经历，这些人跟他一起寻求一种更好的生活方式，并真诚地相互分享一些感受。正是后者，而不是其他任何东西，使集体疗法和个体疗法之间产生了质的不同。

一项集体疗法所不具有的个体疗法的特征是：能感受到指引并且目的单一。而 6 个不同的人面临的不同问题理所当然地会被认为能对这一集体产生离心影响。但事实上，这种情况似乎并未发生。在满足和感受两方面，集体能形成一种不亚于个体疗法的非凡内聚力。首先，尽管症状和情形各有所异，而人们遭遇到的问题就只有几种，人际关系的崩溃以及不能实现自我价值所带来的情绪不断为集体讨论提供内容。但是，或许比内容相似方面更为重要的是源于感情分享的一致性。在下列摘要中，集体中的两个成员尽管年龄相差约 20 岁，面临的问题也各不相同，然而却在情感方面达成亲密的理解：

赫尔姆先生： 我想我们两人的年龄存在如此大的差异，可能会存在一定代沟。可是几天前他填平了这个代沟。我觉得在内心深处，我们的感情都是相同的，所以我们的很多问题也都一样。

治疗师： 这我不太确定，赫尔姆先生。而我能够理解你是怎么样来看待这段关系的。

赫尔姆先生： 嗯，我原先感到我不太能理解他问题所涉及的范围，以及这个问题对他影响有多大。然而，星期一，他开口讲述时，我简直就有一种心心相通的感觉。这并不是说我和他的问题一样，而是我能够发现另外一个人的感受如何，这个人像我一样一直承受着某种负担。因为即使我们问题各不相同，但这些问题所引起的感受却非常相似，嗯，我能感受到他也是一直承受着同样的负担——嗯——想到这一点，让我觉得同他的距离很近。

韦斯特： 说得真好。这正是我想要说的。

治疗师： 你觉得和他靠得很近，不是因为你们问题相同，而是因为你们感觉一致。

赫尔姆先生： 总的来说，我认为在这整个集体中，这种想法是很典型的，我们中的每个人都能够表达自己的情感，而别的人则会理解他。

在技巧层面，个体和集体疗法之间也存在相似性。此处可对此作一概括，而稍后作详尽描述。正如在个体疗法中，技巧是重要的，因为它作为一种媒介表达了上面提到过的那些态度。技巧源于这些态度，并把这些态度表达出来。然而由于治疗过程中积累的经验，技巧的作用也会被削减，因而产生一定的效果。一般来说，治疗师试图要做的是在个体表达的时候重建其情感领域，并通过技巧和灵敏的感觉传达这种理解。有不同的术语来描述治疗师在个体疗法中所实施的内容——诸如感觉的澄清、情感反思、内容重述、单纯接受、重建等等——也同样适用于集体环境。此处应顺便提到其他的相似之处。涉及诊断方面的阐述是极有限的，那些说明并不依赖于治疗手段。在学习过程中观察到的并不被认为是一种本质上的改变，转变的态度被当做其他充满影响的表达一样处理，最有影响力的治疗中的可能收获的预测被认为是感受到当事人自己。

以上阐述的是相似性。

差异性

集体疗法明显的特征，在只涉及两人的治疗关系中并未发现。在这些最重要的、富有特色的特征中，其中之一在于这样一个事实，即集体环境使当事人开始专注于处理人际关系的能力，并提供一个直接的去发现新的更令人满意的人际交往方式的机会。日益清晰的事实是：致使人们来咨询的不适感源于自我知觉的差异性，而这种差异性在很大程度上又是一种个体同其生活中重要的少数人共处体验的产物。当这些体验是非常有害的时候，个体将集中精力去采纳一种解决问题的方式，而这种方式往往是僵化的、压抑的和不太有效的，但却能让他感觉到自己还能控制自己的生活，使他能够避免彻底的崩溃，避免这种令人害怕的、步步逼近的境况。他极大地需要使他能够与别人更靠近的经历，进而发现他自己不利的一面，而这在与别人的关系中是很重要的。一些有严重心理困扰的当事人，可能会觉得集体环境很危险而要求个体治疗。但是，对于那些能够迈出第一步、把自己的心扉向别人敞开并允许别人更靠近自己的当事人，则有极大的可能性被治愈。

那些因为持续受到压力而变得不太自信的相对正常的人可能在集体经历中获益更多。处于我们这种文化背景，人们可能会产生孤独感。弗洛姆（Eric Fromm）在一次人格社会分析中曾经详尽地描述了现代人的孤独感和生活的飘零感。甚至一个随意的观察者都能观察到人们倾向于和别人保持距离，从而证实弗洛姆的发现。人们不得不相互接近交往，有时甚至去寻求这种交往，但他们也想出了各种方法来避免别人与自己的亲密关系。人机交流的娱乐方式之所以受欢迎，是因为这种方式减少了同别人发生简单关系的最后的机会。但是，聪明的人们就会明白，这种热切寻求的孤立可以说是付出了较高的精神代价而得到的可怜的物质享受。人们常常寻求集体治疗就是一个最好的证据，在那儿，他们期望与别人靠得更近。这种机会受到欢迎并被最大限度地利用。正如一个女孩表述的：

> 我现在认识到了，而从前却不能，经济上有保障并不能让我获得情感上的满足，而我所关心的是后者。并且我目前侧重的方面似乎是必须去发现同朋友以及不同性别的人之间的这样一些感觉：安全感、信任感、宽容感以及相互间的爱。对我来说，这是我态度方面的一个重大转变，因为在这之前，我一直都排斥同家庭外成员建立这样一种情感纽带。他们在寻求一种令人满意的丰富生活，而我却在拒绝他们。我原先以为跟别人交往似乎太危险了；如果你从不去依赖任何人，就永远不会受到伤害，也就永远不会有被抛弃的危险。
>
> 集体疗法中的交往让我有了一些想法，并使我相信宽容、温暖、真正的同情以及存在于它们之间的相互回应。这样的氛围是每个人生活中必不可少的一个部分。为了获得它，去冒险也是值得的。尽管我知道我的父母不可能相信这是真的，但是我知道我从来没有过宽容、安全、理解等这样一些情感背景。他们都认为我们这个家已给予了子女完全的理解和同情。由于这些有所转变的态度，我不知道具体要做什么，但现在这似乎并不足以让我感到不安。就我而言，我认为让情感有所变化这样一种认识，以及接下来乐意接受的态度才是最重要的，这样的话，别的一些事情也就或多或少会归于正常。

作为一个集体中的一个成员，这个女孩知道了以一种全新的和更加成熟的方式来给予和接受情感上的支持和理解意味着什么。正如当初所产生的那种需要，它曲解了自我以及人际关系中的自我的概念，在这里，自我根据相应情况被重新定义。这或许是集体治疗经历中最引人注目的特征。

同预想相反的是，一个人在集体环境中进行交谈有时比起单独与治疗师进行交谈更为容易，这是值得关注的一个不同之处。从几个由具有严重不安感的老兵所组成的治疗团体那儿所获得的有限经验也对上述这一点提供了证据。这些集体中的参与者每人都接受过不同阶段的个体治疗，时间长达一年。他们前来寻求集体治疗是因为他们对个体治疗的反应不佳。病例记录指出，他们中有几个人在个体疗法中不能够谈起那些让人遭受创伤的战争经历，然而从集体疗法中，他们获得了鼓励和宽容，这些鼓励和宽容缓解了那些他们曾一度封闭起来的痛苦经历。在这里所获得的收获由于个体敞开其生活经历的不同而有所区别。最能谈论自己经历的那些集体成员可能会先开口，因此相对于沉默寡言的人来说，他们的压力会得到缓解；而那些较少说话的人，又会从别人树立的榜样中得到勇气并开始尝试性地效仿别人的做法。因而会常听到这样一些话："我也有过这样的经历"，或者"当这件事情发生在你身上的时候，你和我的想法是不是一样……"在其他一些情况下，集体的促进作用由社会心理学家做了有关研究，并发现它的确能产生效果。并不是说所有的人都会发现在集体中发言是一件容易的事；其中一些可能容易开口，而另一些认识到发言是安全的，一小部分则会在整个治疗期间不敢冒险而保持沉默。但是在集体中有可能存在自由中的进步，这是很重要的。

在人格理论和治疗过程中的很多问题是以价值观为中心的，当事人中心疗法的一个重要理论是：必须帮助参与者建立他自己的价值体系，而把治疗师个人价值体系的影响减到最小限度。这种做法，当然，其本身是一种价值观的表达，而这种价值观在与当事人共同参与的密切的治疗过程中不可避免地会传递给当事人。这种价值观肯定了个体有权利选择他自己的价值观，这是有利于治疗作用的。大量来自于治疗师的其他价值观的建议确信是不利于治疗的，其可能的原因是，这些被治疗师提出的建议，不可避免地带有治疗师的权威并在被提出的时候构成了当事人对自我的否定。治疗师不能够简单地表达什么是值得的这样一种价值观点，因为他表达的内容有清晰的指向性，所以会对当事人产生必然的影响，当事人会积极地来应对这些内容。在集体治疗中，价值观方面的内容是令人感兴趣的部分，显得非常重要。正如来自当事人为中心的观点用之于个体，治疗师始终如一地安静，在所表达的内容中，维持着最基本的价值观，那就是个体有权决定属于他自己的生活方式。这种价值观被认为是如此重要，以至于治疗师不会将这个问题弄得模糊不清。如果提出别的价值观加以考虑，或许会影响到集体。集体中的成员提出各种价值观，而这些丰富而多样的表达生活的方式给集体中的每一个单独成员提供了很多不同的观点和看法，而并没有要求成员们对自己作出承诺。被表达的价值观同个人所表达的内容相关联；当人们认识到有的内容对他们来说是有意义的话，他们就可以使用这些内容。此外，集体中所表达的那些价值观代表了某种文化交替的内容。比起由治疗师单独负责而言，个体处于这种具有更多样性内容的环境中。正是这种价值观的多样性表达了一个重要的因素，它体现在创造了一种让个人真正作出最终选择的气氛。

集体治疗提供了个体治疗中所没有的一种机会，这种机会在治疗过程中相当重要。在集体中，个体可能成为一个提供帮助者，而与此同时又在接受别人的帮助。在谈到他们进行治疗的决定时，集体成员所做出的谈论指出：相互合作的积极态度使他们期待从中有所收获，并让他们觉得自己可以为之贡献点什么。这样一种看法减少了人与治疗之间的障碍。很可能，给予帮助的行为本身就是一种治疗体验，但这仅仅是一种推测。有一个人以如下方式表达了这样一种情况：

> 我完全不能够让自己去见私人顾问，虽然我拿着他们中某个人的名字和地址，并且打了两三次电话去定下一个约会——但从未践约。当有机会参加一次集体治疗时，我欣然响应。因此，这次经历对我来说是很及时的。它给予我的帮助之大常常令我很吃惊。我完成每件事情的时候，我就想："嗯，集体交流的确对我影响很大。"现在，我发现我说得不准——应该是正在影响着我。在最后一次治疗后，杰克谈到了集体对他的帮助有多么大。这似乎是一个很好的征兆，因为我关心他甚于关注我自己的问题。

在集体疗法中，人们可以找到一种成熟的平衡，一种给予和接受之间的平衡，一种自我独立和对别人的现实的、自己能承受的依赖之间的平衡。

集体疗法的过程

》 组织和程序的一些细节

既然集体疗法过程对我们来说是一个相对生疏的过程，既然有很多不同种类的实践已经被称为集体疗法，那么，有关以集体为中心疗法的一般设置和程序的论述似乎是有必要的。集体通常由治疗师和大约 6 个当事人组成。参与者的数目依靠经验而定，尚未有关于其最佳数目的研究报道。关于这一点，很多人似乎需要最大限度地利用人际交往关系，同时又能获得效益，而这正是集体治疗的最具吸引力的特征。较少的参与者才能开展有效的治疗，人数再多一到两个人也可以；但是，在6个人的基础上超出太多，会使集体治疗速度减慢并增加留在集体外围的人数，而使其不能真正参与治疗过程。集体交流要在一个安静、舒适的房间进行，在那儿，所有人都能围桌而坐。理想的房间是一个既不太拥挤也不太空旷的地方。集体成员的选择将稍后进行讨论，但这里要提请注意的是，一个集体中应包括具有完全不同问题和不同个性的人。我们的做法一直都是在遵从一种宽泛的标准来组织集体，比如说成人组、青少年组或儿童组。集体讨论一周两次，一般来说，每次一小时，但稍稍延长一些也常常是可取的。这里要说的是，应根据实际情况灵活掌握；很多集体治疗采取一周一次，另一些则一周数次，而交流时间的长短也是可以变化的。然而，还是应探索某种集体交流的一致性模式。由集体决定是否终止交流。从我们所获取的大多数经验的情况看，集体交流的次数倾向于平均大约为20次。

》 如何开始集体治疗

经常被问及的一个问题是：集体治疗是如何开始进行的？当事人可能会感到自己无所适从，当他来到这里，和很多陌生人在一起，而这些人都抱着解决个人问题的目的。同时，他对治疗师怎样着手进行治疗感到很疑惑。首先回答后一个问题，治疗师是这样开始的，他先假设这个集体能够在没有他的指导的情况下开始并确定方向。他通常会说一些话，大意是集体的目标已为各位所知以及集体可以确定并跟从自己的方向。一开始会有些不确定，但对于这种不确定性，最好的解决方法恐怕就是集体为自己的方向树立责任感。在交流的最初阶段，很多不同的模式都是有效的。一些集体在开始阶段出现困难，有人会尝试性地说点什么但却没有人响应，紧张的心情要求集体用一段时间来找到在集体中的安全感；另一些则进行得很好，没有耽搁，开始就体现了极大的参与性。正如我们在个体疗法中所看到的现象：当一个当事人背负沉重的焦虑的负担，这个时候他极力需要表达出自己痛苦的感受。一个相当典型的模式是让集体中的成员在非正式的没有压力的环境中讲述他们自己和描述一下他们的问题，但开始的方式不同，随后不同集体的表达方法也各有所异。一个体现特定集体的主题会显现出来，并在一个明显有其特征的过程中得以展开。

集体发展和话题概念

话题概念帮助我们获得了对集体治疗过程的很大程度的了解。在研究过程中，有必要想出方法来把一系列长时间的交流拆分成较小的具有某些心理意义的单元，这样，话题的概念得以产生。单次会谈的单元和单页的记录都是随意的，对涉及的人来说没有特殊的意义。一个话题是一个讨论焦点的主题和要点，有明确的开始点和结束点。（话题分析的思想是里昂·乔娄提出的。这个技术在几个集体治疗过程的研究中得到使用。评定者对逐字记录的治疗记录的主题认定的一致性几乎是完美的。）在一个治疗期间会有一个或很多个话题，一般情况是有几个话题。对每个话题来说，有一个主要的参与者，他是焦点的中心；还有次要的参与者，其人数和参与的程度随着话题的不同而变化。在一个系列的治疗期间，有些话题是短时存在的，它们被提出，被简略地被审查一番，然后被放弃；另一些话题则会贯穿整个治疗期间，随着对其内容的深入而反复讨论，而又因集体中不同的参与者的参与而有所变化。

可把其比喻作音乐。一系列的集体治疗期间，分析那些话题正如欣赏结构松散的音乐作品。一个话题开始了然后结束了，另一些冒出来，一个最初的话题又被拣起来并详细描述讨论。其乐章由大量细节和深切的情感表达所指引。一些话题只被单一的声音所承载；另一些则是几种声音的汇合，每一种声音都带有其明显的特征。固定的结构是不存在的，但是仍有一个清晰的发展模式，一个明显的方向和意图。

集体成员观察到的过程

在一个研究的系列中，集体成员被要求记日记，记下他们对这个集体的反应。在每次交流后都尽可能快地记下来。这些日记是独立撰写的，并且在治疗结束之前都不会被翻看，为的是保证每个作者能够自由地表达他的感受。和那些访谈材料的摘要一起，这些记录让我们更详尽地理解了集体疗法实践意味着什么。以下摘要的作者是简·哈里森，一个集体中的成员，她的开始阶段已在前面被论及。在读以下记录之前，读者可翻回去对照其陈述，以便对她的问题更加了解。应该说，简大概不是这个集体中"最大的获利者"。就获利方面来说，她大概只能排在第三或第四名，正是因为就获利来说，她排在中间位置，所以此处选择了她的记录。那些激动人心的过程，那些令人沮丧的回忆，那些最终达到的限定的目标，在个体疗法中是如此熟悉，我们在这里又一次看到：

（摘自一篇"自我评价"文章，写在进入治疗之前）

今天，当我看到我的问题，我能够找到一些它源自我青少年早期的迹象。它起初表现为我对独立的期望与我对依赖、情感支持、赞同和接受的需要发生冲突。这种冲突在我婚后明显地凸显出来——我的丈夫在很多方面具有和我一样的问题，他需要依赖，但是他表面上显得很独立，这使他看来非常成功。我发现正是这一点导致了他在很多方面不能够把我作为一个具有独立人格的个体来接受。

另一方面，我对这个不满——我对自己需要他的赞同和关注不满。我发现当我长时间独处的时候（自从他成了法律系学生后，我就常常这样），我总是想方设法去引起他的注意，比如和婆婆公公发生情感冲突。接着我就会为自己的所作所为产生可怕的悔恨自责——我似乎不能够控制自己这方面的感觉，即使我理智地相信我了解自己正在做什么。

现在，我离不开我的丈夫，但仍然不能达到目的。我仍然不知道我自己想要的是什么，以及我的丈夫是怎么看待我的。我仍然不能把握自己的性格，让它按照我既定的目标进行调整并实现目标。我发现我将自己的不满交替发泄于丈夫和其亲属身上。我不能忍受我婆婆对丈夫的理想化描述。我再次感到我又回到了我自己的家——充当配角。我寻求对自我的认可。我想作为一个有独立人格的人被认可，但是我对此的概念仍然不清晰，我也不认为我对独立人格具有充分的控制能力。

（第 1 次集体交流后的日记）

我想，我对凯的问题真是感同身受。这似乎是一个如此无望的、难以适应的处境。同时我也非常地嫉妒她，她曾拥有……的婚姻，正是我想要拥有（的）……我感到，经过了最初的无所适从，整个集体获得了某种认同和团结，我觉得我们互相认可并朝着一个共同的目标努力，并且在这个集体中，我感受到了一种温暖和真诚，那是我在其他的集体中从未感受过的。我觉得好像认识她们很久了——并且相当熟悉……我最明显的反应是我的认同感和对凯的同情。我整天都不能忘记她和她的难题。

（第 4 次集体交流后的日记）

我有一种感觉，一种力量在这个会谈期间凝聚起来。我想我们真正实现了一定的目的。我很惊异于劳拉对她自己个子矮小的反应。我总是有一种想法，矮个子的女孩子们能够接受现实并因其有利的一面而喜欢它。我总是认为高度的问题是专属于高个子女孩的。也许是因为我的高度让我在青春期早期面临这个问题。但是因为劳拉把她的感受表达得很清楚，我想我能够理解她……我的自我反应对我有所启迪。基于玛丽关于对抗态度以及承认这种态度的陈述，我意识到事实上我爱我的母亲。但我害怕像她那样，所以我对她的所作所为有种抵触对抗情绪，而自己又不愿意承认这一点。现在，这些话对我很有启示。这次治疗后，我感觉很放松。

（第 7 次集体交流后的日记）

当我们讨论形成集体的必要条件时，我有一种感觉，这个集体在这方面分享了团结，由于我们具有不同的问题，这种感觉以前未曾经历过。我最后能描述关于我的职业方面的疑惑，而我从前是做不到的。说出来不是件容易的事，但当我说出来以后，我感觉很好。我很同情安妮，她不能讲出她的事情。在治疗期间我很多次这样想，集中于问题所在并加以描述是件难以办到的事。

（第 8 次集体交流后的日记）

现在，对我来说，对交流需求的问题和职业的问题正日益显现。我发现我自己迷失在失败感和挫折感当中。首先，我不能在集体中说出它们，但是自从劳拉有相同的感受后，我觉得这变得容易得多。我感到现在这个集体产生了一种凝聚力，是从前我们不曾有过的；我们真的有一些东西是共同的。我们似乎正朝着某个最高的目标前进。

（第 10 次集体交流后的日记）

今天，我感到似乎我心里的一些东西真的被清除掉了。我突然意识到我一直在说的东西，这些东西暗示了我的独立感，但我对独立的概念是什么仍然不清楚。这是一种自我价值的概念。我意识到我一直徘徊于这样一种感觉中，感觉在生活中的大部分时间里，自己像一个讨厌的女孩子，而正是这种感觉让我不能向着我的目标奋斗。一个讨厌的人是不可能赢的，我用不着证明自己的能力，我对此深信不疑。这就好像是给了我一种额外的动力，让我为通过理解测试而努力。我感到在这个治疗期间，我们的问题都被归结到非常相似的基本方面，我们仅仅是以不同的方式表现出来。它使我感到跟这个集体更接近了。

（第 11 次集体交流后的日记）

我在这个阶段感觉相当好。我感到上次真正地实现了某些目的，并且我真的比以往明白了许多。我想，在讲述周末期间和母亲发生的不愉快时，以及当我告诉自己所认为的解决问题的方法时，我理清了在未来要采取的和父母相处的态度。这里并不真的是指态度，而是指我们之间的关系。凯谈论起角色的问题时，我深有感触。既然意识到自己所遇到的麻烦在于我的无价值感，我想我应该找到自己的位置，或者如凯所说的，找到自己的角色。我感到她通过讲述这一切而有所收获。我仍然觉得对凯及劳拉的问题感同身受。也许是因为劳拉所表述的问题中有一部分也是我的问题，而凯曾有的幸福的婚姻是我期盼的。

（第 12 次集体交流后的日记）

我真的感觉到在上一次交流期间我们似乎实现了一定的目的。我想是因为玛丽最后终于开口了。我第一次感觉到她和我们在一起。在此之前，和她在一起让我略微有些不自在。我感觉到自己陷入了困境。从实现自我价值而言，我现在了解了自己的问题所在。我所缺少的是对自己的欣赏。但我似乎不能够朝着学会自我欣赏迈出第一步。那正是，我现在清楚了，我想，正是它让我成为现在这个样子，而不能下决心成为我所希望的那样的原因。当贝蒂说到她的原有的价值观正变得含混不清时，我觉得她讲得真好——这的确让人感到不安。在某种程度上来说，我觉得凯似乎是目前最有效地利用了集体并取得最大进步的人。我最后想，我现在比原先更加肯定自己想要完成学业。

（第 13 次集体交流后的日记）

我为今早讲述的一个问题感到内疚，因为每个人似乎都是这样非凡。但它已困扰我整个周末，我不能再对它保持平静。它让我又产生了原先在学习及其他事情方面所有的那种无价值的感觉。在此之前，我正准备开始解决一些问题。很高兴看到劳拉做得这么好。但同时，我不能感到很开心，这使我有些灰心丧气。我觉得贝蒂也有些这种感觉，当交流结束后我们一起去喝咖啡时，她转向我说，"我感觉很糟"。我知道她所有的这种感觉，我希望我能说点什么帮帮她，但是，我也感觉不太好，所以我恐怕也帮不了她什么。

（第 18 次集体交流后的日记）

在这个新的问题中，我似乎不能够看清我的方向。如果不是受我过去家庭生活的影响，我可能会更有信心些。有时我感到如果我是更自信些的人，更相信自己和丈夫，那么我的婆婆会对我坦诚相对，而它也不会困扰我了。事实上，要和她相处并表现得好，需要有极强的控制力，但是我感到我不得不好好表现。

（第 19 次和最后一次集体交流两个月后的会谈）

集体在我对自己看法的很多方面对我有所帮助。它没有解决某一个问题，并且它也不可能解决具体的问题，但参加它是值得的……我和丈夫的关系，不是说有任何——更好——但有了一些相互理解。并且我对他的态度也不是很一致的，因为我真的不知道，我不知道哪些地方要坚持。我不知道哪些地方要让步而哪些地方是要坚持的……我不知道在哪儿是合适的地方，在哪儿我的自我停止而他的开始……如果我完全确信我的独立和我的自负，就不可能走上这条路……我现在知道我不会离婚。那将是比较艰难的……我正努力去构建些什么，事实上，我以他为荣……当我第一次来的时候，我相当没有信心，但是我注意到在感到焦虑的时期，你抓住了其中的闪光之处，而当你想到这些，就感到相当激动……我想事实是集体给了你一个能够更具建设性的去思考自己的动机……这是一件有趣的事。我年纪还不大，但我不像在 2 月份的时候那样觉得自己年轻了。我只有 23 岁；我仍然是只有 23 岁，但是在 2 月份，我感到自己只有 16 岁……我正告诉劳拉，她——昨晚在我家吃饭。我们正谈论到这个集体，我说我现在感觉自己长大了些……但当我走进我婆婆的家时，我觉得自己是 16 岁……在集体中，对着女孩子们，我感觉很温暖，是我从前与女孩子在一起时从未有过的。从前我从不曾和一个女孩子有过温暖的关系。但是我肯定地知道其他人也正受问题的困扰，试着去理解她们的问题，并找到方法去帮助她们解决问题……因为这个理由，我对集体治疗非常热心。在这儿有某种共同的联系，而正是这一点，让你能够向别人讲述自己的困扰，并让自己被接受。我的意思是那是最重要的事。

》 研究分析中所揭示的过程

已进行的种种系统性研究进一步证实，以集体为中心的疗法有自己明显的过程特征。这些研究是第一批对集体心理治疗过程的定量考察，结果当然是暂时性的；但是很多令人感兴趣的事情却显现出来，而一些新的问题也产生了。

以集体为中心的疗法与其他方法根本的不同之处，是问题可以通过对所发生的事情的简单描述而清晰地显现出来。对它的解释大量地依赖于一些方法和各种活动。在某些研究中，讨论的主题由一个简要的介绍性讲演设定。在所有的方法中，除了此处描述的这一种，领导者还致力于"使参与者说出实情"。与集体为中心疗法最为类似的方法是由福克斯（Foulkes）描述的分析技术，在他的方法中，参与者被邀请"仅仅只要说出心里想到的任何事情……"但是，在福克斯的方法中令我们印象深刻的是，治疗师让当事人阅读规程，随着治疗师提问、讨论、解释行为。最广为应用的方法之一是军队中提倡的方法，在这一方法中，集体讨论的主题由领导者确立。对在空军康复医院进行的一系列这样的交流会的分析表明，领导者意见占了所有调查内容的 81%。在军队方法中领导者的活动优势与在此描述的方法中治疗师较少的优势地位形成了对照，在后者，治疗师的参与程度只占了所有活动的 5%。显然，集体为中心的心理治疗是不同于所有其他疗法的；但是，在与它自己保持一致这一点上，在不同群体中，其过程是有它自己的特性吗？

霍赫（Hoch，85）的研究阐明了这个问题。他对 3 个不同治疗师组织的 3 个集体的治疗记录逐字分析调查，包括对所有 60 个集体治疗会面的记录，共 1 200 页打印纸进行了分析。把集体成员们和治疗师的发言按照发言的重要性来分类描述，通过引用各种类型的陈述出现的频率使得集体之间进行对比成为可能。霍赫研究涉及的 3 个集体在整体模式方面非常相似，相关性是 0.84、0.86 和 0.87。霍赫推断 3 个集体的成员"在各自的治疗期间，在非常相似的氛围中产生了言语行为"。但是，注意到在这集体的一致性中，仍有个体变化的空间是非常重要的。对集体中个体的彼此相关性进行估算的结果表明，相关系数范围是 0.46～0.97，因此，没有人被强迫进入集体的模式，在自我表达的形式方面，因个体的差别而允许个体活动差异的存在。另一方面，集体的完全形态的相似性足以显示以集体为中心的疗法有其显著特征。

霍赫能够证明集体中心疗法的其他特征。相关描述将会阐明所发生的事情。被判断为在治疗方面具有正性和负性陈述的次数遵循了一条可预测的轨迹。一方面，在陈述中显露出的正性因素表现为积极的规划、洞察力、对自我的积极态度、对他人的积极态度等，这些因素在一次次交流中明显增加，最后到达顶点。另一方面，负性因素与正性因素没有互补性。这就好比成员们必须经历热身阶段，这期间，他们在集体中建立了信心与安全感。接近治疗中期，负性情绪到达顶点，这表现为防御性言语、心理混乱、求助他人、对自我和他人的否定态度变得突出。在治疗后期，这样的负性行为显著下降，只占整个陈述内容的很小部分。

在以集体为中心的治疗中，被定义为"问题的陈述"和"问题的阐述"的那些行为，会发生在整个交流期间，接近治疗结束时也没有明显减少，这正如所料。这一发现可能源于这样一个事实：治疗不会一直持续到能够解决所有的问题，并完全满足患者的需要，直到产生新的问题。但是因为人人都会有自己的问题，在集体治疗中，我们可从研究记录草案中发现陈述问题行为的平稳过程。这个过程提示了陈述行为是一种螺旋型的模式。围绕集体，有一种倾向，让每个成员有机会在一个已经提出一个新的话题的人面前去探讨一个话题；并且，后来的话题趋向于很深入内容的表达。这种倾向，尽管不是一种严格的模式，但说明了问题陈述行为的持续。也许是因为集体疗法比较个体疗法来说，与日常生活更为接近；且开始的时候更少戏剧性，而结束的时候更少明确性。这些都是有待进一步研究的。

最后要注意到的是，集体为中心的疗法，在其从一个会谈到另一个会谈的进展过程中，表现出一种不断改变的进步的状态。治疗期间并不是静态画面的重复样本。当几个完整的集体治疗期系列被划分为两部分时，后一半显著地集中于"好的"一类，表现出明显的在理解和积极的态度方面的效果。总体上来说，这种朝向更为积极的表达的倾向在集体中是明显的，这在那些从交流经历中收益更多的集体成员身上表现得尤为突出。研究还发现，与收益最小的集体成员相比，收益最大的成员倾向于避免一般的智力讨论，而集中于他们自己的问题，并渐渐地对其他成员的问题表现出关注。

这些发现与几年前派里斯（Peres，146）进行的小的初步研究结果惊人相符，派里斯的研究仅仅基于一个进行了 9 次治疗会谈的集体。派里斯发现，当把集体分为一个"获益"组（有 4 人，他们感觉自己获得了相当大的帮助）和一个"非获益"组（有 3 人，感觉自己收获极少）时，两个组间真正的区别就可客观地显示出来。获益组显示出，在整个治疗中，表示理解力和洞察力陈述的比例上升，计划和行动报告的数量增加。不像在个体治疗中的情况，比之于治疗开始阶段，获益组在治疗的后期表现出更多的关于问题的陈述；比之于治疗的前半部分，在后半部分，获益组表现出更多的对于自我的否定态度，并在治疗到达中点后即刻出现高峰。非获益组则在这所有方面表现为平缓的曲线。一个最明显的不同是，非获益组比获益组更多地进行相互作用的和"启发性"的陈述。这样的说法似乎比较合理：他们更多地关注于他人，而对自己和自己的感觉则关注较少。他们更有可能说"后来你是怎么做的"，或者"如果你结婚了你就不会那样说"，或者"也许你那样做是因为对你的母亲有对抗情绪"。在结束治疗后

3 个月，获益组的成员报告说，他们已经采取积极的行动，并且发现在态度和行为上的显著改变已经延伸到在集体讨论中从未涉及的话题领域。非获益组个体表明他们极少经历这样的结果。

在对集体疗法过程的理解方面，这些研究仅仅是一些小的开端。对很多问题尚不能回答。这两项研究所显示的治疗模式的一致性，在由完全不同的人组成的集体治疗中也能显示出来吗？如果集体治疗一直持续到每个人都感到他再不能从集体经历中获得什么了，这种治疗的模式又是什么呢？陈述的内容和意义又是什么？尚未有研究涉及人们在集体治疗中谈论的事情。对治疗记录内容的分析将会获得关于成人生活问题的大量信息。有可能挑选出那些最有可能从集体治疗经历中获益的人吗？治疗师对集体治疗效果的贡献有多大？我们已能回答其中一些问题，但有些则不得不等待进一步的研究来澄清了。

集体治疗师

以个体当事人为中心疗法方面的经历似乎是进行集体为中心疗法的最好准备。这两种经历在技术层面有很大的差别，其中之一则又回到了对治疗师态度的重要性认识上来。在两种情形中，治疗师对人们的态度，对他们自我负责的能力的信任，随时准备限制任何干涉别人的倾向——即使他的观点是最好的，在将其观点转换为行动时保持一致性——不论面对个体或是集体，这些都是有效工作的基础。然而，集体治疗确实对治疗师提出了一些新的要求。他必须敏锐地应对 6 个人而不是 1 个人；他必须客观地识别和处理集体中产生的相互情感交流；他必须弄清他自己对几个集体成员的感觉，以便能够对每一个成员的理解保持一致性反应。在集体治疗中，最具挑战性的新要素是释放集体自身所具有的治疗潜力的可能性。**集体治疗**才是目标，而非在集体中的个体治疗是目标。如果治疗师很有技巧，集体本身就能成为一个治疗工具，并能够凝聚它自身的力量。这样的治疗效果明显大于由治疗师单独努力的结果。成员们自己承担了治疗师的角色，对整个治疗过程的进展有着重要意义，而这将在本章接下来的部分中加以讨论。让我们在此采用研究的结果和对逐字记录的引证来对治疗师在集体治疗工作中的一些明显特征作一番审视。

治疗师试图去理解集体成员所说的和所感受到的，并把这种理解传达给集体，使个体能够更为容易和安全地进行自我探索。泰尔乔（Telschow，211）在其对治疗记录系统而广泛的分析后证明，治疗师最常见的一些话语通常涉及这样一些方面：简单接受所听到的内容、重述相关内容、澄清感受方面的内容。这些自然的语句伴随着对集体成员更大更多的敏锐探索。他们尽量在集体中减少恐惧，而使那些试图更加了解自己的成员们"释放"自己。证据表明，虽然治疗师介入成员们的次数与成员活动的次数高度相关，但是，从集体治疗经历中收益最大的人是那些治疗师以非引导性语句应对的人。研究尚未证实这一点，但是这样的语句似乎很有可能给予那些不曾参与交流的成员一种保证，让他能够参加进来，而不必担忧这会伤害到他自己。在前面所引述的 6 个女大学生参加的治疗中，每个人都能受惠于治疗师在这个方面所做的一切。但是，速度和时机是很重要的。显然，有一个治疗师参与的最佳次数。泰尔乔发明了一种测量集体不一致次数的方法，测量结果显示，不一致是由治疗师参与次数引起的。治疗师不是集体中的一个被动的成员，他必须在那儿俯视一切。如果他撤退太多，不一致就会产生，对集体成员来说，对感受的探究就会变得更加不安。以下是对一次集体治疗的简要摘录，描绘了当一个人想继续一个话题完成其完整的探究时，集体成员怎样使之变得困难：

贝尔小姐：嗯，我在这儿没有太多的社会生活。我也认识一些人，但是我不常出去，因为我对跳舞以及类似的事情不是特别地感兴趣。

刘易斯先生：喔。那你通常怎么消遣和放松？

贝尔小姐：噢，看电影和阅读。

引导者：喔。

贝尔小姐：（紧张不安地笑了笑）有时我也玩牌——就这样。

刘易斯先生：我希望你时不时参加一个鸡尾酒会。

全体人：（笑）

贝尔小姐：是的，我会。（长时间停顿）

刘易斯先生：那么，你——你对互相交流的人感兴趣吗？

贝尔小姐：是的——我，嗯——（停顿）

哈丁先生：你认为你这样做是对的吗？

贝尔小姐：什么？

哈丁先生：你认为你这样做——（被打断）

贝尔小姐：不，我知道我不是——因为我知道我没有付出任何努力对——对那——

刘易斯先生：嗯，当然，那些事情——嗯——它是特殊的，不是吗？总是那样，嗯（清了清嗓子）你没有正确地处理它，但你没有正确地处理它是因为某些东西正在阻止你——顺着这个话题，有一次我曾有一段非常有趣的经历。事实上是去年，一个男孩，一个19岁的男孩，（清了清嗓子）住在我隔壁，是一个精神分裂症患者，他正在进行着很好的调整。后来他仓促行事。嗯——非常——他试图做些什么，并想出去做事但他却不能够，这是很给人启发的。正如我说的，这不是一个——他不是不想做。他只是不能——（清了清嗓子）嗯。这和你的情况一样，是不是，多萝茜？

贝尔小姐：不。（成员们紧张地笑）

刘易斯：嗯，有些东西正在阻止她。

虽然，治疗师必须积极地跟随集体感觉的发展，并表达他对于成员们所说的话的理解和接受，但是他不能太积极以致控制了整个集体。我们的实践要求治疗师稍微延迟他对于成员的响应，而让成员们有机会充当治疗师的角色。如果，正如常发生的那样，集体中的某个成员获得了这种感觉，而且他的应对方式能够让发言者继续其自我探索，治疗师则可保持沉默。如果一些重要的感觉未被承认，或者，如果集体成员否定某个人的感受而使继续表达变得困难，治疗师就必须参与了。研究证实，在不同的交流会中，治疗师活动的次数是可变动的，但普遍的倾向是当过程继续时，治疗师的参与活动减少。回想治疗师的目标，对于我们明确什么时候治疗师应该活动，而什么时候他应该让集体成员充当他的角色，或可得到一些指示：治疗师的目标是在集体中保持一种接受和理解的可信赖的氛围；在那儿，对于个体成员的威胁达到最小限度，而对于个体进行自我审视则有最大的安全感。这种期望正是治疗师有技巧地调整他的行为以确保达到的目标。

泰尔乔已经确立了另一些大量的令人感兴趣的关系，这些关系对于集体治疗师的作用是明显的。在其治疗师活动与成员相互关系中，发现了一个很好的"集体为中心"治疗的指数。在他所研究的集体中，成员陈述次数与治疗师应答次数间的相互关系指数为0.86。治疗师跟从集体的引导越少，相互关系指数越低。

泰尔乔研究发现，与期望相反的是：治疗师对内容的重申往往比简单的接受或阐述感觉有更好的治疗效果。效果优于简单的接受（"啊—喔"、"我明白"、"我理解"等诸如此类）是不奇怪的，但是情感反思长期以来被认为是一种最有帮助的治疗师应答。其相应的不足在于，在对情感反思进行阐述的时候，超出了个体的知觉域。泰尔乔进行了可能性的进一步调查，并证实，那些没有从集体治疗经历中获益的个体的应答更经常地有一种明显防御特征（"对解释的矛盾的接受，拒绝阐述，表达混乱，防御性表达，转移讨论话题"）。可明显地感觉到他们觉得受到威胁并且以一种保护自我组织的方式来应对。仍有问题需要进一步观察，不论在个体疗法还是在集体疗法情况下。

要获得对于集体治疗师的角色的理解，我们可能要再一次转到当事人的观点。以下是一些集体成员在疗程中的日记摘录：

> 我还记得那番话，它似乎对我帮助最大。集体引导者说我不要以为自己必须成为某种重要的人物才觉得自己有价值。精确地说，我有这种想法已经很长时间了，并且在谈论到这一点时，有些混乱的感觉。向其他人承认这一点让我感到极大地放松。现在，我不再感到自己必须隐藏这种感受。
>
> 我并不认为集体引导者是从一个整体的集体中分离出来的，他虽然待在幕后，但时不时地让我意识到他对于某些别人没有说明的重要的感觉进行了强调。
>
> 集体引导者是很有意义的，他并不强行加入，但似乎是起着一种平衡的影响作用。

成员们曾多次评论到当治疗师回应集体中某个人时，他们能意识到他正在做什么，但是他回应他们的时候是相当谨慎的。显然，当治疗师密切地跟随一个人时，他变成了其思考的一个和谐的部分，有助于完成其思考的过程但并不是通过注入新的元素来加强它。

集体成员作为治疗师

在集体治疗中，有一种迷人的、起非常重要的治疗作用的角色之间的相互影响。如果一个集体成员提出一个话题，那么，他不仅能在集体领导者的协助下完成对它的探讨，而且也能在其他成员的协助下完成。当一个新的话题被提出，他可能发现自己不再扮演不知所措的忧虑的当事人的角色，而是扮演了一个最能理解新的当事人所言，最能帮助他弄清其感觉的角色。随着第三个话题的提出，他可能发现自己不太被关注而保持在一种边界上。在整个治疗期间，交织着复杂的角色转换，不同的个体，在不同的时期，担任着当事人或治疗师的角色。这些集体成员充当治疗师的活动对一个集体的发展来说意义重大，因此，有必要对其进行详细探讨。

以下是一个成员扮演治疗师角色的例子，摘自一个集体治疗过程的逐字记录，也许比大段的阐述更能说明问题：

雷先生：（我的哥哥）他 24 岁时拿到了医学学位。在我参加海军之前，我本应该在这样的大学和这样的年龄从大学毕业，并且在这样的大学和这样的年龄获得硕士学位，接着获得博士头衔。我会以此为骄傲。（停顿）但是，嗯，现在，对我来说不再意味着什么了。

伯格先生：你认为是你父母的态度助长了这种感觉？

雷先生：我的父母从未说过："你没有 B（他的哥哥）做得好。"我仅仅是做平常的事情他们就满意了。他们从未曾推动过我——去做得更好。

伯格先生：当他考试通过的时候，他们对他非常满意。

雷先生：噢，绝对。

伯格先生：当你考试通过的时候，你认为你可能感觉受到某种程度的拒绝，因为他们对你的成绩并没有寄予相同程度的热望。（停顿）我想我把自己牵扯进去了！

雷先生：哦，我没有感觉到，嗯，像我希望的那样。我想我的成绩起了很大作用。（停顿）但是，我只是不再感到需要做得更好——

希尔先生：你感到，嗯，对你的成绩负责的是你自己，你怎么做与他人无关。是这个意思吗？你的行为动机与其说是为了取乐别人，不如说来源于你自身。

雷先生：是的，我认为是那样。我不再关注于显示给父母看我能把事情做得很好。我只想显示给我自己，并且，嗯，我感到更为满意，就这样。我并不想急躁冒进。

希尔先生：有些——在我看来，似乎是有些重担从你的肩膀上卸下来了。

雷先生：哦，绝对是。如果不振作起来去面对一件事，你就无法想象能够去攻克它。

引导者：让你感觉到更为独立——自由。

雷先生：绝对是，那样，我才能使自己满意而不用去担心别人是否满意。

乔娄在关于作为治疗师的集体成员活动的研究（71）中，很关注这个错综复杂的过程。在另外的研究中，他已经论证过，随着治疗的进展，集体成员以及他们之间的相互作用发生了质的改变。成员们似乎在学会成为更好的治疗师。从治疗的第一部分到最后的部分，具有容许、接受的行为特征显著增多，同时伴随着具有解释、评价和批评方面的行为特征的减少。这也许是因为成员—治疗师从集体领导者身上学习，吸取到他的态度，感受到他所做事情的合理性和益处。或者，也许是因为这种以治疗为特征的行为只有在一个人于治疗中取得进步后才会显现出来。容许以及理解和接受一个人的能力可能是更大的个人安全感的特征。个体对歪曲经历的需要减少了，并能准确地回应同时更少地回避他自己的问题。乔娄的研究发现在进行治疗前最能够调整自己的个体是那些在治疗的最初阶段最能接受治疗师的建设性态度的人。我们似乎可以从这一发现中获得对后面所提到的假设的支持。随着治疗的进展以及其他成员从治疗经历中获益，治疗前调节能力与作为治疗师的活动的特质之间的关系消失了。然而，通过治疗过程，正如洛夏报告所确立的，那些在早先最焦虑和最敌对的成员，较之在开始阶段较少焦虑和敌意的成员，在更大的程度上使用批评、评价和表示不满。在开始阶段较少焦虑和敌意的成员则倾向于使用这样一些方法，如简单的接受、情感澄清、内容重述、赞成和鼓励以及放心。无论如何，集体成员变得更能够以一种可能有助于他们去进一步发掘这些感受的方式来应对其他人的感受。

乔娄也发现了一个有意义并且是很有趣的相互关系，即从治疗中有所收益与治疗师角色的担任之间的关系。在治疗中收益最多的人就是那些在应对其他成员们提出的问题时最经常使用那种被确信是最有效的治疗师语句的人。当成员—治疗师的无明确方向的行为被逆时间标绘出来，代表从中"获益最大的"曲线陡然上升，而代表"获益最少的"曲线则呈现出水平状。这里，明显出现两种可能性。一方面，很多个体的更大的整合使一个人能够对其他人更有帮助。另一方面，恰到好处的给予帮助是很有益的。或者两者都有可能。我们确定，仅仅是关系，而不是发现根源或原因的方向起到了作用。

集体成员的选择

在谁可以参与集体治疗这个问题上涉及两种可能性：一是个体从集体经历中有所收获的可能性；另一个是集体因他的存在而有所收获的可能性。这两方面的考虑都是很重要的。但是，我们不知道如何去写出一个算式来表达它们之间精细微妙的相互关系，而且我们也不能确定人格变量而使之能够适合于计算。我们所能依赖的只是某些单凭经验的方法。这些结论的得出并非从研究而来，而是从我们明显的失败中来，因此，界限的划分是很宽泛的。但是这也是种受研究约束的问题。当我们知道怎样去挑选参与者并且知道怎样去配合集体达到最佳的个体间的相互协调时，我们就能够及时地预见到集体治疗效果的上升。

从肯定的一方面看，我们可以应用同样的标准，这些标准来自于针对个人的、以当事人为中心的疗法所获得的经验。相关内容在第五章中已有所描述。以个人的观点来看，唯一能够加以应用的标准是：不管是否出于自己的选择，一个人应该毫无压力地加入某个集体并致力于某个与其相关的问题。我们可以想到，有很多人并没有像人们所期待的那样从集体经验中有所获益，比如说，极端害羞的人、过分焦虑的人、怀有强烈敌意的人以及极度烦躁不安的人。基于这样一些合理的假设，我们从个案中得出预测性的论断，但这些看法在得到支持的同时，也遭到反对。有一个人因为自己极为不快的性经历感到内疚并深受折磨，他还是有能力来消除自己的焦虑感，并认真作出规划来重建自己的生活。一个教师曾非常害羞，以致她几乎不能在集体中交谈。一年后，她自愿写到，她所获得的经历对她的意义难以言说，她第一次真正喜欢上了自己的工作。一个非常消极的人，曾被诊断患有精神分裂症，他在和自己的个人治疗师接触中都不能够守约，所以他的确从集体体验中收获甚少，但还是有证据指出，他比原来有了更强的社会适应能力。来自哈林黑人居住区一个帮派的一群男孩，因寻衅闹事，为社会所不能容纳。据估计治疗不会有太大治疗效果。他们定期来参与治疗——每个星期总是用治疗时段头 3/4 的时间来相互挖苦嘲笑，只用最后几分钟来认真探讨他们对于自己父母和所有社会权威的怨恨情绪。我们不太明白怎么样来明确某个人是否有所收获，也不觉得有什么更好的方法来回答这一问题，或者应该把是否有收获的结论留给个人来下。

在另一方面，我们的确尝试性地做过一些假设，这些假设与想要扰乱集体的个人有关，也与集体的组成以及集体中所包含人员之间的关系有关。在我们的经验中，有几个集体的进展过程被这样一些人所打乱，他们是一些心理混乱而复杂的人，他们把自己关于心理动力因素方面的知识恶意地应用到别人身上。集体中的其他成员较少具有能力使自己不受这种故意为难的侵害。如果一个人接受治疗已达一到两年仍没有明显收获，我们认为他最好通过个体疗法继续接受治疗，而不应再接受集体治疗。我们有过一些不愉快的经历，被诊断为"焦虑状态"的人们形成了一个集体，而他们中某一个人具有精神病倾向。这些心理极度混乱的人由于不能回应别人的感情，便会偶尔说出一些话来，而这些话则不能被集体中另外那些虽然心里焦虑但仍很敏感的伙伴所接受。总的来说，我们认为最好不要把那种心怀极度敌意和攻击性的人放到集体中，不管他是不是精神病患者。因为他就算不能搅乱集体，也会让集体难以形成一种宽容和自由的气氛，而这种气氛对于集体取得成功是必不可少的。最后谈一下关于组成整个集体的问题。我们认为可取的做法是，集体不要由那些在集体之外仍然存在着持续亲密的日常关系的人组成。虽然一些这样的集体取得成功，但是一些集体成员会受困于这样的负疚感中：他们觉得自己把集体环境中的行为转化到了日常生活中。在集体交流前后过程持续出现的怀有敌意和自我怀疑的表达内容会在集体之外的接触中以不同的方式感受到。这会对个人的自我体系产生太大压力，而这种体系又是人们想要尽力维持的。我们目前所规划的工作对象是几个已婚夫妇组成的集体。作为举例说明，我们认为有必要提出合理警告：一对夫妇应该参加不同的集体。我们相信这种安排能确保个人更大的自由，并减少日常生活中产生混乱的因素，这种混乱状态可能产生于负疚感以及对自己伴侣在集体中所谈内容所具有的可能不真实的感受。

不愿意把个体治疗和集体治疗相结合的问题时有出现。我们有过这样的经验，并且无条件地建议大家不应该持有这种不愿意的态度。我们有证据指出，结合治疗的做法非常有效。我们还认为是否应用结合治疗的决定权应交由当事人和他的治疗师。

我们经常同每个申请人进行初期的单独面谈，部分是因为要选择治疗的程序，也是因为想要帮助这个人做好进入集体的准备。这样做便有机会让这个人和他的治疗师相互认识，以便在第一次集体会面中，大家会有相互熟悉的感觉。同时，当事人也有机会了解到一些关于集体体验的本质，并最终作出决定是否参与。治疗师也有可能在个别情况下建议某个不太适合集体治疗的人在决定加入集体之前先暂时进行个体治疗，从而便能保护集体的利益。这种面谈涉及对将要进行的集体体验进行一定组织，并且，每作一次努力都是为了在第一次面谈中能形成一种相互接受和尊重的感觉，这种感觉在今后的集体体验中会得到进一步培养，使其更加成熟。

集体治疗的效果

对集体治疗的有效性进行评估是很困难的，因为它表现在所有的治疗过程中。最终，我们还是必须依赖于前面的临床评估。这要基于大量的病例观察，并且是由那些有能力下结论的人来进行观察。和集体一起进行治疗体验的人们所得出的结论一般只会反映其积极的一面。集体治疗方式的确有效，这是一种能有效帮助人们解决问题的形式。具体而言，依照同样的标准，这里所涉及的治疗对于个体参与者无疑是富有成效的。让我们来看一些依据，它们能够说明我们在对这方面问题进行探索的早期阶段的收获。对个人心理调节能力的变化进行评估常常需要部分依赖于个人对其心理成长的自我评估。尽管这样的评估有可能不太稳定，但是如果不想遗漏重要数据的话，这些内容是不能忽视的。我们想要尽力了解以集体为中心的治疗过程，所以经常请集体成员评价他们的体验并写下来，有时没有指定让谁来写，有时则指出具体姓名。这些内容范围很广，从集体成员在集体中获得有价值收获后的心得，到他们通过其经验所表达的具有重大意义的建议。即使是为了对调查研究人员的工作有所帮助，集体成员所谈的一些内容已被去掉，但仍然可以从中得出这样一个完整的印象：人们在集体疗法中的确大有收获。随访调查指出，这些收获可以维持至少两年。而在一些报告中也有这样的看法：集体对于集体成员自己的成长只提供了一种最初的推动力量。

在治疗结束 3 个月后所搜集到的一些大家所谈及的认识中，派尔斯发现，那些单个的集体成员不仅仅表达了他们在处理特定问题及冲突过程中所体验到的一些收获，他们也谈到另外两点不同的收获，即能进一步接受自我并愿意成为自我，以及能把治疗过程吸收并持续应用于自己。后面所谈的这两点收获可以从集体成员的谈话中得到例证。下文引用的内容证实，他们在社会环境中愿意实现自我：

> 仅仅是由于成为集体一员并被集体中所有人接受的事实，我便获得了很大自信……在我看来，可能是因为我在集体聚会中，对自己的情感坦诚相告，所以我得到了所有人的接受。在很大程度上，这种状况持续到了别的环境中。现在，我碰到不熟悉的人，我不会再压制关于自己的情况及情感而生怕别人可能会不理解我。我现在就是"我自己"。（146，p. 270）

治疗过程可以被转化并持续应用于自身，这一看法非常令人感兴趣。一个集体成员所谈的内容可以清楚表明这一点的含义：

> 当我在集体之外有紧急情况的经历的时候，我发觉自己不再束手无策。我觉得自己就像在咨询治疗中一样，好像能够表达出自己的情感，并把这些情感返回到自己身上进行分析。换句话说，我成为了自

已的咨询员，并以一定方式来处理自己的一些问题。

我觉得发生在我身上的情况是这样的：我好像已经取代别人，自己来吸收并应用治疗过程。可以这么说，是吸收应用咨询环境中的那些方法步骤。这就帮助我来处理一些没有必要在这儿谈到的其他问题。

我开始感受到，或许，这不仅仅是某种特定的自我感受力，而是一种过程。而这种过程强调了自我感受力是如此具有价值……你接受了自己的感情并且能进一步思考它们，这就使你在一定程度上成为了一个独立的人。（146，pp.170~171）

另一成员的看法：

很多对这一内容的理解是在治疗接触中获得的，而更多理解则是在治疗接触停止之后才得到的。在这个时候，我养成了习惯，尽量有意识去发现我的真实情感——这是一种对治疗过程的有步骤的吸收。（146，p.171）

这一看法指出了某种由集体治疗参与者所体会到的情感上的变化。这种变化是否只与情感有关，还是同别的某些方面有所关联，目前所得到的这些材料还难以对此作出解释。在经逐字记录的集体治疗过程的报告中，有一些有所提及的行为方式的变化。相比较最后的总结性陈述报告而言，这些变化或许为这方面内容的评估提供了更具实质意义的基础成分。最常观察到的一种变化就是：集体中单个的成员开始以不同的方式来观察他周围的这个世界。环境可能没有什么明显改变，而他对环境以及自己在环境中的行为的观察能力却有所变化。下列摘录出自一篇经逐字记录的治疗报告，它可以对这一点加以说明：

弗劳尔斯先生： 前几天我碰到一件有趣的事，我收到了父亲的一封信。他字写得很漂亮，但我和妻子都认为他的想法有点不太接近现实。我们曾讨论过这一点，他似乎不能真正理解我们的问题——对这一点，我们一直感到不太高兴——他写信时总是用一种崇高无私的口气——比如说像这样写，说我妻子外出工作是一种高尚而具有自我牺牲精神的行为。昨天我收到他的信——我通读了一遍觉得，"哎呀，这封信的用词比起原来真是棒极了"。所以，我把信拿给我妻子读，我对她说："你不认为这封信和原来有所不同吗？"但她回答："想了一下，我还是不认为这封信同他的其他信有什么不同。"

史密斯夫人：你的意思是这封信的用词还是没有什么改变？

弗劳尔斯先生：很明显，没有。我又仔细读了一遍信，这封信的口气的确同原来没有什么区别，但我现在能从中发现某种有趣的东西，就这样。

阿诺德先生：噢，我也碰到一件非常类似的事情——在我同自己父母的关系方面，我意识到某种同原来不一样的感觉，嗯，实际上在他们那一方面并没有发生什么变化，或者几乎没有，而是因为我自己的想法已经有所变化。变化几乎完全是发生在我这方面。那个星期我用了部分时间和他们在一起度过，我能够仔细考虑一些事情。他们还是一样没有变化，但我却能以不同的方式同他们交往。我的心里不再像原来那样充满了攻击性。

弗劳尔斯先生：这与我上次去父母那里所体验到的感觉很相似。以前，我们在一起总会有争执——通常是关于一些抽象话题，我想，这是我的一种攻击心理的发泄途径。最后我总是会让父亲很不舒服——他不得不以共和党的立场来捍卫自己的身份。而这一次，类似的事情没有发生。我们的讨论中仅仅是陈述了一下自己的不同观点，或许也有相互达成一致的看法。没有出现那种紧张状况——那种过去当我和他在一起时会碰到的不舒服的感觉。现在的确有所不同。

并且，我们发现了确切的行为证据。一个没有社会接触经验的大学生学会了跳舞并喜欢参加舞会；几个曾有不良行为的少年获得了工作；一位先生发现自己先前的那种无法控制的白日梦般的幻想突然之间不再出现；一位处于离婚边缘的女士发觉自己的婚姻仍然具有意义；几个学生谈到他们的学习成绩得到了提高；还有另外一些诸如此类的行为变化。当然，并不是每个人身上都发生了这些变化，但是，所得到的报告数量已经足够多到让我们可以确信相关人员身上的确发生了某种重要改变；更重要的是他们对自己的生活表达了更大的满足。正如一位女孩所说的："前几天，当我在街上走着的时候，我居然发觉自己哼起了一支曲子。我都不太确信这竟会是我！我已经很多年没有这样了。"

最后，我们需要以量化的角度来评估一下集体疗法的效果。我们想知道可望达到的成功率的百分比，并且也想了解集体疗法和个体疗法之间相对有效性的一些参考数据。在这些量化的内容方面，我们只是做了一些初步的工作。在一个涉及 16 个参与者的集体疗法研究项目中，3 个集体引导者作出的判断是：集体成员中的 8 个人有明显的收获，而另外 8 个人则没有，或者只有一些不太肯定的进展。他们的判断是通过客观衡量数据得到证实的。这些数据可能过高或过低估计了实际情况；所观察到的收获可能仅仅是暂时性的，而没有收获的看法也有可能在治疗获得进展以后得以纠正。但这个研究以相当严格的方法获得的判断是让人深受鼓舞的。更多明确而详细的结论则必须有待进一步研究。

推荐读物

为了对集体疗法历史发展的概貌有所了解，读者可参看克拉普曼的《集体心理疗法》（102）一书。其他有关集体疗法的基本读物有：莫里诺的《集体疗法》（135）；斯拉夫森的《集体心理分析疗法》（192）；福克斯的《集体心理分析疗法介绍》（61）；以及希尔德的《心理疗法》（177）。

为了解针对孩子的以当事人为中心的集体疗法，可参看阿科什莱恩的有关孩子集体中处理种族紧张状况的相关著作（14，20、21、22章）及文章（15）。

到目前为止，有关集体疗法方面的研究出版物实际上很难找到，而派里斯（146）的著作则是极为罕见的相关研究出版物之一。我们希望在不久的将来，会有别的一些相关书籍出版面市，以便大家有所参考。

第八章
以集体为中心的领导及管理

托马斯·乔丹著

那些不断尝试按照以当事人为中心的指引方向进行个体治疗的人们或许会想到这样的可能性，即将这种理论应用到集体的领导与组织管理中。在芝加哥大学咨询中心进行治疗工作的有关人员不断地提出这样一个问题：是否诸如接受、理解、宽容这样的一些因素将会在集体治疗中产生如同在个体治疗中的效果？在诊疗室之外的地方尝试一种治疗方法是否可行？如果集体治疗中的引导者有意识来尝试这样一种能让人接受的氛围，在其间，集体中的成员进行工作，其效果又会如何？在你同那些你身为其老板、领导、管理者的人打交道的过程中，你对他们能产生"有益健康"的影响吗？如果中学校长鼓励学校老师既能表达他们肯定方面的情绪，又能公开表达他们的挫折感、沮丧心情以及他们对管理政策的批评态度，那么对这所中学的教师集体将会产生什么样的影响？如果管理人员所雇用的咨询顾问深信他的角色就是要让这家企业机构学会利用机构自身的资源来解决自己的问题，那么这将会对这家机构产生什么样的影响？这些问题困扰、激励着我们，并对我们提出了挑战。本章将致力于这方面的内容。这里会尝试提出几个同集体的本质相关的主张，并尝试对社会方法也就是以集体为中心的疗法，作出一个有关其领导及管理方面的暂时性定义。

有很多理由可以说明为什么以当事人为中心的心理治疗的原则及观点的应用，不可避免地要发展到针对集体的指导与管理方面。我们很多人都发觉，对遭受心理困扰的当事人摆出一种治疗的态度会产生一种令人很不舒服的感觉。这种态度完全不同于对来自工厂、学校、社会活动组织的人们所持有的态度。难道这仅仅是一个有关我们在治疗过程中所扮演的角色的问题吗？情况似乎并不是这样。作为以当事人为中心的治疗师，随着临床经验的积累，对于当事人自我导向及自我调节进行心理恢复的能力，我们已慢慢形成了一种极为热切而又真诚的态度和看法。然而，在治疗体验中所形成的态度，纵然是一种真诚的态度，但仍然难以转化应用到别的社会环境中。只有当我们真正体验了把治疗方法尝试应用于每一种新的情况下所产生的效果，即首先应用于一群当事人中，然后应用于学校中的一个班集体，之后再应用于集体的讨论中，再应用到由职员所组成的集体中，在这一切之后，这种态度和看法才会明显转化过来。当我们最初碰上新的情况时，不能确信这种方法会产生效果。结果，作为一名咨询员，你会发现没有必要去指引别人的生活；而作为一名集体引导人，你则正好要去做这样的事情。这种感觉会让人感到不安。或者，你知道一种安详的氛围会对当事人产生什么样的影响？然而你却发觉自己正解读来你办公室进行咨询的人的行为，打断他们的陈述，或者反复向他们保证，他们担心没有进步的想法是毫无根据的。最终你以这样的做法不断地让别人无法感受到安详的气氛。意识到我们前后不一致的做法会使我们自己深刻反省，这也会激励我们对这些事情进行思考，从而让我们很多人在集体中试验并应用以集体为中心的治疗方法。

我们早期的经验并非完全成功，然而通过这些经验却发现了集体中的个人同治疗中的当事人一样，会作出相同的反应。我们能清楚地观察到他们对于改变强烈的抵触态度、开始阶段对于引导者指导作用的依赖性、评估及诊断的效果带来的意料中的来自集体成员的挫折感。我们也感受到悲观气氛所产生的影响，以及领导者理解与宽容的态度所赋予的力量。简而言之，令人印象深刻的事情是，我们在同集体相处的过程中，观察到有同与个体相处时一样的影响心理的因素。这些早期经验有助于激励我们来思考集体治疗的引导方式。

还有另外一种经验也有助于我们增加对此领域的兴趣。这是一种尝试，目的是想在我们自己的咨询中心来寻找一种新的管理方法。在几年中，我们用几套不同的程序及不同的管理机构进行了实验。在这一切安排中，一个最基本的要求是：所有机构人员最大限度地参与整个集体相关的事务。尽管我们仍有很多需要学习之处，我们机构人员的作用也并非完全如愿，然而我们还是从这个试验中感受到自己已经意识到的一些在组织引导及管理方面的重要影响因素。

促使我们进行思考及实验的动力也来自别的一些人的研究和理论。这些人最近对这方面的问题深感兴趣。在本章相关内容中将会提及我们中的一些人借助的别的研究人员和集体的思考方法。作者本人也受到了来自下列机构和人员的影响：英国塔夫斯托克（Tavistock）研究所、集体活力推动运动以及负责位于缅因州伯特利国家训练实验室工作的相关人员。

最后想谈到的是：激励我们在此领域进行思考和工作的因素是由于大多数社会科学家在观察当今社会所存在的问题时所受到的挑战，这是毫无疑问的。我们社会文明的关键性问题是关于人的问题。而我们所有人都希望能对解决不同国家、不同种族、宗教集体、劳资双方间的冲突有所贡献。我们还发现非常有必要来寻求一些方法，使普通公众更多地参与到与其相关的事务中来。乔丹·阿尔波特（Gordon Allport）曾精辟地指出：

> 敏锐地对行为环境作出分析，并主动参与改造它的唯一方法是逐渐向外部权势、一成不变的状况、约束限制作出让步，以及要依赖于领导者。战场此时此刻就存在于我们每个人的自我之中。对于社会领域内日益复杂状况的解决方法是：我们每个人不断努力参与其中。否则的话，如果广大群众屈服于一个对公众利益毫不关注的精英人物所掌控的政府，他们的惰性以及毫无异议的态度就会有所下降。（6，p.125）

与集体调节能力相关的几点主张

在我们进行探讨的这个阶段，就对集体的相关问题形成一个组织良好的理论体系，不是一种谨慎稳妥的做法。然而，我们所获得的经验，使我们可以建立一个与经验相一致的理论轮廓。不可否认，这将只会是一个粗略的轮廓勾画。在目前阶段，这仅仅是一个框架而已，它在很多方面仍然缺乏需要填充的材料。这儿所说的材料内容要基于这样一种期望，即我们以后形成的以集体为中心的领导及管理方法将变得更加清楚明了。

对集体进行探讨的理论基础将以一系列主张的方式在此提出，其中很多内容带有一定设想性质，并且在此提出后却难以进行实验性观测。这样说或许较为妥当，这些主张仅仅代表了有关集体问题探讨的几种可参考的体系之一：

1. 对集体做出了如下定义：两个或两个以上相互间有着心理联系的人。即几个人处于一定的相互间具有心理联系的范围内，便形成一个集体。他们有着某种彼此间有力支撑的关系。

我们在此尝试来确立某种标准，这种标准能用于区分这儿所指的集体与别的由个体组成的人群。如果借用克里奇和克拉奇菲尔德（Krech and Crutchfield，106）的定义，集体则是由这样一些人所构成的：他们的行为会对别的集体成员的行为产生直接影响。

2. 由于集体内部的力量，在特定期间，集体会显现出不稳定和不平衡。集体也是一种强大的力量体系。集体中任何部分产生的变化会引起整个集体的变化。

这个主张重新强调了这样一种看法：集体中一些成员的行为会影响到集体中其他成员的行为。但它也指出了集体所具有的内部动力体系特性，这种内部动力是处于一个持续改变与重组的状态。这儿以一个企业组织为例。如果其人事经理决定引入一套新的体系来对雇员进行评估，那么，根据上面的第二点主张，就人事经理而言，这样的做法会引起这个企业组织的其他部分产生变化。组织管理者可能会对因这种方法的引入而增加的文书工作感到不满；某些雇员可能会发现这种新方法是一种用于淘汰不太能干的工作人员的做法；工会管理人员则会把这看做是对工会与管理方原先达成的能力评估体系的破坏；用于监督职权行使范围的相关人员则会对人事经理这种"越权"的做法感到不满。一个表面上毫不相关的行为实际上会打破整个组织机构的平衡。

3. 用于降低因集体内部力量变化而产生不平衡的集体行为可被称作调整性行为。集体行为调节的程度将取决于集体所使用的方法是否得当，因为这些方法与内部失衡的性质是相关的。

这一主张更多是在技术层面上说明这样一个我们都意识到的事实，即集体对于其内部破坏性力量的调整是否成功要依赖于它所用于解决问题的那些适当而又直接的方法。当一个人发现自己处于一种引发冲突的状态，而这一状态打破了他内部的平衡，他便会感到紧张与不适。而如果他求助于酒精饮料的话，这样便可能会暂时缓解他的紧张，然而，这绝不是一种以冲突状态相适应的调整方法。这种冲突状态是存在于整个集体中的。直到这个人能意识到冲突的本质时，他的行为才有可能是调整性行为。与此类似的是集体也会常常表现出一些非调整性的或部分调整性的行为，这样的例子数量众多，以致都难以为其归类整理。代人受过、以自己的情绪影响他人、抑制情感的表达、指责引导者、攻击别的集体、退缩、强烈依赖引导者——这些都是集体所使用的一些较为明显的部分解决问题的方法。

4. 当集体成员最大限度地利用他们作为集体成员的身份时，集体的调整性行为将最为恰当。这就意味着所有集体成员最大限度地参与，并且每个人都作了最大的努力。

这一主张想说明的内容是：一个集体的最佳做法或最适当的行为要基于其成员所提供的最大数量的信息与资源。因此，最有效的集体行为是让所有集体成员都参与其中，并且每个成员都最大限度作出创造性努力。这一思想在民权主席委员会的报告中也有所涉及：

> 民主的观点认为：总的来说，相比较少数派而言，大多数人才更有可能从整个社会的利益出发，做出明智而合理的决定。每当一个合格人选被剥夺了对公共事务的发言权，组成潜在大多数的组织细胞之一便遭到破坏，这样就危及了社会公共政策的制定机制……
>
> 如果某些人的个人观点被剥夺了其表达的权利，最终能使真理占优势的、能公平自由表达看法的观念又怎么能保持其有效性？（218，pp. 8～9）

虽然这些说法摘自谈论美国公民民权的一些内容，然而它却能反映上述主张的精髓——对集体而言，最好的做法是让所有成员都参与其中、做出努力，从而产生成效。

如果这一主张正确，它就会有助于说明"参与"的价值。集体成员的参与，这一概念几乎在每一篇涉及集体领导与管理的文章中都有所提及。在企业管理、社区活动、劳资关系中，这一内容都被加以强调。在心理学中，这一概念被定义为"自我参与"（ego involvement）。大家从一些文献中会非常容易地得出这样的印象：就集体成员而言，参与和自我参与是要达到的目标。这样，集体成员才会乐于接受由引导者所制定的计划、目标和决定。因此，让集体成员能够参与其中，便成为引导者所使用的一种治疗手法，用于满足成员们与生俱有的获得成就感、地位及认可的愿望。事实上的情况是：以参与者为中心的集体比起以引导者为中心的指挥性质的集体具有更大的活力。然而，参与并不总是被看做同样有助于提高集体的整体效率。就引导者而言，他们也不会真正相信，在做出更好决定、更多成效和经济效益以及更适当的集体性调节方面，参与的做法总会有所收益。

正如弗伦奇、库恩豪斯（Kornhauser）和马娄（Marrow）所指出的，一些企业执行官员所表现出的态度让人注意到把参与这一狭窄的概念作为一种获得心甘情愿合作的方式。他们定义了企业管理中的三种主要模式。其中之一的特点是：通过"参与"与"合作"来努力获取工作人员的顺

从、忠诚、善意及安宁的态度。这些作者强调，这样做是管理中所采用的
一种手段。

> 在这种情况下，"民主合作"至少是一种委婉用语。而说重一点，
> 这只不过是一种蒙蔽性的伪装手段。有时，管理人员故意使用民主、
> 参与、一对一讨论、集体讨论等有吸引力的象征性手法来创造他们希
> 望得到的工作气氛。在其中，他们便能顺利掌控其雇员的工作态度，
> 使他们忠实于自己。这样便能顺其自然地运行管理他们的企业，而不
> 会引起来自下层的阻力。(62, pp. 44~45)

我想起一位企业领导者的话，其大意是：他最关心的事情是怎样来调
整他深信不疑的这样一种认识，即集体必须来决定它的目标以及实现这些
目标的方法，并要以其同样强有力的认识来看清这些目标是什么，以及应
该怎么样来实现目标。在以当事人为中心的心理治疗的初期阶段学习中，
作为个体而言，也会碰到同样的两难状况，他会慢慢审视自己，是否自己
对于别人的基本态度与他学会的"技巧"所要求的相一致。在一次心理治
疗的过程中，一位牧师曾问到："作为一名牧师，我在咨询过程怎么样来
使用这种方法，让来找我的人摆脱这样一种深信不疑的想法——他对主的
虔诚是他之所以能恢复的原因？"

> 5. 集体自身内部有调节性能力，为了获得更大程度的内部和谐
> 与成效，以及对其环境起到更有效的调节作用，这种调节性能力是必
> 要的。只要某些条件具备，集体便会朝着更大程度利用这些能力的方
> 向前进。

这是对以当事人为中心的基本理论前提的重新阐述，而在这里，这个
观点则是应用于集体而并非个人。正如把这个观点用于个人身上一样，这
里强调的是其促进性力量，这种力量一旦释放出来，便会导致更大的内部
和谐与成效，以及对环境更有效的调整。这种认识着重强调的是集体的内
部力量。它指出每个集体都有自己的力量，但同时又暗示，集体要应用这
种力量则是一件关乎过程与发展的事情。换句话说，集体有可能难以立刻
解决一个当前遇到的问题，然而，只要某些基本条件具备，它就可能并且
将会朝着能导致最适当解决问题的方向发展。

尽管以上内容是以主张的形式提出的，但这些想法更具有假设性质。
这些假设是以集体为中心的引导者在他与集体成员的关系中所选择应用
的。他也可以选择同集体相关的、完全不同的观点——即较少强调集体的

内部力量，而更多强调其固有的缺陷，以及容易屈服于外部力量的特点。很多作者似乎更喜欢这样一种观点，正如下列对弗洛伊德著作的相关引用所指出的一样：

> 集体非常容易轻信并受影响。它没有什么判断力，并且什么事都有可能发生在它身上……事实上，它倾向于走入极端。一个集体只可能被过度的刺激因素所激发。任何希望对集体施加影响的人，不需要在其理由中做什么符合逻辑的内容调整；他必须以强制性的方式来讲述其内容；必须极尽夸张之能；必须一遍遍重复同一件事……集体遵从于力量，只会轻微受到仁慈善意的影响，它把仁慈善意仅仅看做是一种弱势……集体要的是被统治、被施加压力以及对负责人的畏惧……最后，集体从不渴望真理，要求得到幻想，并且离不开它。集体不断地把真实与不真实本末倒置，它受到不真实因素的影响，几乎同受真实因素的影响一样强烈，并且明显不能区分真实与否……集体是一个顺从的集体，这个集体从来都离不开它的负责人。它如此渴望于服从别人，以致它会本能地屈从于任何自命为其负责人的人。（65，pp. 15~21）

或许真实的情况是：历史提供了很多相关集体的例子，在其中以上特性得以突出显现，而这种情况就能说明为什么一些人会选择采用这种关于集体的观点，这是可以理解的。然而也完全可能从历史中发现这样一些显示根本不同特点的集体的例子——这些例子让我心怀更多敬意来认识集体自我导向、自我保护以及适当调节的这些固有潜力。正是这种敬意，似乎形成了这样一些人的看法：他们选择按照上述第五点主张所包含的观点来处理同集体的关系。意识到了集体既有弗洛伊德所描述的特征，也有一些更为肯定方面的特性，所以，一些领导人员便选择假设后者具有更大的力量。

这一主张明确强调了集体的"活动"、成长与发展。这就是说，集体达到的某种它能在其中发挥其最大潜力的状态，是由于它发展到某个过程的结果。通常，集体不具备这一特性。与此相反，大多数的集体活动离这一理想相差甚远。很显然，在我们这种文化背景下，几乎没有什么集体会被提供这样的条件，以使集体能最大限度地发挥利用自身的潜力。更加常见的情况是：一个集体只依赖于其部分成员所做出的努力；而与此同时，集体中别的成员则把自己的精力浪费了，用于抵触那些积极的成员所确立的掌控地位。这里的这种集体行为可能虚假的。通常，所有集体成员都是

积极的。仔细观察后，又会发现那种被麦克格瑞格（McGregor，123）称之为**对抗性**行为的行为。正如阿尔波特所指出的："只有当一个人有机会参与宣布集体的行为方向，并且此行为方向是合乎众人意愿的时候，他才会停止他针对集体行为方向的对抗与反对态度。"（6，p. 123）几乎没有集体达到这样一种状态，能让其成员在集体中被给予这样一个机会。

集体怎么样才能达到这样一种状态？集体怎么样才能最大限度地利用自身的潜力？要使集体朝着这个方向前进，什么样的过程是必须的？这些都是关键性问题。然而，我们对此还没有确定的答案。我们自身获得的经验让我们有理由相信，某些条件可能促进这一过程，也可能会存在一些我们没有意识到的别的方法。在描述这样一些我们认为对于展示集体行为过程必不可少的条件之前，似乎也有必要审视一下我们对于领导的概念，因为这与我们为观察集体而建立的框架结构有所关联。

集体领导的概念

伴随着思考探讨，以及集体与组织的理论框架的逐步发展，作者的思想里也浮现出了一个关于集体领导的特定概念。在思考集体与集体的领导功能时，两者间的思维转换同时进行。一方对另一方形成制约，同时也对另一方有所帮助。这两方面内容仍在被进行着不断修正。集体功能的理论和集体领导的概念两者间的紧密关系或许本身就是理所当然的。对集体进行思考而得出的概念性框架必须包含有领导功能的理论。什么是"集体领导"？"集体职责"有什么含义？什么样的集体领导概念才会与我们在先前内容中用于观察集体的特定方式相一致？

》 领导职责

通常最能感受到的领导内容指的是一种职责，或者是职责的集合。这些职责是由集体中的某个成员来担负的。有时，这个特定的人被认为是集体中的这样一名成员：他被授予，或者说他承担了对集体的那份责任。因此，企业领导者要为归于他的工作集体或部门的那些工作人员负责。领导者要对他的上层（通常指的是他的领导者或管理者）负责，这一看法是不言自明的。通常，领导者被认为是集体中的这样一名成员：他被赋予或获得了某种凌驾于集体其他成员之上的权力。"凭借赋予他的这种权力"，领导者有权做出会影响集体成员生活中某些方面的决定。在领导者的概念中，对于集体的责任和凌驾集体之上的权力不可分割地联系在一起。然而，对两者其中之一进行强调也并非不常见。一个人会因为他所拥有的特**殊技能或能力**，或者因为他有着超出集体中其他人更多的技能或能力而被当做领导者。老师、企业执行管理人员或队伍的首领可能会因为上述与众不同的特点而担任领导者。在我们特定的文化背景中，我们更愿意认为领导者通常就是基于这样的一种不同于他人的特征。在此相关联的认识中，领导者通常被认为是通过获得并拥有了某种领导素质或技能后而担任的一个角色。一个领导者必须是一个好的演讲者、拥有让人慑服的性格、"体察他人"、受过相应教育、走在别人的前面，并具有很多别人所希望的特点及人格特征。

这些都是一些观察领导者的普通方法。领导被看做是一种由某个人来承担行使的职责。它是某种被授予了某个集体成员的内容。无论这个成员在责任、权威性、技能、知识、地位或权力方面是否被认为与众不同——事实上，这种不同已经存在。而与这种不同相联系的是对领导者的某些期待：他要有更多的危机感、比别人扮演更主动的角色、有某种凌驾于他人的权威、在选择集体目标时比别人能力强、能够做出"方向性的决定"、会给集体作出指导和指引方向。这样的一些期待可被看做是集体成员对领导所持有的总体态度的一部分，即依赖性。麦克格瑞格在论及企业组织中上级和下属间的关系时，详细阐述了下列观点：

> 从心理学上看，下级对上级的依赖性是一个很有意思的事实。部分原因是因为在情感上具有某种早年依赖其亲属的相似之处，正如子女对父母的依赖关系一样。这种相似性不仅仅是一种类比关系。成年下属对上级的依赖性实际上是某种情感及态度的再度觉醒。这些情感态度是其童年与父母关系的一部分，显然也是自那时以来已长期失去的某种感觉。因为童年情结的大部分内容一直受到压抑，成人通常不会意识到这样的相似性。尽管情感会影响到成人下属的行为，但在通常情况下，情感不易受到意识的影响。（123，p. 428）

麦克格瑞格对于这种关系的分析无疑是准确的。然而必须指出的是，他正在观察的是今天所存在的领导现象。这不仅仅存在于企业中，也存在于几乎所有的其他组织中——领导是一种由某个单独的人来行使的职责。

然而，我们完全可以一种不同方式来思考领导的概念——把领导看做是整个集体和组织的财产。按这样的看法，领导便成为了一整套的职责内容。它不再授予某个单独的人，而必须由集体来行使。领导也不再是由集体某一成员来扮演的角色，而是一整套在集体内部来行使的职责，以使集体可以进行调整、解决问题、开发潜力。同与"集体活力"运动相关的其他人一样，伯尼和西茨（Benne and Sheats，23）也卓有成效地鼓励以这种方式来观察集体。他们让大家注意，在整个集体中"普及领导权"的观念，并暗示领导职责最好应该由集体成员们共同来掌控。

领导权可以被看做是一整套的职责。它是集体的财产，并且在理想状况下，应在集体内分发普及。这种"普及领导权"的看法是一个重要的观念。现在我们便有可能来观察一下它与我们先前提到的有关集体的一个主张之间的关系。这个主张就是：集体最大限度地利用了其成员的创造性潜力后，就有可能做出最适当的调整。简言之，当集体的每一成员都能随意在任何时候担负起一些领导职责时，集体的调整性行为就会最为适当。正如前面强调过的一样，这种状况却极少存在于集体中，大多数组织的做法与这一理想相差甚远。我们极少有可能谈到这样一种集体：它的领导权得以普及，或者它的成员正最大限度有所贡献于集体。

正是一个集体领导者的存在可能会成为集体普及领导权的阻碍。这或许是事实，也或许是表面观察到的情况。

这种说法需要进一步的审视观察，因为大多数集体确有其领导者。一些集体有结构化的领导角色，而这个角色一直是由集体中的某个成员来担任的，就像在所有的工商组织中、在宗教及教育机构中——事实上，我们这样的文化背景下，它存在于所有的制度化集体中。有时，对于选择由谁来担任这一角色，集体成员有一定发言权，有时则没有。别的一些集体会有一个被强加于他们的领导者，在这样的情况下，集体成员对于选择领导者几乎没有发言权。这样的事实存在于无数的学生中，当他们第一次走进教室，便会发现他们的领导者已经被选择并安排给了他们。在某种意义上，家庭这个集体也是这样。因为当新生儿进入这个集体时，他会发现他的领导者，即一家之主，已经被选择给他了。在别的集体中，可能不会有结构性的领导角色，或强加给别人的领导角色，而有可能会是一个被观察到的领导者。在这样的集体中，集体成员在他们中观察一个适合做领导的人。有时会有这样的情况：那个集体所寻求的有可能适合的领导人，则可能不会意识到他因此受到别人观察。通常，仅仅因为他的状况、他出众的知识、他的年龄、他的行为、他的衣着或任何别的因素，这个人便因此与别的人员区分开了。这种情况可见于一些自发组织的集体中，比如舞会、特别委员会或某个行动集体。男孩帮、戏剧小组、非正式的集体讨论似乎都是以这样的方式来观察、发展他们的领导者的。这些集体成员期待一些特定的人来做他们的领导，并且会接受他们采纳的领导角色。比起被选出的或被强加的领导者，被观察到的领导者会居于一个较不稳定的位置，不用说，原因是集体成员进行的观察比起制度化机构容易变化得多。

此处会引出这样一个主题：领导者会阻止集体的成长。然而，几乎所有的集体都有其领导者。这似乎就陷入了僵局。其中的困难之处可能存在于之前提出的领导权和领导角色的概念的性质。这个问题的一个解决方法可以是这样：领导权概念的出现使集体有可能拥有特定类型的领导者，这样的领导者会促进领导权的分配，并使集体朝着最大限度利用其潜力的方向发展。

》 领导权的概念及其矛盾的观点

最近通过尝试在集体领导及管理中应用"治疗"方法，我们得到了一个有关领导权的新概念，以及从这一概念引出的一种矛盾观点。这一矛盾观点在先前段落中已有明显展示。下面对这一观点进行更为明确的表述：

最有效的领导者是能创造使自己丧失领导权的条件的人。

因此，出于集体意愿而担任领导者的那个人应创造适当条件把领导职权在整个集体中分发。在领导权被分发给集体的程度方面，与在集体最大限度发挥利用其潜力方面似乎有着直接的关系。这一原则同当事人中心疗法的治疗师的看法是如此相似：这些治疗师认为，越是让当事人来履行自己的责任，并确立自己的生活方向，那么，存在于当事人自身的能力和力量就越是能释放出来。

领导权分发给集体的多少只应达到领导者愿意放弃其多少权力的一种程度。为什么这样的观点是正确的？我们知道，就集体成员而言，他们非常依赖领导者作出行动来抑制住一些独立性行为。我们也观察到，权威性做法导致的是反应性的行为，而并非建议性及有创造性的行为。我们有证据显示，人们一般都很不愿意在专家或见识广博的人面前"表现出自己的无知"。很显然，人们必须有安全感、必须没有心理压力，这样他们才能真正表现自己、才能自由自在参与其中、才能向别人表达自己的想法和情感；而传统的领导概念似乎极少给人们这样的安全感和自由自在的感觉。

可以这样认为，通过把领导权下放给集体，领导者会逐渐地融入集体。他会成为集体中的又一个致力于集体进步的潜在因素。因此，有效领导者的目标之一是要逐渐获得集体成员的接受，并成为"他们中的一员"。然而，应当指出的是，这一目标常常被领导者简单地当做一种技巧来使用，试图用其掩盖他们与集体真正的不同之处——这一技巧常常在集体中被讽刺为是一种"称兄道弟"的方法。最近，偶尔听到一名管理人员这样说："只管把我当做你们中的一员。"企业领导有时尤其会尽力想给别人这样的印象：他仅仅是"这个团队中的普通一员"。相当令人怀疑的是，这种技巧是否能改变集体成员对领导者所持有的看法——领导者具有更多的权威、更高地位、更大责任及更强本领。通常，领导者甚至会使用这种方法来作为一种微妙的技巧去影响集体，使其朝着领导者为之确立的方向前进。他们会装作是集体的一员，从而试图来掩盖自己对集体的影响力。然而，还是有这样一些领导者，他们很认真地相信自己应该真正成为集体一员。他们这样做时并没有什么隐藏动机。即使在这种情况下，如果集体成员感到某个人就是他们的领导者，而假如这个人想否认他的领导角色，这只不过是一种逃避现状的做法。从我们的经验看，当某个人被别人意识到是一名领导者时，他将其领导权转移给集体的过程就不能通过命令或许可的方式来完成，这似乎已成为一条原则。这就是说，他能够最好地转移其领导权的方法是要仍然担任他的领导角色，直到他有效创造了条件，使集体成员学会行使领导权。这一原则初看来似乎矛盾，但实际上，这样的事情经常发生。假装自己只是集体中一员的领导者通常会被认为是另有目的，他或是想实现他原本想要控制集体的企图，或是对自己的领导能力没有安全感。

那么，在这儿要提到领导权的一个概念。在其中，得到认可的情况是：通常被接受的领导角色充当的是一种阻碍领导职权在整个集体中分发的角色。然而，如果集体要最大限度利用其成员的潜力，上述情况便强调了分发领导权的重要性。与此同时，这又提醒大家注意到这样一个事实：领导职权从领导者到集体的转移是一个涉及集体成员学会行使这些职权的过程。这一理论想要解释说明下列情况通常是不可能的：领导者无论是卸下自己的领导权交给集体还是假装放弃领导权，而事实上，他自己还是想保留此权力。最后，这一理论也提出领导者事实上可以通过下列做法来促进领导权转移的过程：他要接受其领导者角色，但是去行使一种不同的领导职责——将自己努力的重心偏重于去创造某些条件，从而使集体在这样的条件下释放出自己的调节性能力。

在下一部分，我们将尽力审视观察这种"非领导性的领导者"角色。这种类型的领导者试图创造出的是什么样的条件？这种领导权的关键性尺度如何把握？我们将会尽力运用自己以及别人的经验来描述一个领导者怎样来行使职权。最后，有必要来面对一些非常关键但却令人困惑的问题，而这些问题正是源于把这种类型的领导权应用于实际情况的尝试。

以集体为中心的领导权的阐述

近来，有一些尝试，试图把主要源于心理治疗的原则应用到集体环境中去。初步界定一下集体领导角色的某些方面是一件有可能做到的事情，而如果从这些方面对集体所产生影响的观点出发，它们则似乎有着关键性的作用。首先，我们最好从广泛意义上来观察一下领导者的角色。可以强调的一点是：对于集体的领导与管理，领导者当然可以从几种方法中选择其一。这里所阐述的方法仅仅是很多不同方法中的一种。这种方法被称作"以集体为中心"的方法，因为这一术语似乎想要强调领导者首先关注的事情是要去促进集体的发展、帮助集体明确并达到其目标，同时协助他们来实现自我。领导者要放弃自己的目标，把对自身发展的关注抛在一旁，并将注意力从自己身上转移开。"以集体为中心"这一术语本身没有多少价值，所以我们也不想着重强调这一术语本身。领导权有很多衡量指标。对集体而言，方法之一是"以集体为中心"还是"以领导为中心"。这只是一个概括性的描述标准，因为有必要用一个术语加以描述，所以我们选择了这一名称。

别的人（95）也使用了"社交治疗"这一术语来描述这样一种极为相似的方法：它同样强调集体的发展、强调集体成员的主动参与以及集体领导者要应用一些心理治疗的方法。就很多方面而言，这是一个概括性更强的术语，然而，"治疗"这种称呼在联系到它应用于集体的情况时，可能会有某种让人不快的含义。虽然不用说，这里所指出的方法，据信有着真正意义上的治疗作用。以集体为中心的领导被做了较广泛的定义。它是这样一种方法：领导者使用此方法来强调其两方面目标的价值——集体的独立与自我责任感的最终发展，以及集体潜在能力的释放。

可以这样说，以集体为中心的领导者的选择是长期的而不能立竿见影的目标。领导者对集体自己来解决其当前的问题充满信心，他所做的是帮助集体，让集体更加具有能力来解决未来的问题；他相信集体会自己采取行动，当集体自发行动时，他只会去加速集体行动的过程；他对集体作为一个社会发展中的社会机体充满了兴趣；他将自己的职责看做是要帮助集体来实现自身的调整。在这样做的过程中，集体变得比以前更有自我责任感。因为他持有这样的价值观，所以，作为以集体为中心的领导者，他能够更加愉快地担负这样一个与其价值观一致的角色。以集体为中心的领导观点起源于以当事人为中心的心理疗法原则在集体及组织中的应用。因而，以集体为中心的领导者，同与当事人为中心的治疗师持有相类似的观点，这一点是能够被预料到的。由于前面章节中对此已有过描述，此处便不再提及。但是，将这些看法转换为相关术语，使集体领导者能加以应用，这样做是很有裨益的。以集体为中心的领导者相信集体成员所具有的价值，并会尊敬地把他们看做是同自己有所不同的个体。他们不是领导者为实现自我目的而加以应用、施加影响或者进行指挥的一些人。他们不是一些被某个具有卓越素质及重要价值的人所引导的人们。以集体为中心的领导者把集体或组织看做一些集体中存在的个体，集体是其成员们为表达或满足需求的一种工具。领导者相信：总的来说，集体这个整体比起其单个的成员能够更好地发展自身；他也认可集体自身进行自我导向及自我实现的基本权利。罗杰斯在其早期出版物中，审视了他认为自己作为一个管理人必须具备的一些行为态度，并问自己这样一些问题：

1. 我是否相信集体的能力？是否相信集体中个人的能力？是否相信我们有能力解决自己面临的问题？从根本上，我是否只相信自己？

2. 我是否愿意理解、接受、尊重所有人的看法，从而让集体能自由进行创造性讨论？或者，我是否发现自己企图巧妙地来掌控集体的讨论，为的是让集体能按照自己指定的方向发展？

3. 作为集体领导者，我是否通过真诚表达自己的看法来参与其中，但是，又没有企图去控制别人的观点？

4. 我是否依赖基本的态度去进行诱导？或者我是否认为表面程序可用于促进行为？

5. 我是否愿意为那些集体委托给我的行为的各个方面负责？

6. 我是否相信个人有能力去做好自己的事？

7. 当发生紧张情况时，我是否尽可能把这些情况摆到明处？

(171，pp. 546～548)

以集体为中心的领导者要努力创造的条件

以集体为中心的领导者为了落实其基本观点及看法，要尽力为集体来创造一些条件。这些条件无论在个体还是集体治疗过程中，对于释放出当事人自身的建设性力量都是一些很基本的内容。

》》 参与的机会

集体的问题需要集体来做出决定和行动来解决。一个集体若要最大限度地开发利用其潜力，集体的成员必须至少能感受到他们有机会参与一些对其产生影响的事务。对于一个组织的成员来说，如果不给予他们这样的机会，就有可能引起一些抵触性的反作用行为。这一认识本不是什么新的观点，但近年来，它得到更多科学上的证明，并作为个体和集体发展的一个必要条件。通过进行佩卡姆实验（在一个英国社区所进行的公众健康项目）的那些调查者所做的令人振奋的工作（144），我们得到了明显的例证，证明如果提供机会给家庭，让他们参与由自己选择的活动，会产生什么样的效果。从这个实验项目的描述中，我们可以清楚地发现人们只要被给予一些参与的机会，便会开始对自己的健康感兴趣，从而积极做出行动来改善其健康状况。

在由雷德克和克里苏里奇（Radke and Klisurich，152）所报告的有关改变饮食习惯的实验中，似乎能清楚地表明：家庭主妇在参与做出集体行为决定方面所具有的价值。戈尔登和鲁坦博格（Golden and Ruttenberg，67）描述了几个在企业组织方面的例子：把管理权分发给普通工作人员，使其有机会参与那些原本被认为只由管理层人们专门处理的事务，这样做之后，会产生一些有益的结果。在另一项由密歇根大学观察研究中心（206）所进行的研究中（先前章节有所提及）发现：区分低效工作集体的管理者与高效工作集体的管理者的因素之一是，后者更加鼓励员工参与决策。甚至在教育孩子方面，也有证据表明以下做法的价值：给孩子一个机会，让其参与同整个家庭相关的一些事务。在这一方面，白德温、卡尔霍和布瑞瑟（Baldwin、Kalhorn and Breese，17）发现：在那些具备"民主"特征的家庭中，孩子们给予了足够机会来表达自己的观点；在一些相关决定的问题上，也征求了他们的意见；并且，他们的意见和大人的意见一样得到考虑。这样一些家庭中成长的孩子，今后在学校中能表现出更强的社会适应能力，并且智商也得到进一步提高。笔者曾报道了在一个相对自我引导的训练集体中（70），集体成员的积极参与所产生的一些效果。这些集体成员谈到他们的集体经历所带来的这样一些成果：对别人态度的显著改变、对自己的了解进一步增强、对目标更加明确。

这些研究进一步巩固了下列观点：对于一个集体的成长而言，集体成员能参与的机会是一个必要条件。但是，一个组织中的成员会不会因此篡夺领导者的权力？那些较为缺乏训练、智力及技能的人怎么样来为集体做出适当的决定？难道领导者不是更有资格来对涉及面广的政策性事务做决定吗？以上是一些集体领导者经常问及的问题。对此，我们的经验是：集体成员有可能会篡夺权力，但这仅仅是在察觉到领导者的权力对其构成了威胁时所做出的反应。当这样的威胁不存在时，我们的经验是，要让集体成员担负更多责任，而不是减少他们的责任。我们容易低估人们在发觉来自权威性力量的威胁时所产生的反应行为有多大，以及人们自我启动其行为方面的能力有多小。为了能了解外部刺激对于常见集体行为的影响，我们仔细观察了集体的初期挫折感和依赖性，而这往往是由集体领导者强加于他们的。

在对一群来自中学的"问题少年"进行的首次心理治疗过程中，这种依赖性得到体现。在领导告知说，他们会有一次机会聚在一起，并可畅所欲言之后，这个集体中的人都觉得难以打开话题。下列逐字摘录的内容选自其交谈记录：

（长时间停顿）

B：要浪费很多录音带了（指的是播放着的录音机）。

T：对。

领导者：嗯？

B：要浪费掉很多录音带。

领导者：你是在担心——没有人要——担心我们停顿了这么长时间？

B：嗯。

T：也不做一下身份识别（咯咯笑）。

领导者：（笑）在停顿时来做吗？

B：别傻了。（长时间停顿）

B：问题是你应该让我们有些可以明确谈话的内容。现在这样会让我们不知所措。没有人想要——没人知道要谈什么。给我们个谈话的话题。

领导者：如果让你们自己来畅所欲言，你们会感到有点无所适从。你们是要我告诉你们要谈什么内容。

G：对，给我们个话题。为我们确定个话题。我们不可能做无米之炊，做饭总得要有点米吧。

B：我想如果你问我们一些问题的话，可能会更好一点。你看，是这样，除非你提出问题，否则不可能从我们这了解到什么。到教室里你就会知道，如果老师把问题写在黑板上，想让别人回答的话，只要走到那个人的面前就行了。

领导者：换句话说，你们可能会感到……我想你们都是在说自己所想的。除非有问题，否则你们可能不会说什么的——或者有人——

B：要有话题——要有谈话的内容。

领导者：我明白了。（暂停）我想说的是，我真的不知道要让你们谈什么。换句话说，你们都有机会畅所欲言。

S：还是给我们点谈话的内容吧。

P：在放学回家后，你在学校之外所做的事情是你自己的事情，与别人无关，对吧？我意思是，比如说你到你朋友家去，而他们却像在学校里要求的一样，认为你不应该到那去。他们会告诉你，除非你不再去你朋友家，否则你就不能来上学。

领导者：我想你可能是认为放学后一个人要去哪里是他自己的事。你可能很讨厌别人告诉你要怎么做。

A：我并不认为学校有权利说我们应该穿什么样的衣服。我穿了件衣服来，老师说我应该把它脱掉。她告诉我说，现在我在这个学校读书就不应该穿另外一个学校的校服。

S：穿什么衣服并不重要，你穿什么衣服不关他们的事。

领导者：你觉得他们好像是在干涉你自己的事情。

P：对，他们甚至会告诉你要和哪个男孩相处。（其他人：哇！）我真觉得烦……

从这段描述中可以清楚看到：集体成员在开始阶段很不愿意讨论自己的问题。几乎可以肯定的是，在大多数同成年人待在一起的其他情况下，孩子们都会依赖成年人来给他们搭建一个可以谈话的框架，并鼓励他们进行讨论。然后，在适当时候，集体中的某一个人会小心地谈论起某一方面的问题，并且，不久就会有另外一个人加入讨论。当他们开始发现领导者能够理解他们并接受他们的观点，别的一些人便会加入并进行讨论时，他们针对学校及其想管理控制他们的做法表现出更强烈的情绪。这种状况在这一治疗时段的余下时间一直持续，并且没有人向领导者再提出帮助的请求。第二次治疗期间，同样的情况再次出现，即集体对领导者再次表现出一种依赖性，想让他打开话题。接着，集体会谨慎地自己开始展开讨论，承担起这一原本好像是由领导者来承担的引出话题的任务。最后，集体便在剩余治疗时段内一直进行自己的讨论。

现在又回到这样一个问题：集体成员经过训练或者凭借自己天生的能力，是否便能合乎要求地在集体中展开自己的讨论？我们根据自己获得的经验，对这一点做出了肯定的回答。的确，集体的决定常常证明是其考虑不够充分，相关问题不得不再次加以深入探讨。然而，我们很多人都认为，我们自己做出的最不适当的决定常常是没有使全体人员共同参与，并且没有考虑那些本应注意到的数据，从而做出的那样一些决定。

就集体成员相对于领导者而言，他们为集体做出正确决定的能力如何，这样一个问题通常没有被认真探讨过。事实上，这个问题并不是说是否集体成员或领导者能为这个集体做出最正确的决定。它主要是说，相比较包括领导者在内的整个集体而言，领导者如果在没有集体成员的情况下是否能做出更好的决定。我们在自己的组织中所观察到的一种情况是：集体动员并使用各种隐藏于整个集体内部的特殊能力的过程，更多与大家心甘情愿的态度有关，而与热切盼望的心情关系不大。有关企业组织中做出决定的问题，莫里斯·L·库克（Morris L. Cooke）作为一名顾问工程师曾这样写道：

> 今天的管理涉及成千上万的雇员——他们都是股东的代理人——从总经理一直到最基层的部门经理……我们中的那些拥有权力的人是凭借自己的头衔、收入以及别的东西去做出决定。事实上，他们的确这样做出了很多决定，然而，实际情况是，大多数正确决定是集合各种情况而做出的。这一看法已成为一个受到重视的理论观点。只有这些基本观点得以付诸实践，才会有可能做出明智的决定，做决定的行为当然应该专属于高层人物。在一个企业组织中，不同级别的人都要不断做出自己的决定。（68，p. 464）

因此，做出决定被看做是一个过程，而整个集体就是通过这一过程或步骤来获得相关资料并进行探讨。我们中有的人在一个所有成员都得到机会参与决策的集体中工作之后，他们会试图要弄明白这样一个问题：我们过去处于的那种领导角色怎么有可能将自己的决定仅仅基于如此不充分的资料及少量相关因素之上，而这些因素中最重要的常常只是集体成员的态度及情感。

≫ 交流的自由

以集体为中心的领导者，要尽力创造的第二个条件是：消除集体成员之间自由交流的障碍。大多数集体和组织极少能满足这一条件。为什么有必要让一个集体中所有的成员都能彼此自由交流？关于这一点，至少有两个重要理由。首先，如果个人之间存在自由交流的障碍，那么由于普通的人与人之间冲突而产生的敌对态度就很难得以解决。柳卡伯（Newcomb）在其一篇关于内向性敌意的有启发性的文章中，提出这一理论：

> 当等级关系被意识到，以致另一个人视做会对自己构成威胁时，产生敌意的刺激因素通常便会出现……由于敌对态度出自刚刚才意识到的那种等级关系，同别人进行交流的想法就不能实现，那么，消除敌意态度所必需的条件也就不可能得到满足。（142，p.72）

一个集体的成员之间要建立友好的人际间相互关系，自由交流便是一个不可或缺的条件。一个内部间进行争斗而没有交流的集体极少会具有做出适当调节性行为的能力。

对于一个高效率的集体而言，自由交流之所以是一个必要条件的第二个原因在于：集体成员加强相互间的理解是很重要的，这种相互间理解被语义学家称为符号过程（sign-processes）。对所有集体成员来说，这都是一个共同的过程。如果不同的集体成员对某一特定情况做出完全不同的解释——如果这一情况对每一集体成员都有不同的含义，而这一含义又不能被集体中其他成员所接受，在这样的情况下，一个集体要对最适当的行为方式达成一致是非常困难的。

笔者近来开展了一个研究项目，目的是为了开发一种比现行做法更加客观的方法，从而对飞行员进行评估。几乎从一开始，这一项目便遭到强烈反对，以致相关研究人员不得不与那些反对者进行广泛的交流。在很多次的会谈讨论之后，情况才被弄清楚。原来，不同集体的人们对所提出的方法程序有不同的理解。具体情况如下：

研究者：这一新提出的方法程序能对飞行员的表现作出更可靠、更客观、更有针对性以及更有效的衡量。这样可以帮助航空公司淘汰不合格的飞行员，也对飞行员有所帮助，确保他们不会对自己的能力作出不准确及不客观的评估。

飞行员：所提出的这一方法程序认定，对不合格工作人员的表现进行量化的做法应用到飞行员身上是不可取的。这样做会贬低飞行员的"专业性"。这一方法使管理人员拥有了一个强有力的工具，从而找到借口来解雇飞行员。这种方法也把飞行员能力经量化之后的差异公之于众——飞行员被归类或划分了等级。

检查人员：这一方法意味着更多"日常文书工作"，也意味着有了一种方法来测量检查人员评估工作的准确性。这种新方法会"通过评估从而得到细微的判断及相关方法",这样便会降低了他们工作的意义,使他们成为"办事员"或"记录员"。

要指望这些人会合作来开发新的方法是一种天真的想法。只有从不同角度对这些新方法有所观察之后,所有相关人员才会最终理解并接受,从而才会使所有人清楚地意识到对任何新的评估方法的要求是什么。只有在同对此方法感兴趣的不同集体的代表进行大量会谈之后才有可能实现合作。而这些不同集体人们之间的自由交流又能有效地让大家对这一新的评估方法有进一步认识,让所有人都能接受。这一做法会让大家合作来致力于开发一种新的方法,这种方法应该是客观而不机械的,是标准化却留有余地的,以便有针对性地评价单个的飞行员,是能够区分合格与不合格的飞行员然而却不会在合格飞行员之间划分能力等级的。这样做的结果是开发出一种评估方法,这种方法如果同不让集体表达并接受彼此观点的方法相比较的话,它更适用于各种现实情况。

如果认为集体和组织之间存在交流障碍只是个别成员自己的感觉,某一个人认为的障碍在另外一个人看来可能并非如此,那么某些正式的交流手段——比如说手写的备忘录、指定的某些交流渠道以及议会中的程序性做法——可能会被一些人认为存在有交流障碍,而另外一些人则根本不这样想。与此类似的是,这些做法在一个组织中可能会限制人们的交流,而在另一个组织中则不然。然而某些东西的确有可能完全限制住集体的交流。或许会有这样的情况出现:人们之间距离上的疏远、缺乏面对面的接触、复杂而不灵活的交流方法、过分严肃的工作环境使人们没有时间和机会交流,很明显,这些被认为存在于一个组织机构现实状况下的问题很重要。然而,这些障碍的影响有可能被过分强调了。或许,对自由交流形成的更大障碍是那些更难以捉摸的情况,它们不断被集体成员发觉,并被认为对自己构成压力。也就是说,单个的集体成员会在自身内部构建起一道真正产生效果的障碍来阻碍其进行自由交流。如果情况真是如此的话,我们就可以清楚地认识到为什么一个没有压力的氛围是让集体释放出其调节能力的基本条件。

》没有威胁的心理氛围

很多不同的研究者使用"集体氛围"这一概念来对集体的某些特点进行抽象概括,这些特点对集体成员的行为及态度可能会产生潜在影响。由于勒温、李普皮特和怀特（Lewin、Lippit and White，119）的研究，这一概念获得了广泛认可。他们研究的内容是：实验中创造的社会氛围对于孩子行为的影响。这些研究者使用氛围的概念来代表成年人不同的领导模式。他们划分出 3 种基本模式：强制型、民主型以及放任型。研究者采用这些术语来描述 3 种不同领导模式下的"氛围"。因此，就他们而言，不同的氛围等同于不同的领导模式。安德森和布柔尔（Anderson and Brewer，8）也以几乎同样的方式来试用"氛围"这一概念，即他们把不同教室的氛围同教师行为的不同模式相互等同起来。威势俄（Withall，225）也以类似方法来定义教室的氛围：教师的行为是以学习者为中心，以自己为中心，还是中立。所有这些研究都是通过领导者或教师所表现的某种行为来作出对"氛围"的定义。

然而，我们也可以认为氛围是某种由集体成员或教室中的学生观察或感受到的事物——即集体成员能够从结构性的参照环境中感受到某种氛围。特伦和威势俄（Thelen and Withall，212）正是想尝试从这方面入手。但他们只从其观察对象身上获得肯定或否定的反应，而这就很难说清楚，这些反应对集体成员意味着什么。然而这一研究却很重要，主要在于它试图来获取某种集体成员能观察到的对于氛围的衡量结果。尽管对于被观察氛围的具体特性而言，这一尝试并没有给出很多研究方面的线索。在对当事人中心疗法的疗效的研究中，透过当事人的眼光，我们获得了一些有关氛围事实特征的初步内容。事实上，在当事人所经历的心理氛围特性方面，我们获得了最大数量的研究线索。这都是出自当事人的那些有所记录的陈述内容。如果我们接受这些初步内容的话，我们可以认为这些当事人经历和感受到的都是没有压力的环境；他们认为自己在一个"安全"的环境中；他们觉得自己没有经受别人的判别和评价；他们也认为自己得到了理解——治疗师在仔细聆听并能理解他们所谈论的内容；他们感到"被接受"了。治疗师好像在对他们表达说，自己已经接受了他们性格中所有的方面——不仅是那些肯定的方面，也包括他们无助、充满敌意以及依赖性的各种情绪表现。在这样的情况下他们会觉得没有外界压力来迫使他们作出改变。

这种类似的、不存在威胁同时又认可接受别人的心理氛围也正是以集体为中心的领导者尽力要为集体来创造的环境。治疗师的这一目标深深植根于他的这样一种信念，即当个人能够免于对自我及自我概念构成威胁的压力时，他内心的那种积极的建设性力量便会体现出来。

以集体为中心的领导者要发挥的某些特殊作用

我们已经探讨了以集体为中心的领导尽力要去创造的一些条件。那么，他要怎样来完成这一工作？如果使用更具操作性的用语的话，以集体为中心的领导的含义又是什么？这一切都需要在更多的研究之后，我们才有可能更确切地阐明这种领导者的角色。然而，这里还需要尽力来说明以集体为中心的领导者在一个集体中的某些显著性作用。

》 传达温暖与同理

领导者有一些不易描述的行为特点，但人们却很容易从他们身上观察出来。温暖和同理是两个被用于描述领导行为的专门用语。领导者在尽力创造一个没有威胁而又充满宽容的环境时，这两个特性是很重要的。毫无疑问，这是一种行为模式，它通过领导的言谈、手势和面部表情表现出来。我们常听到人们用"冷酷"、"不灵活"、"不友好"这样的话来谈论别人，虽然形成这些看法的基本行为变量是什么还不太确定，但这样的话对别人会产生一定影响。这些看法同个人喜好有关，或许也同某人和别人相处时是否有安全感有关——这都是一种在集体面前自发表现的能力。领导者是否表现出这些特性会影响到一个集体总的情感状况。投入情感的能力也就是一个人是否能够进入别人角色的一种能力，是所有人际交流的一个基本方面。它在个人治疗中也是一个相当重要的因素。这些领导者所具备的特点是如何来影响一个集体仍然不太清楚。假设之一是这样认为的：集体成员会认同自己的领导者，并在相处过程中接受其态度和行为模式。这就意味着集体成员可能会逐渐开始以一种正确的态度去对待集体中别的人，就好像集体领导者以同样的方式来对待他们一样。这就会使彼此间相互能感受到更热情与友好的态度，更能建立一种相互感同身受的关系。在这样一种情况下，无疑能够促进交流。

》 关注他人

在与各种不同集体接触的过程中，我们认真注意到集体成员对他人谈话内容投以的关注甚少。不关注别人谈话内容，就不会有相互间的理解，更谈不上彼此交流。显然，对多数人而言，要仔细关注他人的谈话内容是不容易做到的一件事。他们在别人讲话停顿时，所想到的只是自己接下来要谈什么内容，或者他们会把注意力投入到说话人提到的一些特定方面，没有去关注其余部分的内容，因为他们心里想着怎么样针对别人某些观点来谈论自己的看法。在一个集体中发现这样的情况绝非少见：第一个人提出一个观点，接着第二个人提出另一个观点，然后，第三个人又提出一个完全不同的意见。出现诸如此类的情况——他们中没有人对第一个面谈者的内容有所回应。在这样的情况下，很让人怀疑他们彼此间是否能相互关注对方。这样的状况怎么说也算不上是交流。只要人们察觉别人对他所谈的内容不太感兴趣，他就有可能抑制住自己的观点，或者会认为自己的看法不太重要也不受欢迎，因而便会处于一种消极的态度。

集体怎么样才能做到彼此间相互关注对方？在这个问题上，起到关键作用的似乎应该是以集体为中心的领导者。他要表现出一种对别人相当关注的态度。他没有必要硬要把自己的看法弄得众所周知，也不应该对别人貌似关注而实际上心不在焉。他要真正尊重每一个集体成员所表达的观点，认识到其价值。这样的话，他才算得上是在关注别人。以这样的方式，他便能向谈话者表达这样一个信息：你的看法是值得倾听的。作为一个普通人，你受到别人相当的尊重，也能感受到被人关注。

然而，领导者仅仅投以关注还不够。他必须对说话人表现出他专心致志的态度。某些细节能向集体成员显示出领导者的注意力完全集中于其倾听对象（如点头、直接注视着说话人）。然而，这些细节表达并不充分。如果领导者对面谈者的内容作出理解性的解释，这样便能最终证明他的确专注于说话人。经记录的以集体为中心的领导者所引导的集体讨论表明，领导者总是把这样一些话放在他谈话内容的前面：

> 你是在说……
> 你感觉……
> 如果我的理解正确的话……
> 我不太肯定我是否弄懂了你的意思，但是不是说……
> 我想你的意思是……
> 我们来看一下，是否我真的弄懂了……

这些要求是针对以集体为中心的领导者的，集体中的成员则极少会这样做。这是一件困难的事情，因为它要求领导者抛开自我，专注别人。为了做到这一点，领导者心里不能想这样一些事情：

> 集体是否朝着我指定的方向在发展？
> 我不认可这种说法。
> 我想知道他们对我的看法。

我怎么才能让别的集体成员开口说话？

这些话毫不相关。

领导者专注别人谈话的能力或许与下列因素直接相关：领导者在集体中自己所感受到的安全感、他的信心以及他对于针对其不利因素的忍耐程度。对自己的角色感到不安的领导者会对自我内在的刺激反应强烈，从而会很难抛开自我，专注任何别的事情。

就以集体为中心的领导方式而言，我们早期工作中所进行的尝试常常会犯这样的错误：试图去解释每一个集体成员所谈到的内容。个别治疗师还会在治疗时段之后这样做。针对别人谈话内容，进行重新解释及作出反应这两方面的作用，本来应该避免的。事实上，领导者做出过于频繁的反应有可能会让自己起到了传送集体成员所有的谈话内容作用，并因此而阻碍了交流。对集体成员谈话内容作出反应，其主要作用应该是把这样一种感觉表达给集体成员：他们所谈的内容让别人感兴趣，并确有其价值。当集体成员对此有所感受时，领导者的反应本身便不那么重要了。此外，集体成员彼此间也会逐渐取代领导者而发挥这种作用。这便是以集体为中心的领导者在此过程中作出的显著贡献。他带给集体一种先前并不存在的有用的行为方式，从而使集体随后能够把这种方式整合应用于自身。

》 理解的含义及意图

以集体为中心的领导者关注别人的谈话内容，并且通过对面谈者有所回应而显示其关注的态度，但这样做不见得就足够了。假如面谈者所言真如其所想，这样的做法或许已经足够了。但是，我们都知道，人们极少会这样做。他们没有这样做的原因之一是语言能力本身的限制，另外一个原因则是由于其自我防卫的内心防御体系。此外，即使人们讲出了心里的话，听他们说话的人不一定就能真正理解。以西海塞（Ichheiser）曾清楚地指出过（说话者的）表达与（倾听者的）印象之间的差异。他这样写道：

> 我们认为要坚持下列主张：在一定程度上，通常甚至是在很大程度上，表达同印象之间的差异是事物的一种正常状态。如果我们没有能够把这些一直存在于现实中的、基本的差异状况认真加以考虑，我们肯定就会完全误解人类关系中的一些重要方面……那些指望在表达与印象之间存在有某种"自然和谐"甚至完全一致的想法，是基于这样一种未经确认的设想：表达与印象的机制会以一种预先确定好的方

式相互协调……在内在性格、态度、情绪以及意向和外在性格之间总会存在一定程度的不协调。处于人际关系中，我们总会压制或者至少是修饰一下在某些方面的坦诚表达。(93，p.8)

以集体为中心的领导者尽力要做的是：以某种方式来发挥作用，以减少个人"想要压制，或者至少是修饰一下在某些方面的坦诚表达"的这样一种意向。他这样做的方法之一是尽力去理解集体成员言谈举止中表达出的真实含义及目的。如果集体成员要以某种不同的用词来表述这一含义，领导者应尽力接纳并适应同他人相关的内心体系，去发现别人的感受，理解说话人在清醒意识下所谈的核心内容。在某种意义上，就是要扮演另外一个人的角色。在这方面，以集体为中心的领导者所依赖的是被瑞克所生动描述为"自由流动式的关注"（161）的这样一种做法。领导者的关注范围要比面谈者的言谈内容范围更广。他要寻找某种潜在的含义，某种隐秘的意图，或者是某种被以西海塞称之为交流的"实际表达"方面的东西。举例来说，当以集体为中心的领导者在听一个集体成员进行冗长叙述时，他可能会以如下方式进行思考：

> 这个人好像在谈论他的某种个人经历。集体刚才在争论的是两种不同行为方式的相对好处。那么，他一定是想用这一经历来支持其中某一种行为方式。我要听一下，以便来发现情况是否如此。对，我想正是这样。现在我想知道他要尽力支持的到底是两者中的哪一种。哦，现在我明白了。这一经历是用来说明像行为方式 A 这样的做法是会失败的。他好像支持的是行为方式 B。我想知道他是否觉得在这种情况下，这便是行为方式 A 为什么会失败的结论性证据。对，他的确是这样认为的。他认为他的经历在此刻和我们的几乎一致，但他事实上还没有谈到他赞成行为方式 B。他只说在这种情况下，方式 A 会失败。

同谈话者一起经历了这样一些思维过程并且试图去理解谈话者所描述内容的意图及含义，在这之后，领导者就有可能作出这样的反应：

"吉姆，如果我对你的理解正确的话，你因为行为方式 A 的经历同我们的非常相似，所以你不认为这种方式会产生效果。因此，你的意思是想说，你更赞同方式 B，对吗？"

吉姆在此并没有直接说出他的看法，但这反映了隐藏在他叙述内容之后的某种意图。以集体为中心的领导者总是很小心地来观察这样的含义，并将其反馈给面谈者以求得证实。这一点同以当事人为中心的治疗师在针对个体的治疗中所尽力要做的很相似。上面章节中曾对此有所描述（见第二章），因此，这里不再进一步对这种情况进行说明。然而，在一个集体的环境中，领导者的这种作用除了能对面谈者表达理解之外，可能还会产生一些额外的效果。通过引用说明某一集体成员所谈内容中包含的一些意图，领导者也可以帮助集体中别的一些人来理解这一成员所谈的"真实"含义，这样便可在很大程度上促进交流。领导者还带给集体另外一种功能，这种功能原先并不存在或者只有极少程度的存在。我们这里想要说明的是：因为领导者作出的这些反应得到集体的回应（促进了交流并因此更快理解彼此所表达的真实含义），集体成员他们自己便会逐渐效仿这样的做法。别的研究人员把这种做法称为集体领导者的"解释"。我们对与此相关的"理解的含义及意图"及其作用进行探讨可能会有所收益。尤其要谈到的是贾克斯（Jaques，94）和比昂（Bion，27）对集体的解释以及我们对此的理解。从他们的著作中，我们得到了这样的深刻印象：领导者对那些集体成员可能并没有清楚意识到的内容作出解释，这样的做法可能会对集体有促进性作用。从笔者自己的经验看，如果既作为集体的领导者，又作为集体的观察者而处于集体中，领导者使用一定的方法来解释某些"没有意识到的"含义通常不会有促进作用，时常还会产生破坏性的影响。然而，这仍然是一个有待通过研究并证明的问题。当然，认为"反映性含义和意图"之间的关系在某种意义上算不上是解释，这样的说法是没有根据的。然而，这两者之间似乎有着明显区别，至少在实际情况下如此。

或许，在对含义及意图的解释与反映之间，其基本差异正如以集体为中心的领导者所得到的经验一样，主要在于：反映是要尽力去观察、发现在特定时刻某个集体成员在清醒意识下所表达的真实含义，或者去发现他的内容框架。而在另一方面，此处提到的这些其他研究人员似乎在暗示：对谈话内容进行解释有助于让集体成员清楚地意识到原先他们可能没有能意识到的方面。这种区别与下列差异基本上是一致的：即由一些心理分析治疗师所作的解释和由以当事人为中心的治疗师所采纳的观察相关当事人内心框架的方法，存在于这两者的差异之间。

最后，应当适当提及以集体为中心的领导者在这方面的作用。笔者先前已经区分过"以集体为中心的"领导者同"以个体为中心的"领导者之间的反映行为。使用一个例证可能会让这种区别更加明显。我们来假设一个集体正在对两种行为方式的优缺点进行讨论——这两种方式分别为计划A和计划B。其中一半成员支持两者中的一种，另一半成员支持另外一种。集体成员进行讨论时，领导者可能会以如下方式反映出单个成员的谈话内容：

> 弗兰克，你认为计划 A 不可行，所以你力劝我们尝试计划 B。

> 比尔，从你的话中我判断出由于你刚才所提及的原因，计划 B 一定不可能成功。

而另一方面只有在集体中的几个成员已经表达了其观点后，才能做出一种更加以集体为中心的反映，比如：

> 在我看来，集体对这个问题存在明显分歧，似乎不可能达成一致看法。

在以集体为中心的领导方式中，这些反映中的每一种，都有可能产生有用的作用。然而，它们却会导致不同的结果。笔者对两种反映都有所应用。一些集体领导者几乎只喜欢使用以集体为中心的反映方式。这里便存在着一个重要问题，并有必要对其进行研究调查。基于有限的经验，笔者认为下列看法值得怀疑：领导者能够通过以个体为中心的反映方式传送给集体成员相当多的关注、理解与宽容，而他通过以集体为中心的反映方式也能够这样做。虽然情况也可能如此：一旦领导者建立起适当心理氛围，以集体为中心的反映方式便有可能产生促进性作用。但在集体向前发展的早期阶段，如果只使用以集体为中心的反映方式，在此过程中便有可能不断出现抵触状况。这有可能是出于这样的原因：通常，并不是所有的集体成员都能像领导者一样感受并发现集体的原动力。

》 传达接受的态度

领导者能够在多大程度上传达出他接受别人的态度，是以集体为中心的领导方式中一个关键性的要求。在描述当事人中心治疗中的治疗师的角色时，已经大量提及接受的态度。以集体为中心的治疗师显然必须同个体的治疗师一样，持有一些相同的态度。他必须愿意接受任何时候所面对的集体，即使这有可能意味着他面对的集体没有明确目标、集体成员对其领导者会持有敌意或怀疑的态度，或者那个集体只会依赖顺从领导者。这便意味着以集体为中心的领导者必须对下列情况传达出他的一种真心接受的态度：集体成员希望探讨的内容是什么、他们决定要做的是什么、他们计划怎么样来做。

从一种更实际的意义上来说，接受到底指的是什么？当在不同的集体环境下发生了一些日常问题，而我们则来讨论这些问题的大小时，或许这一概念便会展现出其更为真实的含义。比如说，在一个小型讨论性集体中，接受就意味着领导者愿意集体成员提出他们想谈论的任何内容并加以探讨。就以集体为中心的领导者而言，几乎不存在什么谈论内容"与此无关"的概念。他所要做的并不是来决定集体的谈论内容"是否跑题"，他应该接受所有谈论内容，而不用去评估这些内容对于集体来说好坏与否、相关与否或者价值如何。他要愿意接受集体所作出的决定。再比如说，就学校管理者而言，接受就意味着要接受来自教师的一些敌对情绪。领导者要愿意接受老师们提出的一些新的想法，他要愿意接受集体的决定以重新评估课程设置。想要促使社区人们对青少年犯罪问题有所行动的社会工作者，就他们而言，这便意味着愿意接受人们起初对这个问题缺乏兴趣的现实，以及大家没有能够对社区行动达成共识的结果。他既要能接受人们不切实际的计划和梦想，又要能接受他们的一些不适当的不抱希望的否定情绪。

但对于这些领导者来说，他们会遇到一些什么样的来自其管理者的压力？如果集体成员决定做某种危害其领导者地位的事情，或者与领导者的价值观相冲突的事情，作为一名领导者，又怎样来接受这个集体？就集体领导者而言，这都是一些很实际的问题。正如在个体疗法中一样，"限度"这个概念也非常适用于这样的情况。显然，以集体为中心的领导者必须对"限度"有一个清晰的概念。在限度之内，他才能完全真正接受别人。比如，一个企业管理人员为了不失去他的工作，就不可能任由他的工作人员随心所欲地上下班。因此，他会发觉对工作人员这样的做法，根本无法表达出他真正接受的态度。一个中学或大学的校长由于缺乏资金，就不可能让老师们自己来对涨工资的提议进行表决，因而就不可能接受由集体做出这样的决定。所有领导者都必须在某些规定的限度之内发挥自己的作用，它们都是一些存在于一定情况下的现实因素。的确，一些领导者的工作环境限制极少，比如集体治疗师；而另外一些领导者则必须在诸多限制的环境下工作，比如说，企业组织中的领班人员。以集体为中心的领导者在限度之内总是乐于接受并宽容别人。而由于他对于集体自身的能力有信心，相比较那些基本只能相信自己的领导者而言，他们对集体作出的限制更少，并且，以集体为中心的领导者对于他所作出的限制会尽量把握得清楚明了，以使自己在接受集体时会感觉比较安心。由于对集体的潜力怀有极大的信心，这些领导者较不容易感受到来自上司的压力，并会因此将这些压力转换为对集体的限制措施。而那些缺乏安全感的领导者，即那些不愿意依靠他手下集体成员的力量、总想自己担负起本属集体职责的领导者——这些人最终总是会越来越多地依赖于在其组织中设立限制性措施、正式规定、实施方法以及建立一些复杂的框架，来束缚别人。

在我们自己的咨询中心机构中，我们正朝着这样一个方向发展：框架限制越来越少，方法越来越简单。比如说，我们已经完全摈弃了正式的常设委员会、议会式的程序、交流必经的正式渠道以及人们一成不变的角色。从我们自己机构人员的角度看，要想描绘一张机构组织的图表几乎让人感到陌生并也难以办到。我们已经抛弃了那种不公开的会议形式，并且欢迎所有职员参加一切由委员会组织的聚会。我们已变得较少依赖于各种框架结构，即形式上的程序。这是一种缓慢的成长过程。然而，时不时，情况会变得更加混乱、涣散，在这种时候，我们便匆忙建立起一套框架措施作为补救。但是，当我们重新吸取教训，并认为这样的程序化做法几乎不能激发并加速自己的行动，这时，我们通常会尽快重新采用更实用化的运作方式。在一定程度上，我们自己的经验同英国塔夫斯托克人际关系研究所的经验是一致的。在与这个机构的人员进行交流的过程中，我们得到了这样的印象：他们正在对有关组织管理中的这些原则进行研究实验。在他们的机构中，灵活性被给予了高度评价。机构人员能自由确立并开发自己的角色。贾克斯这样写道：

> 在机构自身的日常管理中，集体原则得到了应用。所有的决定者由委员会通过集体决定的方式制定，各人则负责贯彻执行这些决定。每个人都尽量参与制定决定，从而能负责决定的执行。(96, p.9)

传达接受与宽容是以集体为中心的领导者带给集体的另一功能。这一做法在集体中极少存在。在大多数组织中，集体成员很少能感受到他们的努力会被接受认可。然而，我们还是再来确认这样一个观点：当领导者把接受别人的态度带给集体时，这一做法会由集体成员自己逐渐效仿取代。他们会变得更容易互相接受，并且对彼此间存在的差异更宽容。他们开始互相帮助，从而感受到除了领导者的做法以外，他们自己的做法也受到欢迎，被大家接受。结果，集体成员在表达出自己的观点与情感或者接受他人所表达的内容方面，都会觉得更加容易。

» 联结作用

以集体为中心的领导者在集体中还有另外一个重要的作用。为了找到一个更具体的说法，这里把它称作"联结"作用。通过一个比喻，会更有助于把这种含义传达给读者。我们所有人都观察过雨滴落在窗户上的过程，落在窗户上以后，其中一些雨滴会形成细流，带着成条的水落到窗户下方。不同的细流形成之后，便会产生平行水流通道的效果，而每一条通道都带着一部分水落到窗户下方。然而，如果我用指头把新的一滴水连接到一条已存在的水流上，水就会顺着这条水流走，而不是形成自己的一条水流。如果我把每个新的水滴同那条已经存在的水流之间连接起来，我便能发现水成条纹状只经过一个水道向窗户下方流动。上面描述的前一种情况似乎出现在大多数的集体中，在面对面的集体讨论中，最能清楚观察到这一点。我们可把雨滴联想为集体中单个成员所说的话。一个成员会说点儿什么东西出来，然后，第二个成员又补充一个新的想法，但是，通常他不会说明他的想法同前一个成员所说的内容之间的联系。每个成员的想法就好像不同的水道沿窗户向下流动。偶尔会有一个人加入进来，把他的想法同其中一条水道连接起来，但接着，另外一个成员又加入一些内容，并同另一条水道相连接。通常，在一个集体中会有可能发现几条水道沿着思想的平行细流而流动。然而，如果以集体为中心的领导者努力去观察发现每一种新的想法之间的联系，并把这种联系传达给集体，集体间的讨论便会成为上述描述中的特点：大家的讨论就好像是沿着一条水道向下流动。如果有新的想法连接到这条水道，水流就会变得更有力量。但这并不意味着水道一旦形成便不会改变。这里可再次使用水滴的比喻。偶尔可能会发生这样的情况：几滴水彼此非常近地打在窗户上，当它们同向下流动的主要水流相连接时，就有可能结合在一起形成足够多的水，从而改变水流的方向。通过把新的想法同主要水流连接在一起，领导者有可能发现集体会受到新想法的影响，而改变思想流动的方向。

以集体为中心的领导者的联结作用同他理解别人含义及意图的作用紧密相连。这是因为一个集体成员所表达的含义及意图通常都与大家的思想主流以及先前讨论的内容有联系，其实际联系经常又隐藏于谈论内容之中。因此，以集体为中心的领导者通过阐明某个人谈话内容的含义及意图，便可让集体清楚地意识到新谈论的内容是怎么样同先前的讨论相联系。或许，一次经记录的集体讨论实例会清楚地说明这一点。在下列摘录中，集体正在进行一次讨论。内容是关于一个担任社会工作者的集体成员怎样同一群结了婚的年轻人打交道，以使他们参与自己社区的社会活动（笔者对当事人话的注解用波浪线分开，注解的序号与被解释的内容序号相同）：

1. **比尔**：这里我想向大家严肃表明对下列情况所持的反对态度：

我的想法应该是不言自明的——我认为社区中的一些教堂聚会给了大家一个相互讨论的机会,这样的机会很好,并且很有价值。人们应该加入到这样的聚会而不是去打保龄球。我觉得这样的想法不言自明。但为什么大家宁愿去打保龄球而不愿去教堂——

2. **唐**:我不同意你这个不言自明的想法。

3. **比尔**:我当然也不愿意结果是这样的。我想分析一下我妻子的观点——出自一个女性,她对社区活动的看法。她的想法或许并不独特。她更喜欢有一群男士陪伴在女士身旁的感觉。我不太认为这就是性的因素。她说,一群女人想做什么是可以估计得到的。

4. **简**:当然。

5. **比尔**:她们好像被我们的社区强迫灌进同一个模子。我妻子不太清楚问题出在哪里。但是,一群女人就这样聚在一起了,并且,这一群人和那一群人彼此间非常相似。通常,妇女加入一个集体不是因为她们想这样做,而是由于社会的压力。为什么男性——他们好像生活在一个自由、轻松得多的环境中——他们想做什么以及想和谁在一起都由自己选择。在——

6. **弗兰克**:我认为,亚当斯夫人(比尔的妻子)过高估计了男性的兴趣,即社会活动选择的多样性。

7. **集体**:(笑)

8. **领导者**:比尔,你的观点是什么?我想我没有理解——

9. **比尔**:在社会集体中,女性的很多活动不是出自自己选择的结果。她们的个人需要得不到满足。这是一种社会强加于她们的角色功能。

10. **领导者**:你是在用这些内容作为一个例证,表明你反对下面这种看法:我们应该更加尊重别人的兴趣,而不管这些兴趣是否有益。你强烈反对这样的做法——并且认为相比较而言,一个人的兴趣要更能体现社会价值?

11. **比尔**:在我看来,我们实际是在谈论这样一件事:就好像同男性所不愿做的那些事情一样,他们想要做的事情并不见得对他们有好处——这些事不能满足他们的需求,我只是想要——

12. **凯茜**:如果妇女聚在一起,要去清理几条小路,最终她们会不得不坐在那儿,整天照看着这几条小路。男人整天都外出工作。他们不会像他们妻子那样关心小路整洁与否的问题。他们本来也应该这样的,因为事实上,周围就没有可供孩子玩耍的地方。总的来说,母亲对这个问题的关注更多于父亲。这样的问题不会让家中的丈夫们感到担心。在我看来，妻子们对这些事情的兴趣远甚于她们的丈夫。这也是因为我们的文化背景告诉我们"那是母亲做的事"。

13. **斯图**：嗯，你是不是想进一步说明：总的来说，妇女天生更具有一种对社会行为的兴趣？

14. **凯茜**：这种兴趣并不是天生的。我是想说是因为文化——

---

8. 这里，领导者试图要去理解比尔后三次讲述内容背后所隐藏的含义和意图。这一点尤其重要。因为在上述第2句话中，唐插话表明自己的态度。而在第6句话，弗兰克幽默地表示反对，而集体则以笑声来回应弗兰克。从某种意义上说，这是在排斥比尔的观点。领导者不能理解的是，比尔的谈话和先前讨论之间的联系是什么。

10. 领导者在这里把比尔的例子同先前他所表示的反对联系起来，然而他采用一种试探性问题形式来这样做。

---

15. **斯图**：你是不是有诸如此类的想法：由于我们的文化现状，现在的情况从政治观点来看，总的来说是比较积极的？

16. **领导者**：我们果真理解凯茜的意思了吗？我自己不太有把握。凯茜，你看，这里涉及一个基本差异的问题，男女间兴趣的差异。

17. **凯茜**：当事关集体讨论的问题时，我发现存在很多差异。大家对邻里间相互形成的集体比较感兴趣，尤其是在工薪阶层家庭的邻里之间。妻子和母亲对这方面兴趣尤浓。

18. **领导者**：按照领导者的行为方式，这就要——你刚才只是说，这样做会对妇女的需求进行更好的分析。我们必须很仔细地来分析对比女性与男性之间的需求。

19. **凯茜**：我想我们必须很仔细。

20. **山姆**：我想提一个有关条理性的问题。我们在强调分析个人需求时，是不是把自己变成了一个研究社会学的班集体。在我看来，我们偏离了自己的主要问题。我只是想重新回到正轨。

21. **凯茜**：你说得有道理。

22. **山姆**：我很高兴能重新回到自己角色的位置。但是我认为我们谈论的内容是否太超越了自己的问题和能力。在一些方面，我们懂得不是太多。而我们又总是谈及一些对自己价值不大的个人经历。

23. 领导者：山姆，分析个人需求同我们面临的问题不太相关，对吗？

---

16. 领导者又再次试图理解凯茜的意思，并想把她相关例子中所表达的含义同先前谈到的内容联系起来。而在另一方面，斯图在第13和15句话显然是想让凯茜进行更广泛的概括，而从第14句话看，凯茜并没有这样做。

18. 领导者此处提及凯茜所观察到的差异之间的联系、不同性别的兴趣和领导者角色之间的联系。这些内容在第1句话比尔谈话前曾经是讨论的话题。

22. 山姆显然没有观察到有关集体成员需求的讨论同领导方式之间的联系。他认为谈话偏离了最初的话题。

23. 尽管山姆没有过多表达自己的情绪，领导者还是尝试性着对山姆的含义作出反应，甚至把山姆所谈内容同先前有关需求的话题联系在一起。

---

24. 山姆：我刚才还想插进来谈一下我的各种个人问题。我和这些群体一直共事，所以我可以从另外一个方面来谈论一些事情，但我突然想到这些内容与此不太相关。

25. 斯图：在我看来，我们这里谈及分析的问题是领导者的功能。如果关于领导者的某种观点得到大家的认可——一般而言，谈的是社区中心关于领导者的观点和社会工作者的观点——那么，我们就有必要知道——我们有必要来分析人们的需求，以便发挥领导者的作用。如果关于领导者的另外一种观念赢得大家认可，那么我便可不用去做这些分析。

26. 山姆：那么我们应该讨论领导者的这两个方面，而没有必要做进一步分析。

27. 领导者：斯图，你不愿接受这样的观点：最好的领导方式是——对集体做出分析，有所行动去满足需求。

28. 山姆：对，这就是我愿意讨论的方面。

---

25. 斯图代替领导者发挥了联结的作用，并成功地把关于需求的看法同先前谈论的领导话题联系到了一起。

26. 山姆的谈话表明不愿接受集体对于分析人们需要的这个问题进

行探讨。斯图在第 25 句话发挥的联系作用表明了一种接受的态度，这对集体非常有帮助。

27. 领导者在试图弄懂斯图谈话的含义时发生了一些困难。他最好这样说："你观察到了分析这个问题同一种领导方式之间的联系。而对另一种领导方式而言，这样做又没有必要。"

在一个集体中，有多少集体成员就可能有多少条不同的思想"水道"。这常常在集体发展过程的早期阶段可被观察到。在这个阶段，每个集体成员都盘算着自己的事情。他们谈论的内容更多以自我为中心，而不是以集体为中心。成员们只对自己的需求作出回应，并排斥那些同自己不相关的事情。以集体为中心的领导者的联结作用在这个阶段显得十分重要。可以这样说，领导者通过观察，发现这些联系，从而帮助单个的成员，使其更能意识到范围更广的相关因素，而这些因素是集体成员以前没有观察到的。也可以这样认为，领导者帮助集体成员扩大了自己所能感知领域的范围。在这一更广范围，他们能相互回应，从而更有可能使他们谈论的内容同当前的情况相适应。

由于以集体为中心的领导者给集体带来了其他的一些功能，联结的功能会逐渐由集体成员自己从领导者那里取而代之并发挥其作用。集体中的成员会开始尝试观察是否每个人谈论的新内容同先前的内容有所关联。他们会开始询问说话人"你谈的这一点同别人刚才讲的问题有什么样的联系"，或者"就杰克刚才所谈论的内容而言，你的意思是不是你对此持有不同观点"，或者"从你的谈话中我推测，你不太喜欢大家所使用的方法，你建议我们来尝试一种新方法"。当联系作用分布于整个集体时，就总会有一段明显的谈论空白区。这表明集体成员在这时会不知所措。比如说，他们会问"我们谈到哪儿啦"、"我们是不是不能达成一致"、"我不知道这样说合不合适"、"谁可以来帮我们摆脱这种困境"。联系作用会产生这样的效果：在集体发展的过程中，它为每个成员指引方向。我们可以说，它为集体讨论提供了一种可持续性。

在上面几页的内容中，我们试图单独分析并明确以集体为中心的领导者所带给集体的 5 个作用：传达温暖与同理、关注他人、理解的含义及意图、传达接受的态度以及思维过程中的联结作用。以集体为中心的领导者或多或少都在不断发挥着这些作用，一直到集体中有别的成员能够效仿应用。毫无疑问，还有一些别的促进性作用没有被发现及明确。所以，仍然需要大家努力获取进一步的经验或进行更深入的研究。我们发现这 5 个作用能够有效创造一些条件，而这样的条件则有助于集体更快朝着成功开发利用其能力的方向前进。现在，我们最好再观察一些特殊问题。当大家尝试在真实环境下利用以集体为中心的方法时，这些问题便随之出现。

应用以集体为中心的领导方法时的一些问题

试图利用以集体为中心的方法的领导者很快会发现他们会碰到一些困难和问题。我们所要关注的只是一些在实施这种方法的过程中所碰到的较为重要的问题，以及不同领导者在处理这些问题时尝试过的一些方法。

》 领导者为集体制订计划

让领导者制订计划会不会同以集体为中心的方法不一致？以集体为中心的领导者有没有可能在不剥夺集体成员职责的情况下来制订计划？我们的经验指向这样一个事实：一个集体对领导者预先制订计划作出反应的方式在很大程度上取决于领导者和集体之间的关系。如果一个集体的成员对领导者不是充满敌意或抵触情绪，就是要完全依赖领导者为其指定方向并激励他们前进，这样的集体通常要么会反对领导者的计划，要么会完全顺从并接受这些计划。不管处于哪种情况，领导者事先为集体制订计划会减少由集体自己匆匆忙忙拼凑出一个计划的可能性。以集体为中心的领导者也明白为这样的集体制订计划很显然就是集体成员不能够学会自己有所计划。然而，当一个以集体为中心的领导者把领导权成功转移给了这个集体，当他在别人眼中更像另外一名集体成员而不像一名领导者时，他为集体成员进行计划和别的成员自己来进行计划，这两者之间就没有什么区别，这时，集体就能心安理得地接受他的建议或者是断然拒绝而不管这个建议是否有价值。他的建议不再因为是领导者作出的而被大家接受，也不再因为存在针对领导权威性的抵触情绪而遭到断然拒绝。

我们已经慢慢开始了解制订计划对于领导者和集体的作用。制订计划通常只不过是一种控制方式而已，它可以影响集体朝着领导者希望的方向发展，因此，老师计划一门课程，以便在一定程度上引导班集体的思维；管理者计划哪一个集体成员应该做哪一种特定工作，或者他会想出一些方法来实施某一影响全体员工的政策。这种制订计划的做法看起来同以集体为中心的领导方式的原则完全不一致。从另外一个角度看，我们认为制订计划可尽力缓解领导者难以安心下来的感觉。在一个无约束的环境中，一个领导者会觉得很难忍受一种没有行为框架的状态。他们所需要的似乎是一些规章、制度、计划、程序、组织体系、日程表以及一些别的措施。这种过分的计划性似乎是"形式主义"领导者的一个特点。这方面的内容有可能为将来的研究提供广阔领域。或许我们可以通过领导者对下列情况所具有忍耐度的不同，而将他们进行区分，这些情况是：集体在初期阶段的难以适应、随意性较大、不拘于形式以及发挥作用时的表现。笔者所确信的一个观点是：如果一个领导者觉得有必要给集体设立一个行为框架，以使自己能安下心来，那么，他就应该诚实地把他的计划告诉那个集体。如果集体觉得领导者为达到自己的目的而在暗中操控他们，集体就会对领导者失去信任。领导者要能敏感地观察到对其计划的抵触，并且，如果集体决定拒绝这些计划，他要愿意抛弃自己所制定的计划。这样做是非常理性的。

≫ 使成员参与

在尝试一种更加以集体为中心的方法时，所碰到的一个问题是：要让所有成员都能参与。人们经常会听到一个领导者这样说："我已经尝试过让集体成员都参与，但他们似乎都不愿这样做。必须找一个能使他们这样做的领导人。"我们也读过一些关于鼓励参与的方法技巧的文章，比如，角色扮演、把一个组分成多个小组、接近不愿参与的那些人并问他们一些问题。尽管这些方法有时无疑很有用，但以这些方法达到的参与能否促进集体的发展仍是一个问题。首先，这样的参与不是自发的。其次，对于一些集体成员来说，这些方法可能会不受欢迎。以下经记录的谈话内容出自与一位集体成员的交谈，此处加以引用是很适当的：

> **S：** 集体中的某些成员在集体之外，甚至在集体中会对我说，我应该成为一名积极的参与者，我知道自己对此非常讨厌，并怀有抵触情绪。我不喜欢别人这样告诉我。我认为我不可能这样做。整个集体都觉得我应该和他们一样参与，而我就是不能。一次，当别人硬是让我进行角色扮演，我觉得自己很讨厌这样做。正如我所说的，我很讨厌这样一个事实：在我没有准备好时，集体硬要我加入进去。
>
> **面谈者：** 觉得没真正准备好，所以很讨厌被——
>
> **S：** 我不想被别人操控。我想我已经学会了很多东西。我已经学会了能参与进去——我不清楚我的话对集体有多大用处，但他们看来对我昨天谈的内容很感兴趣。并且在另外两个集体中，我想我尽了不少力。但我也明白，前些日子，我对整个集体一直没有做什么事，或

者是几乎没有。

面谈者：这就是说——你的意思是，由于这次经历——了解自己的经历——所以你能最终融入这个集体。我不太确定这是不是你的意思？

S：对。但我想你必须（此处缺几个字）任何人。等到我准备好，等到我能赶上集体中别的人。我想在很多情况下，你能设法硬让别人参与其中，但我讨厌这种方式。我想你有必要学点专门术语之类的东西，这些东西我不太懂。

这个集体成员显然很讨厌别人试图让他参与的做法，或许是因为参与的行为同他自己安心自得的感觉很有联系。以集体为中心的领导者要依靠建立某种令人感到安心而宽容的气氛，来鼓励集体成员的参与，而不应利用某种技巧来这样做。此外，这样的领导者既要能接受集体成员其他形式的行为，同时也要能接受他们在参与时踌躇不前的做法。

然而，以集体为中心的领导者必须有一定的耐心、容忍度以及某种安心的状态，因为他们将会面临集体成员不能马上参与的情况。在集体讨论中，会有长时间停顿；在一些集体中，有成员会不来参加大家的聚会；有时，可能没有人会自愿承担某些特定工作。如果我们可以从与集体相处的经验中作一定概括的话，我们认为，不能表示自己真正接受这样的行为，或者不愿意等待集体成员去参与，这样的做法会阻碍形成和发展某种自发创造性参与的环境。在这些关键问题上，领导者如果试图去发挥他的主导作用，这样有可能会增加集体对领导者的依赖性。以集体为中心的领导者要遵从的原则是：只有他成功解除了要让集体成员参与的外部压力，而完全依靠集体成员的内部动力，在这种情况下，才会促进集体成员的参与。

》 领导权从不可能被完全发放

在一些集体中，永远都不可能把所有领导权分发给整个集体。这可能是因为领导者要承受着来自上司的压力。比如说，学校管理人员可能会觉得他有必要保留某些领导权，例如，雇用和解雇教师的权力。在这样的情况下，他可能会觉得自己不能把所有权力下放给集体。这样做的后果是什么？从理论上说，领导者保留任何领导权都会减低集体最大限度实现自己的可能性。然而，事实上，这可能意味着以集体为中心的领导者在一定限制条件下还是能够显示出自己对集体的信任，他仍然能对集体发挥有益影响，虽然效果可能比不上他放手让集体发挥其一切作用时的效果。

在其他一些集体中，集体成员有可能永远都不能承担起所有的领导职责，因为他们不能完全改变这样一个观念：他们的领导者最终与他们有所不同。比如，一个由青少年组织成的集体很难认识到他们的领导者作为一个成年人，其实并没有什么高人一等的权威性。在集体成员的思想中，也会存在一些其他难以消除的观念差别，比如年龄、性别、教育程度、个人价值等方面的观点。这样的一些差别可能会根深蒂固，存在于我们的文化中，以致会使集体成员很难以一种平等而没有地位差别的眼光来看待他们的领导者。但这仅是一种推测而已。我们可以发现，在一定条件下，即使这样的差别都不能阻止人们同其他人建立一种和谐相处的关系。

大型组织中以集体为中心的领导

以集体为中心的领导在大型组织中效果如何？这种条件下的局限性是显而易见的。比如，在一个大型企业中，领导同集体成员们几乎不可能有经常面对面的接触。由于距离分隔对交流形成的阻碍是不可避免的，集体中如果人数众多，就必须找到一些人来代表他们。在这样的情况下，我们有必要仔细思考领导这个概念所包含的意义。怎么样才能使代表们能够体现他们委托人的决定、愿望和想法？特别的利益和压力会不会使人们难以利用以集体为中心的领导原则来管理一个大型公司、一个州，甚至一个国家？我们提出的问题多得难以回答。到目前为止，还不可能在如此大型的集体中广泛实行这样的领导方式。以集体为中心的领导方式在小型集体中应用所得到的一些原则为什么在大型集体中不会同样有效，这一点难以观察到。或许我们还需要继续思考，以设计新方法来实施这些原则。我们最近了解到，在尝试把一些这样的原则应用于企业的过程中，人们遇到了一些挑战。戈尔登和鲁坦博格（67）描述了对制衣企业劳资双方联合委员会进行的实验。塔夫斯托克诊所又一次以咨询员的身份在企业中进行了卓有成效的工作（210）。由工人、管理方和研究咨询者共同组成的政策委员会在这个过程中发挥了作用。所有政策都由委员会来制定，而委员会成员对研究项目的执行方式都有平等的发言权。虽然这些实验只是大胆的初步尝试，然而却可以为较大的企业和组织指明方向，使他们能更广泛地有效应用领导及管理的相关方法。

以集体为中心的领导方式的成果

想要以任何肯定的态度表明以集体为中心的领导方式会产生什么样的

结果，这都为时太早。目前，我们还必须主要依赖于观察和有限的研究结果。然而，我们还是有一定理由来指出：由于自己所获得的经验，我们已经在以集体为中心的领导这项研究方面取得了某些成果；需要强调的是，这些成果都是通过观察获得的，仍需进一步的实验来证明。这些成果可被分为以下3类：

（1）集体经验对于单独集体成员的意义；（2）集体成员领导作用的自我领会；（3）集体发挥作用的变化。

》 集体经验对于单独集体成员的意义

对于以集体为中心的领导方式而言，可预料的结果之一是：单个的人作为集体一员，当他处于一个自我导向、没有压力而又充满宽容的集体中，会产生什么样的效果。结果似乎是这样的：处于这种集体中的成员对于他们的经历会作出类似于当事人完成个体治疗后的反应。显然，以集体为中心的领导方式对于集体成员具有积极的"治疗"效果。

1. 集体成员感受到自己得到了理解

如果一个集体处于没有压力的心理环境下，集体中的成员似乎能感受到自己得到别人理解。他们觉得别人会专注于自己，并且会努力来理解自己。在我们想尽力发现集体成员的心理经历的过程中，这一点是表现明显的一个方面。有一个三天的会议，参加者为基督教徒和犹太教徒的大学生领导者。在此过程中，主持会议的领导者尽力创造了一个没有压力的氛围。在会议之后，一个会议代表写道：

> 第二天早上，在我们第一次集体讨论中，我又一次失望了，我们的集体领导人不够主动，整个集体谈论的内容也离题甚远。但是，说也奇怪，每一次当我想对此提出反对意见时，我就回忆起头天晚上所写的笔记，然后决定同大家保持一致——尽力去接受并理解别人的想法。不久，我对自己的决定感到很高兴。因为当轮到我说话时，我惊喜地发现，集体中别的人都作出真诚的努力尽力来理解我。我仔细谈论了自己多年来所持的观点。结果，没有人来奚落我……正因为这样，本来可能需要数年才达成的理解，在数小时内得到了体现。（187，p.49）

同参加这次会议的这个成员的看法形成对照的是另外一个集体中的成员所表达的看法。在这个集体中，集体成员感受到一种明显不同的气氛。在后面所谈到的这个集体中，领导者至少在初期阶段为集体确立了目标，并且对集体成员所谈内容进行评论，同时还深入解释某些成员所谈到的内容。下列内容记录于某个初期阶段：

> 我不想主动有作为的原因是由于我感到我不属于集体的一部分。这是因为大家对我谈的内容没有什么反应——他们不愿听、不愿采纳我的建议。

> 大家不愿听我说，因此，我没有感到自己在扮演一个参与者的角色。

> 每一次当我提出一个建议，或者向领导者提出问题，他都会令我很失望，他不是把我的观点称作只是一种想法，就是认为我在为自己辩护。我头一天想谈点儿什么看法，而第二天他就压制我的观点。

> 我们从未停下来去理解头一种观点。

> 有必要让大家都能彼此相互理解。

这两个集体的心理氛围对比非常明显。我们可以从集体成员的相关心理构架观察到这一点。他们谈到的内容似乎可以表明这样一个事实：集体成员需要感受到有人在听他们所讲的话，并且在试图理解他们。如果他们没有这样的感受，就会感到有压力，就容易消极并从集体中退身而出；或者他们也会再作尝试，使自己的观点为大家所了解，一直到他们感到大家真正理解他们所谈内容。这样的结果便是这样的：或者集体失去了自己潜在的能力，或者每一个成员都只对自己的需求有所反应，而基本不顾及整个集体的要求。阿尔帕特和史密斯（Alpert and Smith，7）把这种行为恰如其分地称为"无组织参与"。

2. 集体成员感到自己得到理解

由笔者本人所进行的一项研究表明：作为自我导向集体中的一员，其结果之一是人们会更容易觉得自己被整个集体所接受。我们同单个的人进行了面谈，这些人都有过在相对自我导向的集体中相处的经历。虽然在很多方面，这些集体的领导方式与我们以集体为中心的领导还有不一致的地方，但是，自由讨论还是得到了鼓励，集体氛围相对宽容，这些集体也有责任去发现自身内部的问题，并选择其目标。基于对面谈记录内容的分析，谈话内容被划分为不同种类。16个集体成员中有6个谈到自己的看法，这些看法分为下列不同类别：

> 感到被别人更多地接受、感到更安心、更有自发性、较少有自我

保护心理、极少有消极心理、感到更有信心。

从其中两篇经记录的面谈中摘录的内容可以表达一些这种态度的特点：

> 在这个工作室中，我面对我生命中经常碰到的一些最难以应付的问题……我面对着集体调节的这种氛围……我不得不克服一些童年时期形成的关于集体的情感障碍。当时，我或多或少是一个性格孤僻的人……现在看来，我的感情变得很复杂。我开始对自己心里的问题尝试来作出一些反应，而不是让自己成为别人的工作对象……我感受到某种从前在我生命中从未感受到的东西……大家在支持并帮助我。我必须谈每件事情——或者不是每件事情，但我要谈很多事情——大家好像对这些事都很重视。换句话说，我第一次发现自己融入了集体生活。

> 作为集体中的一员，我想我从集体中获得了自信，这是我从前所缺乏的。我一直都对自己的能力不太确定……我都不大相信在集体中我能说出那么多话。我从来都不先开口说话，我原先一直习惯让别的人说。

显然，就像个体疗法中的当事人一样，集体成员也能让大家更多接受自己，因为，除非企业组织中的工作人员都能随意评判其上司的观点、质疑管理政策，除非他觉得自己可以安心提出自己的想法，而不会受到别人的奚落，否则的话这个成员不可能成为组织机构中积极的参与者。那么，整个集体将因此失去一个潜在的促进因素，集体就会少了一份来自这个工作人员的针对某个问题的建议，并将因此少了一个机会来达成某种对整个组织而言最佳的解决方法。

前面已提到过，能随意参与并随意进行交流是一个集体释放其调节能力的必要条件。在这种情况下，所有这些条件间的相互联系才显得最为清晰可见。尽管可能不会存在针对交流的外部阻碍，也可能会提供集体成员各种机会进行参与，然而，集体成员在集体氛围下，如果感受不到来自他人的宽容与接受，就会导致一些强加于自我的阻碍及压力。或许这就是为什么老一套的、试图让集体成员参与交流的、单调重复的"方法"总是不能发挥作用。就其自身而言，机械古板的方式极少能在集体中激发自由交流和主动参与。必须创造某种别的因素——一种接受他人的宽容气氛——只有在这之后，人们才能让自己最大的创造性潜能发挥出来并贡献给集体。这一点在下列逐字摘录的内容中得到证明，这是一篇同一位年轻女性的面谈记录，她是在进行讨论的一个集体中的一员：

D：我觉得这种想法是在我谈到关于领导的问题之后产生的。在那种条件下，我是不是还在进行自我调节。结果我发现自己害怕说出任何决定性的想法或者令人吃惊的内容，因为我有点儿担心接下来会发生什么。我想我已经得出一个结论：这样做并不好，所以我所说的又是一些别的东西。

面谈者：那么你真正想说的是，你觉得不太愿意把整个自我展现出来。所以有可能你隐藏了关于自己的某些内容。

D：嗯，我想是这样。不管是进行集体交流还是个别交流，我都隐藏了一些关于自己的内容。我已经——我想当我这样说"你的朋友认为你怎么样"或者想到诸如此类的问题时，我会突然想起一件事，我的朋友告诉过我"你根本没有让别人完全了解你"。我想，他们这样说是对的——或者我是能清楚意识到这一点的。我就是不明白，我没有能让大家了解的是什么，但我想这个问题已经被指出来了。他们或许是对的。

面谈者：现在可以吸取这样一个经验，对这样的事实要有更多的敏感：或许别人的看法有其真实的一面。

D：我想是有的。

面谈者：就我来看，你不太确信的地方在于你不知道自己还有什么隐藏着没有告诉别人。

D：对，我不太确定。

面谈者：这就是为什么你感到困惑。

D：对，我搞不懂我隐藏了什么。

面谈者：你现在很确定你有问题是一个事实，你只是不知道自己的哪一个方面被抑制住，难以表达出来。

D：我想是这样的。我的确有愿望让别人喜欢我，我不想卷入某种让人讨厌的事情。我喜欢让大家高兴。显然我很满意自己能做一个让人喜欢的小女孩。我喜欢诸如此类的感觉——我想我可以回忆到童年时期，那是一些吸引我的感觉——我曾经是一个让人喜欢的小女孩——是一个好女孩。

面谈者：你的确有愿望让人喜欢你、喜欢你做的事情，你甚至能想到有这种感觉的最初原因是什么。

从这些谈话内容，我们显然可以看出：这个集体成员开始了解她希望被别人接受的感觉同她能够参与集体的行动是多么紧密相连。这里谈的是这样一个人：在过去，她不能自由表达自己的想法。她的思想被抑制住了，她保留了她的一些"决定性的想法"。

3. 让集体成员感受到评估的责任在于自己

自我引导集体的经验给单个集体成员传达的另外一个含义似乎是他们要开始把评估责任从领导者（或者别的人）身上转移到自己身上来。他们变得更愿意诚实客观地来看待自己。以集体为中心的领导者因为试图要把评估的压力从集体成员身上有所转移，他会增加评估过程。因此，作者研究过的一些集体成员曾这样说过：

> 我感觉迫使我明天解决问题的压力减少了……我想自己偶尔可能会缺乏耐心，但我不能把它部分归咎于自己，也不能把它整个归咎于这个环境。

> 我觉得自己能更加诚实客观地看待事物，并评价自我。

> 我现在更愿意接受导致我产生在集体中有挫折感的自身的原因。

这些人看来能够安心地看待自己，并评估自己在集体中的角色。构想出一个交流环境是很困难的。尽管这样，还是有一些这样的环境。一个人即使在这种环境中感受到他正在别人的标准下接受评估也不会感到有压力。不管在什么时候，当一个人不用承担判断及评估自己的责任时，他的一些行为方向就必须被确立：他要去满足那些标准，要与标准规定的行为模式保持一致，否则的话，他就会藐视这些标准。由于下列事实，情况通常会变得复杂：一个人几乎不可能弄清楚别人为他制定的标准是什么。因此，他被迫经常以一种同别人相近似的标准来行事。在集体中，如果一个人应该怎么做的标准不太确定的话，就会严重阻碍创造性的参与和自由交流的发挥。

我们所有人都曾发现，这种不确定因素经常出现在集体之中，尤其是那些处于交流发展初期的集体。集体成员不能参与的原因是：那些"比他们懂得多"的人会评估他们谈话的内容是否恰当。他们耗费精力企图向集体隐藏他们"知之甚少"的事实。这种现象在教室中最容易观察到，但在各种集体和组织中也能有所发现。企业办公室中的一个新雇员由于害怕上司发现他懂得很少，便会在新工作中缩手缩脚，不敢问那些简单而需要加以确定的问题。一个军队飞行员由于不愿面对被别的同事评价为能力较弱，便会试图去做他们没有能力完成的飞行。一个委员会成员为了掩盖自己对大家关心的内容所知甚少，他就会花费集体的时间对某些自己熟悉的话题进行详尽的长篇大论。一个下层管理人员会费尽心机盘算怎么样来讨好老板，而不愿做他该做的事，致力于解决现存的问题。

外部评估会产生另外一种效果，它会成为集体有效发挥作用的制约因素。不管是肯定的还是否定的评估都会对个人产生压力，以致他会作出心怀敌意的反应。如果使用理论化概念的用语，个人会寻找来保护自己现有的看待自我的心理体系——他对自我的个人观念——他的做法是要攻击使他产生压力的根源——攻击对象通常是作出评估的那个人。这种对外部评价的反应会对集体产生几种影响。集体中被评估的成员会按照一种新的目标指引自己的行为，作为对评估的反应——即通过攻击别人来保护自己，这种时候，他的行为就不再和集体存在的问题相适应。他仍然有自己的问题，并且，他的问题通常还是不为集体中别的人所知。那么，这个成员会暂时失去同集体的联系。然后，他所怀有的敌意甚至有可能导致另外一种影响——使别的成员产生某种对抗敌意的态度。所以，评估的影响事实可能不仅仅局限于单个集体成员。这里可借用一个适当的比喻"一颗老鼠屎，搅坏一锅汤"。在我们所处的集体中，一个集体成员的敌对态度会影响到整个集体，从而使集体不可能完成自己的很多目标。

4. 集体成员获得自我理解

以集体为中心的领导方式产生的另一个影响可能是这样的：集体成员对自己获得了新的了解，或者说了解得到加深并变得清晰。这一点同个体疗法中当事人得到的体验是一致的。无论何时，当单个的成员经历了某种情境，在这种情境中，产生压力的那些原因被消除了，这个成员会开始更多地观察自己，并开始对自己的观点和行为进行了解。此外，由于以集体为中心的领导方式培养了集体成员积极参与的态度，集体成员间的相互影响得到加深，从而他们便有可能学会怎么样去影响他人，以及怎么样在一个民主的集体中发挥集体一员的作用。我们可以再次观察一些集体成员的谈话内容，这些内容来自于同笔者研究的集体成员所进行的面谈（70）。共有49段对话，可将这些集体成员分为下列几类：

1. 我（一直都）太"专断"了，渴望权力，总想实现自己的目标，没有耐心，对别人的感情不够敏感，苛求别人，不够宽容。

2. 我（一直都）太依赖于别人的想法，太小心谨慎，太需要别人的支持和认可，害怕同别人有不同意见，太"自由放任"。

3. 我越来越多地意识到自己情感投入的多少与程度，及其原因与结果；较不害怕自己投入情感。

4. 在集体中，我（一直都）是一个逃避责任的人，是一个离群索居的人；一直都只会说而不会去做。

5. 我（一直都）在别人面前装出一副虚假的面孔，按照一些虚伪的标准形式，没有表现出真实自我。

6. 对于自己，我知道了一些原先所不了解的东西。我所了解的东西同我过去的经验相符合。

在这里，我们观察到单个的人作为集体成员、作为潜在集体领导者或者仅仅是作为人，他们获得了对自我的全新而进一步的了解。这些集体成员似乎正在主动认识到他们的自我体系，而没有像大多数集体环境下的人们那样机械地防护着他们现有的自我体系。

》 内化以集体为中心领导的作用

在前面对以集体为中心领导方式的各种特征所进行的讨论中，曾多次提到过：以集体为中心的领导者带给集体的一些显著作用会逐渐被集体成员取代发挥。集体成员在彼此的关系中，会更加热情并同他人所谈内容感同身受；他们开始更仔细地关注他人；他们更感兴趣地去理解别人谈话中所包含的内容及意图；他们变得更能接受别人的看法；他们逐渐取代发挥领导者的作用，尝试来观察集体成员谈话内容同集体思想轨道之间的联系。一句话，如果一个集体的领导方式从本质上是以集体为中心的话，这个集体的成员在对待他人的态度及行为，会变得越来越像以集体为中心的领导者。如果进一步研究能证实这一临床观察的话，我们或许可以认为这就是以集体为中心的领导者为集体所作出的最有意义的贡献。它之所以有意义是因为它能改善人际关系：能通过促进单个成员间的交流而降低误解。以集体为中心的领导者让集体成员开始以宽容理解的态度与别人进行交流联系。如果这种看法正确的话，难道这不是一个充满希望的开端，从而使集体能有效促进单个成员间更多的合作行为、使集体作出更有效的决定、使集体能够更尊重每个集体成员的个人价值、使集体成员更愿意倾听他人观点？这是不是可能意味着以集体为中心的领导方式会减少联合委员会的劳资双方之间的误解和敌意、减少中学班级成员之间不能容忍他人的做法、缓解大学教职员及办公室职员之间所存在的妒忌猜疑和相对较小的一些冲突——或许，它甚至能促进不友好国家代表之间的相互理解？

通过集体成员在集体中的表现，我们从研究中获得了一些证据，能够证明集体成员彼此间的态度和行为发生了改变。西尔的研究有力指出：在以当事人为中心的疗法中，当事人对别人的接受程度有所增加。她从研究中发现下列情况：

> 如果我们把这种看法应用于社会心理学的一些问题就可以看出，某种集体治疗方法，假如它着眼于改变个体、使其尊重并接受自己，那么它就会在最大限度上取得这样的成果：使人们更多地接受少数民族、外国人及类似集体。（189，p. 174）

基督教徒及犹太教徒会议的一个代表发觉，由于自己获得的经验，他变得更能够理解和接受别人。在那之后他写道：

> 无论什么时候，当我告诉别人我的信仰时，我会觉得大家不再以一个人、一个普通人的标准对我进行评判，而是把我真正看成了犹太教徒，这个星期对我来说很独特。我能够对自己说，我现在处于这样一些人当中，他们不仅理解别人，而且也想去理解，这种情况的结果是，我也寻求去理解他们。作为一个人，这种双向的理解是很重要的——无论哪种理解都同样重要。（187）

乔娄（71）的研究结果提供了最明确的证据来证明（见第七章），集体成员会越来越多地相互接受对方。在集体治疗的后期阶段，集体成员实际上成为了彼此的"治疗师"。

》 集体功能的变化

从集体发挥作用时的变化框架中，可以审视以集体为中心领导方式的结果。当集体成员在集体中有所表现时，他们的实际行为会有什么样的变化？以集体为中心的领导方式是怎样来影响集体的调节性行为的？

1. 从以自我为中心到以集体为中心的参与的变化

在那些我们尝试过以集体为中心方法的集体中，我们观察到的情况是：在集体交流发展的早期阶段，集体成员所谈内容经常都以自我为中心。由于这个原因，这就意味着：集体成员主要对自己随时产生的内部需求及压力有所反应，并表现出来，这样便同整个集体的需求形成对照。在单个的集体成员变成致力于集体进步的因素之前，通常，他们似乎必须先释放出自身内部的压力。比如说，在一个集体交流发展的早期阶段，单个集体成员可能会通过显示自己在所掌握知识方面的能力程度，来巩固自己集体中的位置。通常，在这种情况下，集体在谈论什么内容与他们所谈内容是否恰当，这两者之间并不相关。每个人都可能怀有自己的目的或者想让大家了解某种特定想法，有时是一种强烈的愿望表达。在这个以自我为中心参与的早期阶段，通常会听到这样一些说法：

这可能有点偏题，但我还是想说一下……

我想让大家考虑另外一个问题……

这件事可能与吉姆的问题无关，但它对我来说很重要……

如果我提出一个不同的问题，大家会不会在意……

如果我不把这件事说出来，我会崩溃的……

下列摘录出自某段经记录的对话，它是以自我为中心的一个显著表现：

简：如果她们处于集体中的话，她们也会表示反对吗？我的意思是，目前的情况是这样的，男人总是离家外出，和别的男人混在一起。

比尔：我的想法是——

简：——对此，妇女是表示反对的。

比尔：我的想法是——我的想法——

简：如果妇女想要——

比尔：我的想法是，在很多情况下，情况确实如此。她们不想有太多的相互交流，你看，她们害怕的是，男性所拥有的自由度比她们大得多。她们感受到了这一点。她们想把男性的活动范围限制在家中，在她们周围，并限制男性同他人的各种关系。

比尔在这里显然是突然插进来谈论自己的观点。他想在大家表达看法之前这样做的需求如此强烈，以致他打断了前面那个人的谈话内容。对简所谈的内容，他是否听到并理解了，这一点很让人怀疑。如果领导者能仔细关注集体成员早期谈话内容中所包含的含义及意图，并对此表示理解和接受，这样就能有效让单个的集体成员更自觉地参与到集体交流的环境中。我们在这里给出了一个例子，用于说明单个集体成员最初是怎么样展现一种"视野通道"（tunnel vision）——即把他们的想法限制于他们自己的需求或自己感受到的压力方面。然后，随着他们的想法或观点在范围上的拓宽，他们就会把集体中其他人的需要也考虑进去。因此，以自我为中心的参与会被以集体为中心的参与所取代。

无疑，集体成员有效心理领域的拓宽只是对其参与本质的改变所作出的解释之一。我们需要更清楚地了解为什么这种变化会发生在以集体为中心的领导方式下。另外一种可能的解释是：当集体成员越来越多地感受到他在集体中被别人接受了，他就不再觉得有必要来防卫其自我体系。这样便能更自由自在地把自己的经历贡献出来，以帮助集体解决问题。

2. 自发表达情感及相关含义的能力的增强

当集体成员开始足够安心地表达其情感及看法，也就是能表达自己心里所想的内容，在这样的时候，以集体为中心的领导者似乎就能加快集体交流的进程。当集体成员观察到集体的环境在本质上并不让人感到有压力，这时他们会剥下自己的伪装、拆除心理防御。在大多数集体中，人们的观点和情感还是被抑制住并转移掉了；而处于一个新的环境下，当难以发现情感与新环境之间的联系时，他们的这种观点和情感又会显现出来。然而，如果准确的观点表达给了正确的对象，这些观点就更容易被别人理解并作出相应安排。结果，在一个允许自发表达情感的氛围下，集体将会更有效地解决自己的问题，因为当单个的成员之间必须相互合作时，他们解决问题的有效性要依赖于彼此的理解并要能分享彼此的想法。我们可以期待的是，当集体成员所说的和所想的内容能更大程度相互对应时，当集体成员愿意把自己的观点、独特的想法和真实情感向集体公开时，他们之间就更有可能产生相互间的理解。因为相互理解，便会达成一致；又因为能达成一致，才会做出实际行动，而这种行动最适应集体的需求。

3. 对领导者依赖性的降低

以集体为中心的领导方式最显著的结果之一便是集体成员对领导的依赖性降低。在讨论型集体中，这种情况反映在下列方面：集体成员提出大量的问题，又把这些问题放在自己面前；他们很少需要领导者的意见和判断；他们和领导者之间有越来越多不同的看法。在我们自己的咨询中心组织中，这种情况表现在下列方面：中心的职员已经能主动到社区开发新的服务领域。他们尝试应用新的咨询方式，在缺乏相关人员的情况下，能有效发挥中心的作用。在一个真正自我导向性的集体中，集体成员不是把精力花费在盘算揣测领导者的想法或他是否会同意的问题上，而是努力来发现自己的创造力。这种情况发生在每一个集体成员都有机会来真正实现自我、表达自我并开发自我的时候。集体中单个的成员学会了为了自己的情感、想法及行为承担责任。

4. 接受集体标准

我们已经清楚地看到过这样一个过程：在其中，只要有一种可以解决问题的适当的心理氛围，集体就会制定形成自己的标准。在对企业中工人生产状况进行研究时，"集体标准"的意义已被多次涉及。对西部电力公司的研究（163）结果说明了集体是如何来确立自己的标准，以及集体成员是怎么样来有效地履行自己制定的标准。我们自己的经验同这些调查的结果是一致的。此外，让我们深信不疑的一点是：相比较外界强加给集体的标准而言，集体为自己制定的标准会更实际、更容易达到、更不易让人感到苛刻。并且，当集体中单个的人参与了制定自己的标准，他们就更有可能接受并维护自己的标准。比起外部权威机构为集体制定的标准，集体为自己的成员制定的标准通常会高得多。我们都碰到过这样的集体，这些集体为自己设立了一些目标，这些目标是集体管理者和监督者做梦都不会对集体有所要求的。一个集体就像一个个体，其原因在于它为自己制定的标准非常恰当。除非在某种情况下，当集体感到针对自己的标准是由外界所强加于自己的时候，它就会对这样的标准产生抵触反应。我们见过这种反应：因为"有经验的"行为研究专家对生产效率提出过分要求，所以，企业中的工人们通常会有意减少生产数量。正如科赫和弗伦奇（41）的研究中所显示的那样，在企业中，当一个集体参与了制定自己的标准，它会更容易来接受这种标准。以此相类似的情况表现在由雷德克和克里苏里奇所进行的关于家庭主妇及其家庭的购买消费习惯的研究中（152）。这一研究表明，比起那些学习过相应课程的集体而言，由自己本身来做出决定的这样一些集体更能够接受食物消费习惯的改变。正如我们的经验一样，这些研究使我们认为：相比较那些不是由集体成员做出的标准、价值和决定而言，由集体成员自己做出的相应内容将在更大程度上被集体成员所接受。勒温和戈拉贝（Lewin and Grabbe）对此问题做出过清楚的陈述，内容如下：

……改变必须由外界力量强加给个体，这种说法看来是如此不言自明，以致人们常认为这是理所当然的。很多人认为，作为培训过程的一部分，创造某种不拘形式、有选择自由的气氛只可能意味着培训人员必须足够聪明地掌控受训者，以使受训者认为他们自己才是整个过程把握全局的人。根据这些人的看法，相对于更真实、更直接地利用权力的方法，这种培训方式仅仅是一种烟幕式的欺骗手法而已。然而，可以指出的一点是，如果培训意味着建立一个全新的超我，那么，其必然的结果就是：只要个体不是经由自由选择来体验一套新的价值体系，那么，培训所寻求的目标就不可能达到。（113，p.61）

这里谈的是具有极大意义的一个事实。如果我们接受其正确性的话，这就意味着要从根本上改变我们关于监督和管理的观念。集体领导者要把他的主要作用看做是给集体成员提供一些条件，让他们在这样的条件下可以做出自己的决定。这样的集体领导者就在扮演着某一种角色，这个角色同另外一类领导者的角色完全不同，那些领导者花费其精力要设想出最有效的方法，来把自己的决定传达给集体，并且他们必须不断地激励集体，把这些决定变为现实。作为结论必须指出，我们贸然提出的是一些观察以集体为中心的领导方式所得到的结果。这些内容基于一些非常有限的经验，以及远远不足的研究成果。毫无疑问，我们涉足这一领域的热情影响到了自己的观点和看法。然而，对我们来说，这一开端给人印象深刻。我们不禁感到，只要沿着这条道路，社会科学就会朝着更有意义的民主方向前进。这种民主意味着，在所有事关自己的事务中，普通人可以更积极有效地参与进去。它也意味着每个集体成员都有机会实现自我，每个集体都有机会发挥自己的最大潜力。

推荐阅读

为了了解企业咨询服务相关治疗方法的应用，我们推荐由塔夫斯托克研究所工作人员所写的文章。《社会问题杂志》的各期内容也致力于相关问题的探讨。康佛（44）则很好地描述了一种基于某些以当事人为中心疗法原则的咨询方面。有读者对一种集体领导方式较感兴趣，这种方式比以集体为中心疗法更能阐明某些问题，这些读者应该参看由比昂（27，28）所写的两篇文章。麦克格瑞格的文章（123）以及由阿尔帕特和史密斯所编辑的一些文章都对领导方式提供了一些理论话的、但却很有帮助的概念性内容。在较大型社会集体中，通过下列人员相关工作的实际应用，我们可以看出某些在这一环境下以集体为中心的领导方式的原则，这些相关工作内容包括：佩卡姆的实验报告（144）、戈尔登和鲁坦博格（67）的相关著作，以及由麦克格瑞格、克里克波克、海尔和巴维拉斯（124）所编辑的《社会问题杂志》的相关内容。在第九章结尾推荐的很多参与读物会给那些关心教学中以集体为中心领导方式的读者提供一些令他们感兴趣的内容。

第九章
以学生为中心的教学

    在当事人中心疗法的主旨中有些东西非常引人注目，而那些在治疗工作中以这一主旨为基础的人几乎都不可避免地会发现，他们不得不在其他活动中来实践这一中心思想。如果在治疗中可以依靠当事人自己的能力建设性地处理他自己的情况，如果治疗师的目的就是为了释放当事人的那种能力，那么为什么不在教学中使用这一思想与方法呢？如果创造一种接受、理解和尊重的气氛就可以使所谓的治疗中的学习活动更有效地进行下去的话，那么它也一定是所谓教育的学习活动的基础。如果这种治疗方法不仅能够使一个人更好地了解他自己，而且能更好地在新的环境中指导他自己，那么在教育中也可以获得这种效果。正是这一类问题困扰着那些自己就是教师的辅导员。

    由于这种疑问，一些在治疗中使用当事人中心疗法的工作者开始把这一方法试用到教室中去。这是一个未知领域，得经历很多探索、尝试和失败。有很多尝试都失败了——成功的只是一小部分，但成功的尝试所产生的学习效果远非一般课堂产生的学习效果能比——毫无疑问，还需要进一步的试验、探索。这种经历的一个独特的方面，就是使人逐渐认识到所尝试的东西具有革命性的特性。如果按照当事人中心疗法的主旨来更有效地进行教育的话，那么所取得的成就就可以把当今的教育方式彻底推翻——这个任务任重道远。

    令人振奋的是，我们也发现了一些开始想法不同后来也得出了相似结论的人。第一个受到我们关注的是南思尼尔·康托尔（Nathaniel Cantor，39），他的《学习的动力学》（*The Dynamics of Learning*）一书，在出版前两年我们就得到了书稿，其中表达的观点在很多方面都与我们所得出的结论相似。康托尔对兰克学派（Rankian）的思想和其在社会学方面的训练很感兴趣，他强调如下观点：

教师主要关心的应是理解学生而不是评判学生的优劣。

在教学活动的中心，教师应该把学生的问题和感觉而非他自己的放在第一位。

最重要的是，教师必须认识到，建设性的、创造性的努力必须来源于学生本身的正面的或积极的努力。（39，pp. 83～84）

康托尔的这些观点不仅适合发展我们自己的教育方法，而且他还在书中逐字逐句把他的大量的课堂讨论重现出来，也会起到一种非常重要的论证作用。正如他出版的辅导实录案例，既注意原则又注意这些原则实施的完整性，康托尔的材料不仅意味着其方法推广的意义，而且也意味着他的原则中所包含的对教学方法的根本性转变。尽管他的有些结论与我们自己的经验还不完全一样，但一致的地方也有很多，这倒很令人鼓舞。

随后，厄尔·凯利（Earl Kelly），从阿德伯特·埃姆斯（Adelbert Ames）提出的关于知觉行为的富有意义的例证开始研究，出版了他的富有争议的小书《教育是为了现实》（100）。尽管他的结论似乎超越了知觉行为研究，但他的思想在很多方面都与康托尔和我们的研究结论一致。

再晚一些时候，斯里格和科姆伯斯（Snygg and Combs）提出了心理学的现象学方法的意义，并对教育的目的和教师的任务提出了犀利的见解，他们的结论只是以略微不同的词汇表达了我们一直试图实践的思想。

从这一观点来说，教育就是一个提高个人知觉领域使其分化发展的过程。

"但这一领域的分化发展是只能由一个人自己来实现的。别人是不能替他干的。作为一个寻找自我维持和提高的生活实体，他只能在那些对他的发展是必需的和有益的方面进行努力。他的领域的变化并不一定是有根据的，事实上这种变化可能是无法阻挡的，只要他感到不满足，也就是说，只要他还活着，改变就一定要进行。作为一个具有巨大的成长和自我提高动力的生活有机体，他所需要的只能是以现实的、社会可以接受的机会来发展和提高自己。"（200，p. 238 页）

就这样，在探索当事人中心疗法在教育上的意义以及在实施时我们所取得的成绩，主要是我们在改变课堂教学方法时所体验的东西，但它却因上述提到的人的贡献而得到了丰富和发展。事实上，这些研究者的思想有很多不可避免地与我们自己的教职员工的思想混合在一起，因此不可能说明本章阐述的那些思想和概念的具体来源。

这并不是说，我们的思想和方法仅仅来源于那些只是在最近才得到详述的有关教育学的全新观点。在某种意义上，我们的经验既是由杜威（Dewey）、基尔帕特里克（Kilpartrick）以及其他很多人阐述过的有效原理的再发现，也是由称职的教师一再发现过的有效实践的再发现。例如，埃克何（Aichhorn，1）通过心理疗法这一相同渠道也发现了某些相同做法。但是无论在过去还是最近几年，别人也得出了某些类似结论；这一事实并不影响我们努力在教育领域中实施治疗方法中所用观点的效率和作用。本章的内容正是来自于我们靠自己的实践所得到的第一手资料。

教育的目的

如果在一开始就清楚阐明的话，就可以避免不必要的误解，即体现了当事人中心疗法的原则的教育，只适合于一种类型教育的目的。独裁文化不适合于教育，教育也不会采取独裁哲学。如果教育的目的是为了培养熟练的技术人员，同时要求他们完全愿意服从并执行权威们的命令而不进行质疑的话，那么我们要描述的方法就非常不恰当。一般而言，这种方法只适合于那种粗略定义为民主的目标。

让我们设法更具体地阐述那种以学生为中心的教学法更适合的教学目标，其基本原理已由哈钦斯（Hutchins）阐述过：

民主的基础是普选制，普选制使得每个人都成为一个统治者。如果每个人都是统治者，那么每个人都需要那种统治者应该拥有的教育……民主教育制度的主要目的是统治者受教育。（92）

这似乎就意味着民主教育的目标是帮助学生

使他们能够采取积极主动的行为并为此负责；

能够做出明智的选择并自己指导自己；

能够批判地学习并评价别人的贡献；

能够获得知识以解决实际难题；

更重要的是，能够灵活而聪明地适应新的困境；

将灵活解决问题的方法变成自己的主观意图，可以自由而创造性地利用所有适当的经验；

能够在各种不同的活动中与别人有效地进行合作；

能够根据他们自己的社会目的来工作，而不是为了别人的赞扬工作。

不可否认的是，有些教育者不承认这些目标；而在某些文化中，大多数教育者对此持反对意见；即使在我们自己的文化中，这些仅仅是极少数教育者理论上的目标。我们的语法学校、学院、大学和职业学校的管理方法就充分证明了这些学校的目标大相径庭：区别大多在培养学生的方向上，使学生能够重现某些信息资料、在执行规定的智力操作中掌握一定技术，并能够复制出他们老师的思想。我们所要描述的教学方法的目的并不是达到这样的目标，而是设法发现一种方法能够达到这里所描述的民主化的目标。

这样的目标是否适合我们当前的文化，还需要每个读者自己做出决定。由于我们的文化在很大程度上是独裁性的，只有部分民主性，对某些人而言，教育就应该反映这两种互相矛盾的情况。关于这一点，每一个人必须得出他自己的结论。

一些试验性原则和假说

当我们摸索开发一种以学生为中心的教学方法时，它是建立在当事人中心疗法的概念基础上的，我们形成了一些基本的假说，事实上，这些假说与这一疗法的中心思想非常相似。下边用一些似乎有点技术性的方式对一些假说进行陈述。由于称之为假说，人们总会以为这是对一些事实的平铺直叙，因此必须强调，这些假说本质上还是试验性的，很大程度上还未被教育领域里的研究证实。

我们不能直接教一个人一些东西；我们只可以使他的学习更加便利。

这一个假说是任何一个有思想的教师都会同意的。事实上，那只不过是对一个古老的格言的重复："要使马喝水，不能强按头。"但在教学中，大多数教师都完全忽略了这个基本假说。对于关心课程表的教员来说，他们会讨论如下问题：这个课程应该覆盖多少内容？怎样才能避免课程间的重复？这样的课目是否适合在第三年教？我们第一年的课程有多少应该涉及这个课目？这些问题全是以所教即所学这一假设为基础，而关于这一点，每个教职员工都知道是错的。

这里就是要证明以学生为中心的教学法在本质上具有革命性。如果不把我们的兴趣集中在教师身上而是聚焦于学生身上，那么下述问题和焦点就会完全不同：我该教什么？我怎样才能证明我已教过这些内容了？怎样才能"覆盖"我应该教的所有东西？假设我们以学生为中心，上述问题就会变为：学生在课程学习中的目的是什么？他期望学到什么东西？我们怎样才能使他的学习和成绩更加便利？那么就可能采用一种完全不同的教学方法，无论是小学、大学还是研究生教育，如果其教育计划是清楚地以方便学生的学习为主要目的，那么这样的教学计划将完全不同于我们最熟悉不过的教学计划了。

> **只有当一个人感到他所学到的东西是关于维持或提高他自身素质时，他才学得最有效。**

这是我们所理解的人性理论的基本假说。很多人会持不同意见，并指出，在与自身肯定无关的学科中，不同学生掌握的知识程度也有差异。也许我们可以以数学专业和统计学专业这两类学生为例来证明这一假说的意思。第一类学生认为数学是直接与他的职业生涯有关的，因此也就与其自身的长期发展直接相关。第二类学生学习数学是因为数学是必修课，他认为要想维持和提高自己，就必须待在大学里；不一定要学会数学，但必须通过数学考试。对于两类不同学习上的区别，还有什么疑问吗？第一类学生获得了这一课程功能上的知识，第二类学会了怎样"通过"这一课程。再假设，所给的信息是关于某一地区的地形学。对于一组认为这是地理学的一门必修课而学习的学生，和那些要进入这一地区的山川沟壑去搜寻敌人的一排步兵相比，两者的学习效果将会大相径庭！自身的维持在第一组中很少涉及，而在第二组中却深深地涉及了。

> **只要学习就能引起自身改变，但人们往往不愿意改变自身，而常常通过对其加以否定或歪曲进行抵制。**

> **受到威胁的自我结构和组织会变得更强、不易改变，而若完全没有受到威胁则不会那么强而易于改变。当自我组织结构目前处于放松和扩张时，与自我经验不相一致的经验也会被吸收。**

这些假说与下述事实有关：学习常常是一种具有威胁性的东西，尤其是意义重大的学习活动。有时新的教学材料一下子就被认为是以提高自身为目的的，但在大多数情况下，新的学习材料威胁到了自身，或者更准确地说，是威胁到了自身所认同的一些价值观念。在社会科学中这一点尤其明显。学习一些有关于偏见的客观事实，可能会威胁到别人重视的认为有价值的观点；学习情报在人群中传播的知识，可能会损害别人认同的一些信仰；要理解那些有关我们经济制度的事实，可能会威胁到学生们已经认同的中产阶级的价值观。

这样的学习尽管具有胁迫的性质，却使得物理学、生物学以及人类学更加适用。要学习一种新的数学方法可能就意味着学习者已掌握的旧方法不适用了，要学习欣赏古典音乐或文学可能就意味着对自己已有的低水平欣赏能力的否定。当我们了解到很多学生对学习新东西所持的基本态度是怀疑抵制时，毫无疑问，我们会大大感到吃惊。读者自己也可以通过回想过去参加的 5 个演讲、课程或讲道，在一定程度上检测一下自身的情况：是否会有怀疑与抵制的情绪，对多少新材料自己内心里是抵制的。

最能促进学习的教学是这样的：（1）对学习者个人自我的威胁减少到最低限度；（2）促进学生对经验进行详细的领悟。

这个假说的两部分几乎是同义的，因为当自身未受到威胁时，学生才能领悟细节的东西。如果我们认为这一假说说明了教育应该提供什么东西，那么这样的教育就会完全不同于现今的教学计划。

人们可能会反对有威胁或者正是由于有威胁，学习才能继续进行下去这一观点。想到进入敌人的区域可能会遭到袭击，那一排步兵们对于敌人占领区地形的学习正是由于那种威胁才会更迅速、更有效。情况确实如此，当现实存在威胁时，对于能够维持自我存在的行为的学习就会加快。如果所要求的训练其目的实际就是维持自身的存在，那么对于自我的威胁就不会妨碍学习的进步。但在教育中，情况似乎从来都不是这样。教育所要求的是个人成长，而成长要求改变自我。当正视这样一个宏伟目标时，对自身的威胁似乎就成了有效学习的障碍。

在课堂上应用这些原则

上述所引用的一些抽象的假说，很明显是经验的产物，而非先驱们创造出来的，我们会尽力将产生那些假说的经验以及应用这些假说的教学方法加以详细阐述。

≫ 创造一种愿意接受的气氛

在教学辅导中，我们首先采取的实验性的方法主要是依赖于老师的技巧。慢慢地我们认识到，如果教师的态度就是为了创造一种合适的课堂氛围，那么具体的技巧就成了次要的东西。这种基本的态度和具体方法之间的关系，已由埃舍勒（Eiserer）加以详细阐述过了：

如果教师对学生不加苛求，允许他们自由地表达自己的感情和态度而不加以责备或评判，与学生们一起计划学习活动而不是替他们计划好学习内容，并创造一种轻松活跃的课堂氛围，那么所产生的效果就会完全不同于没有这些条件时的情况。根据现有的证据表明，这样的效果似乎更加民主。很明显，上述条件可以用多种方法达到——学生们自己指导自己的学习并不只是一种实践的结果。(53，p. 36)

至于这种氛围对学生的所产生的效果如何，雪德林（Shedlin）已经在这种教学中取得了很好的效果，他这样说：

课堂上自由和理解的气氛就能让学生免于威胁，从而使他们轻松地学习，那么让他们内心里考虑所要讨论的材料就会无所障碍；他接受的愿望就实现了，因此他会要求自己对自己的解释和观点负责，这种自我接受的一种有趣而重要的自然产物就是他与别人的人际关系也明显改善了，他就会经常显示出愿意更加理解和接受别人，愿意和他们发展更自由更现实的关系。从课堂交流和延伸的基本方式来看，这一点非常重要。(186)

所描述的这种气氛在教学的整个过程中都是必需的，急切地要在教学中实践这种方法的老师希望了解怎样才能在一开始就创造出这种教学气氛。答案似乎有两点，第一，只有在教师的观念和这种气氛所要求的基本点相一致的时候，才能创造出这种尊重每一个学生的自尊和个性的自由、理解的氛围。这与第二章所阐述的关于教学与辅导的观点似乎没有什么区别。第二，教师在一开始上课时就必须考虑实践这种观点。由于这种经验将直接与学生以前所有的教育经历相反，教师必须仔细考虑所用的技巧。

座位的安排要求是圆形或其他形式的排列，以使教师与班上任何一个学生处于同样的位置，没有高低之分。重要的是必须以学生为本，开始时让学生们描述一下他们所面临的问题或者是你提出一些难题让大家讨论。笔者有时的开场白如下列一样简单："这门课程叫做'个性的动态发展'（无论教的是什么课），我知道参加这个课程的每一个人都有自己的目的，哪怕只是为了得到一个学分。如果我们能够讲一下我们各自的目的是什么，也许我们可以一起共同努力来实现我们的目的。"当大家在陈述自己的目的时（通常犹犹豫豫、迟迟疑疑），他们就被接受了，或者与这些目的有关的态度也就被澄清了。渐渐地，问题就从这些目的中产生了，而课程也就开始了。

但这并不是说一切就会顺利进行下去。对于那些从 1 岁到 20 岁之间的任何学生来说，课程以这种被动的方式开始，首先会感到困惑不解，接着就是沮丧。这会导致非常强烈的负面情绪的产生。由于没人与老师"顶嘴"或者纠正老师，你可能不知道有这种负面情绪的存在。但随着精神压力的积累，有些大胆的学生就会爆发："我想我们是在浪费时间！我们应该有一个学习大纲，按大纲去学习，而且你得教我们！我们来这里是向你学习的，而不是让我们学生自己相互讨论的！"当老师理解并接受这样的负面态度时，学生们才开始认识到这样做要达到的气氛。有些同学可能不喜欢这样的方法，可能会从内心里反对，但所有的学生都会认识到，这种气氛完全不同于一般课堂上所存在的那种氛围。

在这种气氛中，学生们的思想发生了变化。当课程结束，要学生们表达他们从这样的课程中学到什么时，他们常常强调课堂的总体氛围所产生的效果。看看刚刚参加过这种以学生为中心的教学法教授的课程的一个同学是怎么说的吧：

> 我认为这种教学法对我产生的效果是全新的，甚至具有治疗的性质，这也就是为什么我不能那么客观地去表达我产生的新态度的原因。我说具有治疗的性质，是在我还未意识到我极需要帮助时。在课程开始时我并不感到烦扰、痛苦，但我喜欢把这种经历称之为具有治疗性质。"具有治疗的性质"，我是想表达一种与其通常意思略微不同的意义，也就是说，当我们体会到烦恼、不快和迷惑的时候，我们可以从这种具有治疗性的教学方法中受益，当我们在日常生活中经历一些事情，能够把我们从目前的困境中——平庸与单调、消极与矛盾的漩涡中拯救出来时，这些事情就如同那种治疗性的教学法一样同样可以使我们受益，简而言之，我成长了。"治疗性"与"成长"之间是紧密联系的。但我感到，"非病态性"治疗的内在含义是当一个人觉得自身内部发生了重大的鼓舞人心的变化时，"治疗"这个词更具体，更能说明发生了什么事。
>
> 我还记得第一次上课时的情景：紧张、抵制、令人窒息的沉默，敌对的冲动情绪的爆发，灵感不时地闪现，迷惑与理性，机智的陈述与尖锐的辩论。我们很难接受，我们是如此信赖传统的教师，当要我们为自己的学习负责时，我们反抗。我们想向你"学习东西"，我们想从这个课程中"学到东西"！这样，我们的需要就会得到满足，我们距我们的教学目标就更接近了一步。我们很多人经历了一段痛苦的时间才排除掉这种依赖性。有些人却从没排除掉。对我而言，我艰难

地度过了前三四周的时光，相当迷惑，有时甚至是心灰意冷。随后我开始阅读和思考治疗中的一些东西。我想读什么就读什么，并发现自己逐渐开始理解了。我不再感到你或课堂能给我带来压力，我为自己而阅读、学习。我对自己感到满意，但从不为此而沾沾自喜，我到课堂上去是为了看自己能从这种思想的自由交流中学到什么东西，当我感到自己有能力的时候就发表自己的意见，并倾听别人设法阐述治疗中的一些问题。我感到我是真的"融入其中"了。每一周上课时间似乎变短了（糟糕的是我9点半还有课，我发现自己在9点半的课上还思考着前节课上讨论的问题，因此错过了很多必须记的内容，课程真不应该那样一堂接一堂地上。我认为上完一节课后由于没有时间思索讨论过的材料，就不能进行有效的学习）。

在这一课程中，我感到完全自由，我想来就来，想不来就不来，我也可以晚来早走，可以高谈阔论也可以保持沉默。我逐渐跟一些同学处得很好，人们像对成人那样对待我，我没有从你那里感到压力：我不必取悦你，也不必相信你，这完全在我。我以自己的方式前进，但所取得的成绩令我吃惊，在其他任何课程中，我从来没有像在你的课程中阅读到那么多东西，而且我相信这是我所经历过的最有意义、最有效的阅读。我也相信，我身上所浮现出的这种自信也被带入到了其他课程的学习中，我妻子注意到了我对学习的态度完全转变了，我对工作的兴趣更积极活跃了，我们两个对此都感到很高兴。

注意：这种没有压力的自由，这种对于沉默或发表意见的接受性，这种完全"取决于我"的事实，这似乎就是这种教学方法对这个学生所产生的最大作用。

安德森（Anderson，8）的工作表明，课堂上的气氛可以在小学客观地测量。威势俄（224，225）完成了一项研究，其目的就是根据"以教师为中心"还是"以学生为中心"来测量课堂上的氛围。尽管他所采用的标准是主观的而非客观性的，还有很多缺陷，但他的工作至少表明，我们所讨论的这些东西可以用科学方法进行测量，并可以进行严格的研究。他和安德森的研究都表明，课堂上的气氛很大程度上是教师行为的产物，主导课堂气氛的因素主要取决于教师自己的所作所为。当深入进行这样的研究时，很有可能会表明，受教育者心理上的气氛对于学习的质量和种类起决定性作用。

那些想按这种方法进行教学的教师常常认为，他无法尝试这种方法，

"因为我们得使用规定的考试来检测学生的成绩",或者因为"我教的班级必须像其他以常规方法教的班级一样通过同样的考试",或者"我有责任让班上的学生每周都阅读一定量的东西"。考虑到这些问题也许就可以说明老师的态度起着主要作用。假设这个班级必须与其他班一样通过相同的考试,老师向班上同学表明态度时必须考虑进这一点:"我想要这个课程尽可能地成为你们自己的课程,以满足你们想要达到的目的。只是你们和我都有一种限制,那就是参加这个课程的人都必须通过考试,有了这种限制,你们希望这个课程要达到什么目的呢?"

我们可以这样说,只要学生每周都得安排有限的而非无限的时间来学习,他就有某种限制,重要的不是限制,而是包含在这些限制中的态度、认可和自由。肯定地说,如果限制很大,而且是来自于教师的期望而不是来自于外部力量,那么以学生为中心的气氛就不可能建立;但如果是在一个极为宽广的心理学框架中,就可以创造一种自由的气氛。因此康托尔在要求学生每周都读一定量的书时似乎感到更加宽慰。尽管这无助于创造一种合适的氛围,但也不是创造这种氛围的障碍,这一点他的原文引述已经表明,必要的原则也许是这样的:在客观环境和校方或者教师为了心理上的安慰而施加的限制中,可以制造一种自由、接受和依赖学生的责任心的气氛。

≫ 发展个人和团体目标

上文已经提到以学生为中心的课程其目的是为了学生。尽管采用的具体方法可能不同,但在这整个课程中,都必须如此。

也许笔者所常用的一种方法非常极端化,每一节课的开场白都是用不同的语言来表明这样的意思:"今天我们希望讨论或做什么?"自然而然地课程就以一些个人问题或个人发言开始了。这种方法似乎很随便而不能让人满意,因为个人需要或个人问题可能会主宰最初的发言。但是整个过程却很有趣,如果所说的问题是大家都不感兴趣的,大家就都不急于讨论,或者转向某些大家更感兴趣的领域里,听课的人——无论学生还是老师,都会感到大量的时间被浪费了。但问题的另一面是,通过这种方法,大家会迅速地抓住感兴趣的主要问题。笔者既用传统的方法也用过以学生为中心的方法教过很多课程。学生们感到传统课程很难说明、解决的问题,必须留到第二学期进行细细地考虑;但如果用自由的方式进行上课,在第一学期的前几周内这样的问题就可能得到细细的考虑并加以解决了。因此,尽管这样上课常使人感到有些迷惑、觉得是浪费时间,但实际学习过程却在加速前进，这是由于这样的课程是由学生们自己根据自己的学习目的而决定的。

我们认为，教学与咨询不同的一个功能在于，教师可以帮助学生用一些可以使用的材料，发掘自己的学习目的。例如，在"咨询调整"的课程中，教师可以告诉学生们他们可以实施自己目的的几种不同的方法：通过课堂讨论，通过演讲，通过阅读公开出版及未出版的材料，通过模拟治疗过程，通过访问有关的咨询员，通过收听记录下来的咨询会谈，等等。如果教师不加以说明，学生们是不可能想到所有这些方法的。

但假若学生们只想听讲课呢？这可能会深深地触动教师的处世哲学。如果学生们要他做一件与他自己的原则相背的事情，诸如在没有当事人许可的情况下让学生们听听当事人咨询的情况，那么作为一个人从道义的角度上他希望拒绝；但如果学生们在怎样学习才最有效上与他意见相左，并希望他讲课，他可能会觉得这与他的内心观点相一致，而默许接受。在全班同学的请求下所作的演讲对于全班同学来说完全不同于那种强加在他们头上的演讲。教师仍然有责任经常检查他是否满足了学生们目前的要求，因为这是对目前的目标而不是以前要求的直接理解，这就是这种课程的基础。

我们可以说，教师的目的就是不断诱导出每个学生矛盾的表述不清的目的，并使之逐渐与团体目标相互融合。他可以通过指出学生们未意识到的一些资源来进一步促进这些目标，在促进学生们自己目标的发展的时候，他可以清楚地接受也可以明白地拒绝学生们强加给他的角色。

≫ 领导者（教师）角色的转变

当我们设法寻找在教学中释放学生能量的最有效方法的时候，我们也用一些方法进行了试验。如果领导者只是对学生所表达的情绪化的态度和感情作出反应，并对此加以澄清或理解而不进行评价的话，学生们的经历就似乎是在接受纯粹的治疗。领导者的反应常常集中在这情绪化的方面，如果领导者是围绕着课程的目的安排最初的课程，那么这就是学生们要体验的大体框架或大纲，学生们所表达的大多数感情都与课程的主旨有关。我们发现，这样安排课程很少会对学生们的体验性质产生决定性的作用。尽管领导者所起的作用从备课笔记来看很小，但他的行为却极其重要。教师可以让学生们自己决定在课程学习中有否进步，但如果教师对于向他请教的一些问题给出最终答案的话，他可能会发现他又成了传统教学中的专家，而学生们又开始依赖他了。

大家逐渐认识到，在创造一种自由的课堂气氛中起决定性作用的教师的角色，在整个课程中并非是一成不变的。雪德林根据自己的经验对这种角色转变作了很好的阐述：

> 在组织和实施这种教学的早期阶段，教师的活动主要应是接受学生并理解他们的行为。他不应该判断或指责学生们的价值观。这可能就是所谓的情绪设置行为，它免除了威胁及之后学生们产生的抵触情绪。他的作用是以情绪和观念为坚实基础的。他的态度是尊重和依赖学生们，根据每个学生自己的需要和目的来计划学习、获得满意、取得进步。随着学生的进步和学生们对这种和谐一致的气氛的了解，教师（领导者）的行为应该作微妙调节以适应学生和老师这种变化了的关系。这时他所处的位置就是在"我就是这么想的"基础上，得以更自由地参与学生们的讨论，而不用打断学生们连续的分析和探讨。如果他对组织的变化非常敏感的话，他应该能够成功地进行调和，但态度必须是：学生们在课堂气氛中能够自由地接受或拒绝教师的评价，而不感到他们自己的价值观受到了威胁。必须强调的是，在这整个教学活动中，方法和行为可以有细微的变化，但教师的态度必须自始至终保持民主性。

雪德林在谈到他指导的某一课程中，继续描述他所采用的方法：

> 领导者设法以一种前后一致的自由的以学生为中心的教学法来指导课程的每一节课，允许学生们根据自己的价值观和兴趣决定讨论的开始和方向。领导者在教导中的作用可以描述为两个部分，尽管实际上是不可分的。第一部分是把他作为学生中的一员来划分；第二部分是根据他作为学生的领导者来划分的。随着课程的进展所建立起来的师生关系，似乎表明学生们几乎已完全接受了指导者（教师）；即使不如此，也至少说明了学生们已抛弃了教师身上被赋予的所有那些权威性的东西，可以毫不犹豫地打断教师或发表与教师不同的意见。老师（领导者）的认识活动逐渐朝向学生中每一个成员所表达的态度和想法的敏锐的认同上发展了，这包括理解学生中的每一个成员的需要，当学生们之间正在进行积极的相互辩论交流时，教师应只做积极的评判而避免参与。对那些尖锐的和不尖锐的发言进行区别似乎也显得很重要，领导者听到那些尖锐的言辞并对此表示理解，可以推动学生们对那一问题的深入探讨，使学生们收获更大；而对那些不尖锐的态度不明的言辞也应该接受并加以澄清，这就更加顺其自然，使发言

者及其他学生更能接受。（186，pp. 8～10）

如果你富有领导这种课程的经验，你就可以变得灵活起来。如果领导者能根据学生们不同的需要以不同的方式加以指导，他就能不费吹灰之力成功地使学习进行下去。但至于如何以学生们要求的方式来表现得更灵活，对于大多数教师来说都是一道难题。学生们可能会时不时地要求领导者指导他们"按要求进行讨论"，给他们讲课，或者用一些重要问题来开头，或者允许他们完全自由地没有固定格式地进行讨论。当领导者在按学生们的要求做这些事情的时候，并没有感到什么不自在，那么他就实现了一种真正高水平的自由的气氛。要了解他自己内心是否舒心，在拒绝以不舒心的方式进行指导而并不感到不自在，这就表明他的态度是真诚的；如果他的行为对他来说不太自然，只是因为他这样做是因为他觉得应该如此，那么学生们就会很快意识到这点，从而就会破坏这种教学法所要求的气氛。

我们可以简要地阐述一下这种教学法中领导者所起的作用，这种教学是以发展学生的目标为中心的：

开始，领导者得积极地设置这种教学方法所要求的气氛，要通过许多细微的方式在学生中间传播他对学生们的信任。领导者帮助学生们阐明自己的学习目标，并加以接受，他依赖于学生们的愿望来实施这些学习目标，这就是学习的动力，他设法组织并提供学习资源，使学生们很容易就可以利用。

他把自己当做是一种灵活可用的资源，使学生们能够充分地利用，而自己又不感到不舒服。

面对着学生们的各种各样的说法，他要能接受其理智性的一面，又能接受其情绪化的一面；无论是对于个人还是集体，对每一个方面都要重视。

当自由的课堂气氛建立以后，领导者就可以改变自己的角色而成为一个参与者，成为学生中的一员，可以像学生一样表达自己的观点。

他还得注意那些表达内心感情的话，努力从说话人的观点来理解，并让人明白他对此表示理解。

当学生们的交谈变得情绪化以后，他需要保持一种中立和善解人意的态度与立场，以便接受所有的不同感情。

他认识到在多大程度上他可以以不同的方式行动取决于他自己的

态度是否真诚，自己本不愿意接受一种观点却装出一副接受的样子来，很可能会阻碍课堂的动态发展。

≫ 以学生为中心的课堂上的学习过程

在这样的经历中学生们的学习方式是怎样的，最好从课堂教学中摘录一段来加以说明，这些摘录文字也可以用来说明教师所起的作用是什么。我们先从"咨询调整"的课程中摘录一部分，在实施这些教学原则时，这样的课程我们最富有经验，所摘录的部分是一个包括 19 个学员在内的、从课程中间部分开始的课堂内容。每个人所说的话都以数字加以标示，这样就可以很容易参考波浪线下所给出的参考注释。这是以速记形式记录下来的，B 先生以一个问题开始了这节课：

1. **B 先生：** （直接问教师）在以当事人为中心的咨询服务中，对于咨询员和当事人间的责任划分，你怎么看？

2. **教师：** 在这里似乎有些不同的观点，我个人认为应该将责任分成两个不同的领域，第一个，是关于咨询问题的领域，在这个领域中，我认为责任主要在当事人身上。第二个领域是指在咨询服务中所建立起来的关系，在这个领域中，我认为责任的划分应是各占一半，即咨询员的责任是提供一种敏感、自由和理解的气氛，而当事人的责任则是利用这种气氛作为解决他自己问题的基础。这样说你满意吗，B 先生？

3. **B 先生：** 我认为咨询员的责任更大，一些信息他知道而当事人不知道，他应该把这些信息告诉当事人才公平，在某些方面咨询服务就好像是师生关系，如果是这样的话，那么当事人就被骗了。

4. **教师：** 你认为在指导当事人时，咨询员应该负起更大的责任来。

5. **B 先生：** 是的，我认为咨询员似乎没有负起更大的责任来，事实上，罗杰斯书中所说明的所有有关指导性咨询服务的例子似乎太极端了——它们并不是优秀的指导性咨询案例。作为传统的咨询员，很少有人会给你大量的建议和保证，或者简直就是让当事人完全接受他的建议来过另一种生活。

6. **教师：** 那么你觉得罗杰斯选那些案例太不公平了。

7. **C 小姐：** 在某些方面我同意 B 先生的话。前天晚上我读了亚历山大（Alexander）和弗伦奇（French）的《心理分析性治疗》，他们都是心理分析专家，据说他们所采取的方法是"中立之道"，处于指导性和非指导性之间，但在很多案例中，他们都采取了非指导性的方法。

8. **教师：** 有时当我们被迫去说明事情的时候很难，是不是？

9. **C小姐：** 当然了，在心理治疗上所采取的不同的技巧和观点，你简直就不知道该相信哪些。

10. **B先生：** 正是这样，在与心理分析家们谈话时与在阅读他们的著作时，你得到的印象都不一样。当他们在谈他们自己所使用的方法时，你的印象是，他们常常使用非指导性的方法。

11. **R先生：** 我还看过心理分析家们是如何工作的。一开始他们似乎是自愿接受别人的意见，完全以当事人为中心。但随后，他们的解释就非常尖锐，而且很少作总结。

12. **K先生：** 如果他们为自己的当事人作出结论的话，他们就不是非指导性的了。那样就会损害整个观点的哲学基础，因为那实际上是说："当事人先生，你自己真的没有能力解决问题了，所以我就给你一些暗示。"或者诸如此类的话。

13. **R先生：** 那倒是真的，但我的真意并不是说让他们下结论，而是让他们总结一下当事人说的话，找出问题，多多少少加以强调。

14. **B先生：** 我似乎觉得，我们可以对同一当事人连续地采用非指导性和指导性的治疗法，只要我们小心些；而且这样的话所得到的结果要优于只用一种方法。我觉得这样子更好，因为我不必拘泥于一种标准，而且我也会感到更安心。我就不会有这样的感觉：被钉在墙上，束手无策。

15. **教师：** 如果你能用两种观点中最好的方法，你会感到安全多了，是这样吗？

16. **B先生：** 对了，我想我的很多聪明才智都是以我自己都不想认识自己的态度为基础的。（186，pp. 11～14）

（这时，讨论的话题变了，学生们开始讨论别的话题，由于不可能把整个课堂的内容都写出来，我们还会选择另一部分稍后进行交流。开始另一个话题的讨论一分钟后，E小姐开始说。）

32. **E小姐：** 如果理解当事人是重要的，那么对于一个真正想依赖咨询员的当事人来说，咨询员应该怎么办？当事人依赖咨询员，不是为了得到理解，而是他自己不能独立解决问题，他优柔寡断、恐惧不安、需要帮助。实际上他常常来找咨询就是为了能得到帮助。我们那里就常有很多这样的人，而且我认为我们给予他们的不应该只是接受和良好的气氛。他们有时似乎对于自己所处的环境完全不知所措。

33. J 先生：E 小姐，在我们所有的讨论中，你似乎对操纵咨询情境感到有压力，你真的不同意我们很多人都有的那种观点，即当事人真的有能力解决自己的问题，而人们应该尊重他那种能力。

34. E 小姐：不，我不这样想，要是我不采取措施使当事人觉得好过些的话，我就不觉得我是在帮助他，我对于有困难的人非常同情。

35. 教师：对于处于困境的人你们要是不动感情的话，你们就很难开展工作。

36. E 小姐：正是这样，鉴于我自己也有过很多困难，我很容易理解为什么我会那样。

37. T 小姐：我觉得你的处境很像以前提到的那种情况，不同的只是你认识到你把一种态度带到了辅导服务中，并把那种态度强加到当事人身上，那会妨碍你真正站在他的立场上为他考虑的，那不会让人喜欢的。

38. W 小姐：我想你对 E 小姐可能有点太苛刻了，只是因为她没能充分意识到她对当事人的同情意味着什么，也许她对辅导关系的想法与我们不一样。

39. E 小姐：不，她那样说我很高兴，因为我过去并没有真正意识到我完全和我的当事人认同，我得好好考虑一下。

40. Y 先生：太好玩了，但这一切使我重新审视我一直在采用的方法。我一直都不让当事人承担责任，我甚至是一勺一勺地喂他们而自己还意识不到，从始至终我都是在灌输或是投射，或两者兼有，我是说我把我自己依赖的感情投射到我的当事人身上。我想我得把这事和人好好谈谈，完全解决这些问题。(186，pp.16～18)

（这些摘录都是以学生为中心的课程中发生的非常典型的个人学习解决问题的情景。如果这些材料能够提示领导者应该采取什么样的行为才有意义，它们就把我们所理解的经验传达出去了。）

2. 上课时要是早点这样说的话，教师就可能首先考虑 B 先生对这个话题的困惑或忧虑。在这个时候，教师试图直接回答 B 先生的问题，阐述个人观点。

3. 很明显，无论教师是思考 B 先生提出的问题，还是说明自己的观点都没有什么区别，因为 B 先生想以某种挑战性的方式表达自己的观点，他愿意反对领导者的意见并表达自己的不同观点。这个事实就可以说明所存在的那种自由气氛。

4. 在这里教师必须迅速地凭直觉决定自己应该采取什么策略。作为一个参与者，他应该继续阐述他的观点，设法回答 B 先生的问题，但当 B 先生的话明显是从个人角度出发的时候，更为重要的是必须让 B 先生感到别人理解并接受他的反对和挑战性的态度，教师在本次回答和在第 6 次反应中设法传达了这一点意思。由于这样的回答可以让人表达不同的意见，常常会加强课堂那种自由的气氛。

7. 受到这种认可的鼓励，C 小姐说出她自己的反对意见和她的困惑。

8. 这种回答在态度上表明接受，在内容上却有点笼统，应采取更具体的回答："你原以为他们应该是'中立之道'，但你感到他们实际上采取了非指导性的方法。"

9. 这种困惑的态度教师已经回答过了，但他也许未给人以表达的机会。

10～13. 这就是那种在任何以学生为中心的课堂上所存在的大量交流的情况。读者若是没有注意到这些特征的话，他会觉得那没有什么稀奇的。学生间存在着不同的观点，但大家并不是为了争论而纯粹地去争论（事实上一旦一种自由的气氛产生以后这样的情况很少发生），当每个人设法阐述他自己对所讨论问题的评价时就会有不同的意见。大家并不是要诉诸教师或别的什么权威，每个人只是尽力清晰地说明他自己目前的判断。不仅仅这种交流如此，大多数引用的其他材料也都如此。

14. B 先生继续讨论着，却把方向转到了自己的私人感情上，这个例子很好说明了，在以学生为中心的课堂上与在更传统的课堂上人们思考的方式差异很大。如果处于一种不那么自由的受到某种威胁的环境中，B 先生完全可能会支持那种摘录的观点；而要想看到这些植根于他自己安全考虑基础上的观点，那就是不可能的。这样私人感情的表达在普通的课堂上是不常看到的。

15. 教师设法明智地理解 B 先生表达的态度。

16. 很明显，与治疗中的情况相比，这才是真正的学习。尽管 B 先生似乎并没有充分说出他所获得的认识，这种经历对他来说仍然很有意义。

32. 在评论 E 小姐的话之前，必须说明，60 秒或更长时间的沉默对于领导者或学生们来说有点太长而难以忍耐。常规的教师常常习惯于每一秒钟都在喋喋不休，从而很难认识到大家在沉默中会产生一些建设性的想法。在这里，E 小姐很明显利用沉默的时间构筑了一个对她有真正意义的话题，而且是来源于她个人的经历。

33. 在自由的气氛鼓舞下所表达的真实感情常常会导致对别的学员感情的评判，只要领导者认识到，这个时候他接受别人态度的作用非常重要并且有必要加以说明，若是这样那就具有建设性潜力。

34. J先生的挑战立即遭到了一种保护性的反驳。E小姐把她的观点与她的感情联系起来，她的最后一句话可能也有这样的含义："但你却不同情别人！"

35. 这样的回答是否有点解释性质？似乎是这样。换一种说法是否会更有益？很难说，换一种说法可能也是这样："当人们处于困境时，你会动感情，并感到你必须采取措施让他们过得好一些。"

36. 正如在第14和第16句话说的那样，我们又一次发现学生把她的理性与她最基本的感情联系了起来。如果她认识到她的观点不仅是包含了一定真理的理性，而且也是出于个人需要，那么，她将来的行为肯定会更现实。

37. 这里E小姐因为自己的行为受人评判而遭到挑战，但这并不是一种个人攻击，因为T小姐努力和E小姐一起分析E小姐的思想。

38. W小姐来帮E小姐的忙，尽管有点支持E小姐的意思，这表明E小姐可能无法理解她自己行为的含义。

39. 正如第16句中B先生所说的一样，E小姐正在理解她自己这个难题，尤其是她有关咨询的思想。她拒绝了W小姐提供的帮助，进一步发展了一种有点痛苦的观念，很清楚这还仅仅是她从这一情景中获得的学习方法的开始。

40. 这是这节课中Y先生第一次发言，但它证明了我们一直期待的一个过程，那就是在课堂上不发言的人并不是说其参与的程度不深。有时这一点在上课时非常明显，正如Y先生那样，有时直到课程结束才在论文中体现出来，或者在课程结束后很久领导者才理解说话者个人的意思。

对于一个习惯了有高度组织性的演讲式讲课的人来说，这种讨论可能显得有些松散，似乎从一个话题跳到另一个话题，飘忽不定。情况当然是这样，这种进步可能是不固定的、探索性的甚至有点使人迷惑，但它要比那种系统地学习事实的呆板的方式更深刻生动。我们教师所学到的一件事情是，如果教师不将某些问题悬而未决，而是设法在讨论结束时做出一些总结和结论，学生们会感到宽慰，但这会阻止他们进一步思考。但是，如果指导者能够容忍这种不确定性、这种分歧的意见以及不对学生们提出的问题作以回答，而且在一节课（或者整个课程）结束时也不作出一个结论，那么学生们就会在课外进行严肃的思考。问题已经提出来了，有些问题还没有解决，他们需要寻找解决问题的办法；但他们又认识到，教师不可能给出一种权威性答案，因此只有一种办法，那就是学习、学习、再学习，直到他们自己至少找到一种暂时性的解决办法。而且由于他们是靠自己解决的，他们就非常清楚其不完美性，因此这种暂时性解决办法就不会像由一个教授所宣布的那样具有权威性、不可更改性，也就不会是未来学习的障碍，而是进一步学习的一个站台。参加这种课程的学生敏锐地体会到这种情况，有一个学生在课程结束时说："在我一生中，每当我学完一门课程，我就会郑重地把笔记付之一炬，以示我已学完了这门课程，但在这门课程中，我有一种全新的感觉，那就是：我才刚开始学，而且我还想继续学下去。"

》》学习过程的进一步说明

有人可能会觉得遗憾，因为前述证明所讨论的话题都是以辅导为课程、以当事人（病人）为中心疗法的概念。人们会提出这样的问题：这些概念是否会影响学习过程？老实说，很多其他课程也使用了上述教学法，如统计学和数学，但很少对课堂上的情况进行原封不动的记录，也许这个问题在某种程度上可由雪德林（Shedlin）指导的"伟大的书"这一课程的部分摘录中可见端详。

在这一组学员中，书籍被指定好了，每节课需读多少书也规定好了，甚至连教师也被当做一个提问者。因此在这种情况下，教师要是想以学生为中心的方式进行教学，他就必须得在一种相当严格的固定的框架内创造一种自由的气氛，我们对 6 节课进行了速记，下列只是第一部分，阅读任务是《亚里士多德的道德》的第一卷。这组共有 19 个成年学员，首先开口的是印刷工 C 先生（教师的评价以脚注的形式给出）：

1. **C 先生**：关于这本书我想我有很多不明白的地方，但我通常的做法是在一开始就进行批驳。（哄堂大笑）就在他说的第一句话（他把书打开）："每一种艺术和每一种研究，同样每一个行动和追求，据说都是旨在获得利益。因此，人们宣称一切都是为了利益。"我认为，当亚里士多德说"据说都是旨在获得利益"时，他只是在推断；而当他说"人们宣称"时，他就变得很武断了，因此他说的前后并不一致。

2. **教师**：你痛恨这些推理是建立在不坚实的基础上的，而你又必须接受，是吗？

3.**C 先生**：当然了，这个家伙据说是权威，但似乎一开始就没有搞明白，我不想不求甚解地记住他所说的话，他说话时就好像他说的一切都是真的，但他常常不敢肯定。

4.**教师**：你的感觉是，要是一个人给你的印象是他通晓一切，他就该懂得一切。

5.**C 先生**：嗯，谁也不可能通晓一切的，但——

6.**R 先生**：（插话）当然谁都不可能通晓一切的，毕竟，如果你不相信你是对的，你又怎么写呢？我并不认为他很武断，他以后又说真理只有在一定的主题和前提下才是真理。

7.**H 太太**：我同意你的意见，R 先生，我也知道他是在什么地方说的。（念）"很明显，无论是接受一个数学家的可能推理还是要求一种雄辩的科学证据，都同样愚蠢。"

8.**R 先生**：是的。

9.**教师**：那么你们两个都觉得他很清楚他的局限性，在表达中也很谦虚。

10.**J 先生**：我想对此跟 C 先生说一说。有时亚里士多德说的话好像有点武断，但如果你读下去，就会发现他是按照一种辩论提纲在写作。

11.**教师**：你认为他是在推理而非陈述，是这样吗？

12.**J 先生**：是的，可你得注意他所用的引言。

13.**S 太太**：那肯定如此，我在一些地方作了标记，例如就在我复印的 1094b 和 1095a 部分，我在下面画了线的，他的第一句话以"现在"开头，第二句说"进一步"。

14.**教师**：S 太太，你是说积极的论断真的是一步步向前推理吗？

15.**S 太太**：是的，他先说前提，然后下结论。

16.**C 先生**：也许我有点太急于判断这个人了，别人都知道我这样。（大笑）无论如何我得再读一遍，这样下次我就会注意了，每当我张开嘴我就会学到一些东西。

17.**教师**：于是他紧握着自己的书、拖着长剑离开了。（哄堂大笑）

18.**C 先生**：你怎么知道我一直是这么想的？（大笑）

19.**S 先生**：我想提一个关于亚里士多德有关于人性知识的问题（扫视大家）。有一个地方他提到有 3 种生活方式：享乐式的、政治式的和沉思式的。（停顿并环视大家）

20. 教师： 是的。

21. S先生： 也许我误解了，但我似乎觉得大多数人一生中都同时追求这3种方式。

22. 教师： 你是反对那种分类——也就是说，你反对只把生活分成3种方式。

23. S先生： 是这样，随便拿某一天为例解释一下你自己的动机，它要远比我解释的那样复杂，但能很好地说明我的意思。你起床、吃饭，你会说这是享乐式的；你看报纸时是在寻求快乐或是为了政治目的或其他什么的；你可能会去教室，这是精神上的思索，也许是因为恐惧或别的什么东西，你明白我的意思吗？

24. N先生： 你的意思难道不是在说生活不是一种你可以泛泛而论的东西？

25. S先生： 在某种程度上是那样。

26. N先生： 但亚里士多德的意思难道仅仅是动机吗？他难道不是指一个人生存的一般意义吗？

27. W小姐： 不仅如此，而且他所写的历史上的一段时光与现在的大不相同。

28. 教师： 你认为环境不同，人性也不同，是吗？

29. W小姐： 是那样，如果文化氛围很复杂，人们注定会以更复杂的方式行动，如果很简单，他们就没有必要作出复杂的调整。

30. B小姐： 但如果人类追求的目标就是幸福，你周围的环境是简单抑或复杂又有什么关系呢？你不是还得去追求幸福？

31. W小姐： 什么是幸福？

32. 教师： W小姐问的是64元钱的问题。（大笑）

33. W小姐： 不，这是严肃的问题，有多少人就有多少种幸福观，难道不是这样吗？难道幸福只是私人问题吗？

34. 教师： 你很肯定幸福不仅仅是大家都赞同的事，它来自于内心，是吗？

35. W小姐： 当然了，我认为是对的，就去做去思考，这就是我的幸福；而且我的幸福也取决于我在生活中想要什么。

36. S太太： 这样子很好，但你的价值观和信仰是从哪里来的？难道不是来自于你周围的环境？

37. W小姐： 也许是这样，你是从环境中获得的，但你是作为一个人得到的，我是说，你得根据你是什么样的人来解释你从环境得到了什么，而这很难解释。

38. **教师：** 明白你的意思但发现很难对此作出解释真令人沮丧。

39. **W 小姐：** 肯定是这样。

40. **D 太太：** 我想我明白她的意思了。比如说，两个人看一件事，由于每个人所观察的方式不同，他们就会根据这件事对每个人意味着什么来观察它，每个人对它的看法不同是因为每个人都不相同，这就是你想说的吗？

41. **W 小姐：** 是的，那就是我的意思。(186，pp. 26～30)

（尽管所讨论的主观问题差异很大，对个人解决问题过程的描述仍能进行控制。只要我们善于观察，课程内容对我们一直在描述的以学生为中心的学习方式就不会产生太大影响。）

1. 在前 5 课中，C 先生是一个积极的参与者，"他是一个伸长脖子到处嗅的人"，这句话能最好地描述他在学员中的角色。学员们虽然认为他有点滑稽，却常常积极地评价他的话语。他的话是对着整组学员说的。

2. 在这个例子中，教师给出时间让一个学员（即 C 先生）发言之后才作出反应，这种反应就是设法对 C 先生对亚里士多德的某种带感情色彩的解释表示理解，这时如果说 C 先生的想法不对，就是不成熟的表现，就会引起敌意并很可能妨碍他进一步作出自我解释。

3. 他继续进行批评，更具体地表达他的不满。

4. 这句话目的是表达对 C 先生感情的理解并澄清他所表达的思想，以便让他认识到他所表达的是他个人的印象。遗憾的是它超越了 C 先生所表达的意思，因此有点威胁的意思在里边。

5. C 先生感受到了那种设法澄清的压力。

6～8. R 先生和 H 太太有点急于把一些观点强加在 C 先生身上，同时为亚里士多德进行辩护。

10. 有趣的是组员的情绪发生了微妙的变化，从 C 先生的最后一句话起，尽管大家都在阐述自己的观点，却很明显是在设法帮助 C 先生重新审视他原先的态度。

14. 这样的回顾似乎完全没有必要，完全是多余的。

16. 这时，尽管 C 先生保持沉默，大家的发言已经对 C 先生产生了作用，他发表了自己的观点，同时似乎又是在笨拙地"感谢"大家。

17. 这时很难分析这话目的是什么。合理的推测可能是教师想使大家的气氛更幽默些。

18. 这难道不是暗示怨恨吗？也许教师幽默的尝试招致了相反的

结果。

19. 我认为值得一提的是 S 先生发言时专心研究过大家，我觉得他是在热切期望得到大家的回应。其中暗含的意思是他感到他必须对他的人际关系负起责任来。

20. 教师简单的认可使得 S 先生能继续说明他对书的内容的理解。

24. N 先生对 S 先生的疑惑表示有同感，这就是他的交流所产生的效果。

26. 值得注意的是，尽管 N 先生对 S 先生的话是否妥当还有保留，他还是作出上述反应；其意义很大，因为它说明了班上的气氛，单从讨论技巧而言，这难道不是在说民主的气氛可以培养参与者的责任感吗？因为学员们并没有感到威胁，他们不仅完成了他们自己观念上的整合，而且也接受了他们在与别人相互作用中应该采取的角色。

28. 这是尝试去理解 W 小姐的思想。

32. 这里，教师并没有敏锐地感觉到 W 小姐问题的目的，也许简单的认可就会让她满意。在这里我对动态的解释是，要是课堂的氛围不是总体自由的气氛，教师这样的话很可能会阻止 W 小姐继续参与讨论。

33. 但她继续说下去，阐明她对这个问题的观点。

41. 在最后几个人的交流中，S 太太、D 太太和教师似乎都是在帮助 S 小姐来理解她自己的思想。

评价问题

我们如何解决评分问题？如何解决通过考试这一问题？怎样对学生加以评价？当我们在课堂上使用这一方法，我们就必须考虑这些问题。

这些问题与教学法本身是一致的，而且似乎只有一种答案。如果个人和集体的目标就是课程的核心，如果个人在课程学习中学到了很多东西，并使自己得到了提升从而使自己的目标得到了满足，如果教师的作用就是促进这样的学习，那么只有一个人可以评价目标是否达到了，那就是学生自己。自我评价是一种逻辑方法，它可以发现自己的经历是成功还是失败。如果这样的话，也就达到了"教育是为统治者的"这种最高目标。谁有权说学生们已尽了最大努力？他的学习还存在什么缺陷和差距？当他被自己的目标所产生的问题搞得焦头烂额的时候，他的思想如何？最有权做出这样评价的人就是富有责任感的个人！就是处于学习中心的学生！他们体验了自己的目标，亲身付出了努力。这里再次证明了这种教学法的革命性，因为我们现在所有教学计划的核心就是对学生做出严格的（你也可以说是残酷的）评估，无论是由教师，还是通过一种标准的、毫无人性的考试。

我们的经验确证了这样的理论原则，那就是自我评价是以学生为中心的教学中最需要的评价方式。在这种情景中，学生们进行自我评价的自由越大，其结果就越有利，学生们把自我评估的任务当做是又一个成长的机会，他们惊喜地感到谁也不会去用一种外在方式来评价自己，他们不必吓得发抖，他们也没必要幼稚地期待别人给自己打高分。每个学生所面临的问题是：对于我自己的目标我都做了什么，对此我该如何诚实地评价呢？对自己评价过高也没有任何收益。一个学生写道："要是我把自我评价搞得很好，可我是在骗谁呢？我为什么要骗自己？"要完成一种自我评估常常是一项艰巨的任务，这就意味着学生必须详细阐述自己的评估标准，必须决定他对自己应该采取什么标准，也就意味着学生们能够充分体验到，从长远来看，评价的标准还是存在于自身。下一节会给出一些有关于自我评价的摘录，让你体验一下自我评价的味道。

但是，现在让我们转到自我评价的另一面，大多数教师的工作环境，其管理原则几乎与我们所说的完全相反。学生们必须被"推动"去学习，被推动的唯一证据是通过考试。成绩是这种评价的平衡杆，而且在整个教学过程中，教师（领导者）都不得信任学生。那么，在这样的环境中，教师是不是就不能以学生为中心进行教学了？我们还没有发现会如此，但不可否认的是，如果我们要想通过逐渐发展的方式而非彻底改变的方式来前进的话，就必须做出妥协。

而且，如果教师清楚自己应该采取什么样的方法教学，问题也就不太重要了。成绩和评价简直就成了环境所强加的又一种限制，这是学生和教师必须解决的问题。教师把他的困境向学生们说明："大学要求我必须在每个学生的成绩单上签名，以表明学生们已达到了一定水平，你们希望怎样来解决这个问题？"

在这样一种环境工作，任何解决办法都是不完美的，但不同的班级会想出自己的解决办法，使得比常规方法取得更大的进步。下面列出了一些方法：

在有些课程中学生们通过提出问题、参与考试的评价而明确了考试方式。

在一个学生们彼此熟悉的小班中，学生们决定在课程结束时以公开讨论的形式获得自己的成绩。每个学生都说明他应得多少分，并给出理由，学生和教师共同讨论，当大家意见一致时就决定给多少分！

在有些大学，成绩是以通过或未通过来表达的，利用这一点，班级都得到了"通过"这样的成绩，这就允许学生们应用自我评估来对自己的学习进行真正的评价。

在有些课程中，每个学生都要写一份自我评价，包括他给自己打多少分；如果教师不同意，他就不把成绩交上去，而是与学生一起商讨学生该得多少分。

这是所采用过的很多折中措施中的一部分，即使是最不令人满意的措施也具有很多优点。它们强调了，学生自己评价自己在评价过程中极其重要。大家不可避免地会注意成绩来源的基础，学生们也逐渐认识到，他们常常不能达到自己想要达到的成长目标。学生们充分意识到，成绩是人为的，是以人们易出错的方式制造出来的；而他对自己所取得成绩的判断对他来说至少和外部评价一样有效。

当我们为成绩和学术记录的问题而苦恼，并把它们与学生们自由评价自己的情况相比时，我们得出一个令一些人感到极端的结论，那就是：外部评价只会阻碍而不是促进个人成长，无论这种外部评价是有利还是不利，它似乎并不是为了使自我更成熟、更富责任心、更社会化，实际上是朝着相反的方向前进。

这并不是说我们应该废除所有的评价或考试。我要是想从 10 个应试者中雇用一个人，我会对他们一一加以评价。如果一个人要想当医生、心理学家、律师或者是建筑师，那么社会要求对他以一种公认的标准进行评价，这样才能了解他是否胜任自己的工作。但这样的评价只是代表组织或社会的利益，我们认为这样的评价不会促进个人的成长和发展。

这样激进的假说需要进行认真的研究，目前，笔者了解只有一项研究这样做了。拜尔（Beier，21）研究了洛夏测验对推理、解决问题的能力和开车技巧的评价所产生的效果。62 个毕业生进行了洛夏测试以及进行抽象推理和解决问题能力的测试，接着根据年龄、智力、抽象推理的能力以及洛夏测验所检测的调整程度，将其分成试验组和对照组。对试验组成员解释了洛夏测验检测成绩的结构，然后对他们进行一种以外部条件为标准的评价（他们可能认为这是权威性的）。接着两个组再次进行抽象推理、卡片分类和按照镜子中的影像进行画画的能力测试。与对照组相比，试验组显得更不安、更笨拙、更没有组织性。他们似乎不能对环境的要求作出更灵活、聪明的反应。两组的区别在统计学上具有显著性，尽管这一研究只涉及问题的一个方面，还需要进行补充，其发现却与我们的经验相符合。这表明，当学生们认识到评价是来自于外部时，个性的组织和发展就受到障碍；当学生体验到评价是位于自身内部时，个人成长就得到了发展。

≫ 以学生为中心教学的结果

在课程结束时我们常常让学生把某种个人文件交上来——一种自我评价，或是上课的心得体会。细读这些文件所得到的一种深刻印象就是，我们敏锐地认识到每一个学生都有不同的感觉。也就是说，每个学生的感受都不相同。这常常很难让人相信所交上来的文件，因为如果从外界的观点来看，学生们有相同的课程经历，即同一个指导教师指导的同一个课程。要仔细地阅读这些资料，你就得永远放弃这样的观念，即对所有学生而言，一门课程就要在一定程度上"涵盖"话题 A、B 和 C。每个人上课的心得体会都是独特的，并与他自己的过去和目前的要求和目标密切相关。

尽管非常独特，这样的报告中却常常包含某种共同的东西，第一就是迷惑不解，从感到好玩而有点困惑不解到真正的疑惑和深深的挫折感，学生们对这种强加于身的经历的反应是情绪化的。我们从一个学生的自我评价中来看看这种普遍具有的情绪化反应是怎样的：

> 开始，我的感觉是我们学不到东西。接着逐渐地我开始感到我们学到了一些东西，但还拿不准能学多少东西。最后，我得出的结论是所学到的东西取决于每个人自己。(186，p. 8)

另一种共同的趋势是大多数学生比在常规的课堂上学得更刻苦、更深入，尽管有很多挫折感，大家却学得很刻苦，我们从课程结束时一个毕业生交上来的材料的摘录中可以看出来：

> 我可以说我对"咨询调整"这个课程并不感到完全满意。我觉得有些做法不仅必要而且是学习中所要求和期望的，但是我所反对的可能并不是这些非指导性的因素，而是那种课堂缺乏组织或指导。或者是课堂未达到我想要求的那样？但是我不敢肯定我对班级感到不满，事情并没有向最好的方向发展（但肯定是令人满意的）。
>
> 我很快决定，如果我要想从这个课程学到东西，我就得亲自去学，而这样做很好，尽管我现在依然相信还有一种更好的学习方法。我不仅大量地吸取这种以当事人为中心的文化知识，而且我也觉得我该多了解一些其他的治疗学派，于是我就强迫自己多学一些东西。

我也第一次感到我对很多心理学方法和技巧的理解是多么欠缺，因此我就被迫去更彻底地研究它们，以便在以后可以多参加一些课程。就这样，我参加了一些模拟治疗的课程并听了一些采访录音，我发现这真是太有用了。另外，每逢周六下午，我就和另一个同学相聚，用录音机相互辅导，之后对我们的努力进行分析、讨论和改进。因此，我能更好地理解这种治疗过程的性质，并对我自己的行为产生了新的认识。

另一种我们习惯的趋势是在以学生为中心的课堂上学习的普及与渗透。这不仅在学生的智力象征中，而且在学生的整个生活中都具有很大意义。这一点在我们学生的反应中而且在康托尔所提交的学生报告中都非常明显（39）。以另一个学生交上来的自我评价为例。你也许会说课程中的概念以及教学方式可以解释所产生的结果。但是，在当事人中心疗法的课程中进行演讲是不可能产生上述结果的。在讨论了他为这个课程所读的书和他对上课的体会后，这个学生转而寻求这个课程对他所产生的更大的效果，这与他的职业准备、他的人际关系以及他的基本处世哲学都有关系：

只是在最近我才真正意识到积极参与评价我在大学的学习是多么必要，我也强烈地感到应该和有关的几个教师共同讨论这一点。这些学习努力无论是在课堂还是私下里都未取得完全成功（毫无疑问，部分是由于我不能处理这种情况），但这些努力依然使我相信我的立场是对的。我逐渐认识到从大学毕业并不能看做是一种比赛，在这种比赛中，经常通过隐瞒不足、文饰自己的能力赢得一个学位。我现在能够更富有建设性地考虑我的这些缺陷，详细阐述我的计划的不足，而且我可以和教师们更自由地探讨这些问题，而在过去我是害怕"被他们发现"我具有这些缺点。最近，当我审视自己对临床心理学是怎么感兴趣以及我的性格会怎样影响与我进行职业接触的人时，我又进行了更多的深思、反省。这反映在我在监狱里进行心理辅导时的工作中。尽管我觉得在这一方面我开了个好头，但在将来我还得进行自我反省，实际上我可能会终生进行自我反省的。

目前我觉得，最明显的变化发生在我与其他人建立关系的方式上：朋友、亲属、商业助理、陌生人等。比如说，我不再像过去那样试图说服我的妻子"按我的方式"做事，不管这种事有多么琐碎。说真的，当她"弄乱"了账单或是在车辆繁忙的马路上穿越时，我还是有点担忧，但我不再用"如果"、"而且"或者"但是"等来试图说服她按我的方式思考，我更习惯于让她以自己的方式做事，自己做决定并为此负责，以她自己的独特方式自然地表达自己的意见。我也同样让自己的朋友选择他们自己的生活方式，设法与他们一起考虑他们的问题，而不是替他们考虑并提出解决问题的方法。在我们一起谈话时，似乎总会出现一些问题。而且对于我知之甚少的人——职员、电车管理员和偶然认识的人——我感到自己能更好地顺其自然，尽管很难说让他们用"自己的参考方式"，因为在这种时候没有多少交流。但这确实有助于理解怎样能激怒他们，怎样使他们愉悦起来，我就更容易使我们的关系变得满意。这并不是说我绝不会放下临床心理学家的架子，但我确实努力利用我在课堂上学到的东西，来指导日常事务，无论这些事务是如何琐碎。我相信这样的做法有利于我性格的整合，但我还必须认识和处理我以前所压抑的那种认为心理学家是不必要的、有害的态度。有意识地处理这类感情会使我个人感到更舒服、工作上更有效。

综合理解以当事人为中心的疗法已经改变了我的总的人生哲学以及上述提到的我的一些个性。我已经认识到对于民主生活方式的信仰，可能会有一种科学方法来加以证明。以前，我只是半信半疑，或者说我也许期望人们拥有那种管理自己的聪明才智，但我也同样强烈地相信有些人对事务的理解很好，使得他们比大多数人有更大的发言权。我过去认为也许由少数人统治要优于由多数人统治，我也因为有这样的想法而感到内疚；尽管我知道很多人也有这样的想法，虽然他们声称民主有很多优点，但很明显他们没有意识到有什么不舒服或不协调的地方。老实说，我不敢确定我坚信民主过程的绝对正确，但我受到鼓舞并倾向于与那些人结盟，他们认为每个人内心都有能力进行自我指导、自我负责。我只是希望在当事人中心疗法的领域中开始研究的人能够得出无可置疑的结论：民主的生活方式是最合乎人性的。

当我刚开始考虑这种自我评估时，我想我的成绩可能是"B"，因为我没有提交任何学期论文或计划。但现在我认为在过去3个月里通过阅读、听讲和思考，我所达到的认识水平和所吸收的知识，远远超过写论文所达到的水平。即使我很清楚这个课程所涵盖的内容并不会进行考试，我还是进行了广泛的阅读，比其他任何课程读得都多。我阅读是因为我真的对那些刺激我思想的主张感兴趣，并想更多地了解。我希望能够继续下去，以便更多地了解人们的心理调整和以当事人为中心的心理疗法的动态发展。鉴于我认为这一课程是我生活中无论是上大学还是在别的地方都最有意义的事，我请求给我"A"。

并不是每一个学生都赞成以学生为中心的教学方法，除了少数之外，大多数人还是持赞成的态度。但是常有些人觉得这种课程对他们没有益处，有时即使是这种否定的态度似乎也具有进步意义。有一个学生著文批评这种课程，并说因为不要求阅读，他几乎就没有读什么书，但是他下结论说，如有机会他还是希望去读书的，如果他在自己的职业领域里竟然没有读过什么书，也许他从事的职业有问题。

下列摘录的是持否定态度的：

大多数课堂讨论都没有固定的话题，这是我主要想批评的。经常出现的情况是，我提出一个重要话题，接着一两个人设法对此加以澄清或解释，第三个人呢，却岔到别的不相关的话题上，而原来的问题却被忘得一干二净。

尽管我完全认识到，如果我们试图穷尽所提的每一个问题的每一个方面，我们很可能会处于一种尴尬的境地，但是至少要考虑某些更简明的程序来澄清所提的问题确实很客观。

作为一个整体，班上的情况在这一学期的头2～3周提高得很快，但困境依然伴随着我们。即使是由大多数人管理的最民主的组织也必须维持组织结构的完整性以便达到规定的目标。

我建议，在上课前应设定一定的目标，这样同学们就会提前了解其进程。无论是扮演咨询员或当事人，由你自己进行演讲，对某一难题进行提问和回答，还是仅仅让大家对某一难题进行公开讨论，都应该这样。

对以学生为中心教学法的结果进行的研究还处于初始阶段，但所发现的东西似乎与老师和学生们的观察一致。格罗斯（Gross，73）与康托尔在一起工作，他研究了学生们在常规课程和非指导性课程中自我理解的发展。他用一种部分标准化的尺度来检测自我认识，其基本原理是：大多数的论述都是偏激的，而具有自我理解的人对此持不同意见。根据这一标准，年龄、受教育程度、社会和经济地位都相当的两个班的同学在开始各自的课程前所得的分也都大致相当。以常规方法教学的那一组同学在自我认识上只有轻微的提高，而康托尔班上用以学生为中心的方法教学的学生在课程结束时测验成绩表明，自我认识的得分有明显提高。在康托尔的班，62%的同学得分提高13分以上，而另一班的学生只有10%提高了。

但在康托尔班上，有一小部分人不仅没有提高，甚至降低了。格罗斯总结说："康托尔的方法确实能促进大部分同学自我认识的发展，只有一小部分人未能实现。"笔者强调，他的研究只是初步性的，却也得出了这样的结论，还需要在更严格控制的条件下重复研究。

在另一项初步研究中，施韦伯和阿斯（Schwebel and Asch，178）用非指导性的方法对3个班进行教学，他们发现调整得较好的同学赞成这一方法，并利用这种经验进行了大量的阅读；而那些调整得不好的学生还是喜欢上课时要老师进行指导。

我们感兴趣的另一项研究是由史密斯和邓巴（Smith and Dunbar）完成的（193）。它主要是研究学生的参与产生的效果，而非以学生为中心的气氛所产生的效果。主要的成果是参与的学生无论是在成绩还是调整上都与非参与者没有太大区别。研究者还说，尽管证据不足，研究还是显示连续参与的学生常常是非遵奉者。结论是参与"自由讨论"课程的学生并不比不参与者学到更多东西，但它并没有说明课堂的气氛在多大程度上是以学生为中心的，如本章中所谈的那样。从所给的描述中，我们可以判断这种气氛自由程度可能很小。

目前霍（Faw，55）做的研究最理想，他教授普通心理学课程。对一个班他用以学生为中心的方法教学，另一个班他用常规的方法，而在第三个班，他在每节课都交替使用这两种方法。他的研究中最大的缺陷就是这种教师的角色扮演，很可能的情况是他充分地实施了与他自己的信仰最接近的角色。尽管有这种局限性，他的发现依然很有启发性。根据客观测试，以学生为中心教学的班级在知识的获得上与以教师为中心教学的班级相比，相似或略好。在以学生为中心进行教学的班级的学生们（第一和第三班）感到，他们从这种方法学到更多的社会和感情上的知识，他们很感兴趣也很喜欢。但学生们也觉得，若以常规方法教学，他们会获得更多信息和知识。学生们的典型意见是："自由讨论的方法教给我的关于事实的知识很少，但它帮助我以自由和放松的心情对待自己和别人。"实际上这种没有获得多少实际知识的感觉并不是来源于考试结果。霍指出，之所以有这种感觉，很可能是因为缺乏权威来依靠。一个学生说："无论结论是什么，都是学生们自己推导的，而没有得到教师的经验或信息的支持，因此，当我没有明确的根据这样认为时，我把很多结论当做事实保留。"这些暂时性的结论是否满意，当然取决于这个人的教育观点。

在考虑这些初步研究时，必须强调的是"以学生为中心"或"非指导性的"教学法根本就没有统一的研究标准。在有些情况下课堂气氛相当严肃，有的则不。学生们自由的程度不同，教师的行为也不同。也许与常规的大学课程相比，唯一可能的描述是：在以学生为中心的课堂上，有更大的自由，更需要依赖学生们自己的能力为自己负责。随着研究进一步深入，对于课堂气氛和教师行为的客观描述可能是任何研究必需的起点。

当这本书拿去出版时，笔者有幸拜读了另一项以学生为中心方法的研究手稿：由阿斯所写的《〈心理学的非指导性教学〉——根据对照组进行的研究》，将要发表于《心理学专论》上。在这项研究中，有23个人的实验班在不同的方面与对照组进行配对，在客观的和以论文形式的考试中，常规组得分更高。但是这里却缺乏动机配对，因为常规组得到通知说其成绩要根据考试来定，而实验组只是要求参加考试并被告知考试结果不影响其成绩。从学生们的报告来看，实验组获得的关于不同方面的知识更多。

根据 MMPI 所做的检测，实验组的学生在课程中所作的个人调整有决定性的提高，而对照组在这方面取得的成效甚微。

当学生们在专门设计的仪器设备上评估自己的上课经历时，以非指导性方法教学的学生感到对课程非常满意，这比对照组高，这表明这样的教学可使人获得更多知识。

在这项研究中，对"非指导性教学"进行了相当充分的描述，尽管其条件没有客观检测。学生们自己选择上课目标，自己选择大多数的阅读材料，自由地参与没有固定结构的课堂讨论，每周对自己的经历都写"体会报告"，并决定自己的成绩。

》》 总结性讨论

目前很多教育似乎都是以下列假设为基础的："你不能相信学生。"根据这一假设，教师必须提供学习动机、信息以及材料的组织，必须使用各种各样的考试——小测验、背诵、口头考试、课程考试以及标准化测验，并在每一个转折点都强迫学生按要求进行行动。

我们所讨论的方法是基于以下直接相反的假设："你可以相信学生"，你可以相信他能以各种维持或提高自我的方式学习；相信他能够利用各种资源来实现这一目的；相信他能以提高自我的方式评价自己；相信只要给他提供成长的气氛，他就能成长。

如果教师接受这种假设，或者愿意采用它作为试验性的假说，那么他就会采取相应的行动，就会创造一种课堂氛围，使之能够尊重学生，接受学生们当时根据内心所表达的各种目标、意见和态度，接受不同教育程度的学生们的感情和情绪化的态度。他把自己当做学生中的一员而不是权威；他提供学习资料，并相信只要资料满足学生们的需要，学生们就会利用；他依赖学生们个人的能力在混乱中求出真理，他以连续的经验为基础；他认识到，他的课程若成功，就是学习的开始而非结束；他依赖学生们自己的能力来评价他们根据自己的目的所取得的成绩；他坚信，在这种他帮助创造的氛围中，学习对个人很有意义，能满足个人的自我发展，并提高学生在某一给定领域中的知识水平。

推荐阅读

关于教育和心理治疗的关系见西蒙兹（208）的文章，他对两个领域的基本的异同进行了详尽的分析。

近期和当事人中心疗法观点相似的教育成就，康托尔（39）和凯利（100）的文献是很好的参考。

其他作者在教育中对当事人中心疗法的应用，见斯里格和科姆伯斯（200，10、11章），以及阿科什莱恩（14，16、18章）的著作。这些研究都关注大学水平以下的教育，阿科什莱恩的研究主要关注于儿童第一年的教育。她也讨论了当事人中心观念在学校管理的应用。

要了解这个领域的有限的研究，已经提到的霍（55）的研究是最好的选择。

第十章
咨询员与治疗师的培训

据我们所知，人们的忧郁、失调以及对社会帮助的需要，已使心理咨询员及治疗师的专业培训的需求日益迫切。但对建立与完成诸如专业培训项目等事宜很少见诸文献报道，研究更少。资料的缺乏不应归咎于人们对这些领域没有引起足够的重视。例如，美国心理协会已认可"临床心理学毕业生培训推荐项目"，并解释说："在我们的理念中，除非临床心理医师已经具备良好的心理治疗培训，否则不能被认为他的培训足够了。"（160，p.548）类似的理念在其他领域中也广泛流行。然而，迄今为止，此领域中的经验很少，专题讨论也不被重视。

鉴于上述现状，本章将坦言笔者本人培训心理治疗师的经验总结。也许一些方法框架已被其他人应用，伴随着他们优点和弱点，而这会导致他们有类似的观念。

早期培训咨询员的经验

从 1940 年到 1944 年，笔者就在俄亥俄州立大学负责毕业进修实习授课，主要进行咨询与心理治疗的培训，其中有些方面很不同寻常。参加课程的人在临床心理学或学生咨询工作上都受过培训并取得了一定经验。他们被鼓励多阅读各种治疗流派的观点。那时候，有个显著的特点就是课程围绕学生处理的案例而建立。学生一旦准备处理案例，就为他指定一个来心理诊所的当事人。学生咨询员作全面记录，并且尽可能地逐字复述至少一位咨询员的治疗进程并在课堂上进行讨论，而治疗进程不受干扰。这种举措可大大增强课程的情趣，并使正处理案例的咨询员获益。这会鼓励咨询员对案例进行提前思考，比如困难有所增加、不自信或需要帮助时怎么办。除课堂讨论外，学生还举行有关他们处理的案例的讨论会。

回溯这些过程时，感觉这门课程好像充满漏洞，导致的结果令人惊异。课程较短，只有 20～25 个课时。可重复一次，约 45 小时达到最大限度的培训。一个指导教师可指导 15～30 个成员。依现在的教学标准，那时的教学方法显然是不足的。一般来说，往往由赞成一种咨询方法与反对这种方法的人组成小组，再在案例中演示这些方法。当指导者尽力保持不让反对方的压力过大，并以赞成来平衡时，学生会感觉非常切入要点。

正如回顾中所看到的，或者那时候就朦胧察觉到的，也是下面所谈的，这门课程效果有限。由于教学方法的问题，学生较倾向于会感觉到从事该职业的内疚感。接着无意间出现了正统的观念，学生感觉其所作所为既不正确也不错误，或感觉没有指导性或指导不当。因为太少注意基本态度，学生并不是时常感觉自己真的渴望去做某项事情，而是一个含糊的正统概念强迫他去做事情。因而，有时候真的是这样，咨询员努力行事的方式对他们来说并不是真诚的——这对治疗师来说是最有害的开始。显而易见，整个过程涉及了对技巧过多的强调，而这并不好。

从某种程度上说，这种缺陷被意识到了，但在那时候控制的手段看起来是有必要防止对当事人明确的伤害。笔者认为，假如一个充满心理动力的学生咨询员被允许以他认为合适的方式处理病人时，可能导致真正的伤害。而我们希望强调技术是一种相对安全的方法，希望学生们能主动地从事心理咨询业，并慢慢发现真正属于他们的工作方式的时候，这是唯一能满足当事人安全需要与咨询员学习需要的方法。

尽管课程有种种不足，但在那批团体中却涌现了诸多卓越的治疗师。这是为什么呢？首先，培训精挑细选了许多很杰出的人。其次，对那些已经达到本书第二章的哲学取向的某种程度的人来说，技巧的强化有益无害。它提供了与他们态度一致的工作方法，并给予所有治疗一个调和的框架。培训成功的另外一个原因就是，在培训初期，学生就被赋予一种责任心，即要真正帮助一个处于困境中的人，因而有种驱动力，去尽可能迅速掌握与深层次的学习。最后，访谈录音记录成为学习治疗师角色的激励与受益的基础。正如那时所描述的（173），培训课程给予咨询员一个机会，使他们理解他们在用哪些方法，而不是他们以为他们在用的方法；并有机会识别治疗过程，特别在其细微层次。也许最重要的是，可以帮助咨询员认识到会见并不仅仅是谈话，而是人际关系中原因和效果的高灵敏标志。咨询员偶尔的解释会阻碍交流，并不仅仅是那个时段的，还有后来的两个或三个会谈的交流。因此，咨询员从自己的经历中学会许多重要的知识，虽然课程的教学方法还存在不足或者说他们学到了很多不是课程中的教学方法。

治疗师培训中的一些重要趋势

在培训课程开始后的岁月中，笔者意识到一些在培训项目中至关重要的方向，它们产生了早期的效果。这里概括了部分趋势，它们的详细情况参见本章其他部分。

（1）一种较稳定的趋势是远离技术而集中于咨询员态度倾向。显而易见，学生要达到的重要目标是分辨与理解他自己对人的态度，伴随着关系的态度和观念等。因而，以当事人为中心的治疗师培训中的第一步就是放下所有学生会出现的各方面的担心。基本态度必须真诚。若他的真实态度能把他带到其他方向上，则好上加好。培训的目的是提高受培训的治疗师，而不是培训某一种类的治疗师。换句话说，目前的观点是，没有学生能够或者应该被培训为一个以当事人为中心的治疗师。若他自己发现了这个态度，若假设以他的经验与人群相处是有效的，再碰巧与当事人中心疗法的方向一致，结果是意味深长的，提示了这些经验的产生，但是不会再多了。相对于与已知的治疗方法的一致来说，其个人经历尤显重要，也基本取决于从学生咨询员逐步成长为高效治疗师的能力。

（2）第二种趋势是强调技术作为态度的实践。学生一旦分清对他自己和对人群的自我态度，在治疗来访者方面他会与他人的操作方法进行详细的比较思考，因而硕果累累。通过观察操作，态度会出现新的亮点，当他更深层次地思考态度时，也会出现新的行为方法。

（3）另一种趋势是让学生有自身的治疗经历。可部分通过授课，也可通过督导其病例来帮助他们做到这一点。当然，最直截了当的做法是让学生咨询员亲身体会治疗。越来越多的学生在利用这种机会。治疗体验的目的与其他方法略有不同，它并不期望个人治疗能一劳永逸地消除冲突或因个人需要而影响治疗的可能性。在以后与治疗的案例相处的过程中，他可能需要更多的个人帮助。但个人治疗可以让他能敏锐地感觉到当事人正在经历着的心理变化，从而使他的同理达到一个更深的层次。

（4）第四种趋势从第一种趋势中拓展并受到其支配。治疗的实践可以成为培训经历的一个部分。早期专业教育中，方法计划灵活多变，培训师可分享为别人提供帮助的治疗经历。

谁会被选择作培训

挑选作治疗师培训的备选人是个令人困惑的问题。是否有治疗流派满意地解决此问题让人怀疑。以我们的经历看来，似乎选择的开端由几个小因素构成，一旦开始培训，就需要较成熟的自我选择。若一开始就合理地选择了一个团体，培训是自由的、随心所欲的，那么会有一部分人觉得他们最需要的并不是治疗，会中途退学。另外一部分人会觉得涉及的态度太过于沉重，但这类的自我选择不是没有必要。

在我们以往的经验中，最低限度的选择是倾向于临床医生与美国心理协会采用同样的标准。这些标准相对模糊，但他们认为现阶段可作为对治疗师的基本要求。美国心理协会（APA）认为下列个人特征让人满意：

(1) 较高的智力能力与判断能力；

(2) 创造性、灵活性与多才多艺；

(3) 很强的好奇心，自学者；

(4) 对他人尊重——对人，而不是对操作材料感兴趣；

(5) 洞察自我，个性幽默；

(6) 对情绪的复杂性很敏感；

(7) 宽容而无傲慢；

(8) 有接受治疗态度的能力及与他人建立温暖有效关系的能力；

(9) 勤劳，具备有条不紊的工作习惯和容忍压力的能力；

(10) 责任心强；

(11) 机智得体，善于合作；

(12) 诚实，有自控力，情绪稳定；

(13) 对伦理价值感觉敏锐；

(14) 一定的文化背景——是"受教育者"；

(15) 对临床心理学有特别浓厚的兴趣。

在某种程度上希望研究建立的标准可能会成为选择准治疗师的基本标准。目前，有一项正在进行的研究，在进行深度培训前给一组咨询员进行了人格测试，而后根据治疗师的主观效能进行评定。研究认为，个人价值分析咨询员培训比个人测试泛泛能力的密集的治疗培训更有优势，并且治疗师将来很受欢迎。笔者希望能发现某些个人特质用来作为高潜能治疗师的指标。此时，写下这个愿望尚为时过早。这是个新领域，还需要研究的发展。在决定一个人是否能成为优秀治疗师时，尽管目前的主观判断是将受过培训看得与最初的个人特点同样重要，但其作为预示工具，研究的下一步将调查对人群态度组织，而不是调查人格结构。

培训治疗的准备

哪些是被培训的治疗师必备的背景或经历呢？对此的观点有明显分歧。最简单的答复是：传统培训要有心理学的背景。但事实证明这一必要条件并不成立。许多几乎没有多少心理学背景的精神病医师也成为了优秀的治疗师。我们培训中有许多学生来自教育学、神学、工业学、护理学等跨学科专业，与心理学背景的学生在结果上没有多大差异。似乎个人关系的倾向性和参与的培训远比曾有的专业课程或拥有的科学知识更为重要。除非非常偶然，我们还没有机会去接纳文学、戏剧或艺术背景的学生，然而，我们的经验使我们相信，早期的心理学培训给学生灌输了诸如客观分析与处理等大量的概念，以致成为治疗师的困难比其他领域的学生多。

有几个因素可曲解我们的认知。除非非心理学专业的学生具有强烈的动机去承受"超乎常规的工作"（相对于心理学专业的学生而言），否则他们不会选择治疗课。但心理学专业的学生感觉他将成为治疗师，对学习课程就没有太强的欲望。很显然，这需要时间，研究能决定目前的专业背景是否能可靠迅速地学习治疗。

有一个差异已引起关注。对于从事治疗研究的人来说，具有心理学背景、进行过实验设计并尝试过科学方法，显然有益无害。

≫ 较理想的准备背景

前面的段落可能被解释为，对想成为优秀咨询员或治疗师的人来说，没有准备背景是有帮助的。实际上这不是我们要表达的。可以这么认为，学习领域和经历对未来成为治疗师相当有用。遗憾的是，基于大量真实内容的传统课程很少能提供这些知识。

治疗师培训较理想的准备是什么呢？下面给出一些尝试性建议，次序并不重要：

（1）学生应该对其文化背景中的人有宽泛的体验认识。从某种程度上说，这种知识可通过阅读或从事人类学、社会学获得，也可与具有文化影响力的人（不同于故步自封的学生）相处中得以补充。这种经历与知识对于更深层次地理解他人是必要的。

（2）若一个学生想成为治疗师，那他与其他个体间同理的经历越多，准备工作才能做得越好。感同身受，可通过文学作品了解他人世界，也可以通过戏剧的角色扮演——但这一点很难判断，因为很少有治疗师有这样的背景，也可从动力现象学方法的心理学课程中获得。若一个人渴望了解他人的观点态度时，也可通过生活的过程获得。这是个能从课堂中学习到的方法，正如我们部分员工在教授毕业生课程中演示的那样。

（3）依我们的判断来看，学生的准备阶段是他们思考与塑造个人基本哲学观的大好机会。欲从事治疗的人有种安全需要，一部分可从有关人生基本问题中形成尝试性答案，但仅是个人答案；自身安全不能确切地从有关哲学课程中获得，但可从哲学、教育或宗教等方面勇敢地面对生存的深层问题，使学生理清思路。

（4）如上所述，个人治疗经历对学生很有价值。学生是应该在正式培训前开始，还是与它齐头并进，是很少有争论的问题。笔者认为，依学生需要拟定开始时间，形成以当事人为中心的治疗观似乎并不要求培训者的个人治疗，而更应使个人治疗具有可操作性，学生有需要即可利用。当他为其他人进行下一步治疗时，可能希望获得帮助。

（5）个性动力学知识浓厚，并思索此领域中的问题，显然这类学生较为理想。倘若其只有标签化的概念应用于个体行为，则无大价值。这里再次提到，同理与体验确实很重要，这样的知识最好在临床工作中理解认知每位当事人的过程中获得，通过这个过程，对个体动力的掌握越来越趋于内化。也可由课程或书本中获得，然而书本和课程很多时候只能传达有关人类行为的理性与抽象的知识，而这些知识或多或少会成功传递一个人的动机与行为，被另一个人再次体验。想有简单而大众化的理解，可参阅特拉维斯与巴如茨（Travis and Baruch）的《每日生活个人问题》。较高水平的理解要参阅瑞克的《用第三只耳朵聆听》。这些书不是给学生关于压抑、神经质行为冲突、退行等知识内容，而是给予他们有关自身与他人行为的敏锐感觉。对个性动力学的理解在治疗培训中是很有价值的准备工作。

（6）若学生期望心理治疗实践的同时，也期望促进心理治疗这个领域的发展，科研设计、方法学、心理学等知识尤为重要。当我们试图进行客观地了解时，发现似乎不太可能说这类培训比成为治疗师容易，或能使个体成为更加有效的治疗师。然而，显而易见，在治疗的假设形成、创造新导向及治疗理论的构建等方面，这种背景知识相当有益。基本安全也许是学习此领域的最重要的成果，这种安全感能使治疗师放弃他曾经以为真实的教条。引人注意的是，在某些个体与专业团体中，并没有放弃废弃的教条。其原因之一是缺乏安全性，有什么能来取代这些教条的位置呢？如果从教师那里获得的教条受到质疑或有证据表明这些教条并非真理，治疗师该怎么办？这时，有着科学方法的完整经历显示出作用。对于具有科学方法解决问题并且富有经验的人来说，他能掌握、发现新的更为重要的方法，故真实性的部分缺失并非大祸临头。当这种态度在治疗中彻底内化时，则意味着重大进步。

(7) 下面列出的两处明显疏漏值得特别评论。首先是个体生物知识的缺乏带来的压力。既然人类作为一个完整的生物有机体行使功能，那么这么说就是有逻辑性的——具备有机体的生物机能整体知识，为成为治疗师打下了良好的基础，可以说这是条真理。然而，当笔者在思考治疗的知识时，却认为治疗师的成就与生物学知识背景不相关。某些优秀的治疗师有生物学背景，但同样杰出的治疗师却没有经过这方面的培训。在取得最小成就的治疗师那里也可得出相同的结论。更甚者，从弗洛伊德起，大多具备生物学与心理培训知识的成功的治疗师，进行心理治疗时生物学背景的作用都无限小。许多从事组织政策问题的或可能从事此问题的调查处理人往往不是治疗师。因而，现有经验显示生物学知识对于未来治疗师的培训没有特别的价值。而像文学、历史学、化学、艺术等都有助于开阔治疗师的眼界，从中获得有关生命或难以置信复杂的生活历程方面的更广阔的知识。

第二个疏漏是有关人格论可从人格动力学中分离的问题。笔者坚信，人格论是有益的，但是必须尊重非先天获得的经历，而不是超越它。过早地以人格理念或以相关各种理论培训学生，会导致教条及闭塞。以当事人为中心的治疗与其他方向的进展都同样如此。本书许多章节保留了人格理论。对于有治疗经验的人来说，它也许是建设性的，因为它能提供一种模式，根据这种模式能针对自我经历进行测算、修正或放弃。但是另一方面，它同意被没有主动性的学生当做真理或教条——它变成了一个坚硬的瓶子，体验必须被歪曲才能装进这个瓶子，而不管瓶子的外观是否合适体验。如此等等，让我们感到没有特别的理由必须让人格理论作为学生治疗培训的准备因素。

从各种已经列出的观点中明显得出的结论是，若我们想要在治疗前的教学中清除传统概念及与之有关的既定观念的话，如果我们要开始新的思考的话（而这种思考认为体验和治疗的效果有绝对的关系），无疑我们应该从与通常需要的体验有很大不同的准备课程开始。

培训需要多少时间

对培训所需时间这个问题有颇多争议。我们的经验也表明，此问题未曾有满意的答案。在治疗中，学习态度与技术是个连续的过程。一个进行过两天强化培训的学生可帮助心理学工作者、工业顾问、工人领导工作更有效。另一方面，经过 5 年的密集培训的学生也可能对他达到治疗的顶峰效果作用不大。一个培训项目要用 2 天还是超过 5 年的时间，要取决于我们的目标及社会性、教育性实践。倘若治疗方向是接纳的、非强迫性的，如果建构方法是无权威性的，鼓励学生根据自己的步伐前进，那我们就无须担心"一知半解是危险的"。各种不同程度的治疗培训都可分别有效地应用。

特别是近些年，另一个问题经常被提及，即治疗培训的安置是在博士水平前还是在博士水平后。我们的经验清晰地显示，卓越的治疗师培训可在博士水平进行，在他们的培训范围中不需要任何重要的牺牲。提供博士后水平的培训通常原因是：（1）彻底的心理诊断培训应先于治疗培训；（2）心理治疗是极其复杂而细致入微的技术，除非他已有专业水平，否则不应尝试；（3）医疗体系中习惯把此类培训放到博士后水平上进行。

从我们以当事人为中心的治疗经历出发，似乎应以对立的思考来针对每个争论。原则（1）已经得到发展，诊断没有必要先于治疗（见第五章），并且没有充足的证据证明诊断培训先于治疗培训。（2）已证明，富有技巧的治疗并不需要富有技巧的心理诊断。每项的要求、态度、所需的知识等均不相同，但没有理由认为它们有层次等级之分。可能的是，心理治疗师在诊断中有安全感，而在新领域治疗上没有安全感，故有可能延迟他们对此的思考。（3）医学生在获得医学学位前获得的理解与处理情感问题的培训机会微乎其微，这被大多数精神病学家认为极其不幸。看起来没有必要对心理学或相关专业的集体重复医学教育的失误。

整个观点可概括成以下几点。心理治疗培训存在着不同层次。若治疗指导方针是宽容的、非强制性的，那么有培训比没有好、培训多比培训少好。培训开始的时间可在高中或大学，有些基本原理可应用于一般人类关系。对于掌握治疗技巧的、进行过专业培训的人来说，似乎每一个理由都可证实：培训作为硕士研究生教育的一部分，比他的博士学位更重要。

为详尽论述，我们总结了两个短期的培训项目，和一个较长、较为复杂的项目。能为其中一个短期项目进行研究分析，我们感觉很荣幸。

短期心理治疗培训

》 一个对医生的培训项目

现在已经发表出来的培训项目总共有两个课程，其目的都是利用最少的时间掌握最多的治疗技巧。第一个课程是医疗课程，史密斯进行了较好的描述（226，pp.1～126），他做了一个试验，试图通过著名的精神病医生为内科医生提供培训，这些医生中大多数为普通从业者。然而该培训被发现更多是折中主义的，而不是以当事人为中心的。这个研究之所以得到考虑，是因为它与几个机构所进行的以当事人为中心的培训极其相似。

该培训1946年4月在明尼苏达州主办。集体中有25名内科医生，持续了2周的强化课程。教学的一般目的和方向是想使内科医生对其病人的心理问题有更深的理解，鼓励更多的倾听与同理，并给予一些治疗程序的培训，以便医生们在日常工作中能够使用。看起来进一步促进了这些课程目标的主要因素如下：

（1）各位精神病学家对不同阶段的治疗和相关问题进行了演讲，主题是由领导者选择与计划。

（2）及时进行对案例的治疗。第一天早晨，医生们听演讲；下午，他们与安排给他们的、预先安排好的心理障碍病例访谈，其目的是至少让一位精神科医生参与部分访谈。

培训一直坚持了与案例保持接触的策略，使大多数医生在两周的课程中都有机会与病人访谈。接着这种接触结束，或者把病人转给医院的其他工作人员。

（3）与督导教师共同讨论病例是课程中的另一个主要部分。努力对正处理的每个病例进行集体思考。医生——受训者贡献了他的病例，接着由负责的小组和某些精神病学家对案例进行讨论。

（4）集体生活在一个宿舍。非正式集体与自我教育者可以继续进行非正式讨论。这种方法也被视为课程中的重要部分。

这种简略的机构被计划者、指导者及参与者认为是明显成功的。似乎可以显出，即使只有两周的培训就可以有效地达到实际目的。

》 对个体咨询员的短期培训项目

1946年，芝加哥大学咨询中心受邀为退伍军人管理局进行了一个针对个体咨询员的短期培训（个体咨询员是由退伍军人管理局设立的职位，主要处理老兵的战后心理失调等问题）。参与者都是较成熟的心理学工作者和具有良好培训与丰富经验的咨询员，考虑到很多因素都很急迫，就举办了一个为期 6 周的培训。波特（E. H. Porter），道格拉斯·布洛克斯玛（Douglas Blocksma）与托马斯·乔丹负责这个项目，本书作者与他们合作，最后更多的人都以这样或那样的方式加入了项目。布洛克斯玛与波特（34）为课程准备了讲稿，这里只会提到其主要特征。尽管课程负责者与精神病学课程的负责者没有过交流，但过程的相似令人惊异。

约有 100 多人参加了培训，分为 7 个组，每组持续 6 周，每组 10 到 25 人不等。第二组与第三组有 37 个成员，这些成员的研究非常相近，较有总体代表性，他们年龄在 35 岁左右，完成过 2 到 3 次的毕业培训，具有 3 到 4 年的临床或咨询经历，他们最终成为了成熟而富有经验的集体。

我们拟定课程的气氛与当事人中心治疗气氛相同，并努力为自我激发的学习提供便利。布洛克斯玛提出下列条款：

> 中心人员认为，只有在以当事人为中心的咨询环境的条件下，才能更好地掌握以当事人为中心的理念。受训者应该在培训项目的所有方面体会到他希望给当事人创造的社会感情氛围——这里包括平等参与每次活动的机会及在教学环境中自由讨论和争论。以当事人为中心的氛围要求教师对价值、感觉及学生的理念较为敏感，同时也不能保守，以使学生对所学的知识有更深的理解。可以假设，当一个学生情绪化的观点被一个包容的教师所理解时，学生很可能学会教师的观点，并独立建立自己的其他观点。

> 培训员工认为，以学习者为中心的培训氛围让一个人能重新审视自己及态度、价值、与人交往的方法等。这种氛围可通过几种方法营造。实际上，这些方法将涉及自我卷入、自我指导、社会强化的体验等的融合，也将融合过去的学习及新的学习。（33，pp. 66～67）

课程中较突出的成分如下：

（1）**展示期**。在早晨最先的一个半小时内举行，参加人员是各组成员与外沿者。每组第一次展示由负责人决定，但以后的展示由那些希望或有特殊兴趣的集体来管理。这种展示涵盖的主题有"当事人中心疗法的过程"、"集体治疗"、"非指导性咨询的工业应用"、"非指导性方法提出的人格理论"等。

（2）**小组和亚小组讨论期**。展示后的大部分时间用来讨论，但主要讨论放在下午，转向所谓的"亚小组"。每个小组再分，设一个组长，不超过 8 名受训者。小组在 6 周内相对固定，讨论的主题可在组间轮换。会议融探讨与集体治疗于一体，会发现小组在讨论过程和咨询过程有一定的可比较性。最初，对课程及呈现的观念存在许多负面反应和消极感觉；当接受后，积极的感觉会明显多一些。整个阶段，领悟式的学习就像治疗的领悟力一样经常打动集体成员，例如一个成员会指出一个事实"过去我不太相信当事人的原因之一是我不自信"，集体讨论接着进行下去，很多成员参与其中，并利用所学用于制定对策和计划。

（3）**获得直接经验的机会**。人们已经意识到，大多数重要的收获只有在受训者有机会实践其态度与技巧时才会获得。然而，获得足够的当事人是很困难的。还有，项目负责人担心：若只有最多 2～3 周的培训，受训者能否为当事人开展工作是个问题。尽管困难重重，每组中还是有许多成员承担起案例咨询的任务，而其他人有机会进行偶尔的访谈，来检测他们所获得的观念。小组成员们都认为，即便是进行初步的咨询，这种直接体验也是培训中最有价值的部分，并希望多多益善。

因为有可能对受训者处理的案例进行录音，整个小组能够在他们听录音的时候辨认出治疗情景，从他们同伴的强项和弱点、错误和成功中学到很多。

（4）**案例分析阶段**。这个阶段每天都是用来进行案例分析。为听取与讨论，课上提供了大量录音形式或印刷形式的病例访谈，供听取和讨论，并进行技术咨询与当事人过程的详细分析。如上所述，有些病例是员工处理的，有些是由受训者正在处理的，有些是其他专业治疗师处理的。尽管倾听录音是最重要的任务，但由于录音很少能听得清，课程中案例分析时间占 4/11（33，pp.74～75），集体参与成为最重要的学习经历。

（5）**个体治疗的机会**。在第一组培训中，向那些渴望个体咨询的人解释了早期的课程中咨询对他们的帮助。仅有一部分人能够利用这种机会，但他们能够理解，感觉个体咨询是最有意义的体验，并且强烈建议应该对下一组更多强调这种机会。他们的推荐传递给了下一组，随之 80％的人为自己寻找帮助。这被接下来的各组认为是培训中最受益的部分。

（6）**高效密切的非正式联系的影响**。培训的另一个阶段被证实有更重要的东西，这超乎员工的预测。人们作为一个整体集中在一起，一天至少8 小时。他们在咖啡时间、午餐时间、晚饭时间时分成 2 个、3 个或 4 个小集体。多数人比邻而居，受训者热烈地闲谈，相互交流，从课程问题的每个角度和效果来回顾思考，这影响到各自个性整合和哲学观。这种培训课程能产生那么大的影响简直不敢想象。每个集体中相当多的人在离开培训时，都感觉接受培训是一生中的亮点。如果我们想到这不是一个青少年小组，而是 30 岁年龄组，这种激情很有意义。受训者和员工一起工作，一起生活，都相处得很好，全力以赴投入实践，可见非正式联系对同化新概念与行为方式的影响深远。

≫ 受训者的反应

在对培训结果的研究分析之前，也许可通过一些访谈摘录来反映培训对参与者的生活与态度的影响。有些情况下，要求为他们自己安排个体治疗的受训者允许进行访谈录音。案例中的简要部分可作为例证。下面的简单摘要中，受训者回顾了他已做过的治疗，其中他感觉关系是很值得信赖的。他继续写道：

当事人： 我被迫放弃生活的价值、生活方式及其他事情，因为这不是我的基本需要。我确信卡伦·霍尼的书写得很好，如对自我的解释与重要进展等。（咨询员：嗯，你感觉……）是的，这些方法会有帮助。啊，我想再加一句，当你有一个——几乎可能拿出一个可靠理论时，那在本质上产生不同的境界。（咨询员：嗯。）呵，这个，这个——你发现那不仅仅是在会议上，而是，嗯，在我们工作的方法中与所做的其他工作上，有种信念就是自力更生。（咨询员：嗯。）呵，是的，有点不同——导致不同的环境。（咨询员：嗯。）因而，我觉得难以置信。

咨询员： 你发现焦点有所改变，或有关外在、内心等的基本信仰改变。但我指的是依靠自我本身，它是如何运动、变化和思考的。它真的使整个体验获得新生。

当事人： 就我个人而言，换句话说，别人使用的方式，可对我产生一个确切的重组。即便所接受的哲学用吹毛求疵的眼光来看是互相矛盾的、解释的哲学，你坐在那里，用你解释的"矛"来刺这个真理的"盾"。（大笑）（咨询员：嗯。）并且，呵，你有条件，当人们陈述时，你在解释。它是，呵，社会关系的不同类型，呵——我从与他人的相处中了解了不少。

在随后的会面中，当事人还指出：过去接近于混杂的经历、学习的挑战及执著的方式必有所改变（若他的新方式产生功效）。

当事人： 我认为我的问题在于过于严苛，用同样严苛的标准要求自我与他人。许多内心的强制用在自己与他人身上，还有一种明显的缺点，即轻视——又是一尊拿破仑雕塑——当然在其他人身上也有轻视这种弱点。

咨询员：你觉得你用同样的标准来要求，标准是否太高或太多？

当事人：是的，我觉得我已经达标。这话请用过去时态（开怀大笑）。

咨询员：你会觉得应该用过去时态？

当事人：不，它是啊——那是撞击我产生的强烈的反应。过度强调负面，下一步又停泊在吹毛求疵与消极应付上。若一个人总是强调负面，到底怎么才能获得自由呢？为何，自由意味着自由地犯错误。什么是密切相关的？是的，接纳的概念与基本哲学也包含在内。我在今天早上课堂上所提及的对罗杰斯博士提出的："接纳是一种表演姿势吗？"

咨询员：什么？

当事人：接纳是表演姿势吗？一个人提出一个接纳的行动，而当事人是不是最终看不到全部的接纳呢？所以我想为能真正掌握课堂上所讲的全部，我们每个人或多或少地需要承受艰难的自我重组。当然，罗杰斯博士认为，几乎所有的人的咨询都会有或多或少的效果。我不知道。但这是我现在所能看到的，我会发现自己的成长，接受他人的行为也让我学习到很多，或者让我更能够接受自我。我也必须能更多接受我妻子的某些弱点。然而我并不知道我的婚姻好坏，但至少我的角色不自由或成熟，我至少能改善我的角色，角色的改变能否解决一切，我并不确定。首先我将试图以更成熟更独立的风格来改善行为，或许我妻子将更独立。

第七次访谈中的摘录提及对课程的思考与态度已卷入解决他个人问题的过程中。

当事人：我没有一种远行探索的感觉。我觉得这是对我解决问题和自我调整最好的方式。其他的由我来定。（停顿）

咨询员：可能需要的努力是必须成为你自己。（停顿）

当事人：在学校里，这点相对简单。应用了妥当的方法，我们没有任何压力。如我所指出的那样，它有几分抚育因素的味道。我是说罗杰斯博士他们正抚育着我们。（笑）（咨询员：嗯。）是的，我说的是，环境最佳，又有一定的支持，事情会突飞猛进。

咨询员：你经常会觉得新的思想萌芽？

当事人：是的，但仍在抚育状态。在这儿能获得许多知识，处理问题相对不难。当我们回到我们自己的工作环境中，遇到问题时，与此时有些许差异，这些方法不能清除所遇到的问题，但有帮助。好了，我希望我能把自己的问题解决得更好，在与他人竞争时有自控力。若不能完全接受这些观点，必然会失望。所学的东西都在冲击心灵，与依赖紧密相连，需要接受。卡伦·霍尼干得漂亮，我了解很多。（我）常会惊讶于我为何追逐女性——多少与之相关。我想在最近的深夜解决这个问题，其价值将是个不可思议的创举，我一点也不夸张吧。（笑声）

咨询员：是否它们自己值得你给予它们的价值或它们满足了某种需要——

当事人：——一种我内心的需要。一种被接受的需要。我的价值也会反映在对它们的接受里。

咨询员：嗯，你找到一种非常合理的——我不知道用哪个词更确切——重复强调，或一种对你的再次肯定。

当事人：我承认这点，就如我分析的一样，因为我必须——有种内驱力。甚至在我婚后，老人还对我说，婚姻是个麻烦。我认为他是对的，我也试图分析那种内驱力。我也很想成为在人行道上漫步时不对女性过于感兴趣的男人之一。我希望婚姻带给我的是满足，我不想有流浪癖。因而我去分析它，是什么原因使我如此趋向于母性胸怀呢？

咨询员：嗯，当你想与女性有更多的关系时，你感觉有些很有意义的东西在操作。或者是母性类型的关系？

当事人：呵，不是母性。那是分析性的解释，母性必定存在，那是我母亲的影子。我刚才"打擦边球"，是因为对自身和某些问题有时会有些古怪的念头。但我试图解决，并希望我变得更独立时，我们知道我会的，依赖会减少。接受的需要是我努力几十年的事情之一，这几乎是要出卖你自己才能得到接受。对被抛弃的恐惧——我认为卡伦·霍尼说得对——是和大量的焦虑有关的，如果一个人完全保持自我，那他不会被别人接受的。

咨询员：以至于你认为有太多的风险，也许吧，在被别人所接受成为真正的自我时。是这样吗？

当事人：确实如此。

也许这个摘录能说明发生于课程中的某些学习单元——可能是所有重要学习单元的一个特征。若这个受训者想成为合格的咨询员，他必须学会改变与其妻子及他人的关系，最重要的是，与自我的关系。

≫ 学习结果的客观评估

布洛克斯玛（33）对培训结果的研究让我们获益良多。相信这是对学习治疗技能与态度进行客观测量的第一步尝试。

研究的受试者是学校里的 37 位个体咨询员与 3 个班级。调查的目的是：（1）测量对当事人中心疗法的程序的掌握程度；（2）测量学习与未来事业成功的关联程度。

为了测量学习程度，采用事前测试与事后测试的两个步骤。第一种测试，是由波特和阿科什莱恩设计的（148，pp.10～25），以传统笔试（纸和铅笔）对咨询反应的 5 种倾向进行测量。这 5 种倾向分别是：道德，此处咨询员倾向于向当事人传递一些评估判断；诊断，此处咨询员努力获得对人系统了解的信息；解释，主要向当事人解释自己；支持，主要向当事人提供情感激励；反映，试图理解患者的观点并交流。

第二种测量方法是布洛克斯玛设计的，对与当事人第一次的访谈记录，进行去粗取精，得出简明扼要的访谈。他接着扮演当事人"罗伯特·窦克"，与每个受训者进行角色扮演的谈话。这项任务对这些个体咨询员有很大的现实性，因为"当事人"的问题属于一个职业的问题，带着很多情绪及个人失调的指征。当事人材料总与咨询员最低判断的反应相一致，这种反应对与访谈者的连续交流十分必要。37 位受训者，每一位的访谈及病案都是保密的，并不得与同事交流。6 个月的培训结束时，每位受训者再重复相同的访谈。另外一次测量是，每位受训者与另一个员工角色扮演者共同运作一次访谈，扮演另一位当事人"约翰·琼斯"，尽管背景完全不同，但第二次访谈呈现的基本问题与第一次几乎一致。两次访谈如此相似，将被作为研究结果来阐述。

访谈中咨询员的反应以两种方法来分析。第一，作技术分析，明确所利用的咨询程度类型。第二，作评价轨迹分析，以 5 个层次给出每种的反应范围，并指出咨询员是否：（1）以当事人态度完整地思考与交流；（2）与当事人一起思考；（3）考虑当事人，平衡当事人内外评价轨迹；（4）为当事人着想与沟通；（5）为当事人考虑。

这两种测量被证实有足够的信度，其他评估者在技术分析条目有83％的一致性，评价轨迹有 66％的一致性。

1. 特别的结果

用这样的程序测量 6 周的培训所得的结果是什么呢？可以发现，当这个集体进入培训时，他们已从以前的阅读中掌握了相当多的书面知识，因此在课程开始时的传统笔试中应用反映（reflection）占 49％，诊断反应占 19％，解释占 18％，支持与说教最少。6 周培训结束时，应用反映占 85％，解释占 12％，诊断意图明显的只占 3％，根本没有支持与说教。

比较传统笔试中所反映的书面知识与访谈时受训者实际做法间的关系是很有趣的。虽然在传统笔试中他们应用了 49％的反映，但是在访谈中仅有 11％，并且仅有一部分反映对应情绪化态度。余下的是对理智观念的澄清与重复内容。培训前对访谈中表现的总结分析显示：直接反应 84％，间接反应 11％，还有 5％的反应平淡乏味，两者都不是。评价轨迹测量显示，在前两个类别中，有 16％的反应，表明努力与当事人一起思考并让他们把评价轨迹放到自身，而 60％的反应涉及评价当事人、为当事人着想。

培训结束时，这种情况变化相当剧烈。约有 60％的时间把反映作为一种技术。小结分析显示：直接反应占 30％，间接反应占 59％，两者都不是约占 11％。更为重要的是，培训访谈结束时显示 60％的反应是受培训者与当事人一起思考，并把评价轨迹放到他们自身。表 10—1 与表 10—2 会反映一些变化。

表 10—1   **培训前后技术的使用百分率**[*]

传统笔试			访谈测试		
技术	培训前	培训后	技术	培训前	培训后
反映	49.7	85.3	反映	10.7	59.0
解释	18.6	11.8	解释	21.8	15.1
支持	8.4	0.0	支持	14.7	4.6
道德说教	5.1	0.0	尽责	20.5	3.3
诊断	18.2	2.9	搜集信息	15.8	1.6
			给出信息	2.6	3.9
			个人意见	8.9	1.4
			平淡技术（简单的接纳或沉默）	5.0	11.1
总计	100.0	100.0	总计	100.0	100.0

[*] 摘自 Blocksma（33, pp. 199、163）。

表 10—2   培训前后评价轨迹分值百分率*

	访谈测试	
量表分	培训前	培训后
＋2 与当事人共同思考	4.0	35.5
＋1 考虑当事人并与之共同思考	12.0	25.0
0　考虑当事人，平衡评价轨迹	24.0	22.5
－1 考虑当事人并为他考虑	25.0	11.5
－2 为当事人考虑	35.0	5.5
总计	100.0	100.0

* 摘自 Blocksma（33，p. 118）。

这些给出的证据看来证明了关于这个 6 周的课程的下列声明：

（1）当事人中心疗法的学习过程，达到较明确的程度；

（2）传统笔试表明学习进步是显著的；

（3）在实际访谈中对功能技巧的测量中，学习进步更加显著；

（4）学习在实际访谈中比评价轨迹的测量显示出同样的甚至是更多的显著性。这种评定是对咨询员态度和他对当事人能力的信任程度的直接测量。

2. 与工作成功的关系

客观测量有充分的资料显示：在课程中，以当事人中心为方向的显著的学习发生了，这比肤浅的或智力化的学习更为重要。这种学习能使咨询员工作更有效或更能胜任工作吗？布洛克斯玛试图回答这个问题，尽管他的有效标准是相当粗糙与令人不满的，正如实际情况一样。

他用了三条证实有效的标准：

（1）受训者结束课程时，教师对他作为咨询员的可能功能进行总评。

（2）培训完成一年后，督导者（并非当事人中心疗法治疗师）评价咨询员的工作效率（在这方面调查者对做出评价所依据的资料给出一些帮助）。

（3）第一年度咨询员接触的案例次数。这只是个粗略的效度指标。经验表明，许多当事人一至两次的访谈后，离开水平较差的咨询员，仍有少量患者出现严重问题时不得不再进行多次充分的访谈。还有其他各种因素影响这种指标，因而公认它不足以测量学习效果。

从某种重要程度上说，无论测量采用测试前的分值、测试后的分值还是两者分值的差异，书面考试都不能预言咨询员未来的成功。同时，测试前访谈的技术分析也不能预言咨询员未来的成功。然而，访谈测试的其他指标可与未来的成功有一定关联。培训后当事人中心疗法技术的应用，与成功有很大的关系。再者，有明显的趋势表明，以当事人为中心的评价轨迹与成功相关程度更高。最好的预测因子是后者，等同于培训结束时的访谈（与约翰·琼斯的访谈）。显而易见，这是一种和咨询员面临的工作最接近的状态，即当事人带有各种问题及个性冲突，且对咨询员一无所知。此时，若受训者在评价轨迹模式测量中体现的是以当事人为中心的态度，并且通过技术分析测量时利用以当事人为中心的步骤，结果他极有希望在第一年结束时受到督导者的高度评价，他也有望能承担更多的咨询病例。表 10—3 说明经卡方检验存在的相关性。

表 10—3   **经卡方检验，测试分值与标准之间的关联***

（仅列出关系显著性在 .10 或以下的项目）

测量	标准		
	培训结束时 教师的评定	一年后 督导者评定	每个案例 接触次数
书面测试			
培训前：总分	⋯⋯	⋯⋯	.05
培训后：总分	⋯⋯	⋯⋯	⋯⋯
访谈测试			
培训前：技术分析	⋯⋯	⋯⋯	⋯⋯
培训后：评价轨迹	.05	.05	⋯⋯
培训后：技术分析			
和"都科斯"的访谈	.05	.10	.05
和"琼斯"的访谈	.01	.001	.10
培训后：评价轨迹			
和"都科斯"的访谈	.02	.01	.10
和"琼斯"的访谈	.01	.001	.05

* 摘自 Blocksma（33, p. 125）

卡方检验与布洛克斯玛的附加数据都强调，吸收以当事人为中心的态度有预示工作成功的作用。因为小组在开始时咨询员能力有明显差异，似乎可完全从逻辑上设想：最终的工作效率将主要通过培训前测试，从而区分咨询员的较好程度和较弱程度。一些课程学习的效果可略微修正这些基本预测。但事实并非如此，在很大程度上，培训前测试并不能预测成功，但在一年后，受训者已掌握了当事人中心疗法的方法（假如这种方法涵盖了或多或少的知识），以他的责任心在诊室为患者咨询时，能足以有效地预言成功。

布洛克斯玛的研究表明，一般来说，在为期 6 周的培训中，那些吸收以当事人为中心态度最深者，一年后最有可能被认为工作有成效。再者，有建议表明，吸收的程度比个体咨询的本质更能预示成功。个体咨询员的整体工作效果研究在第四章中描述（pp. 164～165）。

≫ 对培训项目的批评

这些正面的积极的研究成果可能意味着培训没有太大的缺陷——这种设想是最大的误解。作为课程，它也受到了很多应有的批判。很多批评来自于从没接触过此类课程的人，他们的信息源太少。考虑这些不足时，其权威性就值得怀疑。参与课程的员工的自我批评也许更有意义。基于培训总结问卷及频繁的沟通，布洛克斯玛尽力收集并思考课程中的大多数严重缺陷，从几个方面概括如下：

（1）帮助受训者成为治疗师的过程中，受训者以其自身条件努力接受当事人中心疗法的观念时，所花的代价太大。部分原因是受训者并没有充分意识到这种观念的内涵，部分原因是为期 6 周的培训，时间紧迫，集体直面这种观念，只能把当事人中心疗法的观念作为他们可能的观点。正如布洛克斯玛指出：

> 更为有效的方法是，在受训者开始受训时，花客观的时间和努力让每位受训者知道他是怎么"自然"地做咨询的。如果许多标准的或真实的或角色扮演的受训前测试能被记录、转录，并接受每位受训者自己的分析，那么他就能明白自己的方法、态度，体验到咨询的哲学。一旦他明白了自己，并把自己与他人或其他以当事人为中心的咨询员比较，他就能更好地决定"如何"改变、"为何"他希望改变其咨询方法。以笔者经历看来，慢慢开始，强调自我分析，将会使当事人中心的观念呈现得更为客观，更容易学习。（33，p. 146）

通过讨论与实践利用此法，可以激发集体在工作中更为有效地以当事人为中心的态度与步骤。在某种程度上，这些态度与步骤将以当事人为中心，也只有在这种程度上说，这种方法证实比其他方法更为有效。

应用这种方法处理集体事务，将消除教学中悄然产生的"义务"的苗头。随着步骤的进展更为有效，也会消除个体咨询员常会感觉到的罪恶感与背叛感。正如许多咨询员若干年后表述的那样，对课程纯粹的反应被改述为："它是个好项目，极大地帮助我开展工作。我遇到了许多未曾预料的问题，逐步学会了如何更有效地开展工作，感谢芝加哥6周的适当的培训。我在工作中没有像我应该的那样做到以当事人为中心。"项目已很好地改善了，这后一句的描述将没有意义，也没有必要。

（2）第二种批评与上述批评密切相关。课程没有完全以学习者为中心。尽管有营造这方面氛围的努力，但不够。没有足够甘心情愿地去积极地信赖集体成员。如果学员们被赋予课程规划、运作、评估的责任，如果选择课程方面更有自主性，如果他们的聪明才智能更完全地投入到机会与资源的提供，将激发学员去学习他们想学的——然后项目也许有更大的效力。当然，以学习者为中心，也将能回应课程中所有的其他批评。

（3）如果能与当事人有更多的接触，如果培训中接触当事人的时间更早些，培训经历会有所改善。在当时，没有办法做到这一点，但采用了多种治疗，受训者与其他人以多种治疗来工作的方式，也能达到这种效果。稍后对此会有描述（参见 pp. 420～421）。

（4）应该有至少一周的后续培训，在咨询员有了几个月的咨询经验后加以安排。缺少后续被认为是项目的一大缺陷。但分散在从西雅图到波多黎各的咨询员已证实，要想获得必要的经济支持几乎不可能。后续性项目能极大地帮助提高并深化课程中所学的知识。许多在职管理者也通过咨询的经历来帮助实现这个目标。

其中一位咨询员在培训一年后的来信，也许可以最好地反映整个问题。尽管这封信也暗示了第（1）、（3）、（4）点所含的缺陷，但仍浮光掠影地揭示了课程积极的内涵：

亲爱的D：

我不会放弃与我们的工作集体相会10小时的机会。我现在有了些肤浅的经验，也负载了不少问题。我远比我预想的更喜欢这份工作。每次的咨询会都是新鲜的、令人愉快的经历。当然，我们从成功的案例中，获得了更多的快乐。我做的6个案例很不错，6到8人相互联系，我被他们踢了出去，他们自己处理自己的情况。他们中没有哪两个是相同的。其中的一位工程师，让我吃惊，有时候他说的话就像精神病学教科书上写的一样。

D，不论相信与否，我更加明白了动力，比任何阐述的方法所能给予的还要清晰。非指导教会人们保持安静与观察。请记住，我是那种趋于扮演积极角色的人。

我想回答下列问题：在你的经历中，你发现对不同的当事人采取不同的处理方法了吗？一个当事人开始往纵深发展，一个才蹒跚学步。对于后者的开始阶段，用适当的非指导法咨询，你有信心吗？你知道，在当事人没有任何问题与咨询员没有恰当的反映、接纳之间，非指导法对任何不成功的案例都有很精致的解释。我意识到咨询员冲突的危险，但同时我也疑惑是否有必要进行下一步的实验。更为具体地说，当事人一旦接受咨询，我信赖非指导法——一旦当事人开始揭示其态度与困难，但不敢保证每一位有问题的当事人咨询时都能敞开心扉。换句话说，就是我有种预感在我们不成功的案例中，咨询员的卷入比咨询员本身的角色要多。若然，则没有对其他学派学到的人类行为的变量调整的实验的必要。也许我只作为非直接法的治疗师，有其局限性。

另一个午夜，我回顾了我开始咨询病例的记录，让我惊讶的是反映的质量和频次的不同。在开始时，我对内容材料有太多的反映，我们都期待着很多的反映。

我的一些实验很成功，但没有足够的证据得出任何结论。

我不会放弃听中心提供的、可利用的案例录音材料。我在那里时，不知道应该找些什么。现在我有非指导法方面的背景知识，但是那些材料却没有了。

尽管没有隐私与记录设备，但是我目前的职业是非常愉快的，因为这是我有生以来最想做的事。我不知道是否曾告诉过你，当我学会给予测试、发展测试和变成统计学家时，那种作为心理学者的失望。当我进入中心，发现你与其他员工分享我的治疗经历时，对作为心理学者的我是种全新的体验。我实在说不出在与你们接触时是多么刺激。（33，pp. 151～152）

一个当前的心理治疗培训项目

鉴于缺少治疗培训详细的描述，展现芝加哥大学建立的治疗培训的经验是很有价值的。在这里，我们先要做一些恰当的说明。这个培训在持续壮大、发展、变化中，所以那时出版文献的话不可能太精确。在项目描述中，努力提及我们认为最重要、最好的因素——当然这种挑选与强调可能会美化整个环境。也许没有学生经历过将要提及的所有的最好的特征。我们没有在实践过程中按部就班地达到这些"最好"。

除作者外，心理系当前加入这个项目的人有：约翰·M·布特勒，托马斯·乔丹，唐纳德·L·格鲁门，E.H. 波特（小），纳撒里尔，拉斯金，朱利斯·希曼，阿瑟·J·雪德林。咨询中心的其他工作人员也为咨询提供了帮助。弗吉尼亚·阿科什莱恩，也参与过这个项目，为其发展做出了贡献。

》》参加项目

我们将要描述的体验课程主要是心理学系担任的，尽管第一阶段的课程也列在教育学的课程表上。实际上，不仅心理学、人类学、教育学的学生可参与，而且其他系的学生只要有资格的话也可以参与。

一般来说，在学生毕业工作的第二年，申请这个课程才会很容易获准参加。这样规定的原因在某种程度上是一种权宜之计。在毕业生具有一年的工作经验后，挑选相对容易，并且他可能会有广泛的背景知识。再者，这样的规定规避了有关学生能否把接受培训作为硕士学位项目的争议。教职工没有带着这样问题的立场，但是可以看出目前这个项目的教育已经超出了博士水平。

通常，申请参与这个课程的人比录取的多。申请者填写信息较深入的表格，以便做出选择。权重因素如下：

背景跨度材料。不仅包括心理学，而且包含社会学、人类文化学、哲学等其他学科。

个体动力学领域的充分准备证明。着重临床病例材料的熟悉程度，强调对这些动力的现象逻辑或同理理解。

学生具备某些生活哲学的材料，或至少对人类生存的深层次问题有清醒的了解（此类材料不易获得，并且当前我们采用的方法也不是很完善）。

除了治疗领域，学生在其他领域专业技能培训方面的证明。我们更倾向于除咨询以外从事心理测验、职业指导、教师、宗教等的人，因为他们能较快地进入。目前，对于非医疗治疗师来说，大多职位需要双重职责——测验与咨询、教学与治疗等。同时，也对那些只因自己有问题而想获得帮助的人提高了门槛。

》》第一阶段课程

第一阶段课程称之为"咨询调整原理"。我们越来越把这门课看成学生建立自己的治疗事业时陈述问题与态度的机会。最好不要试图灌输专业治疗方面的知识，也不要把目的仅局限于对治疗因素和原理的智力理解，宁愿把它作为一种经历，使学生对有关治疗的知识朝向纵深发展。

课程在我们前面章节所述的"以学习者为中心"的氛围下进行。当学员们对新课程作出积极或消极反应时，他们获得了负责任的体验，获得了正被理解与接纳的体验。逐渐地，教师发现可以安全地信赖这个集体，集体成员也有能力承担责任。

指导教师的基本问题之一就是获得可利用资源——不仅身体官能上的，还有心理上的。作为其资源之一，材料阅读不可缺少——有关治疗学各种观点的书籍、杂志、文献和相关话题、再版物、近期研究（特别是至今未公开出版的那部分）、以前课上或本课中交上来的重要论文、本专业或其他专业文字转录的案例与访谈。有了这些材料，有可能方便学生去追求哪怕是一种特别敏感话题。未公开的研究与为出版而做的草稿，会让他们有种创造知识的感觉，一种延伸至未来的点滴边缘的感觉。

另一种资源是听取录音的机会。一部分可在课堂中获得，但除此之外没有太多充分的机会。思考性地去听各类治疗师访谈时处理问题的方法，去认知治疗师通过其话语表明的态度多么清晰——这些都是学习的重要意义。

还有一种资源是有机会充分接触正在从事治疗的教职员工。其中的一种是获得个体治疗的机会，并尽可能地进行心理学应用。坦白地说，这像一种可利用的帮助，而不是简单的经历说教。同时，也让学生们知道教职员工也想与他们一起商讨实践性的、理论性的或研究性的问题。

观察是种极其重要的资源。有时，可能获得一个当事人的允许，以致一个或多个访谈单元可被集体观察。这种现象发生得很少，但能为学生提供很有价值的经历。一般来说，当集体观察时，其中一员愿意与咨询员讨论一些他的调整问题。当治疗关系一建立，就举例阐述这样的问题，这种案例通常是极为重要的、真实的经历。角色扮演治疗接触的观察常可以被安排，涉及的伦理问题也不复杂。并且，有了单面的观察室与活动室相连，治疗问题就简单了。大多数以非语言形式治疗的动力学的观察几乎成为逼真的、富有意义的经历。

除提供资源的功能外，指导教师努力灵活地适应集体当前的观点要求。约有 15% 的人希望就此话题陈述，均被予以安排。在如下的课程中，使用了大量教学成员及职工：

　　以当事人为中心的治疗过程

治疗性访谈的说明

移情的问题

治疗中的情感关系

内心框架的意义

诊断与治疗的关系

当事人中心疗法的治疗假设的进展与当前模式

疗程与成功的标准

多相式治疗

对当事人中心疗法的批评的专题小组

当事人中心疗法中人格理论的内涵

通常，第一阶段课程中，学习体验的核心在于讨论，常有 $1/2 \sim 2/3$ 的讨论发生于正式班级集会，也经常在非正式集体的外部进行。因为讨论非常重要，全体教员计划对人数较多的班级进行分班，宁愿在一个少于15人的集体中进行讨论。通过讨论，学生真正能掌握人们的态度，多数小的实践问题常常可以上升为深奥的个性或哲学问题。作为咨询员考虑的是当事人敞开心扉谈问题时要有反应，激发集体进入更深层次的思考：什么是咨询中咨询员的目的？对个人有多少信任？宇宙力量是建设性的、破坏性的还是中性的？

罗列课程中所思考的所有问题没有意义，因为它们得到关注是由于讨论流程的结果，而每个集体的问题都存在差异。然而有个问题频频出现，应值得注意。在某种程度上说，它的确成为一个问题，即你能基本上信任这些个体及他们的影响力吗？个体与集体得出了截然不同的答案。有些人觉得可以在细节问题上相信个体的能力，或在个人问题领域内，而不能在根本原则上；或你能相信个体治疗中的某种能力，但当一个人说"在教育、劳动管理或种族冲突上相信个体或集体是危险的"，这种信任就出现了问题。无论如何，面临的这个问题值得考虑，学生也趋于提出一些工作设想的模式。

因此，在第一阶段课程中，学生最多获得一些治疗类型的直接体验，认识本领域内各种观点及获得想与人工作时的尝试性模式。后者被接受，因而是轻松的、尝试性的。学生尚未形成自己的观念去抵制负面的影响。

》 实习课程

紧跟在第一阶段课程后，接下来的就是当事人中心疗法实习科目 I 与

Ⅱ。其目的是想让学生有机会练习，以负责任的方式巩固他们所获得的态度和技巧。另外，也存在有经验的督导者，让有需要的学习加以利用。这些课程也给学生提供了机会，就像通过显微镜一样，去了解自己的咨询与他人的咨询，应该感谢电子录音给予的优势。

1. 一般目标

确切地说，第一段实习的目标是：除了为治疗设想的全部专业责任以外，尽可能地给予学生在与当事人建立与保持治疗关系时较广泛的各类体验。第二段实习的目标是：给予学生进行少数个体治疗承担全部责任的机会，并伴有足够的督导者的帮助。

监督管理在课程中至关重要，参加课程的人数在稳定地减少。每个集体 25 到 30 人，现已减到 20、15 乃至 10 人。而且，教员目前的想法是想营造几乎类似培训学徒的培训类型，一个教员可与 3 至 5 个学生在两季一起密切地工作。

在当前进行的实习科目中，经验粗略描述如下：也许没有学生利用过这些经验，但他们可以参加许多他们认为可行的经历。两个课程没有明显的分割，允许学生尽可能快地融入。因此，如果他们有准备，他们可在第一段实习中治疗病例时承担全部责任，尽管这被有意地作为第二段实习所提供的机会。因为其可利用机会的多变性及重叠性，整个经历按序列描述如下，可以理解为首先给予的更像第一段实习中的一部分，而后来的因素趋向于在第二段实习中出现。

2. 角色扮演与简单访谈

角色扮演已成为非常有用的基本方法。应鼓励学生扮演其熟悉的角色，与其他扮成咨询员的学生针对一些个人问题进行详尽的交流。正如所描述的那样，设计似乎是人工的，但它的进展具备大量令人惊讶的真实性，有时可以变成就像咨询员实际从事治疗那样的真实。这种步骤极为重要的应用是：指导教师扮成当事人——某个他正在接触的案例，因而他扮得逼真生动——而一个学生扮成咨询员。为提供咨询材料，"咨询"可由前面两组中的任一组承担，或由个别学生承担。已证实这对于学生有很高的价值，并能帮助教师测量学生的进步，在学生治疗运作时，是观察与经历其态度最好的基本方法。当指导教师扮成当事人对学生说"我感觉你好像在向你想做的事情努力，所以对我没有太大兴趣"，或"我感觉你好像告诉我态度是什么，而不是试图与我融合到这件事情中去"，诸如此类的陈述有其真正的影响。学生能学会如何能被当事人感知与经历，这是一种很有价值的学习。从角色扮演的经历中，他几乎能获得将来处理真实病例时全部的知识，具有焦虑的沉重责任感并没有成为负担。

角色扮演的另一种好处是可以有效利用职业关系中的关联问题。当学生结束培训、发挥其治疗师作用时，学生如何处理此类问题——学校管理者能想到咨询员所咨询的学生当事人的情况如何；与具有不同专业方向的督导的关系如何；与想让咨询员给当事人施加压力，让他去工作的社会工作者关系如何；如何向那些对治疗了解甚少的专业人士解释等等。其实可以通过角色扮演来重现这类或那类真实的职业环境，因而在学生真正会见当事人时，给予他们一个思考如何处理的机会。这种设计有个特别的优势，就在于能激发学生去理解其治疗方向，对他们处理职业关系具有了不起的贡献。同时，也能帮助他们理解自我卷入，对自己态度的阐述能使他们游刃有余地理解他人的态度，这种观点在仅考虑治疗问题时，是可能被遗忘的。

另一种方法是通过偶然的访谈，将态度与技术付之于实践，学生的责任感也不会过于沉重。这是一种过程，并非没有不利与风险，但谨慎应用很有价值。如鼓励学生探视机构里无数的病人，探视中可有简单友好的座谈。然而，当出现情绪化态度时，学生深层次的理解与同理方面的努力可以营造一种建设性的通畅的释放。整个情景的严肃性使学生掌握的面谈诀窍无用武之地，这些面谈诀窍在我们看来偏离了治疗，而不是为了治疗。

3. 相互咨询

早期培训经历中，最重要的方法之一就是学生之间相互咨询。鼓励学生挑选乐意配合的人进行配对咨询。当配对中一个成员变成当事人，并讨论通常很小的问题时，另外一个就是咨询员。他们也在其他时间轮换这种角色，或在同班伙伴、咨询员或其他人中选择一个当事人。记录设备很精良，访谈可被记录、听取与讨论。

即使咨询员处于肤浅水平时，这也是最有用的经历，因为它给予学生机会在访谈后的讨论中去学习努力成为治疗师的经历。配对的双方都希望有第三观察者，在这种情况下，咨询员能学会如何把角色定位成中性。通过听取录音可把对所有评论及反应理解得更为深入，治疗关系就被看成社会微观综合类型中的其中一种。

正如期待的那样，这些相互咨询常能超越肤浅的水平。有时在深层次水平上，一个成员或其他人可感觉关系中有足够的信心，利用相互咨询为当事人治疗。学生可以像咨询员那样舒适地从事相互咨询。若当事人或咨询员有不适，可退出。若学生咨询员感觉学生当事人超出他的胜任能力时，可以调整当事人到其他任何员工咨询员那里。然而，他们经常能完成咨询，获得第一次完成治疗责任的体验。

在学生配对中，咨询管理者建立实习经历中的重要部分。所涉及范围依个体需要而定。某些情况时，学生咨询员可以关注所做的一切。本质上其与指导教师的关系属于治疗的一种，此间，指导教师会针对任务，详尽讨论他的关注以适应其态度。稍后，为拓宽学生的思考空间，指导教师可对更为信赖的学生提问，并解释关键问题，或告知其他咨询员如何处理某些情况。某些情况下，有些学生想了解更多的评论，指导教师可以自己的观点进行批评性的分析访谈。督导者和管理者的共同目的是尊重学生的信心与技巧，帮助他们明晰自己的态度，理解其他的思路与方法，但仍留出学生自由处理他们认为正确事情的空间。

4. 多相式治疗

过去，为更多地丰富实习经历，我们已采用惠特克（Whitaker）与华肯丁（Warkentin，220，221）开发的多相式治疗进行实验。海与克尔（Kell，77）已描述我们中心采用多相式治疗的用处。我们认为这种新程序的发展，及惠特克与其同事对其培训功能的适应性的开发，是近些年来这个领域内最重要的社会发明之一。

我们没有讨论多相式治疗的愿望，可以说它是个发现。若两个或两个以上的治疗师与当事人开始治疗时，两者关系就已形成。尽管略有差异，但治疗过程与治疗师一样富有意义。然而，以我们培训直接兴趣的观点上看，它意味着两个治疗师富有感情地经历同样的治疗关系。在讨论当事人过程与感觉时，每个治疗师都具备朝向他人作用的能力。毋庸置疑，这有种活泼逼真的成就感。

我们应用多相式治疗于实习科目的方法中，其中两种涉及每个学生。给予每个学生机会去与一个正处理案例的有经验的员工协作治疗。当事人是集体中一员，此经历中，作为协作治疗师的学生有机会作为其他多相式治疗关系中的当事人，第一次的三方合作的当事人也有机会成为其他关系中的协作治疗师。因此，每个学生可在员工成员的环境下，如协作治疗师那样运作，在其他情况下扮当事人，在与员工和同班同学关系中扮成协作咨询员。

这种安排有着意想不到的优点。学生可尽早地进入治疗师的角色，员工咨询员承担治疗主要负担，学生感觉舒畅与自信。在为一个真正生命精细处理时，学生逐渐感觉到责任感——更为敏锐地感觉到责任和更经历精细处理的重要性，是因为那是同班同学，并因为在其他关系中他是当事人。例如，他有机会理解并主动经历其他三位治疗师的工作模式——一种比记录更深刻的经历。在接下来与他的协作治疗师的讨论中，双方都有情感恳谈的机会，以这种方式还可提供其他关系的重要经历。听取访谈记录仍具有客观性，并能设身处地地思考如何解决问题。除了这些优势，多相式治疗的谋划还为学生个体治疗提供了机会，也不需要员工付出额外的时间。

多相式治疗至今在治疗时会被细致地向学生加以介绍，惠特克较好地描述了这一方法：

> 我担心，当一个人与一个未曾受过治疗培训的人一起工作时，若有种倾向，频繁利用"不"，他将不断地疏远学生。当他进入这种状态，感觉很不充实，以致一个平静的"不"就可以让他感觉无望与害怕继续。这些方法通过竞争进入教学。他开始理解你，并非你的所言所行，但他能明了你与患者对他人的反应。在两到三次会议中他可以一言不发或沉默寡言。然而，他将对此次参与的经历加以思考，因为他产生的不仅有智慧，还有责任感。（220，p.903）

当然也有某些警示，并在继续利用这种步骤时，劣势会出现。有个问题，即学生扮成当事人，向其他学生揭示问题的深度能与他和富于经验的治疗师单独在一起时一样吗？因为每个学生都兼为当事人与治疗师，存在的问题是整个培训的氛围是否可以变得更内省、更有内部集体性。迄今为止，这些可能的劣势尚未造成严重的问题。

5. 独立处理案例

实习科目的目标是给予学生治疗关系中的经历，使他一旦喜欢上，就会投入到职业的责任性实践。

当情况有所进展时，大多数人在合作单位开始进行咨询。每一次都有几个机构可以做咨询，其中一段时间或其他时段，我们安排了公立语言学校、高中、专科学校、基督教青年会、夜校、社会福利机构等。通过广泛的经验，我们已发现，若一个教学员工首先与合作单位接触通常是最有效的，这些单位渴望帮助时，通常就可以开始服务。当员工在合作公司兼职咨询或治疗时，可以引入一个个学生，同时学生也介绍案例，并扩大服务。即使一开始处理案例并不老练，若学生首肯，则可以由教学员工提供较好的服务，并为管理者提供了机会。另外，教学员工可与公司中员工交流服务中的问题。教师与校长可以关注一点，即咨询员不会告知他们的孩子们的所述。或许孩子们的所述非完全真实，有时，会觉得他们在变坏而不是变好。这些类似的问题在与任何公司合作时都在逐步增多，员工也容易敞开心扉，坦陈心事。通过相互交换的形式，使困难不再进一步发展，自由交谈之门仍继续敞开。

学生治疗师在这种环境里处理病例，能进一步增强治疗能力、专业职责的理解能力及对新情况的适应能力。为更进一步地详细分析，他可以记录他的一些接触（也只能通过记录）。若他以前有过治疗成人的经历，也可以通过与孩子们扮演治疗，更进一步加强对治疗的理解，拓宽治疗范围。在机构提供的一些资源里，他可以有机会引导孩子，进行青少年或成年人的集体治疗，进一步强化其专业作用。

督导在整个经历中都十分有用。但这一点与教学员工强加于管理者身上的种种观点不太一致。其实，或许一些不同于"督导"的术语更能有效地传输理念，使咨询更具有可行性，帮助学生明晰思路，发现问题。每个人都希望激励与透明，而不希望被强制。

实习医师期或特别委任

已完成两季或多季实习课程的毕业生，若提出申请，可在咨询中心任职。这种职位通常称为"实习医师"。因为大部分情况下他们提供义务服务，旨在拓宽其专业培训。但由于"实习"的某些内在含义，我们在中心内通常向员工把这种职位称为"特别委任"，此称谓可能更适合这些个体的实际角色。

挑选出的申请者似乎具备最好的专业能力，前途最有希望。从某种程度上说，采用了自我挑选的方法有其重要优势。然而，职工委员会也有挑选的权力。近年来，中心总是同时有 15 至 20 名"特别委任者"，基本上是兼职的，数量的多少与实际的 10 至 12 名付薪员工数量相联系考虑。

这些义务工作者的作用与全职员工完全相同。他们对案例负有责任，在职工会上参与政策与其他事务的决策，并在职工委员会中任职，在各方面承担风险。在专业与管理领域，他们都发挥着作用，有一定贡献。所有的委员都是自我任命的，曾有个有趣的现象，即义务工作者在财政预算委员会中任职，规划工资税率、分配资金等。无论何时，对此都没有任何评论，也只在笔者认为在这里写出来能更方便地说明他们如何习惯组织过程时才提及的。

强调员工义务工作者经历的管理方，是仅仅想说明实习医师的经历涉及更深层次地理解治疗中有效的人类关系原则的适用性。尽管员工关系并不总是融洽，然而它是个生动的证明：他们有自信去实践他们想做的事情，可以解释真实的态度及接受他人的态度，也可信赖集体基本倾向，学会更深层次的所有工作设想。

当义务工作者参与职工集体中，他们被鼓励去选择一个或多个乐意与之配合的员工，在其案例中作为人力资源。第一次参加时，在相当程度上，他们倾向于为咨询与管理利用这个机会，但逐渐发现这没有必要。随着时间的推移，专业培训的主要部分来自两种资源——继续从正在咨询的当事人中学习和与大大小小的集体成员讨论。换句话说，他们在职业中羽翼渐丰，对工件富有自我责任心，有需要时，可随时求助于同事。

》》治疗的研究

在学习实习科目或担任实习医师期间，出众的学生同时在考虑进行研究。许多学生为博士论文正打算承担科研。确实，治疗的一些方面富有挑战性——结果的测量、疗程或以治疗为中心的关系的研究、治疗中基本个性动力学的相位等。此书早些时候引用的大量治疗研究出自那些完成培训的学生之手。每个学生都发现，研究担负必要的理论思考，明晰所要工作的概念，通过学术与批评性研究丰富其专业功能。另一方面，通过治疗与个性动力学的不断接触，其研究也就具有了极为重要的意义。

》》结果

我们的经验表明，任何完成培训经历的学生，并不是完美地（尽管在具体操作中有可能做到完美）掌握了本领域的新知识并将作为治疗师发挥其作用。他们能处理相当大范围的个体，有充分的安全感适应治疗的新环境及关系中的新问题。发现新的真理性方法的惬意感能让他们继续无尽的思索，为进一步发展与致力于专业和科学知识打下基础。

因此，尽管我们都十分了解在完成培训中的方法上的缺点，但瑕不掩瑜。同时我们也清楚此项目也像过去的项目一样会有所变化。一个基本原理似乎可以持续，即要逐渐增加学生明了责任感重要性的机会，但要靠他们敏感地、有选择地、建设性地利用这些机会。

推荐阅读

有关治疗培训的出版物极少。有关临床心理学培训项目中较正式、全面的陈述（含治疗），可参考美国心理医师协会的"毕业生培训"（160）。由迈锡基金会赞助的"临床心理学培训讨论"中文章大多是心理分析与医学方面的。第一次的参考书目与本书的观点有些许差异。卢钦斯（120）

建议采用折中型培训。布洛迪与格雷（36）撰写了一篇激动人心的文章，是有关非医学治疗与临床领域的培训方面的，并伴有计划课程。

《心理治疗医学教学》（226，特别参见 pp.1～26）中描述了一个由内科医师规划的治疗短期培训项目；布洛克斯玛与波特（34）描述了一个价值分析个体咨询的简明培训。布洛克斯玛（33）还进行了唯一的对所有培训项目的评估研究，目前尚未出版。

用于培训中的多相式治疗的概念出自三篇文章，其中两篇是惠特克与其同事的（220，221），另一篇是海与克尔的（77）。

第三部分

心理学理论的启示

第十一章
人格和行为的理论

　　随着临床和研究证据的增加，对当事人中心疗法感兴趣的人不可避免地要形成能够容纳和解释这些现象的、指出进一步发展方向的理论。这一章就是要报告我们现阶段建立一种普遍的人格动力和行为的理论的思考。在一定程度上，这不过是总结我们对治疗的讨论和其对人格的影响的理论假设。不过，希望对几个观念的总结证明是有用的。

　　人格的理论建设过程近年来在心理学中有一些进步，这些理论观点丰富了我们的思考。要提到在 20 世纪 40 年代到 50 年代，戈尔德斯泰（69），安雅尔（9），马斯洛（127，128），莫尔和克鲁克霍恩（137），莱基（109），沙利文（205），马瑟曼（129），墨菲（141），卡梅伦（38），莫里和克鲁克霍恩（104），怀特（222），斯里格和科姆伯斯（200），布娄（37）都提出了新的或者修订的人格理论。这些作者对人格动力的深刻的理论思考都作出了显著的贡献。

　　在理论迅速发展的背景下，提出另一种有关人格的理论显得有些不自量力。另一方面，理论假设的大发展，使每位研究者从自己的经验提出的理论给研究的飞跃提供了很好的条件。正是在这种精神的鼓舞下我写下了本章。显然，如果笔者觉得以前的理论没有意义的话，就不会在本章内提到这些理论。另一方面，笔者不是带着批判的思想提出以前的理论的，因为通过对以前理论的研究我获得了很多，既有确信又带着疑惑，这些理论影响到了我。

　　正如每一个研究人员都受到他的专业经验的影响一样，下面的陈述首先是来自第一手的材料，在多年努力形成有效和持续的治疗模式的过程中逐渐变得更加深刻和特殊，这个努力的过程让这些陈述逐渐变成了当事人中心取向的内容。深入到他人的情感和思维，深入到当事人中心疗法的本质特点，使笔者的理论思想发生了深刻的改变。就像马斯洛，笔者承认他早期的理论观点与其逐步发现的临床经验以及临床研究的结果是不一致的，后者是我逐渐接受了的。

为了让思维尽可能清晰，为了让对缺点和不一致的探索成为可能，下面的材料以命题的方式提出，后面有简短的说明和解释，因为这些理论被认为是临时的。与各个命题有关的问题也提出来，特别是当命题不能说明所有现象的时候。某些命题必须被看作是假设，其主体有待证真或证伪。整体上来说，这些命题提供了一种行为的理论，试图可以解释已知的所有现象，也试图解释近来治疗中发现的与人格、行为有关的现象。在很多方面，这些命题利用了以前的理论建构，很多方面它们是不同的。我没有指出这些相似和不同，因为这会减少直接性和系统性。建议读者们阅读参考文献中近年来的其他心理学家的理论。

命 题

命题一：每个人存在于以他自己为中心的不断改变的体验世界中。

这个个人的世界可以被称作现象域、体验域，或者可以用其他术语来描述。它包括被机体体验到的一些经历，无论这些体验是否被意识察觉。比如我坐的椅子对我臀部的压力可能我已经体验到一个小时了，但是只有当我考虑并记下这种体验的时候，它才被符号化呈现于我的意识中。看起来安雅尔的观点是正确的，他认为意识是由我们某些体验的符号组成。

应该认识到，在这个体验的个体世界，只有一部分的体验——也许很小的一部分体验——能够被意识察觉到。我们很多的内在和外在的感觉是没有被符号化的。不过，这个体验世界的很大一部分是可以被意识利用的，可以变成意识，如果个体的需要创造出特定的变成焦点的感觉，这是因为它们是与需要的满足有联系的。换句话说，大部分个体的体验构成了知觉域的底层，但是当其他的体验滑入底层的时候，它们很容易成型。我们以后会谈到个体阻止成型的那些体验部分。

和这个个体世界有关的一个事实是，它仅仅能被个体自己以任何真实或完整的感觉知道。不管我们如何充分地去测量刺激——无论是一道灯光、一件小麻烦、一次考试失败或其他更加复杂的情景，不管我们如何尽力去测量感觉机体——无论是心理测量还是躯体检查，个体仍然是唯一知道这些感觉是被如何察觉的人。我永远也不可能完整生动地知道一件小麻烦或这一次考试失败是如何被你体验的。体验的世界是高度个体化的，在很大程度上，是一个个人的世界。

不过，完全的、直接的对他的所有体验世界的熟知只是一种潜能，不是个体的一般功能状态。有很多我感觉到的冲动或者我体验到的感觉，只能在某些特定条件下才能进入意识。所以我对于我整个现象域的意识和知识实在是有限的。然而，我仍然是潜在的唯一可能了解其全面性的人。其他人不可能像我认识得那么充分。

命题二：机体对体验到、察觉到的领域作反应，知觉域对个体来说就是"现实"。

这是一个简单的命题，我们自己的经验都会时常意识到这一点，但却是经常被忽略的。我不是对绝对现实进行反应，而是对这种现实的知觉进行反应。正是这种知觉对我来说是现实的。斯里格和科姆伯斯提到了一个例子，两个人夜里在西部的公路上行驶，前方路中出现了一个障碍物。一个人看到的是一块大石头，感到害怕；另一个是当地人，看到的却是风滚草①，反应冷淡。每个人都对察觉到的不同现实进行反应。

这个命题可以从每个人的日常经验来说明。两个人都在收音机里听到政治候选人的演说，他们以前对候选人都一无所知。他们接受到的是同样的听觉刺激。然而一个人把候选人看做是煽动政治家、骗子、假先知，并有相应的反应；另一人把候选人看做是人民领袖，一个有很高目标的人。每个人都根据他对现实的知觉来对现实进行反应。同样，两个年轻的为人父母者对他们的后代的行为的感觉也是不同的。儿子和女儿对他们父母的知觉也是不同的。在所有这些情况下，行为对知觉现实的反应都是适宜的。同样的命题也可以扩展到所谓的异常状况中。精神病人感觉他的食物下了毒，邪恶团体要出去干掉某人，他们对知觉现实的反应和我们一样，如果我们感觉到我们的食物被下毒了，或者我们的敌人正在反对我们，我们也会有同样的方式和行为。

要理解这个概念，现实就是个体的知觉，我们发觉带进语义学的理论是有帮助的。语义学家认为，词和符号产生了现实世界，它们的关系就像地图和实际地域的关系一样。知觉和现实的关系也是这样的。我们有知觉"地图"所指引而生活，而知觉地图从来就不是现实本身。这是一个要记住的有用的概念，因为它可能对传达个体生活世界的本质有帮助。

对笔者来说，没有必要解释任何"真实"现实的概念。为了理解心理现象，对个体来说，现实就是他的知觉。除非我们想要把自己带到哲学问

---

① 风滚草，又名广布苋，生长于北美沙漠地带，在其生长期的末期，从根部脱离，易被风吹而滚动。

题中去，否则我们没有必要尝试去解决什么样的现实构成了现实性这样的问题。对心理目的来说，现实从根本上是个体体验的个人世界，虽然从社会的观点来看，现实性是由不同高度个体的共同的知觉构成的。所以这张桌子是"真实的"，是因为我们文化中大多数人对它的知觉和我的很相似。

虽然对我们来说目的不是要定义现实性的绝对概念，但是应该指出，我们不断地检查互相抵触的知觉，或者把它们相互叠加，让它们变得更加可靠，引导我们达到"现实性"。例如，我看到碟子里面有些盐。这在那一时刻对我来说就是现实。如果我尝了并感觉有些咸，我的知觉就得到了进一步的肯定。但是如果尝起来是甜的，我对整个情景的解释就改变了，在看和尝的时候我把这个材料看做是糖。故每种知觉在本质上都是一种假想——与个人需要有关的假想——很多知觉都是被体验验证或校正的。如布娄所说："人和外在世界的恒定关系是通过他的感觉——反应序列和外在于他的反应序列的一致性达到的……只有人的神经系统与观察到的外在现象的恒定性保持一致，才可能让他对外在世界的行为保持理智的恒定性。"（37，p.101）故世界是由一系列验证了的、提供安全的假想形成。它取得了某种程度我们能依赖的预测性。然而和这些已经通过各种体验确认的知觉混杂在一起的是那些仍然完全没有查验的知觉。这些未经检验的知觉也是我们人格现实性的一部分，与那些已经检验的知觉具有一样的权力。

知觉域是治疗中用来说明个体反应的现实性，经常的表现是当知觉改变时，个体改变的明显反应。比如父母中的一个被看做是极权主义的人，这就是个体对之反应的现实。如果父母被看做是努力保持自己同理状态的人，那么对这种新"现实性"的反应就不同。

命题三：机体作为一个组织的整体对现象域进行反应。

虽然仍然有些人关注的是机体反应的部分或很小的类型，但是出现了日益提高的对一个事实的接受度，这个事实就是机体生活的最根本的特性是它有朝向整体的、组织化的、目标指向的反应的倾向。的确这些反应基本上是躯体上的，就像那些我们认为是心理的一样。举例说就像体内的水平衡维持一样。已经证明日常水平衡是由脑下垂体后叶的活动维持的，当机体失水时，后叶加压素分泌增多，减少肾脏水的排出。这种反应看起来是很小的反应，最后的分析可以把它简化到单纯的化学因素，但是在做实验的时候把后叶切除后，动物会喝很多的水，虽然没有调节的机制，但仍然保持满意的水平衡（91，pp.601～602）。在此时整体的、组织化的、目标指向的反应看起来是基本的，正如事实证明的，但一条通路被阻断的时候，动物会组织利用另一条通路达到相同的目的，很多机体补偿现象都是这样的。

在心理领域，任何简单的对行为刺激——反应的模式是不可能的。一个年轻女人谈了一个小时候关于她对她母亲的反抗的经历。在此之后，她发现她长期的哮喘病有了很大程度的改善，而之前她甚至没有和咨询员谈到过哮喘病。另外一个感觉其工作的安全性受到威胁的人，得了溃疡病。很难用部分性来解释所有这些现象。必须给予理论考虑的显著事实是，机体总是一个整体组织化的系统，任何部分的改变都会改变其他的部分。我们对这部分事实的研究必须从一致的、目标指向的组织这个核心事实开始。

命题四：机体有一个基本的倾向——实现、维持、强化体验组织。

不是说很多的需要和动机，而是说也许所有的躯体和心理的需要都可以描述成这个基本需要的一部分。很难发现满意地形容这个命题的词。特别的描述来自于斯里格和科姆伯斯。他们使用的是对观察到的机体生活的直接力量的描述——这种力量被很多科学家认为是基本的，但是没有被实验和操作的术语很好描述。

我们这里谈到了机体维持自己的倾向——吸收食品，面对威胁时采取防御行为，达到自我维持的目标，即便达到目标的常用通路被阻断。我们在说的是，机体有朝成熟方向运动的倾向，而成熟对各个物种来说是不同的。这包括了自我实现，虽然自我实现也应该被理解为一个方向性术语。机体没有完全发展它忍受痛苦的能力，人类也没有完全发展他面对恐惧的能力，或者在躯体层面上的呕吐的能力。机体在组织和功能更大分化的方向上实现它自己。它在通过成长的有限的发展的方向上，在通过由它自己的工具扩展自己而发展的方向上，在通过重复生产而发展的方向上运动；它在更大的独立性或自我负责的方向上运动。它的运动方向，正如安雅尔指出的（9，pp. 32～50），是提高的自我管理、自我调节和自主性，并远离表里不一的控制或者外在力量的控制。这是真实的，无论我们说的是完全无意识的躯体过程，如体温调节，还是人类特有的理智功能，如对生活目标的选择。最后，机体的自我实现是朝向广义的社会化方向的。

这种我们尽力描述的指向特性是在个体机体的生活中，从知觉到无论何种程度的器官联合体的成熟中都是明显的。在进化的过程中它也是很明显的，表现在从低等的生物进化到高等的生物，沿着进化过程一直向前。所以我们在讨论的这种方向被充分定义为把未发展与发展的组织进行比较，把简单组织与复杂组织进行比较，把进化早期或低等进化机体与进化后期或高等进化机体进行比较。无论发现的是什么样的普遍不同都构成了我们正在讨论的基本倾向的方向性。

与这个命题相似的观念得到了心理学家和其他人的发展和接受。戈尔德斯泰（69）提出的"自我实现"描述了这种基本倾向。莫尔和克鲁克霍恩强调了"生物基本的倾向是以保存和提高整合性为功能方式"（137，p.74）。这是一个稍微有些不同的概念，但方向的本质是一致的。沙利文提出："机体的基本方向是向前。"（205，p.48）霍尼对这种倾向在治疗中的体验给出了生动地描述："最终的驱动力是个体不屈不挠地把握自己的意志，成长和抛弃一切无关的、阻碍成长的因素的愿望。"（90，p.175）安雅尔总结了他关于这点的思想："生命是一种发生在机体和环境间的自发的动力事件。生命过程不仅仅倾向于保存生命，而且也倾向于超越机体的现状。持续地扩展自己，而且对曾经提高的事件领域施加它的自发决定影响。"（9，p.48）

我们治疗中的体验让我们赋予这一条命题核心的地位。治疗师非常清楚，人类组织性的向前倾向是他最深刻、最为依赖的基础。当事人朝向成长方向的运动不仅仅是在环境因素清晰的情况下才出现，也在非常严重的案例中表现出来，那时候当事人是在精神病或自杀的边缘。这里治疗师意识到他基本上唯一依赖的力量是机体不断发展强大的倾向，我在早期的一篇文章中总结了这些经验：

> 在我竭尽所能深入地研究揭示了个体动力的录音案例时，我发现了一件对我很有意义的事情，我发现对更高程度独立性的渴望，对自我决定的整合欲望，努力社会化成熟的倾向，即便是很痛苦的，但它们就像对舒适的依赖性的渴望、对外在权威的保证的需要一样强，不，比这更强烈……临床上我发现虽然当事人保持依赖是因为他总是这样，或者变得依赖而他自己还没有察觉，或者希望变得依赖因为他很孤独，但是我仍然发现当个体进一步深刻地考虑他的情况，明确地察觉到情景，他会故意地选择依赖，故意地选择让另一个人来带领他的发现。当所有的因素都被明确地察觉到后，平衡的方向总是朝着痛苦的，但是有回报的自我实现或成长的。（168，p.218）

认为机体在自我强化和成长的发现上的变化是平稳的，这是非常不精确的。更准确地是说，机体通过挣扎和痛苦朝着强化和成长的方向运动。整个过程可以用小孩学走路来说明。开始的几步通常是有挣扎和痛苦的。当时的回报，包括走了几步，这与跌跌撞撞的痛苦比较起来是不相当的。

孩子也许会因为痛苦有一段时间回到爬行的状态。但是，在个体占绝对地位的总体性中，成长向前的方向比保持婴儿状态的满足更加有力量。孩子会实现自己，虽然这个过程中有痛苦的体验。以同样的方式，他会变得独立、负责、自我管理、社会化，虽然在这些进步中通常伴随着痛苦。

即便因为环境的因素，阻止了他的成长，他仍然可以确信，这种成长的倾向是存在的。给一个机会让人选择向前的发展还是退化的行为，这种成长倾向就会开始运作。

这个命题没有完全解决的一个问题是："为了让向前运动的倾向起作用，为什么选择的因素必须被清晰地察觉到？"看起来除非体验被精确地符号化，除非有适当的、精确的分化，否则个体会把退化的行为看做是自我增强的行为。这一部分会在命题十一和其后命题中充分讨论到。

命题五：行为是机体基本的目标指向的尝试，为的是满足被感知领域体验到的需要。

这个命题会因人类机体中的自我发展而调整，正如我们看到的。让我们首先考虑这个命题运用到机体的一般情况，以及在自我开始扮演一个重要的行为调节角色前的人类婴儿的情况。

所有的需要都有基本的联系，如果我们接受了命题四，就会发现这些需要都来自于或者指向维持或强化机体的基本倾向。这些需要出现在躯体的紧张被体验到的时候，这些需要形成了行为的基础，而这时候的行为是在功能上（虽然不是有意识的）设计用来减少紧张和维持机体的强度的。需要本身没有必要被意识体验到，它有不同的表现层次。例如，饥饿的时候，经常发生的胃痉挛就不是直接体验到的，但由此建立起来的兴奋会被模糊地体验到而且是在意识水平下，从而引起了觅食的行为，也许它能在意识水平符号化或被体验为饥饿。

问题出来了，是否所有的需要都有其躯体起源？比如，是否爱和成就的需要，看起来是和维持或强化机体有显著关系的，也是有生物学基础的？这一点我们需要获得设计良好的研究证据。瑞博（Ribble，162）和其他人的研究提示，爱是一种躯体的需要，和育婴者没有足够的躯体接触的婴儿，会遗留下不满意的躯体紧张的状态。如果这种情况在婴儿是真实的，那么很容易看出这种需要就像所有其他的需要，是如何通过文化条件的阐释和引导变成需要，而这种需要的根本的基础是潜在的躯体紧张。在我们对这个问题有更深的理解之前，在这个领域更多的工作需要做。这样的研究至今很少有计划有控制地进行。

值得注意的是，行为是被假定为对已感知的领域的反应。这一点，就像其他的命题一样，是在我们日常生活的经验中被证实了的，但是经常被忽视。这种反应不是针对现实的，而是针对现实的知觉的。一匹马感觉到危险的时候，会在马厩中找一个安全的地方，即便马厩已经着火。一个沙漠中的人会尽力挣扎走向海市蜃楼中的湖，就像要达到真正的水源一样。在更复杂的水平上，一个人会尽力挣钱因为他把钱看做安全感的来源，虽然事实上钱不会满足他的需要。当然，知觉通常是和现实性有很高程度的对应性的，但是重要的是要认识到，是知觉而不是现实，才是决定行为的至关重要的因素。

应该提到的是在动机的概念中，所有有效的因素都是存在于目前的。行为不是由过去发生的某些事情造成的，只有现在的紧张和现在的需要是机体努力要减少或满足的。而这是真的，过去的经验服务于将要在现在经验中感觉到的意义，然而不会有行为，除非是满足了现在的需要。

命题六：情绪伴随着一般来说促进上述目标指向的行为，这种与找寻相联系的情绪和行为的消耗部分是相对的，情感的强度与察觉到的维持和强化机体的行为的意义是相联系的。

在这种被命名为行为的目标找寻的努力中，情绪、情感、情绪化态度的位置是什么？任何简单的回答都有可能包含了严重的不足，不过我们思考的框架可以由命题六来提供。我们可以把情绪分为两组——不悦的和激越的情感，平静和满意的情感。第一组倾向于伴随着目标找寻的努力，第二组伴随着需要的满足和完整的体验。第一组情感的效果可以进行行为的调整，集中在目标行为，而不是有些心理学家说的失整合的效果。所以，除了少数例外的情况，一般恐惧会促进个体组织逃离危险，而且会竞争性地、有妒忌心地关注那些超越的人。里帕（Leeper，110）更充分地讨论了这一点。

根据行为和机体的维持及强化的被察觉的关系，情感反应的强度看起来是不同的。所以我在路边跳跃躲闪摩托车的行为被认为是逃离死亡的话，伴随着的情绪就是非常强烈的。阅读一本新的心理学书籍，这是一个看起来与我的发展没有重要联系的行为，伴随的情绪就是非常温和的。

这些讨论过的命题都提出了行为与机体的维持或强化有关。正如我们在以后的命题中会看到的，自我的发展包含了对行为的调整，因为行为经常被描述成是满足自我的需要的，有时候是对抗机体的需要的，情绪强度更多是通过自我的卷入程度而不是机体的卷入程度来衡量。不过，运用到人类以下的物种或者婴儿的身上，命题五和六还有所保留。

命题七：理解行为最有力的点是来自于个体自己的内心。

在命题一提到，唯一的能够充分理解其体验的人是个体自己。行为是对察觉到的领域的反应。故对行为的最好的理解，尽可能通过一个人的内心来获得，尽可能通过他的眼睛来看世界。

我们在心理学中获得的观念可以和原始社会作比较。观察者发现，在原始社会中，人们吃各种不可思议的食品，保持各种充满幻想的、毫无意义的仪式，行为方式混杂着美德和堕落。观察者没有看到的是，他是从他自己的内心来观察，把他自己的价值观加到原始部落的人的行为模式上。在心理学中，我们做的是同样的事情，但我们说到"试—错行为"、"妄想"、"变态行为"等等时，我们没有看到我们是从自己的观念或者普遍的观点来评价一个人，而唯一的有意义地理解他的行为的方式是用他自己感知这些事情的观点来理解他，就像理解另一种文化的唯一方法是采取这种文化的观点一样。这样做了以后，各种无意义的古怪的行为就会被看做是有意义的、目标指向的活动。所以，没有所谓的随机的试—错行为，没有所谓的妄想，除非个体自己对他过去的行为使用了这些术语。在现在，行为总是有目的地对被察觉到的现实进行反应。

如果我们能够同理地理解到个体所有的内外体验，能够体验到他整个的现象域，包括意识成分和没有带到意识水平的成分，就能有一个极好的基础来理解其行为的意义，并预测他未来的行为。这是一个无法达到的理想。因为它是无法达到的，心理学的一支使发展为从外在的观点来理解、评价、预测个人的行为。这样的发展是让人不太满意的，很大程度上是因为这些外在的推论陷进了漩涡了。一个赫尔（Clark Hull）的学生，弗洛伊德的追随者说，行为的意义的解释很大程度上决定于是否做出了推论。因为这个和其他一些的原因，把使用个人的现象域作为科学心理学的重要基础看起来是有希望的。有一个共识是，个体通过特定的方式来体验世界，而他的行为显然是由知觉决定的。相应地，在科学资料可能的一致性上，科学可以稳定地发展。

指出从内心的角度来看行为不是说这是学习的金光大道，仍然有很多障碍。一方面，获取意识体验到的现象域有很大的限制。这意味着在意识中体验到的部分越少，获得的现象域就越不完整。我们更多地推断现在的现象域而不是在意识中体验（比如对投射的解释），更复杂、更多的推断就会出现，直到对当事人投射的解释变成了仅仅是咨询员的投射的说明。

而且，我们对个人的内心世界的知识根本上依赖于和他的沟通。沟通总是有缺憾和不完整的。所以我们只能模模糊糊地看到呈现于个体的体验世界。

我们可以这么来解释整个情景：

在某种程度上达到另一个人的内心世界是有可能的，因为很多的知觉客体——自我、父母、老师、老板等等——在我们自己的知觉域中都有副本，而且实际上对这些知觉客体的态度——比如说恐惧、愤怒、怨恨、爱、嫉妒、满足——都呈现在我们自己的体验世界中。

所以我们可以非常直接地，从个体的沟通，或者更不精确地从他的行为的观察，推断出他的知觉域和体验域的一部分。

他的体验越多地存在于他的意识中，他越有可能传达他的现象域的整个图景。

他的沟通越多自由表达，越不被防御性的需要或欲望左右，沟通就越充分（所以日记是更好的与现象域的沟通，而不是审判时的法庭证词）。

正是这些原因说明了当事人中心疗法是一种有价值的从个人的内心来看待行为的方式，这种情景最小化了任何防御的需要。当事人的行为让表达出的态度的偏见的影响最小化。个人在某种程度上和他自己特殊的世界沟通，而使用的程序鼓励他如此做。提高了的沟通能力逐渐把更多的体验带到意识的领域，如此传达了更加精确完整的个体的体验世界。在这个基础上，一幅行为的更深刻理解的图像浮现出来。

要附加说明的是，即便只是一部分的知觉域得到了沟通，也会取得在当事人中心疗法中对当事人和对治疗师的学习的动力结果，动力结果让我们感觉到有一种更接近于人格过程和行为的基本法则的体验方法。产生的结果不仅仅对行为的意义有生动的理解，也能让新的学习的机会最大化，当我们接近个体，不用期望他会适合预想的分类。

命题八：整个知觉域的一部分逐渐分化成了自我。

米德（Mead）、库利（Cooley）、安雅尔（Angyai）、莱基（Lecky）和其他人发展了关于自我发展和功能的知识。对自我操作的各个方面我们有很多要说。现在的观点是，随着婴儿的逐渐发展，整个个体世界的一部分被分成"宾我"（me）、"主我"（I）和"我自身"（myself）。关于模糊的自我概念，还有很多令人困惑的没有得到回答的问题。我们要试着指出其中一些。

对自我的发展来说，社会互动是必要的吗？在孤岛中长大的人，有自我吗？自我在根本上是符号化过程的产物吗？是不是体验不仅仅被直接体验到，而且还被符号化和整合入思维，从而让自我成为可能？是不是自我仅仅是体验的符号化部分？精确的研究也许能回答部分问题。

另一点与意识自我的发展有关的事实是，它的发展没有必要和躯体组织共存。安雅尔指出，在机体和环境之间并没有一条清晰的分界线，同样在自我体验和外在世界之间并没有明确的限制。客体和体验是不是被认作自我的一部分，取决于一定程度上它是不是被感觉到在自我的控制中。那些我们控制的要素被认为是自我的部分，但是即便我们身体的一部分被认为是在控制之外，它也会被更少地认为是自我的一部分。这种方式的一个有力说明是，当脚的一部分由于循环缺乏而变僵了，它对我们来说更多是一个客体，而不是自我的一部分。

也许是"自动性的坡度"（gradient of autonomy），在婴儿第一次意识到对他的体验世界的某些部分的控制感时，首先给了婴儿自我意识。

前面已经阐明，虽然有些著作使用"自我"这个词作为"机体"的同义语，但在这里使用的这个词语具有更加严格的意义，也就是说，包含对存在、功能的意识。

命题九：作为与环境互动的结果，特别是作为与他人评价互动的结果，形成了自我的结构——组织化的、流动的但是坚固的个体的知觉概念模式，及其和"主我"或"宾我"的关系，还伴随着依附于这些概念的价值观。

命题十：依附于体验的价值，作为自我结构一部分的价值，在某些情况下是被机体直接体验到的价值，但是在有些情况下是内化或从他人那里接受的价值，被以歪曲的方式察觉到，就像它们是被直接体验到的一样。

最好同时讨论这两个命题。在过去的几年内，它们被笔者修订和重述了很多次，当然现在的陈述也是不够充足的。但是在这些命题试图符号化的体验中，有某些人格理论家可以学习的重要的东西。

婴儿与环境互动的过程中，他逐步建立起对自我、对环境、对自身和环境的概念。虽然这些概念是非口头的，不会在意识中呈现，但是这不妨碍它们执行指导的功能。正如里帕（111）所指出的。和所有这些体验紧密联系的是直接的机体评判，这看起来对理解其后的发展很重要。很小的婴儿对评断有一点点不确定，同时又朦胧地意识到"我体验到"，同样有这样的意识如"我喜欢"，"我不喜欢"，"我很冷，我不喜欢"，"我被抱着我很喜欢"，"我能摸到我的脚趾头，这很快乐"。这些陈述看起来是对婴儿体验的充分描述，虽然他没有用我们使用的口头符号系统。他把这些体验看做是促进的，给予正性的评价，而将那些威胁他、不支持、不提高他的体验看做是负性的。

很快加入这幅图景中的是别人对自我的评价。"你是一个好孩子"，"你是一个淘气的孩子"——这些类似的来自于父母或其他人的对他自己和行为的评价逐渐形成了婴儿知觉域的一个重要而巨大的部分。社会经验、来自他人的社会评价变成他的知觉域的一个部分，伴随着那些没有卷入其他人的经验，例如，电暖炉是热的，楼梯是危险的，糖的味道很好。

在发展的这一阶段，看起来有一类体验的歪曲符号化发生了，意识中的体验的歪曲也发生了，这对以后的心理适应的发展很有意义。让我们用一般的、概括的话来描述。

对一般的孩子来说，第一个和最重要的自我体验的部分是他被他的父母爱着。他把自己看做是可爱的、值得爱的，而他和父母的关系是爱的关系。他带着满意体验这一切。这是自我结构开始形成的时候，最重要、最核心的部分。

与此同时，在其他方面，他感觉到正性的感觉价值，他感觉到提高。他体验到任何时间、任何地点躯体紧张的时候，有内部的运动是很愉快的。他感觉到攻击或试图消除小弟弟是让人满意和有提高感的。这些事情被初次体验到后，它们与自我是个可爱的人的概念不是必然矛盾的。

但是接着严重的对自我的威胁来到了我们这个概念化的孩子面前。他体验到与这些令人满意的行为有关的他的父母的言语和行为，还有那些加强"你是坏的，这行为是坏的，你这样行事的话你就不是可爱的，不会得到爱的"的感觉的言语和行为。这构成了对初生的自我结构的深刻威胁。孩子进退为难的处境也许可以用以下的话来表达："如果我对意识承认了我对这些行为的满意，以及我从这些体验中领会到的价值观，这与我的被爱的、可爱的自我是不一致的。"

在普通孩子的发展中就会有后续的结果发生。一个结果是对体验到的意识中的满足的否认，另一个结果是歪曲对父母的体验的符号化。准确的符号化是："我感觉到我的父母对这种行为的体验是不满的。"歪曲的符号化即以歪曲来避免对自我概念的威胁，比如："我感觉到这种行为是让我不满的。"

正是用这种方式，看起来父母的态度不仅仅是被内化了，更重要的是，父母的态度不是被体验为其他人的态度，而是以歪曲的方式被体验，就像这些态度是建立在某人自己的感觉和内脏器官上的证据一样。这样，通过歪曲的符号化，对愤怒的表达逐渐被体验为坏的，即便更加准确的符号化是，对愤怒的表达经常被体验为满意的或有强度的。然而，更准确的表达是不允许进入意识的，或者它进入意识后，孩子会感觉焦虑，因为他的内心感到不一致。相应地，"我喜欢我的小弟弟"作为属于自我概念的样式保留下来，因为它是通过符号化地歪曲从别人那里内化来的关系概念，即便基本体验提供了关系中价值的很多等级，从"我喜欢我的小弟弟"到"我恨他"。用这种方式，婴儿依附于体验的价值变得离开了他自己的组织功能，而体验是根据他父母的态度来评价的，或者根据其他与他有密切关系的人的态度来评价的。这些评判逐渐被接受为"真的"，就像那些与直接体验相关的评判一样。自我的形成建立在适应现存结构的对感觉和内脏的证据歪曲基础上，自我获得了组织和整合，这是个体努力要保存的。行为被认为是强化这个自我的，当没有评价通过感觉和内脏的反应被领悟到，当没有负性的感觉和内在的反映的时候，行为被认为是与自我的维持或提高相反的。这里看来，当事人开始走在了一条路上，这被他后来称作是"我真的不了解我自己"。最初的感觉和内脏的反应被忽略了，或者没有被允许进入意识，除非是以歪曲的形式。建立在它们基础上的价值不能被意识认识到。部分以歪曲的符号化为基础的自我概念取代了它们的位置。

从这双重源头中——个人的直接经验，感觉反应的歪曲的符号化结果是内化价值和概念，就像它们是被体验到的——生长出自我的结构。在这样的证据和临床经验的基础上，看起来最有用的自我概念或自我结构的定义是这样的——自我结构是被吸收到意识的自我的知觉的组织化构造。它由这些成分构成、个体性格和能力的知觉；自我与其他人以及环境的概念和知觉；被察觉到和体验及客体相联系的价值质量；被认为有正性或负性价值的目标和理念。那么，正是这幅组织化图景存在于意识中，要么作为自我或关系自我的形象或背景，伴随着正性或负性的与这些品质和关系相关的价值，要么它们被认为是存在于过去、现在或未来。

考虑一下自我结构的形成而没有对体验要素的歪曲或否认是值得的。这样的讨论在某种程度上是离题的，而且预先提出了后面的某些命题，可以把这种讨论看做是对后面命题的一个介绍。

如果我们问自己，婴儿如何发展出一个其中没有日后心理障碍的种子的自我，那么我们在当事人中心疗法中的经验提供了丰富的观念。让我们又一次以概念化的形式，非常简短地介绍早期经验的形式会给自我的心理健康发展打下的基础。开始和我们刚刚描述过的是一样的。孩子体验着，并且正性或负性地评价他的体验。他开始把自己看做是一个心理的客体，而他的自我知觉中最基本的要素是他是一个被爱着的人。正如我们初次描述的，他在攻击他的小弟弟这种行为中体验到的是满足。但是在这一点有个至关重要的不同，父母能够：（1）真诚地接受孩子体验到的这些满足感；（2）完全地接受体验到这些感觉的孩子；（3）同时接受他或她自己的感觉——这些行为在家庭中是不可接受的——为孩子创造一个不同寻常的环境。在这种关系中，孩子体验不到对他的"他是被爱着的人"的自我知觉的威胁。他能够完全体验到并且接受他对自己的小弟弟的攻击情绪，并把这种情绪看做他自我的一个部分。他能完全体验到这样的知觉，他的攻击行为是不被爱他的人所喜欢的。他接着能做的事情取决于他对环境要素的意识平衡——他的攻击感的强度，他从攻击小弟弟获得的满足感，他从取悦父母获得的满足感。作为结果的行为很可能在有些时候是社会化的，在其他时候是攻击性的。没有必要完全确认父母的期望，也没有必要总是社会化的"好"。这会是一个独立的、独特的、自我控制的个体的适应行为。其很大优势在于，考虑到心理健康，它是现实的，是以这种情景下孩子的感觉和内脏器官给出的所有证据的精确符号化为基础的。这看起来与以前的描述是有一点点不同，但这个不同是非常重要的。因为自我萌芽的结构不是受到爱的丧失的威胁，因为感觉是被他的父母接受了的，在这种情况下的孩子没有必要在意识中否认他体验到的满足感，他也没有必要歪曲他的父母反应的体验，而把这些反应看做他自己的。相反，他保持着一个安全的自我，能够通过把体验自由地吸收到意识来指导行为，以准确的符号化行为方式，所有相关的他的体验的证据都是来自他的组织的即刻的或长期的满足感。

在从这种理论的普遍观点尽力预览了健康的发展后，让我们回到更加普遍的人格的观点，考虑经验的组织、自我和行为的关系，还有其他的相关的主题。

命题十一：一旦体验在个人的生活中发生时，它们是：（1）被符号化、被察觉到、被组织为对自我的某种关系；（2）被忽略，因为没有被察觉到和自我结构的关系；（3）被否认的符号化或歪曲的符号化，因为体验和自我结构不一致。

让我们首先看看那些因为与自我结构不相关而被忽略的体验。在此时远方有很多的声音。除非它们在此时满足了我的理智的需要，否则我几乎不会注意到它们。它们存在于我的现象域的底层，但是它们强化我的自我概念或者与我的自我概念发生矛盾，它们没有满足与自我相关的任何需要，它们被忽略了。有时我们会产生这样的疑惑，它们是否根本就不存在于现象域中，要不是它们有可能满足需要的话，我们就不会有注意这些体验的能力。我经过一条大街很多次，忽略了大部分我体验到的感觉。但是今天我需要找一家五金器具店。我回忆起我在这条街上看见过一家五金器具店，虽然我从来没有"注意"过它。现在这样的经验符合自我的需要，它被从底层提出来形成意象。毫无疑问，我们感觉体验的主体部分就是这样被忽略的：从来没有上升到意识的符号中，仅仅作为一种机体感觉存在；从来没有与组织化的自我概念发生联系，或者与环境相关的自我概念发生联系。

更重要的一组体验是那些被意识接受的、组织化成与自我有关系的体验，要么是因为它们符合自我的需要，要么是因为它们与自我结构一致并能够强化自我结构。有这样自我概念的当事人表示："我就是感觉到我在社会中不能像其他人一样找到自己的位置。"察觉到她没有从学校中学到什么，察觉到她努力的时候都是失败，察觉到她不像常人那样反应等等。她在她的很多感觉体验中选择那些适合她的自我概念的东西（后来，当她的自我概念改变时，她察觉到她成功地尝试了新的计划，她有效且正常地继续了下去）。

同样地，很多的体验被符号化了，因为它们与自我的需要有关。我注意到一本书因为它和我想要学习的主题有关；我注意到领带当我准备为自己买一条的时候；步兵注意到道路上新翻起的尘土因为这可能提示着地雷的存在。

第三组感觉和内脏的体验，是被阻止进入意识中的，它们需要我们最大的注意，因为这些体验的领域中存在着的很多人类行为现象是心理学家努力要解释的。在某些情况下对知觉的否认不仅仅是意识的。上面提到的当事人，她的自我概念是非常负性的，她报告说："当人们告诉我他们认为我很聪明，我就是不相信。我只是——我猜想我不想相信这一点，我不知道为什么我不想相信这一点——我就是不想。这本来会给我自信的，但是没有。我想他们真的不知道。"她能够轻易察觉和接受别人对她的蔑视，因为这和她的自我概念是符合的。相反的评价都会受到否认，通过选择和强调其他的知觉，就好像其他人不真正了解她一样。这种或多或少的意识的否认是每个人常见的现象。

不过，有一种更加有意义的否认形式，对于这种现象弗洛伊德主义者试图用压抑来解释。在这种情况下，看起来是有机体的体验，但是没有对这种体验进行符号化，或者只有歪曲的体验，因为对这种体验充足的意识呈现是与自我概念完全不一致的。这样，当一个自我概念受到非常严格的道德和宗教教养影响的女人体验到性的机体渴望时，虽然机体体验是业已发生的事件，是一个机体事实，但是对这些体验的符号化——以便它们能够成为意识知觉的一部分——是意识自我能够阻止且确实阻止的。在过度焦虑的家庭中长大的孩子，他的自我概念是对父母充满感激，也会感觉到对加在他身上的潜在的控制有深层的愤怒。机体上他感觉到伴随着愤怒的躯体改变，但是他的意识自我能够阻止这些体验的符号化以及被意识察觉到。或者他能够把它们符号化成某些歪曲的形式，与他的结构自我保持一致，这样把这些躯体感觉觉察成"厉害的头痛"。

这样作为自我结构或概念的流动而且坚固的组织，不会允许与之不同的知觉的侵入，除非在我们以后考虑的某些情况下。大部分的时候，它的反应就像原生质对异物侵入的反应——尽力避免这样的侵入。

应该注明的是，知觉受到排斥是因为它们是矛盾的，而不是因为它们是贬损的。看起来接受一个在扩展或社会接受的方向改变自我概念的知觉，就与接受收缩的或社会不赞同方向改变的自我概念的体验一样困难。上面提到的那个不自信的当事人很难接受她的智力超群的自我概念，却很容易接受她是平庸之辈的体验。

很多复杂的事件与这个问题有关，否认是怎么起作用的？我们研究了我们的临床资料和录音案例，我们中的一些人——包括笔者——开始发展出的理论是以某种方式体验能被认识为有威胁性的，从而被阻止进入意识，而个体很少能意识到这种体验，即便是片刻的。另外一些人看来这是最不合理的解释，因为这变成了一个"没有察觉的察觉"的"不知道的知道"的过程。

这一点有一些来自文献的澄清的研究。布鲁勒和箒斯特曼（Bruner & Postman）的关于人格因素对知觉影响的研究得出的结论直接促发了我们提出的问题。看起来即便是在细致的词语的呈现中，主体也会"知道"或"预知"词语的正性或负性评价，或在刺激被意识认识之前对之反应。这部分知觉的研究可以回顾箒斯特曼·布鲁勒和麦克基尼斯（151），麦克基尼斯（122），麦克克里瑞和拉扎鲁斯（121）的文献。随着更加严格的研究证据的增加，看起来下面的结论是公正的。个体能够区别威胁或非威胁的刺激，并相应地反应，虽然不能有意识地认识到他反应的刺激。麦克克里瑞和拉扎鲁斯的研究是至今最严格控制的研究，我用"阈下知觉"来描述这个过程。个体阈下接收到一个单词，把它看做威胁性的，这通过他的肌皮电位的反应表现出来，即便这种反应时间是很有限的，他无法感觉到。即便在他的意识中察觉到这个词是错误的，他的自动反应倾向于是对一个威胁情景的反应，与肌皮电位提示的一致。研究者们总结道："即便受试者缺乏视觉辨别力（……他的报告是错误或者强迫他的话），但是他

仍然能够在意识觉察的水平下进行某种程度的刺激辨别。"（121，p.178）

这个发现支持了我们的临床和理论假设，个体可以否认体验进入意识，方法是对这些体验根本没有意识到。至少有一个阈下知觉的过程，辨别性评价心理组织对体验进行的反应，这发生在这些体验的意识知觉形成之前。这提供了一个可能的基本的对方式的描述，在这种方式中，准确的符号化使对自我有威胁的体验的知觉受到了阻止。

这里我们也有一个基础来描述伴随着很多心理适应的焦虑。焦虑是一种紧张，当这些阈下知觉提示对某种体验的符号化对组织是有毁灭性影响的，这种紧张受到了组织化自我概念的阻止。如果这种试验工作得到进一步研究的确认，他会提供一种描述这种方式的必要的链接，在这种方式中，发生了压抑或者对体验进入意识的否认。临床上这样用"阈下知觉"来解释总结观察到的现象将是必要的。

命题十二：机体吸收的大部分行为方式是自我概念一致的。

虽然这条命题有一些例外（下一命题会讨论这些例外），仍然值得注意的是大部分情况下追求效果的行为是被自我概念指导。

机体体验到它要在世界中尽力满足自己的需要，努力的形式必然是与自我概念保持一致的。

一个有依附于忠诚的价值观的男人不会通过不忠诚的方式来获得成功；一个把自己看做没有攻击感的人不会为了任何形式的攻击感到满足；唯一能够满足的通道是那些与组织化自我概念一致的渠道。

在大多数情况下，这种渠道化不会包括任何要被满足的需要的歪曲。在很多的满足食欲或爱欲的方式中，个体仅仅选择那些与他的自我概念一致的方式。不过有些时候上述对体验的否认在事情发展的过程中会起到一定作用。例如，一个认为自己勇敢无畏的飞行员，被分配到一个极度危险的任务。躯体上他感觉到恐惧和逃脱危险的需要，这些反应不能被意识符号化，因为它们与他的自我概念不大一致。然而，机体的反应仍然持续，他转而发现"发动机运转不正常"或者"我生病了，消化系统一塌糊涂"。在这些基础上把他自己从任务中分离出来。在这个例子中，正如其他很多引用的例子，机体的需要存在但是不能进入意识。接受的行为是满足机体需要的，但是它采取的渠道是与自我概念一致的。大多数的神经症行为都是这种类型的。在典型的神经症中，机体通过与自我概念一致的行为方式，从比较随意的行为中，满足没有在意识中认识到的需要。

通过自我概念进行行为模式的调整，正如命题中提到的，不是显著的，甚至可以看做是不存在的。不过当行为和自我不一致的时候，控制马上就变得明显。比如睡觉的行为出现是因为人具有减少与疲劳有关的肌肉紧张的需要，在大多数情况下，睡觉是随意的行为也是自我概念关注的。可是对认为应该为青春期的女儿负责的母亲来说，她只有听到开门锁的声音和大厅里的脚步声才能睡着。睡觉对她来说与自我概念是不一致的。同样地，一个认为自己尽职尽责的男人很早就会醒过来，当他的责任感需要他这么做的时候，不会理会他的躯体需要他睡眠的需求。

命题十三：行为在某些情况下可以产生于没有符号化的躯体的体验和需要。这些行为可以与自我结构不一致，但是在这些情况下行为不是个体"拥有"的。

在极度危险或者其他的紧急情况下，个体会机动灵活地行动，来满足安全的需要或者其他存在的需要，但是却没有把这些情景或行为反馈到意识的符号化系统。在这些情况下，个体感觉"我不知道我在干什么"、"我真的无法为我所做的事情负责"。意识自我没有感觉到对发生行为的任何程度的控制。同样地，陈述也可以用到睡眠中的打鼾或不安分的行为中。自我没有在进行控制，而行为不是自我的一个部分。

另一个这种行为的例子发生在很多躯体体验被拒绝进入意识的情况中，因为它们与自我概念是不一致的。躯体需要的压力会变得很大以致躯体激发起它自己的搜索行为而满足需要，并且不伴随着把搜索行为和自我概念相联系。这样，一个从小其生活就造成了纯洁的自我概念，造成了"基本"性冲动自由的男孩，会因为拉起两个女孩的裙子并检查她们而被捕。他坚持他没有做这样的行为，当面对证据的时候，只能坦白"我不是我自己"。青春期男孩的性，伴随着好奇心，构成了强烈的躯体需要，这些躯体需要找不到与自我概念一致的满足的渠道。最终躯体如此行事以获得满足，但是这种行为没有被感到是或者根本就不是自我的一个部分。这是与自我概念分离的行为，而在操作这些行为的时候，男孩没有意识的控制。行为的组织特性产生于这样的事实，躯体基础上的组织能激发和维持满足它的需要的复杂行为。

在很多种心理障碍的情况下，从个体的角度考虑的一个原因就是某些行为超出了他的控制和控制能力之外。"我不知道我为什么会这么做，我不想这么做，但是我做了"，"我对这些反应没有控制"，在每种情况下都涉及了躯体决定的行为，而行为的基础是被否认的精确符号化的体验，而这些体验会持续，没有变成任何与自我概念一致的持久关系。

命题十四：当机体在否认有意义的感觉和内脏体验进入意识时，这些感觉和体验相应地没有被象征化或组织进入自我结构的格式塔。这种心理

障碍存在的时候，就会有基本或潜在的心理紧张。

在前面的陈述中，这条定理的基础已经比较明显。如果我们把自我解构看做是机体个体体验世界的一部分符号结果，我们就会意识到这个个体世界被否认的时候，某种基本的紧张就会产生。接着，我们发现有真正的很大的差异存在于体验性组织和竭力控制影响行为的自我概念间。这个自我现在是机体体验的不充分的代表。当机体竭力满足没有被意识到的需要，当机体对被意识自我否认的体验反应的时候，意识控制变得更加困难。紧张接着出现，而如果个体或多或少地意识到这种紧张或矛盾，他就会焦虑，感觉到他不是统一的或整合的，且他对他的方向不确定。这些陈述可能不是对心理不适的表面总结，这样的表面总结往往与面对的环境困难有关系，但是内心缺乏整合性的感觉经常与个体能够自由地揭露存在意识中的知觉域的自由感有关。这样的陈述如"我不知道我在害怕什么"、"我不知道我想要的是什么"、"我不能决定任何事情"、"我没有任何真正的目标"，在咨询案例中是很常见的，这提示了当事人缺乏任何可以追求的统一的目标性方向。

为了简要说明障碍的本质，我们举一个大家熟悉的例子。诊断者用"抛弃型"来描述母亲形象。她的一部分概念自我可以总结成："我是个好的充满爱心的妈妈"。正如命题十所言，这个自我知觉是部分建立在对她经验精确符号化的基础上，部分建立在内化了认同她自己的别人的价值观的歪曲符号化基础上。带着这样的自我概念，她能够接受和吸收她感觉到的对孩子的爱的机体感觉。但是对孩子的不喜欢、厌恶、憎恨的机体感觉是被她的意识自我否认的。经验存在着，但是没有允许精确的符号化。机体的需要是攻击行为，以能够满足这些态度，使存在的紧张感满意。机体尽力达到这种满足，但是大部分时候它只能通过与好妈妈的自我概念一致的渠道满足。因为好妈妈只有在孩子应该受到惩罚的时候才能对她的孩子攻击，她认为孩子的大多数行为是坏的，是值得惩罚的，所以攻击行为可以继续而不和她的组织化自我图景发生矛盾。如果在巨大的压力下，她有时候会对孩子吼叫"我恨你"。她会很快地解释"我不是我自己"，这种行为发生了，但是在她的控制之外。"我不知道是什么让我那么说，因为我的意思当然不是那样的。"这是对大多数心理不适的很好的说明，在心理不适中，机体在争取某种机体体验领域的满足，这时候自我概念更加严格，不能允许很多真实体验进入意识。

临床上观察到两种不同程度的紧张。首先是刚才描述过的紧张，在这种紧张中，个体有一个明确的、组织化的自我部分建立在个人机体体验的基础上（在这个案例中，这种机体体验是爱的感觉）。虽然这种好妈妈的概念是从社会关系中内化的，但是它也有一部分是形成在个体的真实感觉的体验基础上的，而变得更加真实的是她自己的体验。

在其他的情况下，当个体探索其心理不适，他感觉到他没有自我，他只是一个零点，他仅有的自我是尽力完成别人认为他应该做的事情。换句话说，自我概念的基础是完全来自别人的评价的体验，只有一小部分精确的体验被符号化。因为别人的价值观没有必要和个体真实的机体体验发生关系，自我结构和体验世界的矛盾逐步被表达为紧张和沮丧的感觉。一个年轻的女人，在慢慢地允许自己的体验进入意识并形成自我概念后，简明扼要地说："我总是尽力要成为别人认为我应该成为的人，但是现在我怀疑是否我不应该看到我就是我所是的人。"

命题十五：当自我概念是组织的所有感觉和内脏体验都在符号的水平上被吸收为一种持久地与自我概念一致的关系，就存在心理适应。

这条命题可以从几方面论述。我们可以说当自我概念至少能够与所有的机体体验保持一致的时候，个体就可以摆脱内心紧张或者存在心理适应。使用以前给出的案例，那个接受了自己的性欲的女人，同样也感觉到接受文化价值对性欲的克制是她现实性的一部分，她就会接受和吸收机体出现的所有的这方面感觉体验。只有她的这个领域的自我概念宽泛到包括她的性欲以及她和文化环境和谐相处的需要，这才成为可能。"抛弃"孩子的母亲能够驱除与她的孩子有关系的紧张，前提是她的自我概念能够允许她接受她对孩子的不喜欢的情感，就像接受她的爱和喜欢的情感一样。

当事人对减少紧张感的体验是，他们感觉到他们正在逐步"变成真正的我"，或者正在发展"对我自己的新的感觉"。一位当事人，在逐步放弃了认为她的行为"不像我自己做的"的观念之后，接受了这样的事实，她能够接受她至今排除的体验和行为，用这样的话来表达："我记得住放松的机体感觉，我没有必要尽力来掩饰和躲藏这个害羞的人。"维持体验和阻止体验在意识里符号化的防御的改变，其代价是巨大的。

对整合的组成成分的最好的定义是这样的陈述：所有的感觉的和内脏的体验都通过精确的符号化被意识吸收，组织成一个系统，这个系统是内核坚固的，并且与自我结构有关。一旦这种类型的整合发生，成长的倾向就能够完全地操作，个体对所有机体来说都是向正常的方向前进。当自我结构能够在意识中接受和重视机体体验，当组织性系统宽广到能够接受它们，那么明显的整合及方向感就可以达到，个体感觉到其能量能够指向明确的实现化的目的和统一组织的增强。

这个命题的一部分我们有研究证据，能更清晰地证明意识对冲动和知觉的接受能够极大提高意识控制的可能性。正是这样的原因，接受自己知觉的人也获得了对自己的控制感。如果"意识知觉"（consciouns awareness）这个词让人迷惑的话，也可以换成"意识控制"（consciouns control），有助澄清事实。我在结冰的道路上驾车，我在控制它的方向（就像自我感觉他自己在控制着机体）。我想要左偏一点来顺着路线行驶。这时候汽车（等同于机体）对物理规则（等同于机体紧张）反应，而这我没有意识到，就刹车，而车子就朝直线行驶而不是沿着弯道形式。我感觉到的紧张、惊恐与感到"我在做的事情不是我自己，我不能控制"的人的紧张不是没有相似性的。治疗也是同样的。如果我意识到并且愿意接受我所有的感觉体验，我感觉到车子的动量是向前的，我不否认它，我"带着刹车"转方向盘，而不是沿着弯道，直到车子再一次能够控制，然后我慢慢地左转。换句话说，我不是立即获得我的意识目的，而是接受所有的体验证据，把它们组织成一个整合的知觉系统。我获得了控制，通过控制能够达到理性的意识目的。这与完成治疗的人的感觉是一致的。他发现他有必要调整自己的目标，但是这方面的失望被提高的整合性和相应的控制补偿了。不再有他不能控制的行为部分。自主性、自我控制和所有存在于意识中（available to conscious）的体验是同义的。

上句话中"存在于意识中"是故意选择的。事实是所有的体验、冲动、感觉都是存在的，重要的是它们在意识中呈现，当然这不是必须的。自我概念组织反抗与它对立的某些体验的符号化，这是一个有意义的负性事实。实际上，当所有的体验被吸收成与自我的关系，变成自我结构的一部分时，在个体这边有更少的所谓"自我意识"。行为变得更加自然，态度的表达更少受到监控，因为自我能把这些态度和行为接受为自我的一个部分。在治疗的开始当事人不时会表达出对别人发现她的真实自我的恐惧："只要我开始考虑我是什么，我对我是什么这个问题就会有可怕的冲突，让我感觉很难过。这是一种自我贬低，我希望没有人知道……我害怕自然的行动，我想这是因为我没感觉到我喜欢我自己。"在这种观念下，行为必须总是受到监控，总是小心翼翼的、充满自我意识的。但是当当事人能够从内心深处接受这样的事实，"我就是我所是的"，她就能变得自然，能摆脱她的自我意识。

命题十六：任何与组织或自我结构不一致的体验都会被认为是威胁，这样的知觉越多，自我结构就会越发僵化地组织起来维护它自己。

这个命题是试图要形成对某些临床事实的描述。如果那个抛弃型的母亲被告知，几个观察者得出结论，她确实抛弃了她的孩子，不可避免的结果是她会立即排除对这种体验的任何的吸收。她会攻击观察的条件，比如观察者受到的培训或权威性、他们理解的程度等等。她会组织起她作为一个充满爱心的好妈妈的自我概念的防御，并能够拿出一大堆证据来证实这个自我概念。如果一个认为自己缺乏获得高分能力的女孩接受智商测验，会观察到同样的现象。她能够而且会防御自己，反对这种不一致的威胁。如果自我不能防御自己对抗威胁，结果就是灾难性的心理崩溃和失整合。

霍根（87，88）简明指出威胁和防御运用到人格中的要素。他列出了8种条件，描述了防御行为的发生方式，如下：

（1）当体验被察觉为或预知为与自我结构不一致时，威胁就可能发生。

（2）焦虑是对威胁的情感反应。

（3）防御是对威胁反应的行为结果。

（4）防御包含了察觉体验的否认和歪曲，它们能减少体验与自我结构间的不一致。

（5）对威胁的意识，而不是威胁本身，通过防御行为而降低。

（6）防御行为提高了对威胁的易感性，其中否认或歪曲的体验被重复发生的知觉威胁。

（7）威胁和防御倾向于循环发生。随着这种结果的进展，注意力越来越远离起源的威胁，但是更多的体验被歪曲，而且对威胁敏感。

（8）这种防御序列被接受现实的需要限制（88）。

霍根的理论有助于解释个体防御行为的扩张，他认为否定符号化的感觉和内脏体验越多，或者说，给出歪曲的符号化越多，任何新体验被认为是威胁的可能性越大，因为错误的结构被维持的部分越大。

命题十七：在某种条件下，包括缺少对自我结构的威胁的条件下，不一致的体验可以被察觉到、检查到，自我结构重新修订来吸收和容纳这些体验。

这里有一个重要的、被很多治疗案例证实了的临床事实，很难用一般的形式来精确表述。这个事实是，显然在个体的日常发展中和在治疗中自我概念（self-concept）改变了。前面的命题阐述了自我防御的事实，但是这个命题试图说明改变是如何发生的。

我们在继续论述之前，对那些不太明确这一点的人要强调：在当事人中心疗法中，通过关系和咨询员对关系的处理，当事人逐渐确定接受他自己，发现他自己的新的部分也得到了接受，接着是被否认的体验也得到了符号化，这些被否认的体验经常是被一步步，清晰地带入意识形式。一旦它们被意识到，自我概念就得到扩展，以便它们能够包括一个持续整体的部分。我们前面列举的那个抛弃型的母亲，在这样的气氛中，第一次能够承认她的行为知觉——"我想有些时候对他来说一定觉得我不喜欢他"——接着是与自我不一致的体验的可能性——"我想有些时候我不喜欢他"——逐渐地变成比较广泛的自我概念的陈述——"我能承认我喜欢他和我不喜欢他，但是我们仍然能够令人满意地相处"。或者一个憎恨母亲的女人，对包含了这种憎恨的自我模式感到满意的女人，开始第一次认识到除了憎恨行为以外，还有其他的东西——"当她来的时候我一直清扫我的房间，就像要向她显示我是多么好，就像要试图赢得她的好感"——接着承认了与她的自我概念直接矛盾的体验——"我感觉对她真的有温暖感，一种完全的爱"——逐渐地，在试图通过修订的这种关系中的自我概念生活的基础上扩展了自我概念，这种扩张达到了紧张降低的程度——"我和她相处得很好。这真是最好的事情，我能把母亲放到我的系统外。我能够接受她或离开她，而不带着这么多的紧张"。

如果我们试图分析使自我结构重组成为可能的因素，那么看起来有两个可能的因素。一个因素是自我发动的对新材料的理解。体验的态度是由当事人使之成为可能的，因为自我在其每一步探索和其表现出的每一个变化中都得到了接受，看起来可能用安全的速度逐步探索领域，而且至今为止否认的体验，缓慢地、暂时地得到了接受，就像一个小孩子缓慢地、逐渐地对一个可怕的客体熟悉了一样。另外一个可能的因素是咨询员接受所有的体验、所有的态度、所有的知觉。社会价值也许会被当事人内化，并且运用到其经验中。这后一点当然不是主要的原因，因为当事人常常认为咨询员是带着这些价值观的众人中的一个，而且一般来说社会不会接受当事人的本来面目。然而，当事人态度的内化可能至少是朝向把他自己看做可以接受的临时的或部分的体验的步骤。

要记住的另外一个问题是接受与自我不一致的体验时常发生在访谈之间，没有对咨询员口头表述。关键的因素看起来是个人达到这样的态度——认为关照机体体验是安全的，接着能够允许这些体验在意识中符号化，即便治疗师不在身边。

一个有时候提出的问题是，如果缺乏对自我概念的威胁，看起来个体可以在任何他孤独的时候，面对这些不一致的体验。我们知道这的确在很多小环境中发生。一个男人也许会因为不断的失败受到批评，在此时他拒绝承认这种体验，因为这对他的自我组织太有威胁。他否认了错误，寻找借口以应对批评。但是后来，他一个人的时候，他重新思考这件事情，接受了批评，重新修订他的自我概念，相应地他的行为作为结果也改变了。不过，对深层否认的体验来说，因为它们与自我概念有深刻的不一致，这种可能性不存在。看起来对个人来说有可能面对这样的不一致，只有处在和另一个人的关系中，他确定他会被接受。

我们要结束这个讨论，提出一个更为简单的例子。这个例子是这样的，一个孩子感觉他无能为力来完成某种任务，比如说修自行车或搭积木，他会发现，当他非常绝望地做这个任务的时候，他成功了。这个经验与其自我概念是不一致的，不会立即得到整合。但是如果把孩子单独留下，他根据自己的动机逐步地吸收一个修订的自我概念，那么这个修订的自我概念就是：虽然他一般来说是无能为力的，但是在这方面他是有能力的。这是摆脱威胁的一般方法，新的知觉得到了吸收。但是如果同样是这个孩子，他的父母反复告诉他，他有能力完成这项任务，他很有可能会否认，通过行为来证明他无法完成任务。更加有力地对他的能力的干预，更有可能对自我有威胁，就会受到更加有力的抵抗。

需要精练地分析自我概念重组和矛盾经验吸收所需要的准确条件。我们知道这种重组产生的一种方法，但是对这种体验至关重要的条件还不知道。

显然这里描述的是学习过程，也许是人们所能得到的最重要的学习，也就是说对自我的学习。希望那些对学习理论有专长的学者能够开始使用这个领域的知识来描述个体学习新的自我结构的方式。

命题十八：当个体察觉到和接受他所有的感觉和内在体验，把它们变成一个坚固的、整合的系统时，他对别人来说就是可以理解的，更加能够把别人当做一个独特的个体来接受。

这个命题在我们临床经验中感觉是真实的，现在得到了西尔的研究的支持（188，189）。这是当事人中心疗法产生的一个没有预料到的发现。对治疗体验不熟悉的人断言接受了自己，并因为自我接受与别人有了更好的人际关系，这就像痴心妄想。

但是，我们临床上发现，完成治疗的人对成为自己更加放松，对自己更为确定，与别人的关系更加现实，发展出更加好的人际关系。一位当事人讨论了治疗对她的结果，如此说："我是我自己，我和别人不同。我对成为自己更加感到快乐，我越来越能够让别人承担起成为他们自己的责任。"

如果我们考虑这些事件的理论基础，这些理论基础如下：

否认某些体验的人必然会持续地防止这些体验符号化。

作为结果，所有的体验都会被防御性地看做潜在的威胁，而不是这些体验真正所是。

这样在人际关系中，言语或行为被体验为并认为是有威胁的，这不是有意为之。

同样，他人的言语和行为受到攻击因为它们表达了或类似于恐惧的体验。

那么就不会有把别人看做独立个体的真正理解，因为别人被对自我有威胁或对自己没威胁的标准来划分。

但是当所有的体验都存在于意识中而且得到了整合，防御就最小化了。没有防御的需要，就没有攻击的需要。

没有攻击的需要，另外一个人就可以察觉到他真正是什么，成为一个独立的个人，在他自己的知觉域上根据他自己的意义操作。

虽然这听起来有些奥妙，但是它得到了日常经验的确证，就如得到临床经验的确证一样。在邻里间，在团体中，能激发起亲密关系的、理解他人的人是什么样的？他们一般是高度自我接纳的人。在临床经验中，更好的人际关系如何出现？也是在同样的基础上出现。接受了对孩子有抛弃的负性态度的母亲发现这种接受让她和孩子相处的时候更加放松，虽然这一开始让她感到害怕。她能够观察到孩子的本来面目，而不是通过一系列的防御反应来观察。这么做的时候，她感到孩子是一个有趣的人，有些不好的特点，但是也有好的特点，对孩子她有时候感到愤怒，有时候感到爱。在这样自然的、舒适的、现实的基础上，从她的真实体验中，建立起了真实的人际关系，双方都满意的关系。它也许不完全是由甜蜜和灯光组成的，但是它比任何造作的关系都更加让人舒服。它是建立在接受她的孩子是个独立的个体的现实基础上的。

那个恨母亲的女人，在接受了她所有的爱和恨的感觉后，她开始看到作为一个人，她的母亲有多种特点：风趣，好，庸俗，坏。带着这种更加准确的知觉，她能够理解她的母亲，接受她的本真面目，与她建立起真实的关系，而不是防御的关系。

我们理论的这部分的运用扩展到了想象。这里是一个显著的人际关系、集体间关系、国际关系的理论基础。用社会心理学的话来说，这个命题变成，人（或集体）完全接受了自己，会有利于理顺他与其他人的关系，因为他对他们有更大的理解和支持。理解和接纳是创造治疗体验和相应的自我接纳的最合适的气氛。

这样我们就在效果上有心理的"链式反应"，这对解决社会关系有很大的潜在价值。

命题十九：当个体更多地感受到并且接受他的机体体验为他的自我结构，他发现他正在改变现存的价值体系——这个价值体系很大程度上是建立在被歪曲符号化的内投射的基础上的——伴随着持续的机体评断过程。

在治疗中，当人探索他的现象域，他开始检查那些就像建立在他自己体验上的内投射的、使用的价值（见命题十）。他对这些价值不满意经常表现为这样的态度——他只是在做别人认为他应该做的事情。但是他认为他应该做什么呢？这样他就会变得困惑和失落。如果一个人放弃了对内投射的价值体系的监控，会发生什么呢？他经常会感到没有能力发现或建立任何其他的体系。如果他不再能够接受内投射系统的"应该"和"必须"、"错误"和"正确"，他怎么能够知道用什么样的价值来代替它们？

逐渐地，他体验到这样的事实，他在进行价值判断，这对他是一种新的方式，在他还是婴儿的时候就知道这种方式了。像命题十所描述的，就在婴儿依靠他自己感觉的证据对一种体验放置了一个假定的价值，同样当事人也会发现，是他自己的机体提供了证据，在这样的证据的基础上能够进行价值判断。他发现他自己的感觉、他自己的机体装置，能够提供价值判断所需的材料，并且持续地修订它们。没有人告诉他更加自由和自然的行事是很好的，他惯常的是方式僵化的。他感觉到这是令人满意的和增强自我的。或者当他用防御方式行事的时候，他自己的机体感觉到即刻的、短暂的被保护的满足感，同时也体验到长期保持监控的不满足感。他在两种行动过程中进行选择，带着恐惧和迟疑，不知道他是否正确地衡量了这些价值。但是他接着发现他可以让他的体验证据来提示他是否满意地进行了选择。他发现他没有必要知道什么是正确的价值；通过他自己的机体提供的材料，他能体验到什么是令人满意的、有利于他的。他能在评价过程中增强自己的自信，而不是价值的某些僵化的、内投射的体系。

让我们以稍微不同的方式来看看这条命题。价值总是被接受的，因为它们被看做维持、实现和强化机体的原则。这种基础上社会价值通过文化被内化。在治疗中，这种基础上发生的重组是那些个体体验到维持和增强机体的价值得到保留，与那些别人说对机体有益的价值分辨开来。例如，一个人从文化中得到这样的价值，"一个人不应该有，也不应该表达对同胞手足的妒忌和攻击"。这种价值得到了接受，因为它被假设为是个体成长——成为一个更好的、更加令人满意的人——的前提条件。但是在治疗中这个人作为当事人，根据更加基本的标准——也就是说，他自己的感觉和内在体验："我是否感觉到对攻击态度的否认是我自己有利的"——来检查他的价值。这种价值是根据个体的机体证据来检验的。

正是这种价值判断的结果，让我们撞击到了人类基本共同性的可能性。因为当个体检验这些价值、达到他自己的价值的时候，他得出了以下的结论：当所有的体验和所有的态度都被允许意识符号化，当行为变得有意义，被所有需要的满足平衡（这些需要对意识来说是存在的），最伟大的增强机体的价值产生。这样产生的行为会满足社会赞赏的需要，满足正性表达爱的情感的需要，满足性表达的需要，满足避免愧疚和后悔的需要，满足表达攻击的需要。这样，虽然每个人的价值建立可能会造成完全的价值的无政府状态，但是体验提示正是这种矛盾才是真实的。因为所有的人基本上都有相同的需要，包括被别人接受的需要，看起来当每个人阐明他自己的价值后，根据他自己的直接经验，结果不是无政府状态，而是很高程度的共同性和一个真正社会化的价值体系。对个体，对解决自己冲突的能力的信心的一个最终结果是出现对每个人来说都是独特的、个人化的价值系统，价值体系因机体改变的体验而改变，与此同时，价值体系也深深地社会化了，在它们的本质上具有很高的共同性。

图像呈现

前面的某些命题，特别是从命题九到命题十九，可以用图像的形式来说明与人格有关的自我功能。任何对复杂材料的图像概括看起来都是过度简化的，看起来比材料的真实情况更加完整。所以接受下面的材料的时候需要保持批判性的谨慎，并意识到它的限制。

伴随的图像只能根据每个要素的定义来理解。

》 定义

1. 整个人格

整个图像（图11—1和图11—2）都意图集中在人格的结构。正如图11—1所画，它提示了人格处在心理紧张的状态中。

2. 体验

圆圈代表着感觉和内在体验的暂时领域。这可以与婴儿的现象域作比较。它代表了所有通过感觉模式被个体体验到的经历。这是一个流动的改变的领域。

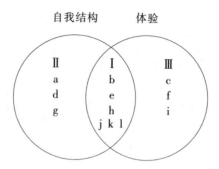

图 11—1　整个人格

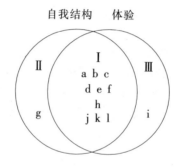

图 11—2　整个人格

3. 自我结构

圆圈代表了自我结构概念的构造，或者自我概念，它包括了个体性格和关系模式知觉，以及与这些知觉相联系的价值。它对意识来说是存在的。

4. 域Ⅰ

在现象域的一部分中，自我概念和关系自我与感觉和内在体验提供的证据保持一致或和谐。

5. 域Ⅱ

这个领域代表着现象域的一部分，在这部分中，社会或者其他体验在符号化时受到了歪曲，被看做个人自己的体验。也许，概念、知觉从父母和环境中其他人那里得到了内化，但是被看做是在现象域中感觉证据的产物。

6. 域Ⅲ

在这个领域中是那些被否认的感觉和内在体验，因为它们与自我结构不一致。

≫ 特别说明

圆圈里的字母可以看做体验的基本要素。通过给它们特定的内容，我们能说明人格的功能，让我们首先要看一个说明图11—1的例子：

(a) 我对处理机械的事情不行，这是我干什么都不行的一个证据。这是一个与内化的概念相联系的价值，个人从父母那里接受了这样的价值。引述标志提示它是被看做就像真正具有对所有机械事物的失败经验一样，但不是这样。体验是："我的父母认为我在机械方面不行。"歪曲的符号化是："我在机械方面不行。"这种歪曲的基本原因在于防止丧失自我结构的重要部分，"我被我的父母爱"，这导致了一种可以概括为这样的感觉："我希望被我的父母接受，从而必须体验到我自己就像他们认为我应该是的那种人。"

(b) 当我处理机械事物的时候我体验到失败。这是一个发生了很多次的直接体验。这些体验被吸收进自我的结构中，因为他们与自我结构保持一致。

(c) 成功处理了困难的机械操作后的体验。有一种感觉体验是与自我概念不一致的，不能被直接吸收入自我意识。个人不能感觉到"我体验到机械操作的成功"，因为这种知觉会让自我结构解组。在这种情况下，几乎不可能完全地否认体验进入意识，因为感觉的体验是很清晰的。不过，"前——察觉"是作为威胁的，用一种有效的歪曲方式被吸收入意识来消除对自我结构的威胁。接着在意识中显现出来的方式就像"我只不过运气好"，"事情是自己完成的"，"我在一百万年内不可能再这么做一次"。歪曲的符号化能在我们的图中域Ⅱ找到其位置，因为它与自我是一致的。然而，真实的体验是对意识否认以准确地符号化的形式感知，从而仍然保留在域Ⅲ。

让我们来看另外一个例子，第三章提到的哈尔小姐的例子：

(d) "除了恨，我对父亲没有其他的感觉，我这样的感觉在道德上是正确的。"哈尔小姐的母亲被她丈夫抛弃了，所以哈尔内化了这种感觉、这种关系、依附于这种关系的价值观就像它们是建立在她自己的感觉和内在体验上一样，这并不让人吃惊。

(e) 在我和父亲的联系中，我体验到对他不喜欢。在少数几次和父亲的会面中，父亲的行为让她很不满意。这与自我结构是和谐的，并且被自我结构吸收了。她的行为是与自我机构的整体保持一致的。

（f）对他父亲的正性体验。这样的体验发生了，但是与自我结构的整体是不一致的。所以它们被否认进入意识。仅仅以最歪曲的方式，它们能够表现在意识中。她的确承认了这种知觉："我在有些方面喜欢我的父亲，这很可耻。"她也过度强调了对父亲的恨，这作为一种防御，阻止这些体验进入意识（这是一个从她的现象域外得出的推论。这最终得到了事实的确定，正如以后描述的，她能够从她的内心感觉到这个）。

（g）"我认为同性恋行为是恶心的。"这里一种对他人的社会态度被歪曲的看做是建立在这种体验上的价值。

（h）我感觉到对同性恋行为的厌恶。在某些特殊的体验中，感觉和内在反应是不愉快的，令人不满意的。与自我结构保持一致，这些体验被吸收进了自我结构。

（i）同性恋欲望的偶然体验。这些是被意识否认的，因为它们对自我是有解组性质的。

自我的很多部分不会表现出这三个例子的矛盾，但是会成为这样的顺序：

（j）我听到别人说我很高，而且有其他的他们认为我高的证据。这里其他人的态度没有得到内化，而只是被以本来面目察觉到。社会关系中这一类感觉体验，是被精确符号化的。

（k）在和别人的关系中，我感觉我是很高的。

（i）极少数时候，我感觉我在一群人中，我比别人矮。

（j）、（k）、（l）是三类不同的感觉证据。别人的态度被如此体验，而不是作为自己的态度。通过感觉体验得到的高度的证据被意识接受。偶然的矛盾证据也得到了接受，这样能调整自我概念到某种程度。这样个体能够整体地、安全地发现比大多数人高的自我概念，这种概念是建立在几种证据的基础上的，都得到了意识的接受。

现在给出的图像和建立在图11—1基础上的结论都说明了这个抽象的个体有潜在的心理紧张。机体的感觉和内在体验，以及自我结构间存在着程度客观的不一致，后者包括了很多非此的意识。这个抽象个体是否感觉到他自己是不适应的，取决于他的环境。如果他的环境支持了他的自我结构的类似的因素，他可能永远不会认识到他人格中的紧张力量，虽然他可能成为一个"脆弱"的人。如果文化给他的自我概念以强大有效的支持，他会对自我有正性的态度。他会体验到紧张和焦虑，感觉不适应，只要他的文化或者淹没的感觉证据给他模糊的人格不一致的知觉。这样一种意识或焦虑也可能出现，如果他处在高度宽容的环境中，自我组织的边界被松解，通常被意识否认的体验可能被模糊地察觉到。无论如何，这样的焦虑或者不安产生了，在这种状态中，他倾向于接受心理治疗。让我们粗略地看看在治疗中发生了什么。

》 治疗中人格的改变

图 11—2 向我们显示了成功治疗后的抽象人。圆圈和领域的定义仍然保持不变，但是显然他们对彼此的关系感觉不同了，自我结构现在变得更多与个体的感觉以及内在体验一致。这种关系的改变可以再一次通过以前提到的经验的图像要素以某种方式来说明。这些在知觉域的重组可以用以下的方式来说明：

（a）我认识到我的父母认为我在机械事物方面不足，这对他们来说有负性的价值。

（b）我自己的体验在很多方面肯定了这种评价。

（c）但是我在这方面的确有些能力。

注意体验（c），正如以前描述的，现在它被意识承认了，并且组织进自我结构中。体验（a）不再被以歪曲的方式察觉，而是被体验为其他人态度的感觉证据。

（d）我感觉到我的母亲恨我父亲而且希望我和她一样。

（e）在有些方面，有些事情，我不喜欢我的父亲。

（f）但是在有些方面我也喜欢他，这两种体验都是我的一个可以接受的部分。

这里再一次内化的态度和体验以它们的本来面目被察觉，而且在它们的符号化中不再被歪曲。以前与自我不一致的感觉能够整合进入自我结构中，因为自我结构扩展了并且能够包括它们。体验根据它们带来的满意程度得到判断，而不是根据别人的观点。也许在这里需要重读第三章，从哈尔小姐的案例认识到通过这样的过程达到的整合是一个痛苦的、犹豫的过程，对所有感觉证据的接受首先是非常可怕的、临时的接受。保持评价轨迹在自身意味着一开始就有对价值的很多的不确定。

（g）、（h）、（i）是保持不变的，它们象征地说明了这样的事实：治疗永远不能完全达到自我和体验的完全和谐，永远不能探索到被否认体验的所有领域。如果当事人深刻地了解到，不带着歪曲，允许所有的体验进入意识是安全的，他对待他的同性恋冲动的态度会不同，当（i）这种冲突重新出现的时候。同时，他可以认识到文化态度（g）不过如此。如果环境倾向于聚焦于这个领域，当事人会回来作进一步的治疗。

（j）、（k）、（l）中个体安全地建立起的对他的高度的基本概念，还有其他稳定的典型概念，保持不变。

≫ 改变了的人格的特点

图 11—2 表达的几个人格的特点可以简要的提到。

有更少的潜在的紧张或焦虑，更少的脆弱性。

有减少威胁的可能，因为自我的结构变得更加能够包容，更加灵活，更加有识别性。从而有更少的防御的可能性。

对任何生活情景的适应性得到了提高，因为行为会被更加完全地与感觉相关的资料的知识引导，有更少的歪曲的体验和更少的否认。

治疗后的当事人感觉到对他自己有更多的控制，更有能力处理生活。根据这样的概括，更多相关的体验在意识中呈现，并且受到合理的选择。当事人更少可能体验到自己在用"不是我自己"的方式行事。

在第二张图中表现出当事人体验到的"更多自我接受"的基础。机体整个体验更多地直接组成自我；或者更加准确地说，自我倾向于在机体整个体验中被发现。当事人感到他是他真正的自我，他机体的自我。

图 11—2 中表达的个体会更多地接受别人，更能够把他人理解成一个独立的、独特的个体，因为他有更少的防御监控的需要。

在治疗后，个体在所有相关资料的基础上阐明他对体验的评判。这样他有个灵活的、适应的价值系统，同时有坚实的基础。

结　语

这一章尽力要呈现的是与当事人中心疗法中我们的经验及研究一致的行为和人格的理论。这个理论基本上是现象学的，很大程度上依赖自我概念作为理论架构。它描绘了人格发展的终点是在体验的现象域和自我结构间的和谐——这种情况如果达到的话，会表现出摆脱了内在的紧张和焦虑，摆脱了潜在的紧张，呈现出现实指向的适应性的最大化，这会意味着建立起个人化的价值系统，与其他人良好适应的价值系统有可观的同一性。

希望这个理论的很多假设都被证明是正确的未免有些过分。如果它们被证明能够激发对人类行为深层动力的有意义的研究的热情，它们就达到了其目的。

推荐阅读

如果读者希望比较其他近期的人格理论，参见参考文献 69，9，127，128，137，109。205，129，141，38，104，222，200，37。弗洛伊德人格理论的新发展参见费理彻的著作（56）。

本章思想的变化可以和早期的（172）的阐述进行比较。

参考文献

1. Aichhorn, A. *Wayward Youth*. New York: Viking Press, 1935.

2. Aidman, Ted. Changes in self perception as related to changes in perception of one's environment. M. A. paper, University Of chicago, 1947.

3. Albrecht, M., and L. Gross. Nondirective teaching. *Sociol. Soc. Res.*, 1948, 32, 874~881.

4. Alexander, F., and T. M. French. *Psychoanalytic Therapy*. New York: Ronald Press, 1946.

5. Allen, F. H. *Psychotherapy with children*. New York: W. W. Norton, 1942.

6. Allport, G. W. The psychology of participation. *Psychol. Rev.*, 1945, 53, 117~132. [Permission to quote given by the *Psychological Review* and the American Psychological Association.]

7. Alpert, B., and P. A. Smith. How participation works. *J. social Issues*, 1949, 5, 3~13.

8. Anderson, H. H., and H. M. Brewer. Studies of teachers' classroom personalities: I. Dominative and socially integrative behavior of kindergarten teachers. *App. Psychol. Monogr.*, 1945, No. 6, 157 pp.

9. Angyal, A. *Foundations for a Science of Personality*. New York: Commonwealth Fund, 1941.

10. Ash, Philip. The reliability of psychiatric diagnoses. *J. Abnorm. & Soc. Psychol.*, 1949, 44, 272~276.

11. Assum, A. L., and S. J. Levy. Analysis of a nondirective case with follow-up interview. *J. Abnorm. & Soc. Psychol.*, 1948, 43, 78~89.

12. Axline, Virginia M. Mental deficiency—symptom or disease? *J. Consult. Psychol.*, 1949, 13, 313~327.

13. Axline, Virginia M. Nondirecive therapy for poor readers. *J. Consult. Psychol.*, 1947, 11, 61~69.

14. Axline, Virginia M. *Play Therapy*. Boston: Houghton Mifflin, 1947.

15. Axline, Virginia M. Play therapy and race conflict in young children. *J. Abnorm. & Soc. Psychol.*, 1948, 43, 300~310.

16. Axline, Virginia M. Play therapy experiences as described by child participants. *J. Consult. Psychol.*, 1950, 14, 53~63.

17. Baldwin, A. L.; Joan Kalhorn; and F. H. Breese. Patterns of parent behavior. *Psychol. Monogr.* No. 268, 1945, 58, No. 3, 1~75.

18. Bartlett, Marion R., and Staff. Data on the personal adjustment counseling program for veterans. Mimeographed report, Personal Adjustment Counseling Division, Advisement and Guidance Service, Office of Vocational Rehabilitation and Education.

19. Baruch, Dorothy W. Therapeutic procedures as part of the educative process. *J. Consult. Psychol.*, 1940, 4, 165~172.

20. Bavelas, A.; L. Festinger; P. Woodward; and A. Zander. The relative effectiveness of a lecture method and a method of group decision for changing food habits. Mimeographed report of the Committee on Food Habits, National Research Council, Washington, D. C.

21. Beier, Ernst G. The effect of induced anxiety on some aspects of intellectual functioning. Ph. D. thesis, Columbia University, 1949.

22. Bell, J. E. *Projective Techniques*. New York: Longmans, Green, 1948.

23. Benne, K. D., and paul Sheats. Functional roles of group members. *J. Social Lssues*, 1948, 4, 41~49.

24. Bills, Robert E. Nondirective play therapy with retarded readers. *J. Consult. Psychol.*, 1950, 14, 140~149.

25. Bills, Robert E. Play therapy with well-adjusted retarded readers. *J. Consult. Psychol*, (in process of publication).

26. Bills, Robert E.; C. J. Leiman, and R. W. Thomas. A study of the validity of the TAT and a set of animal pictures. 1949. (To be published.)

27. Bion, W. R. Experiences in groups: I. *Human Relations*, 1948, 1, 314~320.

28. Bion, W. R. Experiences in groups: II. *Human Relations*, 1948, 1, 487~511.

29. Bixler, Ray H. Limits are therapy. *J. Consult. Psychol.*, 1949, 13, 1~11.

30. Bixler, Ray H. A method of case transfer. *J. Clin. Psychol.*, 1946, 2, 274~278.

31. Bixler, R. H., and Virginia H. Bixler. Clinical counseling in vocational guidance. *J. Clin. Psychol.*, 1945, 1, 186~192.

32. Bixler, R. H., and Virginia H. Bixler. Test interpretation in vocational counseling. *Educ. & psychol. Measmt.*, 1946, 6, 145~155.

33. Blocksma, D. D. An experiment in counselor learning. Ph. D. thesis in pro-

gress, University of Chicago.

34. Blocksma, D. D., and E. H. Porter, Jr. A stort-term training program in client-centered counseling. *J. Consult. Psychol.*, 1947, 11, 55~60.

35. Boring, E. G., and H. Sachs. Was this analysis a success? *J. Abnorm, & Soc. Psychol.*, 1940, 35, 3~16.

36. Brody, B., and A. L. Grey. The non-medical psychotherapist: a critique and a program. *J. Abnorm. & Soc. Psychol.*, 1948, 43, 179~192.

37. Burrow, Trigant. *The Neurosis of Man*. New York: Harcourt, Brace, 1949.

38. Cameron, Norman. *The Psychology of Behavior Disorders*. New York: Houghton Mifflin, 1947.

39. Cantor, N. *The Dynamics of learning*. Buffalo: Foster and Stewart, 1946.

40. Carr, Arthur C. An evaluation of nice nondirective psychotherapy cases by means of the Rorschach. *J. Consult. Psychol.*, 1949, 13, 196~205.

41. Coch, Lester, and J. R. P. French. Jr. Overcoming resistance to change. *Human Relations*, 1948, 1, 512~532.

42. Combs, Arthur W. Basic aspects of non-directive therapy. *Amer. J. Ortho-psychiat.*, 1946, 16, 589~605.

43. A coordinated research in psychotherapy. *J. Consult. Psychol.*, 1949, 13, 149~220. (A complete issue devoted to nice articles growing out of a coordinated series of projects. The nine articles are separately listed in this bibliography.)

44. Covner, B. J. Principles for psychological counseling with client organization. *J. Consult. Psychol.*, 1947, 11, 227~244.

45. Cowen, E. L., and A. W. Combs. Followup study of 32 cases treated by nondirective psychotherapy. *J. Abnorm. & Soc. Psychol.*, 1950, 45, 232~258.

46. Cowen, E. L., and W. M. Cruickshank. Group therapy with Physically handicapped children: II. Evaluation. *J. Educ. Psychol.*, 1948, 39, 281~297.

47. Cruickshank, W. M., and E. L. Cowen. Group therapy with physically handicapped children: I. Report of study. *J. Educ. Psychol.*, 1948, 39, 193~215.

48. Curran, C. A. Nondirective counseling in allergic complaints. *J. Abnorm. & Soc. Psychol.*, 1948, 43, 442~451.

49. Curran, C. A. *Personality Factors in Counseling*. New York: Grune and Stratton 1945.

50. Doll, Edgar A. *Vineland Social Maturity Scale*. Educ. Test Bureau, Educ. Test Publishers, Minneapolis, 1947.

51. Dollard, John, and O. H. Mowrer. A method of measuring tension in written

documents. *J. Abnorm. & Soc. Psychol.* , 1947, 42, 3~32.

52. Duncker, Karl. On problem solving. *Psychol. Monogr.* , No. 270, 1945, 58, No. 5, 1~113.

53. Eiserer. Paul E. The implications of nondirective counseling for classroom teaching . *Growing Points in Educational Research* , 1949 Official Report; Washington, D. C. : American Educational Research Association.

54. Estes, S. G. Goncerning the therapeutic relationship in the dynamics of cure. *J. consult. Psychol.* , 1948, 12. 76~81.

55. Faw, Volney E. A Psychotherapeutic method of teaching psychology. *Amer. Psychologist*, 1949, 4, 104~109.

56. Fenichel, Otto. *The Psychoanalytic Theory of Neuroses.* New York: W. W. Norton, 1945.

57. Fiedler, Fred E. A comparative investigation of early therapeutic relationships created by experts and non-experts of the psychoanalytic, non-directive, and Adlerian schools. Ph. D. thesis, University of Chicago, 1949. (Accepted for publication by *J. Consult. Psychol.*)

58. Fiedler, Fred E. The concept of an ideal therapeutic relationship. *J. Consult. Psychol.* , 1950, 14, 239~245.

59. Finke, Helene. Changes in the expression of emotionalized attitudes in six cases of play therapy. M. A. thesis, University of Chicago, 1947.

60. Fleming, Louise, and W. U. Snyder. Social and Personal changes following non-directive group play therapy. *Amer. J. Orthopsychiat.* , 1947, 17, 101~116.

61. Foulkes, S. H. *Introduction to Group-Analytic Psychotherapy.* London: William Heinemann Medical Books, Ltd. , 1948.

62. French, J. R. P. , Jr. ; A. Kornhauser; and A. Marrow, editors. Conflict and cooperation in industry. *J. Social Issues*, 1946, 2, 1~54.

63. Freud, Anna. *Introduction to the Technic of Child Analysis.* New York: Nervous and Mental Disease Publishing Co. , 1928.

64. Freud, Sigmund. *Autobiography.* London: Hogarth Press, 1946.

65. Freud, Sigmund. *Group Psychology and the Analysis of the Ego.* London: Hogarth Press, 1948. (Published in the United States by Liveright Publishing Corporation.)

66. Freud, Sigmund. Psychoanalysis: Freudian school. *Encyclopaedia Britannica* , 18, 1944.

67. Golden, C. S. , and H. J. Ruttenberg. *The Dynamics of Industrial Democracy.* New York: Harper and Bros. , 1942.

68. Golden, C. S. , and H. J. Ruttenberg. Labor and management responsibility

for production effciency. In T. M. Newcomb and E. L. Hartley, *Readings in Social Psychology.* New York: Henry Holt, 1947, 461~465. (Reprinted from The *Dynamics of Industrial Democracy.* New York: Harper and Bros. , 1942)

69. Goldstein, Kurt. *Human Nature in the Light of Psychopathology.* Cambridge: Harvard University Press, 1940.

70. Gordon, Thomas. What is gained by group participation. *Educ. Leadership*, 1950, 7, 220~226.

71. Gorlow, Leon. Nondirective group psychotherapy: an analysis of the behavior of members as therapists. Ph. D. thesis, Theachers College, Columbia University, 1950.

72. Green, A. W. Social values and psychotherapy. *J. Pers.* , 1946, 14, 199~228.

73. Gross, L. An experimental study of the validity of the non-directive method of teaching. *J. Psychol.* , 1948, 26, 243~248.

74. *Group Psychotherapy.* War Department, TB MED 103, Washington, D. C. , October 10, 1944.

75. Grummon, D. L. , and T. Gordon. The counseling center of the University of Chicago. *Amer. Psychologist*, 1948, 3, 166~171.

76. Haigh, Gerard. Defensive behavior in client-centered therapy. *J. Consult. Psychol.* , 1949, 13, 181~189.

77. Haigh, Gerard, and Bill L. Kell. Multiple therapy as a method for training and research in psychotherapy. *J. Abnorm. & Soc. Psychol.* (accepted for publication).

78. Haimowitz. Natalie Reader. An investigation into some personality changes occurring in individuals undergoing client -centered therapy. Ph. D. thesis, University of Chicago, 1948.

79. Hamlin, R. M. , and G. W. Albee. Muench's tests: a control group. *J. Consult. Psychol.* , 1948, 12, 412~416.

80. Harrower, M. R. , ed. *Training in Clinical Psychology: Transactions of the First Conference.* New York: Macy Foundation, 1947.

81. Hayakawa, S. I. *Language in Thought and Action.* New York: Harcourt, Brace, 1949.

82. Hildreth, Harold. A battery of feeling and attitude scales for clinical use. *J. Clin. Psychol.* , 1946, 2, 214~220.

83. Hiltner, Seward. *Pastoral Counseling.* New York: Abingdon-Cokesbury Press, 1949.

84. Hobbs, Nicholas. Nondirective group therapy. *J. Nat'l. Assn. of Deans of*

Women, 1949, 12, 114~121.

85. Hoch, Erasmus L. The nature of the group process in non-directive group psychotherapy. Ph. D. thesis, Teachers College, Columbia University, 1950.

86. Hoffman, A. EdWard. A study of reported behavior changes in counseling. *J. Consult. Psychol.*, 1949, 13, 190~195.

87. Hogan, Richard. The development of a measure of client defensiveness in a counseling relationship. Ph. D. thesis, University of Chicago, 1948.

88. Hogan, Richard. The development of a measure of client defensiveness in the counseling relationship. Ph. D. thesis abstract, University of Chicago, 1948.

89. Horney, Karen, ed. *Are You Considering Psychoanalysis?* New York: W. W. Norton, 1946.

90. Horney, Karen, *Self Analysis*. New York: W. W. Norton, 1942.

91. Hunt, J. McV. *Personality and the Behavior Disorders*. 2 vols. New York: Ronald Press, 1944.

92. Hutchins, Robert M. Education and democracy. *School and Society*, 1949, 69, 425~428.

93. Ichheiser, Gustav. *Misunderstandings in Human Relations*. Chicago: University of Chicago Press, 1949.

94. Jaques, Elliott. Interpretive group discussion as a method of facilitating social change. *Human Relations*, 1948, 1, 533~549.

95. Jaques, Elliott, ed. Social therapy. *J. Social Issues*, 1947, 3, 67 pp.

96. Jaques, Elliott. Some principles of organization of a social therapeutic institution. *J. Social Issues*, 1947, 3, 4~10.

97. Jellinek, E. M., and D. Shakow. Method of scoring the Kent Rosanoff free association test. Unpublished manuscript.

98. Johnson, Wendell. *People in Ouandaries*. New York: Harper and Bros., 1946.

99. Kauffman, P. E., and V. C. Raimy. Two methods of assessing therapeutic progress. *J. Abnorm. & Soc. Psychol.*, 1949, 44, 379~385.

100. Kelley, Earl C. *Education for What is Real*. New York: Harper and Bros., 1947.

101. Kessler, Carol. Semantics and non-directive counseling, M. A. paper, University of Chicago, 1947.

102. Klapman, J. W. *Group Psychotherapy*. New York: Grune and Stratton, 1946.

103. Klein, Melanie. *The Psycho-analysis of Children*. London: Hogarth Press, 1937.

104. Kluckhohn, Clyde, and H. A. Murray, editors. *Personality in Nature, Society and Culture*. New York: Knoff, 1948.

105. Korzybski, Alfred. *Science and Sanity*. Lancaster, Pa.: Science Press Printing Co., 1933.

106. Krech, David, and R. S. Crutchfield. *Theory and Problems of Social Psychology*. New York: McGraw-Hill, 1948.

107. Landis, C. Psychoanalytic phenomena. *J. Abnorm. & Soc. Psychol.*, 1940, 35, 17~28.

108. Landisberg, Selma, and W. U. Snyder. Non-directive play therapy. *J. Clin. Psychol.*, 1946, 2, 203~213.

109. Lecky, Prescott. *Self-Consistency: aTheory of Personality*. New York: Island Press, 1945.

110. Leeper, Robert W. A motivational theory of emotion to replace "emotion as disorganized response." *Psychol, Rev.*, 1948, 55, 5~21.

111. Leeper, Robert W. Cognitive and symbolic processes. Unpublished manuscript.

112. Lewin, Kurt, *et al*. The relative effectiveness of a lecture method and a method of group decision for changing food habits. Mimeographed report, National Research Council, Washington, D. C., 1942.

113. Lewin, Kurt, and Paul Grabbe. Conduct, Knowledge and acceptance of new values. *J. Social Issues*, 1945, 1, 53~64.

114. Lewis, Virginia W. Changing the behavior of adolescent girls. *Archives of Psychol.*, 1943, No. 279, 1~87.

115. Lilienthal, David E. *TVA—Democracy on the March*. New York Pocket Books, 1945.

116. Lincoln, J. F. *Intelligent Selfishness and Manufacturing*. Cleveland: Lincoln Electric Co., 1942.

117. Lipkin, S. The client evaluates nondirective psychotherapy. *J. Consult. Psychol.*, 1948, 12, 137~146.

118. Lippitt, Ronald. An experimental study of the effect of democratic and authoritarian group atmospheres. *Univ. Iowa Stud. Child Welfare*, 1940, 16, 43~195.

119. Lippitt, Ronald, and R. K. White. The "social climate" of children's groups. Chapter XXVIII in R. Barker, J. Kounin, and H. Wright. *Child Development and Behavior*. New York: McGraw-Hill, 1943.

120. Luchins, A. S. On training clinical psychologists in psychotherapy. *J. Clin. Psychol.*, 1949, 5, 132~137.

121. McCleary, R. A., and R. S. Lazarus. Autonomic discrimination without

awareness. *J. Pers.*, 1949, 18, 171~179.

122. McGinnies, Elliott. Emotionality and perceptual defense. *Psychol. Rev.*, 1949, 56, 244~451.

123. McGregor, Douglas. Conditions of effective leadership in the industrial organization. In T. M. Newcomb and E. L. Hartley. *Readings in Social Psychology*. New York: Henry Holt, 1947, 427~435. (Reprinted from *J. Consult. Psychol.*, 1944, 8, 55~63.)

124. McGregor, D. ; I. Knickerbocker; M. Haire; and A. Bevelas. , editors. The Consultant role and organizational leadership: Improving human relations in industry. *J. Social Issues*, 1948, 4, 1~53.

125. Main, Tom, and Marie Nyswander. Some observations on the third national training laboratory in group development. Unpublished manuscript. 1949.

126. Marrow, A. J. , and J. R. P. French, Jr. Changing a stereotype in industry. *J. Social Issues*, 1945, 1, 33~37.

127. Maslow, A. H. Dymanics of personality organization. *Psychol. Rev.*, 1943, 50, 514~539, 541~558.

128. Maslow, A. H. A theory of human motivation. *Psychol. Rev.*, 1943, 50, 370~396.

129. Masserman, J. H. *Principles of Dynamic Psychiatry*. New York: saunders, 1946.

130. Mayo, Elton. *The Social Problems of an Industrial Civilization*. Boston: Division of Research, Harvard University Graduate School of Business Administration, 1945.

131. Meister, R. K. , and H. E. Miller. The dynamics of non-directive psychotherapy. *J. Clin. Psychol.*, 1946, 2, 59~67.

132. Miller, H. E. "Acceptance" and related attitudes as demonstrated in psychotherapeutic interviews. *J. Clin. Psychol.*, 1949, 5, 83~87.

133. Miller, Hyman, and D. W. Baruch. Psychological dynamics in allergic patients as shown in group and individual psychotherapy *J. Consult. Psychol.*, 1948, 12, 111~115.

134. Mitchell, J. H. , and C. A. Curran. A method of approach to psychosomatic problems in allergy. *West Virginia Med*, *J.*, 1946. 42, 1~24.

135. Moreno, J. L. *Group Therapy*. New York: Beacon House, 1945.

136. Mowrir, O. H. Learning theory and the neurotic Paradox. *Amer. J. Orthopsychiat.*, 1948, 18, 571~610.

137. Mowrer, O. H. , and Clyde Kluckhohn. A dynamic theory of personality. Chapter III in J. McV. Hunt, *Personality and the Behavior Disorders*, vol. 1. New

York: Ronald Press, 1944.

138. Mowrer. O. H. , and A. D. Ullman. Time as a determinant in integrative learning. *Psychol. Rev.* , 1945, 52, 61~90.

139. Mosak. Harold. Evaluation in psychotherapy: a study of some current measures. Ph. D. thesis, University of Chicago, 1950.

140. Muench, George A. An evaluation of non-directive psychotherapy by means of the Rorschach and other tests. *App. Psychol. Monogr.* , 1947, No. 13, 1~163.

141. Murphy, Gardner. *Personality: a Biosocial Approach to Origins and Structure.* New York: Harper and Bros . , 1947.

142. Newcomb, T. M. Autistic hostility and social reality. *Human Relations*, 1947, 1, 69~86.

143. Patterson, C. H. Is psychotherapy dependent upon diagnosis? *Amer. Psychologist*, 1948, 3, 155~159.

144. Pearse, I. H. , and Lucy H. Crocker. *The peckham Experiment: a Study in the Living Structure of Society.* London: George Allen and Unwin, Ltd. , 1943.

145. Pearse, I. H. , and G. Scott Williamson. *Biologists in Search of Material.* London: Faber and Faber Limited, 1938.

146. Peres, H. An investigation of nondirective group therapy. *J. Consult. Psychol.* , 1947, 11, 159~172.

147. Perry, William G. , Jr. Of counselors and college. *Harvard Educ. Rev.* , 1948. 8~34.

148. Porter, E. H. , Jr. *An Introduction to Therapeutic Counseling.* Boston: Houghton Mifflin, 1950.

149. Porter, E. H. , Jr. The development and evaluation of a measure of counseling interview procedures. I. The development. *Educ. & Psychol. Measml.* , 1943, 3, 105~126.

150. Porter. E. H. , Jr. The development and evaluation of a measure of counseling interview procedures. II. The evaluation. *Educ. & Psychol. Measmt.* , 1943, 3, 215~238.

151. Postman, L. ; J. S. Bruner; and E. McGinnies. Personal values as selective factors in perception. *J. Abnorm. & Soc. Psychol.* , 1948, 4, 142~154.

152. Radke, Marian, and Dayna Klisurich. Experiments in changing food habits. *J. Amer. Dietetic Assn.* , 1947, 23, 403~409.

153. Raimy, Victor C. The self-concept as factor in counseling and personality organization. Ph. D. thesis, Ohio State University, 1943.

154. Raimy, Victor C. Self reference in counseling interviews. *J. Consult. Psychol.* , 1948, 12, 153~163.

155. Rank, Otto. *Will Therapy; and Truth and Reality*. New York: Knopf, 1945.

156. Raskin, Nathaniel J. An analysis of six parallel srudies of therapeutic process. *J. Consult. Psychol.*, 1949, 13, 206~220.

157. Raskin, Nathaniel J. An objective study of the locus of evaluation factor in psychotherapy. Ph. D. thesis, University of Chicago, 1949.

158. Raskin, Nathaniel J. The development of nondirective therapy. *J. Consult. Psychol*, 1948, 12, 92-110.

159. Raskin, Nathaniel J. The nondirective attitude. Unpublished manuscript, 1947.

160. Recommended graduate training program in clinical psychology. Report of the Committee on Training in Clinical Psychology of the American Psychological Association, *Amer. Psychologist*, 1947, 2, 539~558.

161. Reik, Theodor. *Listening with the Third Ear*. New York: Farrar, Straus, 1948.

162. Ribble, Margaret A. Infantile experience in relation to personality development. Chapter XX in J. McV. Hunt, *Personality and the Behavior Disorders*, vol. 2. New York: Ronald Press, 1944.

163. Roethlisberger, F. J., and W. J. Dickson. *Management and the Worker*. Cambridge: Harvard University Press, 1939.

164. Rogers, Carl R. *Clinical Treatment of the Problem Child*. New York: Houghton Mifflin, 1939.

165. Rogers, Carl R. The clinical psychologist's approach to personality problems. *The Family*, 1937, 18, 233~243.

166. Rogers, Carl R. *Counseling and Psychotherapy*. Boston: Houghton Mifflin, 1942.

167. Rogers, Carl R. Current trends in psychotherapy. Chapter V in Wayne Dennis, ed., *Current Trends in Psychology*. Pittsburgh: University of Pittsburgh Press, 1947, 109~137.

168. Rogers, Carl R. Divergent trends in methods of improving adjustment. *Harvard Educ, Rev.*, 1948, 209~219.

169. Rogers, Carl R. The process of therapy. *J. Consult. Psychol.*, 1940, 4, 161~164.

170. Rogers, Carl R. Significant aspects of client-centered therapy. *Amer. Psychologist*, 1946, 1, 415~422. [Permission to quote given by the *American Psychologist* and the American Psychological Association.]

171. Rogers, Carl R. Some implications of client-centered counseling for college

personnel work. *Educ. & Psychol, Measmt.*, 1948, 8, 540~549.

172. Rogers, Carl R. Some implications on the organization of personality. *Amer. Psychologist*, 1947, 2, 358~368.

173. Rogers, Carl R. The use of electrically recorded interviews in improving psychotherapeutic techniques. *Amer. J. Orthopsychiat.*, 1942, 12, 429~434.

174. Rogers, Natalie. Changes in self concept in the case of Mrs. Ett. *Personal Counselor*, 1947, 2, 278~291.

175. Rogers, Natalie. Measuring psychological tensions in non-directive counseling. *Personal Counselor*, 1948, 3, 237~264.

176. Rosenzweig, Saul. *Psychodiagnosis.* New York: Grune and Stratton, 1949.

177. Schilder, P. *Psychotherapy.* New York: W. W. Norton, 1938.

178. Schwebel, M., and M. J. Asch. Research possibilities in nondirective teaching. *J. Educ. Psychol.*, 1948, 39, 359~369.

179. Seeman, Julius. A study of client self-selection of tests in vocational counseling. *Educ. & Psychol. Measmt.*, 1948, 8, 327~346.

180. Seeman, Julius. A study of the process of nondirective therapy. *J. Consult. Psychol.*, 1949, 13, 157~168.

181. Shaffer, L. F. The problem of psychotherapy. *Amer. Psychologist*, 1947, 2, 459~467.

182. Shakow, D. One psychologist as analysand. *J. Abnorm. & Soc. Psychol.*, 1940, 35, 198~211.

183. Shaw, Chifford R. Memorandum submitted to the Board of Directors of the Chicago Area Project. January 10, 1944, mimeographed report.

184. Shaw, F. J. The role of reward in Psychotherapy. *Amer. Psychologist*, 1949, 4, 177~179.

185. Shaw. F. J. A stimulus-response analysis of repression and insight in psychotherapy. *Psychol. Rev.*, 1946, 53, 36~42.

186. Shedlin, Arthur J. A psychological approach to group leadership in education, Unpublished manuscript.

187. Shedlin, Arthur J. *The Effectiveness of Group Climate: an Experiment in Human Relations.* National Conference of Christians and Jews, Inc., 1948.

188. Sheerer, Elizabeth T. An analysis of the relationship between acceptance of and respect for self and acceptance of and respect for others in seven counseling cases. Ph. D. thesis. University of Chicago, 1949.

189. Sheerer, Elizabeth T. An analysis of the relationship between acceptance of and respect for self and acceptance of and respect for others in ten counseling cases. *J. Consult. Psychol.*, 1949, 13, 169~175.

190. Shoben, E. J., Jr. A learning-theory interpretation of psychotherapy. *Harvard Educ. Rev.*, 1948, 129~145.

191. Shoben, E. J., Jr. Psychotherapy as a problem in learning theory. *Psychol. Bull.*, 1949, 46, 366~392.

192. Slavson, S. R. *Analytic Group Psychotherapy with Children, Adolescents and Adults.* New York: Columbia University Press, 1950.

193. Smith, H. C., and D. S. Dundar. The personality and achievement of the classroom participant. Unpublished research study.

194. Snyder, W. U. Client-centered therapy. In L. A. Pennington, and I. A. Berg, editors, *An Introduction to Clinical Psychology.* New York: Ronald Press, 1948, 465~497.

195. Snyder, W. U. A comparison of one unsuccessful with four successful nondirectively counseled cases. *J. Consult. Psychol.*, 1947, 11, 38~42.

196. Snyder, W. U. An investigation of the nature of non-directive psychotherapy. Ph. D. thesis, Ohio State University, 1943.

197. Snyder, W. U. An investigation of the nature of non-directive psychotherapy. *J. Gen. Psychol.*, 1945, 33, 193~223.

198. Snyder. W. U. The present status of psychotherapeutic counseling. *Psychol. Bull.*, 1947, 44, 297~386.

199. Snyder, W. U., *et al. Casebook of Non-directive Counseling.* Boston: Houghton Mifflin, 19467.

200. Snygg, Donald, and Arthur W. Combs. *Individual Behavior: a New Frame of Reference for Psychology.* New York: Harper and Bros., 1949.

201. Stephenson. W. Introduction to inverted factor analysis, with some applications to studies in orexis *J. Educ. Psychol.*, 1936, 27, 353~367.

202. Stephenson, W. Methodological consideration of Jung's typology. *J. Ment. Sci.*, 1939, 85, 185~205.

203. Stock. Dorothy. An investigation into the interrelations between the self-concept and feelings directed toward other persons and groups. *J. Consult. Psychol.*, 1949, 13, 176~180.

204. Stron, Kenneth. A re-study of William U. Snyder's "An investigation of the nature of non-directive psychotherapy." M. A. thesis, University of Chicago. 1948.

205. Sullivan, H. S. *Conceptions of Modern Psychiatry.* Washington, D. C.: W. A. White Foundation, 1945.

206. Survey Research Center Study No. 6. Selected findings from a study of clerical workers in the Prudential insurance company of America. Human Relations, University of Michigan, 1948.

207. Sutherland, J. D. , and I. E. Menzies. Two industrial Projects. *J. Social Issues*, 1947, 3, 51~58.

208. Symonds, P. A. Education and psychotherapy. *J. Educ. Psychol.* , 1949, 40, 1~32.

209. Taft, Jessie. *The Dynamics of Therapy in a Controlled Relationship*. New York: Macmillan, 1933.

210. Tavistock Institute of Human Relations. Two research projects on human relations in Industry. Document No. 173. January 1949.

211. Telschow, Earl. The role of the group leader in nondirective group psychotherapy. Ed. D. project, Teachers College, Columbia University, 1950.

212. Thelen, H. A. , and John Withall. Three frames of reference: the description of climate. *Human Relations*, 1949, 2, 159~176.

213. Thetford, William N. The measurement of Physiological responses to frustration before and after nondirective psychotherapy, Ph. D. thesis, University of Chicago, 1949.

214. Thetford, William N. The measurement of physiological responses to frustration before and after nondirective psychotherapy. *Amer. Psychologist*, 1948, 3, 278. Abstract of thesis.

215. Thorne, F. C. The clinical method in science. *Amer. Psychologist*, 1947, 2, 159~166.

216. Thorne, F. C. Directive psychotherapy: IV. The therapeutic implications of the case history. *J. Clin, Psychol.* , 1945, 1, 318~330.

217. Thorne, F. ; J. Carter; *et al*. Symposium: vritical evaluation of nondirective counseling and psychotherapy. *J. Clin, Psychol.* , 1948, 4, 225~263.

218. *To Secure These Rights*. Report of the President's Committee on Civil Rigths. New York: Simon and Schuster, 1947.

219. Travis, L. , and D. Baruch. *Personal Problems of Everyday Living*. New York: Appleton-Century, 1941.

220. Whitaker, Carl. Teaching the practicing physician to do psychotherapy. *Southern Med. J.* , 1949, 42, 809~903.

221. Whitaker, C. A. ; J. Warkentin; and N. Johnosn. A philosophical basis for brief psychotherapy. *Psychiatric Quarterly*, 1949, 23, 439~443.

222. White, Robert W. *The Abnormal Personality*. New York: Ronald Press, 1948.

223. Williams, Herbert D. Experiment in self-directed education. *School and society*, 1930, 31, 715~718.

224. Withall, John. The development of a technique for the measurement of social-

emotional climate in classrooms. Ph. D. thesis, University of Chicago, 1948.

225. Withall, John, The development of a technique for the measurement of social-emotional climate in classrooms. *J. Exp. Educ.* , 1949, 347~361.

226. Witmer, H. L. , ed. *Teaching Psychotherapeutic Medicine.* New York: Commonwealth Fund, 1947.

227. Wood, Austin. Another psychologist analyzed. *J. Abnorm. & Soc. Psychol.* , 1941, 36, 87~90.

228. Zimmerman, Jervis. Modification of the discomfort relief quotient as a measure of progress in counseling. M. A. thesis, University of Chicago, 1950.

主题词中英文对照

acceptance   接纳
    of others   对别人的
    in personality formation   人格构成中的
    in play therapy   游戏治疗中的
    of self   自我的
    in teaching   教学
    as a technique   作为一种技术
    and transference attitudes   与移情态度
adjustment counseling   调适性咨询
admission to training   进入培训
Aichhorn, August   埃克何，奥古斯特
Albee, G. W.   G. W. 阿尔比
Alexander, Franz   亚历山大，弗兰茨
Allen, F. H.   F. H. 艾伦
allergies, therapeutic work with   对其的治疗工作的反感
Allport, G. W.   G. W. 阿尔波特
Alpert, Bert.   阿尔帕特，伯特
alter ego   替代性自我
American Psychological Association   美国心理协会
    Committee on Graduate Training   毕业后培训委员会
Ames, Adelbert   埃姆斯，阿德伯特
"anarchic participation"   无组织的参与
Anderson, H. H.   H. H. 安德森
Angyal, Andras   安雅尔，安德拉斯
Ash, Philips   埃斯，菲利普
Asch, M. J.   M. J. 阿斯
assimilation of denied expirence   被否认体验的吸收
attention as a technique   作为技术的关注

attitudes	态度
as basic to training	作为培训的基础
clarification of	对其的分类
implementation of	实践的
research on expression of	表达的研究
toward group leader	对集体引导者
toward self	对自我
toward students	对学生的
toward therapist	对治疗师
autistic hostility	内向性的敌意
Axline V. M.	V. M. 阿科什莱恩
Baldwin, A. L.	A. L. 白德温
Baruch, D. W	D. W. 巴如茨
Bavelas, Alex	巴维拉斯，亚历克斯
behavior Research Photopolygraph	行为研究多波成像
Beier, E. G.	E. G. 拜尔
Bell Adjustment Inventory	贝尔适应调查问卷
Bell, J. E.	J. E. 贝尔
Benne, K. D.	K. D. 伯尼
Bernreuter Adjustment Inventory	本洛伊特适应调查问卷
Bills, R. E.	R. E. 比尔斯
biological knowledge for therapists	治疗师的生物知识
Bion, W. R.	W. R. 比昂
Bixler, R. H.	R. H. 比克斯勒
Bixler, V. H	V. H. 比克斯勒
Blocksma, D. D.	D. D. 布洛克斯玛
Boring, E. G.	E. G. 伯林
Bown, O. H.	O. H. 鲍尔
Breese, F. H.	F. H. 布瑞瑟
Brewer, H. M.	H. M. 布柔尔
Brody, B. S.	B. S. 布洛迪
broken appoinments, frequency of	违约的频率
Bruner, J. S.	J. S. 布鲁勒

Butler，J. M.   J. M. 布特勒

Cameron，Norman   卡梅伦，诺曼
Cantor，Nathaniel   康托尔，纳撒尼尔
capacityoftheclient   当事人的能力
Carlson's Raiders   卡尔森的袭击者
Carr，A. C.   A. C. 卡尔
Carter，J. W.   J. W. 卡特
case supervision for students   给学生的案例督导
Casebook of Non-directive Counseling   非指导咨询案例集（施耐
    (Snyder)   德）
casual interviewing   临时的访谈
catalyst-leader   起促进作用的领导者
child-rearing practice   儿童培养实践
civil rights   公民权
clarification of attitudes   态度的澄清
client-centered counseling   当事人中心咨询
client-centered psychotherapy   当事人中心疗法
    background for   的背景
    basic principles of   的基本原则
    culture influence of   的文化影响
    implication of   的实践
    and problem-solving   和问题解决
    range of application of   的运用范围
    trainning for   的培训
client-centered teaching   当事人中心的教育
    in cases of reading retardation   在阅读障碍的案例中
    student-centered teaching   以学生为中心的教育
client-centeredness   当事人中心
    assimilation of，as predictor of success   的吸收，作为职业
    on the job   成功的预测
client-expectations   当事人的期望
    transference development   移情发展
client planning   当事人计划

client's frame of reference	当事人的内心
in group therapy	在集体治疗中
in play therapy	在游戏治疗中
internal frame of reference	内心
client's perception	当事人的知觉
client's perception of counselor	当事人对咨询员的知觉
as described by client	当事人所描述的
client perceptual field	当事人的知觉域
are described by client	被当事人所描述的
in group therapy	在集体治疗中
in play therapy	在游戏治疗中
and problem -solving	及问题解决
clients	当事人
clinical psychology	临床心理学
Coch, Lester	科赫，莱斯特
Combs，A. W.	A. W. 科姆伯斯
Committee on Human Development of the University of Chicago	芝加哥大学的人类发展委员会
communication	沟通
of attitudes	态度的
barriers to as perceived barriers	对以前觉察到的障碍的障碍
" expressional " aspect of	的"表达"部分
in teaching	教学中的
universal barriers to	的普遍障碍
conference on training in clinical psychology	临床心理学关于培训的讨论会
contracts	合约
control	控制
Cooke，M. L.	M. L. 库克
Cooley，C. H.	C. H. 库利
counseling	咨询
measurement of skill in	的技术测量
counseling and psychotherapy: newer	咨询与心理治疗：实践中

concepts in practice（Rogers）　　　更新的观念（罗杰斯）
Counseling Center of the University of　　芝加哥大学咨询中心
　　Chicago
counseling hour　　　　　　　　　咨询时间
　　in play therapy　　　　　　　　　游戏治疗中
　　stability of　　　　　　　　　　的稳定性
　　support of　　　　　　　　　　的支持
counseling process　　　　　　　　咨询过程
counselor attitudes toward client　　咨询员对当事人的态度
Conver，B. J.　　　　　　　　　B. J. 康佛
Cowen，E. L.　　　　　　　　　E. L. 科文
criteria of evaluation　　　　　　评断的标准
Cruickshank，W. M.　　　　　　W. M. 克瑞克桑科
cultural anthropology and training in　　文化人类学和治疗中的培
　　therapy　　　　　　　　　　训
"cure" of a psychological condition　　心理条件的治愈
Curran，C. A.　　　　　　　　　C. A. 库兰
current feelings　　　　　　　　当前的感受

Darrow，C. W.　　　　　　　　C. W. 达柔
decision-making in groups　　　　集体中做决定
defensiveness　　　　　　　　　防御
　　in education　　　　　　　　　在教育中
　　occurrence of　　　　　　　　的发生
　　scale of　　　　　　　　　　的量表
　　during therapy　　　　　　　在治疗中
democratic cooperation　　　　　合作
denied attitudes　　　　　　　　被否认的态度
　　effect of discovery of　　　　　的发现的效果
denying to consciousness　　　　意识的否认
dependency in groups　　　　　集体中的依赖
　　illustration of　　　　　　　　的说明
dependency in therapy　　　　　治疗中的依赖
　　and being evaluated　　　　　和被评价

and expectation of dependency　　　　和依赖的期望

and experience of dependency　　　　和依赖的体验

and projection of thereat　　　　和威胁的投射

in teaching　　　　在教学中

Dewey，John　　　　杜威，约翰

diagnosis in psychotherapy　　　　心理治疗中的诊断

  detrimental effects of　　　　的有害后果

  as an experience by the client　　　　作为被当事人体验到的

  in group therapy　　　　在集体治疗中

  intent to use in response, measurement of　　　　有意做为回应使用，的测量

  and interpretation　　　　和解释

  philosophical implication of　　　　的哲学运用

  and psychosomatic problems　　　　及心身问题

  rationale of, in client-centered psychotherapy　　　　的基础，在当事人中心疗法中

  rationale of, in organic illness　　　　的基础，在器质性疾病中

  social implication of　　　　的社会运用

  training in, and training for therapy　　　　在培训中，及治疗的培训

  transitory objections to　　　　对其的暂时的反对

  trends rgarding　　　　有关的倾向

  use of, conclusions regarding　　　　的使用，有关结论

Dickson，W. J.　　　　W. J. 迪克森

differentiation　　　　分化

defectiveness　　　　缺乏

  measurement of　　　　的测量

directive therapy　　　　指导性治疗

discomfort-relief quotient　　　　不适释放指数

discord in groups, measure of　　　　集体中的意见不合，的测量

disowning　　　　否认

distributed leadership　　　　分散的领导权

Dollard，John 唐纳德，约翰
Dunbar，D. S. D. S. 邓巴
Duncker，Karl 敦克，卡尔
dynamics of groups 集体动力
dynamics of interpersonal relationship 人际关系的动力
dynamics of personality 人格的动力

eclecticism 折中主义
education 教育
  basic for 的基础
  democratic goals of 的民主目的
  growth versus maintenance of status quo as goals 作为目标的增长对抗维持现状
  and philosophical orientation 和哲学取向
education for What Is Real（Kelly） 对"什么是真的"（凯利）的教育

education method 教育方法
education outcomes 教育结果
  of "free -discussion" course 的自由讨论课程
  of non-directive versus conventional course 的与传统相对的非指导课程

  in psychological adjustment 在心理调整中
ego-involvement 自我卷入
Eiserer，P. E. P. E. 埃舍勒
electrically recorded interviews 电子录音的访谈
  in play therapy 在游戏治疗中
  use in training 在培训中的使用
  use in measurements of therapeutic skill 在治疗技术的测量中的使用

emotion，its place in personality 情绪，它在人格中的地位
emotional identification 情绪认同
emotionalized attitudes and transference 情绪化态度和移情
empathy 同理
  as describe for training in therapy 在治疗中作为培训的描述

measure of   的测量
　as a technique   作为一种技术
encouragement   鼓励
ending therapy   结束治疗
　in group therapy   在集体治疗中
　in play therapy   在游戏治疗中
Estes，S. G.   S. G. 埃斯特斯
evaluation   评价
　detrimental effects of in diagnosis 在诊断中的有害作用
　in learning   在学习中
　and transference attitudes   和移情态度
evaluational interaction   评价的互动
examinations   检查
experimental frustration   试验失败
exploration of attitudes   态度的探索
　outcome of   的结果
　in teaching   在教学中
extensional quality of reaction   反应的外延品质
external frame of reference   外在参照系
　and therapist maladjustment   和治疗师的不适应
external reality   外在现实

failure cases   失败案例
Faw，V. E.   V. E. 霍
Fenichel，Otto   费理彻，奥托
Fiedler，F. E.   F. E. 菲德勒
figure-ground relationship   样式为基础的关系
Finke，H. M.   H. M. 芬克
Fleming，Louise   弗莱明，路易斯
Foulkes，S. H.   S. H. 福克斯
Fred，experts from case of   佛瑞德的案例片段摘录
" free -floating attention"   自由飘浮注意
French，Jr.   小弗伦奇

French，T. M.   T. M. 弗伦奇

Freud，Anna   弗洛伊德，安娜

Freud，Sigmund   弗洛伊德，西格蒙德

  on groups   论集体

Fromm，Eric   弗洛姆，埃里克

frustration tolerance   挫折忍耐力

gaps in current knowledge   当前知识的代沟

gates Primary Reading Tests .   盖特斯初级阅读测试

generalization   普遍化

gestalt psychology   格式塔心理学

goals of education   教育的目标

  in current training program   在当前的培训项目中

Golden，C. S.   戈尔登

Goldstein，Kurt   戈尔德斯泰

Gordon，Thomas   乔丹，托马斯

Gorlow，Leon   乔娄，里昂

Grabbe，Paul   戈拉贝，保罗

"gradient of autonomy"   自主性的斜度

grading students   毕业生

Great Books course   伟大的书教程

Green，A. W.   A. W. 格林

Grey，A. L.   A. L. 格雷

Gross，Llewellyn   格罗斯，莱外灵

group-centered administration   集体中心的管理

group-centered leadership   集体中的领导

  centrality of total participation in   完全参与其中的中心性

  development of rationale for   基础的发展

  In large organizations   在大型组织中

  origins of   的起源

  outcomes of   的后果

  theoretical bases for   的理论基础

group-centeredness, index of   集体中心的索引

group-centered therapy   集体中心治疗

basic principles in 　　　　　　　　　基本原则

ease of speech in 　　　　　　　　　　言语的减弱

economy of 　　　　　　　　　　　　　的经济学

effectiveness of 　　　　　　　　　　　的有效性

frequency of meetings in 　　　　　　　的会面频率

illustration of 　　　　　　　　　　　　的说明

and individual therapy 　　　　　　　　和个别治疗

and interpersonal relations as therapeutic 作为治疗设施的人际关
　agent 　　　　　　　　　　　　　　系

interplay of roles in 　　　　　　　　　的角色的相互影响

length of meetings in 　　　　　　　　　的会谈长度

optimal number of clients in 　　　　　　的当事人最佳（参与）
　　　　　　　　　　　　　　　　　　数目

and prior individual therapy 　　　　　　和之前的个别治疗

and psychotic tendencies 　　　　　　　和精神病倾向

range of application of 　　　　　　　　　的运用范围

selection of group members 　　　　　　组员的选择

starting 　　　　　　　　　　　　　　　开始

themes in 　　　　　　　　　　　　　　主题

therapeutic atmosphere in 　　　　　　　治疗氛围

therapeutic process in 　　　　　　　　　治疗进程

and therapist's role 　　　　　　　　　　和治疗师角色

group climate, as leadership pattern 　　　集体气氛，作为领导模式
　　　　　　　　　　　　　　　　　　的

group disequilibrium and adjustive behavior 集体的不平衡和调整行为

group dynamics movement 　　　　　　　集体动力运动

group facilitation 　　　　　　　　　　　集体促进

and distribution of leadership 　　　　　　和领导权的分配

and reflection of intent 　　　　　　　　和意图的反映

group leadership 　　　　　　　　　　　集体领导

group member participation 　　　　　　　集体成员的参与

and acceptance of group standards 　　　　和集体标准的接受

changes in as outcome of leadership 　　　作为领导结果的改变

dependence of on inner forces 　　　　　　对内在力量的依赖

and dependency 　　　　　　　　　　和依赖性
deterrence of by group leader 　　集体领导者造成的妨碍
and morale 　　　　　　　　　　　和士气
and reactive behavior 　　　　　　和反应行为
value of 　　　　　　　　　　　　的价值
group process 　　　　　　　　　　集体进程
and access to leadership 　　　　　和领导的接近
and freedom of communication 　　和沟通的自由
inhibition of by leaders 　　　　　领导者的抑制
and opportunity for participation 　和参与的机会
releasing of 　　　　　　　　　　的释放
group structure 　　　　　　　　　集体结构
dependency in 　　　　　　　　　依赖
as dynamic system of forces 　　　作为力量的动力系统
as obedient herd 　　　　　　　　作为顺从群体
as relationship between members 　作为成员间的关系
growth 　　　　　　　　　　　　　成长
Grummon, D. L. 　　　　　　　　　D. L. 格鲁门
Guess Who Test 　　　　　　　　　猜猜谁做测验

Haigh, G. V. 　　　　　　　　　　G. V. 海
Haimowitz, N. R. 　　　　　　　　N. R. 海默维茨
Haire, Mason 　　　　　　　　　　海尔，马森
hallucination 　　　　　　　　　　幻觉
Hamlin, R. M. 　　　　　　　　　哈姆林
Harrower-Erickson, M. R. 　　　　哈罗尔-埃里克森
Harvard University 　　　　　　　哈佛大学
Henderson, Lawrence 　　　　　　亨德森，劳伦斯
Henry, excerpts from the case of 　亨利的案例摘录
Herbert Bryan, the case of 　　　　赫伯特·布莱恩的案例
Hertz, M. R. 　　　　　　　　　　M. R. 赫尔茨
Hildreth Feeling-Attitude Scale 　希德莱斯情感-态度量表
Hiltner, Seward 　　　　　　　　希尔特勒，西瓦德
Hoch, E. L. 　　　　　　　　　　E. L. 霍赫

Hoffman, A. E.   A. E. 霍夫曼

Hogan, R. A.   R. A. 霍根

Horney, Karen   霍尼, 卡伦

Hull, C. L.   C. L. 胡儿

Hutchins, R. M.   R. M. 胡特钦

hypotheses in psychotherapy   心理治疗的假设

     and community effort   和社区效应

     and play therapy   和游戏治疗

     and teaching   和教学

hypotheses and personality operation   假设和人格构成

hypothesis, implementation of   假设的实践

     in client-centered teaching   在当事人中心教学中

Ichheiser, Gustav   以西海塞, 古斯塔夫

improved adjustment, evidence for   提高了的调整的证据

information-giving   信息给予

     measurement of   的测量

     in teaching   在教学中

insight   领悟力

     appearance of   的表现

     as outcome of group-centered leadership   作为集体中心领导的
                                        结果

     in play therapy   在游戏治疗中

     and student-centered teaching   和学生为中心的教学

     in a training program   在培训项目中

integration   整合

intensional quality of reaction   反应的紧张质量

internal frame of reference   内心 (参照系)

     difficulty in understanding   理解的困难

     and personality theory   和人格理论

internalization of experience   经验的内化

     as educational good   作为教育益处

internship in counseling   咨询的实习

interpreting   解释

criterion of correctness of   的正确性标准

in group work   在集体工作中

measurement of use of   的运用的测量

interviews   访谈

frequency of   的频率

number of, related to outcome   的数目和结果相关

number of, and therapeutic skill   的数目和治疗技术

responsibility for reopening of   的重新开始的责任

introjection   内投射

in personality formation   在人格构架中

i. Q. , increase in   智商的提高

Ivimey, M.   M. 义维美

Jaques, Elliott   贾克斯，埃里略特

Jellinek, E. M.   E. M. 杰尼勒克

job adjustment and duration of counseling   工作适应和咨询疗程

journal of Abnormal and Social Psychology   变态和社会心理学杂志

journal of Consulting Psychology   咨询心理学杂志

journal of the National Association of Deans of Women   国家女性联盟杂志

Journal of Social Issues   社会事件杂志

Kalhorn, Joan   卡尔霍，琼恩

Kell, B. L.   B. L. 克尔

Kelley, Earl   凯利，伊尔

Kent-Rosanoff Word Association Test   肯特-洛桑诺夫字词联想测试

Kessler, Carol   凯瑟勒，卡洛

Kilpatrick, Elizabeth   基尔帕特里克，伊丽莎白

Kilpatrick, W. H.   W. H. 基尔帕特里克

Klapmen, J. W.   J. W. 克拉普曼

Klein, Melanie   克莱因，梅拉妮

Klopfer, Bruno   克洛普费，布鲁诺

Kluckhohn, Clyde   克鲁克霍恩，克莱德

Knickerbocker，IRVING	克里克波克，伊尔宁
Kornhauser，A. W.	A. W. 库恩豪斯
Landis，C.	C. 兰蒂斯
Landisberg，S. L.	S. L. 兰蒂斯伯格
Lazarus，R. S.	R. S. 拉扎鲁斯
leader，role of	领导，的角色
characteristics of	的个性
function of	的功能
leadership function	领导功能
diffusion of	的分配
effectiveness of	的效果
goals of	的目标
inaccurate evaluation of	的不准确评价
planning for group	对集体的计划
as property of group	作为集体的特性
and responmsibility	和责任
and superior ability	和高级功能
transference of	的移情
learning	学习
evaluation of	的评价
facilitation of	的促进
illustration of process in class	在班级中进程的说明
movement in	的运动
resistance to	阻抗
and self-enhancement	和自我增强
and self-organization	和自我组织
Lecky，Prescott	莱基，普雷斯科特
Leeper，R. W	R. W. 里帕
Lewin，Kurt	勒温，科特
Lewis，V. W.	V. W. 路易斯
Lilienthal，David	李林托，大卫
limits of applicability	适用性的限制
and age ranges	和年龄范围

and degree of disturbance — 和障碍的程度

and defectives and delinquents — 和缺陷及失职

earlier crireria of — 更早的标准

and intra-punitive males — 和内在的惩罚的男性

and personality types — 和人格类型

in play therapy — 在游戏治疗中

and psychosomatic ailments — 和心身疾病

and social class — 和社会等级

limits in psychotherapy — 心理治疗的限制

acceptance of — 的接受

in play therapy — 在游戏治疗中

setting of — 的设置

in teaching — 在教学中

"linking" as a technique in group leadership — "联结"作为集体领导的一种技术

Lipkin, Stanley — 莱普金，斯丹尼

Lippitt, Ronald — 李普皮特，罗纳德

listening with the Third Ear (Reik) — 用第三只耳听（瑞克）

locus of evaluation — 评价轨迹

analysis of in evaluation of therapeutic skill — 治疗技术的评价的分析

and diagnosis — 和诊断

in group-centered leadership — 在集体中心领导中

and psychosomatic problems — 和心身问题

research study of — 的研究学习

in student-centered teaching — 在以学生为中心的教学中

locus of Responsibility — 责任轨迹

love as therapeutic agent — 作为治疗成分的爱

Luchins, A. S. — A. S. 卢钦斯

McCleary, R. A. — R. A. 麦克克里瑞

McGinnies, E. M. — E. M. 麦克基尼斯

McGregor, Douglas — 麦克格瑞格，道格拉斯

Macy Foundation — 迈锡基金

management, control patterns of — 管理，的控制模式

Marrow，A. J.	A. J. 马娄
Martha，excerpts from the case of	玛莎的案例摘录
Maslow，A. H.	A. H. 马斯洛
Masserman，Jules	马瑟曼
maturity of behavior	行为的成熟
Mayo，Elton	梅奥，埃尔顿
Mead，G. H.	G. H. 米德
Meister，R. K.	R. K. 迈斯特
mental defect	心理缺陷
Miller，H. E.	H. E. 米勒
ministers	部长
Minnesota Multiphasic Personality Inventory	明尼苏达多相人格问卷
Miss Cam，experts from the case of	卡姆小姐的案例摘录
Miss Gil，experts from the case of	吉尔小姐的案例摘录
Miss Tir，excerpts from the case of	娣尔小姐的案例摘录
moralization .	伦理
Moreno，J. L.	J. L. 莫里诺
Mosak，H. H.	H. H. 摩萨克
motivation for therapy	治疗的动机
movement in learning	学习的运动
Mowrer，O. H.	O. H. 莫尔
Mr. M . ，the case of	先生的案例
Mrs. Dar，excerpts from the case of	达太太，的案例摘录
Muench，G. A.	G. A. 穆钦
mutiple therapy	多种治疗
Murphy，Gardner	墨菲，戈德勒
Murray，H. A.	H. A. 莫里
mutual counseling by student	学生间的相互咨询
National Training Laboratory at Bethel	在贝瑟尔的全国培训所
need-satisfaction	需要满足
negative feelings	负性情感
neurosis	神经症
neurotic sighs，scales for measurement of	神经症性综合征的测量

量表

Newcomb，T. M.　　　　　　　柳卡伯
nonadjustive behavior in groups　　集体中的不适应行为
nondirective　　　　　　　　　　非指导
nondirective behavior in member-therapists　　在成员治疗师中的非指导
　　　　　　　　　　　　　　　　　行为
　　and notion of orthodoxy　　　　和传统的观点
nondirective counseling　　　　　　非指导咨询

Ohio State University　　　　　　俄亥俄州立大学
organic experience　　　　　　　组织体验
organic problems　　　　　　　　组织问题
organized reaction of organism　　组织的组织化反应
orthodoxy in psychotherapy　　　心理治疗的传统

Patterson，C. H.　　　　　　　　C. H. 帕特森
Peckham Centre Experiment　　　佩卡姆中心实验
perceived leader　　　　　　　　察觉到的领导者
perception of self　　　　　　　自我的知觉
perceptual behavior　　　　　　知觉的行为
personal factors affecting　　　个人因素影响的
perceptual field　　　　　　　知觉域
　　and development of self　　　和自我的发展
perceptual-field reorganization　知觉域重组
　　in the learning process　　　在学习过程中
perceptual "map"　　　　　　　知觉地图
Peres，H.　　　　　　　　　　H. 派里斯
permissiveness　　　　　　　　容纳
　　as group therapy outcome　　作为集体治疗的结果
　　and limits of freedom　　　和自由的限制
　　in play therapy　　　　　在游戏治疗中
　　in teaching　　　　　　　在教学中
personal counselors　　　　　个人咨询员
　　brief training program for　的短期培训

personal problems of everyday living	每日生活的个人问题
(Travis and Baruch)	（特拉维斯和巴鲁）
personal reaction by counselor	咨询员作出的个人反应
personal therapy for trainees	对受训者的个人治疗
personality dynamics，knowledge of in training	人格动力，培训中的知识
personality structure	人格结构
alteration of on therapy	治疗的替代
and training for therapy	和治疗的培训
personality theory	人格的理论
and adequate symbolization	和充分的象征化
and acceptance of self and others	和对自我和他人的接受
and development of self	和自我的发展
diagrammatic representation of	的图示
and disowning	和否认
and emotion	和情绪
and hypotheses	和假说
and internal frame of reference	和内心（参照系）
and need satisfaction	和需要满足
and organization of behavior	和组织行为
and perceptual valence	和知觉的价值
and phenomenal field	和现象域
and psychological tension	和心理紧张
and self-consistency	和自我一致性
and self-enhancement	和自我增强
and threat	和威胁
in training of therapists	在治疗师的培训中
and value system	和价值体系
and visceral experiences	和内脏体验
phenomenal field	现象域
phenomenal self	现象自我
philadelphia group	费城小组
philosophical orientation	哲学取向
as central in counselor training	作为咨询员培训的核心
as educational method	作为教育方法

formulation of in training for therapy　　治疗培训的规化

　　and goals of education　　和教育的目标

physically handicapped children　　身体残疾的孩子

pilot-evaluation　　飞行评定

play analysis　　游戏分析

play therapy　　游戏治疗

　　analysis of protocols of　　的记录的分析

　　and capacity of child for self-help　　和孩子自助能力

　　and child responsibility for pace　　和孩子前进的责任

　　choice of medium in　　媒介的选择

　　compared with adult therapy　　和成人治疗的比较

　　and demand for structure　　和对结构的需要

　　effect of on personality test performance　　对人格测试结果的影响

　　and free association　　和自由联想

　　individual or group contacts in　　个人或集体的联系

　　and limits　　和限制

　　origins of　　的起源

　　and permissiveness　　和容纳

　　and problems of electrical recording in　　和电子录音的问题

　　range of applicability of　　的适用性范围

　　and Rankian theory　　和兰克学派的理论

　　research in　　的研究

　　with retarded readers　　和阅读障碍者

　　and source of referrals　　和转诊的资源

　　and therapist's role　　和治疗师的角色

　　and treatment of parents　　和对父母的治疗

Porter, E. H. , Jr.　　小 E. H. 波特

positive feelings　　正性情感

practicum courses　　实践课程

pre- and post-testing　　之前和之后测试

prediction, of interview effect　　预测，访谈效果的

　　of proper group memberships　　正式组员的

pre-perception; see Subception　　前知觉，见潜知觉

President's Committee on Civil Rights, report of　　总统公民权委员会的报告

primary experience   初级体验

problem areas   问题领域

problem-sovling   问题解决

   and educational goals   和教育目的

   and external evaluation   和外在评价

professional responsibility   专业责任

prognosis   预后

psychiatry   精神病学

   brief training in   短期培训

psychoanalytic interview，excerpt from   精神分析访谈摘录

psychological adjustment   心理调整

psychological " chain reaction"   心理"连锁反应"

psychological climate   心理氛围

   development of   的发展

   effect upon student   对学生的影响

   measurement of   的测量

Psychological Clinic of Ohio State University   俄亥俄州立大学的心理诊所

psychological health   心理健康

psychological maladjustment   心理失调

psychological tension   心理紧张

psychosomatic problems   心身问题

   and play therapy   和游戏治疗

psychotherapy   心理治疗

   basic element of   的基础因素

   description of   的描述

   desirable back ground for training in   培训需要的背景

   initial phases   开始阶段

   issues in   的事件

   as learning process   作为学习过程

   and problem-solving   和问题解决

   theory of   的理论

   value system in   的价值体系

psychotherapy   心理治疗

psychotics 精神病
   as poor risks in group therapy 作为很少的危险在集体治疗中

"Q" technique Q技术
questioning 问题

race conflict 种族冲突
Radke，M. J. M. J. 雷德克
Raimy，V. C. V. C. 雷米
Rank，Otto 兰克，奥托
Rankian therapy 兰克学派的治疗
Raskin，N. J. N. J. 拉斯金
reactive behavior 反应行为
reading retardation 阅读障碍
   and adjustment of readers 和读者的调整
reality 现实
reality-as-perceived 察觉到的现实
reality-testing 现实检验
reassuring 再保证
"recommended Graduate Training Program 临床心理学中推荐的
   in Clinical Psychology" 毕业后培训项目
reflection of attitudes 态度的反映
rejection, feeling of 被抛弃的感觉
Reik，Theodor 瑞克，蒂尔多
relationship, counselor-client 咨询员-当事人的关系
relationship therapy 关系治疗
repressed material 压抑的材料
repression 压抑
researchinpsychotherapy 心理治疗的研究
resistance 阻抗
respect for the individual 对个人的尊重
Ribble，M. A. M. A. 瑞博
Robinson，Virginia 罗宾森，维吉尼亚

Rochester Guidance Center　　　　　　罗切斯特指导中心
Roethlisberger，F. J.　　　　　　　　　F. J. 罗伊斯里斯伯格
Rogers，C. R.　　　　　　　　　　　　C. R. 罗杰斯
Rogers，Natalie　　　　　　　　　　　罗杰斯，娜塔莉
role-taking　　　　　　　　　　　　　角色采择
　in evaluation of therapeutic skills　　　在治疗技术的评价中
　in training　　　　　　　　　　　　　在培训中
rorschach test　　　　　　　　　　　　洛夏测试
rosenzweig，Saul　　　　　　　　　　　罗森茨万格
Ruttenberg，H. J.　　　　　　　　　　H. J. 鲁坦博格

Schilder，Paul　　　　　　　　　　　希尔德，保罗
schools of thought　　　　　　　　　　思想流派
　and intercommunication　　　　　　　和相互沟通
Schwebel，Milton　　　　　　　　　　施韦伯，密尔顿
Seeman，Julius　　　　　　　　　　　希曼，朱利叶斯
selections of student counselors　　　　学生咨询员的选择
　for internship　　　　　　　　　　　为实习用
self，definition of　　　　　　　　　　自我的定义
　development of　　　　　　　　　　　的发展
　experiencing of　　　　　　　　　　的体验
self-actualization　　　　　　　　　　自我实现
self-concept　　　　　　　　　　　　　自我概念
　as active agent　　　　　　　　　　作为活动的成分
　admission of material to　　　　　　接受材料到
　congruence of　　　　　　　　　　　的一致
　development of　　　　　　　　　　　的发展
　experiences irrelevant to　　　　　　体验不相关
　and neurosis　　　　　　　　　　　和神经症
　and therapeutic movement　　　　　和治疗运动
　and threat　　　　　　　　　　　　和威胁
self-consistency　　　　　　　　　　　自我一致性
self-destructive forces　　　　　　　　自我毁灭的力量
self-direction　　　　　　　　　　　　自我指导

as educational goal　　　　　　作为教育的目标

in group leadership　　　　　　在集体领导中

in group therapy　　　　　　　在集体治疗中

within limitations　　　　　　有限制

in play therapy contacts　　　　在游戏治疗的联系中

in psychosomatic problems　　　在心身问题中

reliance on, in teaching　　　　依靠，在教学中

in vocational guidance　　　　　在职业指导中

self-enhancement　　　　　　　自我增强

self-evaluation　　　　　　　　自我评价

self-ideal　　　　　　　　　　自我理想

self-inconsistency　　　　　　　自我不一致

and defensiveness　　　　　　和防御

in personality formation　　　在人格构造中

and reorganization in learning　和在学习中重组

self-in-relationship　　　　　　关系自我

self-maintenance　　　　　　　自我维持

self-preoccupation　　　　　　自我贯注

self-regarding attitudes　　　　自我关注态度

self-reorganization　　　　　　自我重组

self-responsibility　　　　　　自我责任

as educational goal　　　　　作为教育目标

self-selection in counselor training　在咨询员培训中的自我
　　　　　　　　　　　　　　　　　选择

self-structure　　　　　　　　自我解构

semantics　　　　　　　　　　语义学

Shaffer, L. F.　　　　　　　　L. F. 雪佛

Shakow, D.　　　　　　　　　D. 夏寇

Shaw, C. R.　　　　　　　　　C. R. 肖

Sheats, Paul　　　　　　　　西茨，保罗

Shedlin, A. J.　　　　　　　　A. J. 雪德林

Sheerer, E. T.　　　　　　　　E. T. 西尔

silence　　　　　　　　　　　沉默

in play therapy　　　　　　在游戏治疗中

Slavson, S. R.	S. R. 斯拉夫森
Smith, G.	G. 史密斯
Smith, H. C.	H. C. 史密斯
Smith, P. A.	P. A. 史密斯
Snyder, W. U.	W. U. 史耐德
Snygg, Donald	斯里格，唐纳德
social psychologists	社会心理学家
social responsibility	社会责任
social therapy	社会治疗
socialogists	社会学家
sociology and training in therapy	社会学和治疗培训
sociometric Test, Fleming's	弗莱明的社会标准测量
spontaneity, appearance of	自发性的表现
S-R Theory	刺激—反应理论
Stanford-Binet test of intelligence	智商的斯坦佛-比奈测试
Stephenson, W.	W. 斯蒂芬森
Stock, Dorothy	斯多克，多萝西
Strom, Kenneth	斯多姆，肯尼思
structuring	结构
absence of in play therapy	在游戏治疗中的缺乏
example of in play therapy	在游戏治疗中的例子
example of understanding in absence of	缺乏理解的例子
and group-centered leadership	和集体为中心的领导
student-centeredness	学生中心
student-centered teaching	学生中心教学
and authoritarian philosophy	和权威哲学
and class size	和班级规模
and democratic philosophy	和民主哲学
difference from counseling	和咨询的不同
and evaluation	和评价
illustration of	的说明
origins of	的起源
outcomes of	的结果
principles of	的原则

and teacher's role	和教师角色
student counselors	学生咨询员
background for	背景
counseling each other	相互咨询
criteria for selection of	选择的标准
a current program for	目前的项目
length of training of	培训的长度
prediction of success of	的成功的预测
supervision of	的督导
therapeutic experience for	治疗体验
subception	潜知觉（又译阈下知觉）
suggesting	暗示
Sullivan，H. S.	沙利文
supervision of trainee	受训者
support	支持
Survey Research Center of the University of Michigan	密歇根大学测量研究中心
symbolization in awareness	意识里的符号化
and development of the self	和自我的发展
distortion of	的歪曲
and the educative process	和教育过程
and repression	和压抑
Symonds，P. A.	P. A. 西蒙兹
symptoms	症状
movement from toward self in therapy	从治疗中朝向自我变化
Taft，Jessie	塔夫特，杰希
Tavistock Institute	塔夫斯托克研究所
teacher	教师
changing role of	的角色变化
task of	的任务
use of, by students	的使用，通过学生
teacher-centeredness	教师中心
techniques	技术

analysis of in evaluation of skill 对技术评价的分析
of conducting brief training 指导短期培训后
in creating acceptant classroom climate 在创造接纳性课堂气
氛中

in current training program 在目前的培训项目中
in groups 在集体中
overemphasis on，in training 过度强调，在培训中
research on，in play therapy 研究，在游戏治疗中
in student-centered teaching 在学生为中心教学中
tendencies in 倾向
trends in training 培训的倾向
Telschow，E. F. E. F. 泰尔乔
Test of Personality Adjustment 人格调整测试
Thelen，H. A. H. A. 特伦
Thematic Apperception Test 主题统觉测试
theory of therapist's role 治疗师角色的理论
therapeutic atmosphere 治疗气氛
as psychological climate 作为心理氛围
therapeutic movement 治疗变化
therapeutic outcome 治疗结果
in absence of usual relationship 日常关系的缺乏
and defensiveness 和防御
and functioning in life tasks 和生活事务中的功能
in group therapy 在集体治疗中
magnitude of 的数量
permanence of 的持续性
physiological 身体的
in play therapy 在游戏治疗中
rating of 的评定
relation to duration of therapy 和疗程的关系
research findings 研究结果
therapeutic process 治疗过程
in absence of desire for self-exploration 缺乏自我探索的欲望
and actions in play therapy 和游戏治疗中的行动

between interviews　　　　　　　　　　在访谈间
client experience of　　　　　　　　　的当事人体验
comparison of play and adult therapy　游戏和成人治疗的比较
dependence upon essential conditions　依赖于基本条件
giving of help as agent in　　　　　　给出帮助作为其成分
as the therapeutic relationship　　　　作为治疗关系
as unified phenomenon　　　　　　　作为统一的现象
therapeutic progress　　　　　　　　治疗过程
basic motivations for　　　　　　　　基本动机
criteria of　　　　　　　　　　　　的标准
evidences of　　　　　　　　　　　的证据
and measures of defensiveness　　　　和防御的测量
stages of　　　　　　　　　　　　的等级
therapeutic relationship　　　　　　治疗关系
absence of and successful outcomes　成功结果的缺乏
and failure cases　　　　　　　　　和失败的案例
in group therapy　　　　　　　　　在集体治疗中
as "love"　　　　　　　　　　　作为爱
in play therapy　　　　　　　　　在游戏治疗中
safety of　　　　　　　　　　　的安全性
and training of counselors　　　　　和对咨询员的培训
and transference attitudes　　　　　和移情态度
therapeutic skills, measurement of　治疗技巧的测量
paper and pencil tests of　　　　　的笔纸测验
therapeutic success　　　　　　　治疗成功
and absence of verbal interchange　和口头交流的缺乏
in group therapy　　　　　　　　在集体治疗中
prediction of for trainees　　　　　受训者的预测
rating of　　　　　　　　　　　的评定
research evidence for　　　　　　研究证据
therapist's maladjustments　　　　治疗师的失调
therapist's role　　　　　　　　治疗师的角色
in group therapy　　　　　　　在集体治疗中
in play therapy　　　　　　　　在游戏治疗中

Thetford，W. N.	W. N. 泰特福德
thinking，development of	思考的发展
Thorne, Frederick	托勒，弗雷德里克
threat	威胁
in the educative process	在教育过程中
effect of	的效果
minimization of，and learning	的最小化，和学习
perception of，and barriers to communication	的知觉，和沟通的屏障
perception of，and defensiveness	的知觉，和防御
perception of，and barriers to learning	的知觉，和学习的屏障
and self-developmet	和自我发展
and subception	和阈下知觉
as basis of transference	作为移情的基础
training in psychotherapy	心理治疗的培训
as apprenticeship	作为学生
background for	的背景
brief	短期的
and class-size	和班级规模
criticisms of program of	的项目的批评
current program of	的目前项目
and in diagnosis	和诊断
and internship	和实习
length of	的长度
and orthodoxy	和传统
outcomes of	的结果
and personal therapy	和个人治疗
and practice of therapy	和治疗的实践
and prediction of success	和成功的预测
supervision in	督导
trends in	倾向
urgency of	的紧急情况
transference	移情
as emotionalized attitudes	作为情绪化的态度
as realistic attitudes	作为现实的态度

creation of	的造成
definition of	的定义
development of	的发展
disappearance of	的消失
discussed by client	当事人的讨论
extreme example of	的极端例子
frequency of	的频率
in group-centered therapy	在集体中心治疗中
handling of	的处理
importance of	的重要性
insight into	对其领悟
as projection	作为投射
in psychoanalysis	在精神分析中
Travis, L. E.	L. E. 特拉维斯
unconscious srtrivings	无意识挣扎
interpretation of	的解释
understanding	理解
as a technique	作为一种技术
University of Chicago，Department of Psychology	芝加哥大学心理系
University of Minnesota	明尼苏达大学
unsuccessful cases	不成功的案例
value judgments	价值判断
value system	价值体系
and introjection	和内投射
and personality theory	和人格理论
reorganization of	的重组
Veterans Administration	退伍军人管理局
Vineland Social Maturity Scale	费尔南德社会成熟度量表
visceral experience	内脏体验（也译内在体验）

Warkentin, John	华肯丁，约翰
warmth, as a technique	温暖，作为一种技术
Western Electric Studies	西部电力研究
Whitaker, C. A.	C. A. 惠特克
White, R. K.	R. K. 怀特
White, R. W.	R. W. 怀特
Williams, H. D.	H. D. 威廉斯
Wood, A. B.	A. B. 伍德
Zinn, Earl	齐恩，厄尔

图书在版编目（CIP）数据

当事人中心治疗：实践、运用和理论/（美）罗杰斯等著；李孟潮，李迎潮
译．—北京：中国人民大学出版社，2013.7
（西方心理学大师经典译丛/主编郭本禹）
ISBN 978-7-300-17738-0

Ⅰ．①当…　Ⅱ．①罗…②李…③李…　Ⅲ．①精神疗法-研究　Ⅳ．①R749.055

中国版本图书馆 CIP 数据核字（2013）第 152778 号

西方心理学大师经典译丛
主编　郭本禹
当事人中心治疗
实践、运用和理论
［美］卡尔·R·罗杰斯　等著
李孟潮　李迎潮　译
李孟潮　校
Dangshiren Zhongxin Zhiliao

出版发行	中国人民大学出版社		
社　　址	北京中关村大街 31 号	**邮政编码**	100080
电　　话	010 - 62511242（总编室）		010 - 62511770（质管部）
	010 - 82501766（邮购部）		010 - 62514148（门市部）
	010 - 62515195（发行公司）		010 - 62515275（盗版举报）
网　　址	http://www.crup.com.cn		
经　　销	新华书店		
印　　刷	天津中印联印务有限公司		
规　　格	155 mm×230 mm　16 开本	**版　　次**	2013 年 9 月第 1 版
印　　张	28.5 插页 3	**印　　次**	2023 年 3 月第 6 次印刷
字　　数	481 000	**定　　价**	89.00 元